国家卫生和计划生育委员会"十三五"规划教材

全国高等学校教材

供**预防医学**类专业用

职业卫生与职业医学

Occupational Health and Occupational Medicine

第 **8** 版

主 审 孙贵范

主 编 邬堂春

副主编 牛 侨 周志俊 朱启星 陈 杰

编 者 （以姓氏笔画为序）

于素芳 山东大学
尹立红 东南大学
牛 侨 山西医科大学
王素华 包头医学院
兰亚佳 四川大学
田 琳 首都医科大学
刘宝英 福建医科大学
刘继文 新疆医科大学
孙鲜策 大连医科大学
朱长才 武汉科技大学
朱启星 安徽医科大学
毕勇毅 武汉大学
汤乃军 天津医科大学
邬堂春 华中科技大学同济医学院
何作顺 大理大学
吴永会 哈尔滨医科大学
张 荣 河北医科大学
张增利 苏州大学医学部
杨 莉 广西医科大学
杨惠芳 宁夏医科大学

肖勇梅 中山大学
陈 杰 中国医科大学
陈卫红 华中科技大学同济医学院
陈大伟 吉林大学
陈光弟 浙江大学医学院
周志俊 复旦大学
林忠宁 厦门大学
范广勤 南昌大学
姚 武 郑州大学
姚三巧 新乡医学院
胡建安 中南大学湘雅医学院
骆文静 第四军医大学
倪春辉 南京医科大学
涂白杰 重庆医科大学
贾 光 北京大学
鲁晓晴 青岛大学
谢立亚 香港中文大学
赖纯米 昆明医科大学
樊晶光 国家安全生产监督管理总局

编写秘书

郭 欢 华中科技大学同济医学院

人民卫生出版社

图书在版编目（CIP）数据

职业卫生与职业医学/邬堂春主编.—8 版.—北京：人民卫生
出版社,2017

全国高等学校预防医学专业第八轮规划教材

ISBN 978- 7- 117- 24665- 1

Ⅰ.①职…　Ⅱ.①邬…　Ⅲ.①劳动卫生- 医学院校- 教材
②职业病- 医学院校- 教材　Ⅳ.①R13

中国版本图书馆 CIP 数据核字（2017）第 157989 号

人卫智网　www.ipmph.com	医学教育、学术、考试、健康， 购书智慧智能综合服务平台	
人卫官网　www.pmph.com	人卫官方资讯发布平台	

职业卫生与职业医学
第 8 版

主　　编：邬堂春
出版发行：人民卫生出版社（中继线 010- 59780011）
地　　址：北京市朝阳区潘家园南里 19 号
邮　　编：100021
E - mail：pmph @ pmph.com
购书热线：010- 59787592　010- 59787584　010- 65264830
印　　刷：三河市宏达印刷有限公司
经　　销：新华书店
开　　本：850×1168　1/16　印张：31
字　　数：729 千字
版　　次：1981 年 8 月第 1 版　　2017 年 8 月第 8 版
　　　　　2024 年 10 月第 8 版第 16 次印刷（总第 57 次印刷）
标准书号：ISBN 978- 7- 117- 24665- 1/R · 24666
定　　价：70.00 元
打击盗版举报电话：010- 59787491　E- mail：WQ @ pmph.com
（凡属印装质量问题请与本社市场营销中心联系退换）

全国高等学校预防医学专业第八轮规划教材修订说明

我国的公共卫生与预防医学教育是现代医学教育的一个组成部分，并在教学实践中逐步形成了中国公共卫生与预防医学教育的特点。现代公共卫生与预防医学教育强调"干中学"（learning by doing）这一主动学习、终身学习的教育理念，因此公共卫生和预防医学教材的建设与发展也必须始终坚持和围绕这一理念。

1978 年，在原卫生部的指导下，人民卫生出版社启动了我国本科预防医学专业第一轮规划教材，组织了全国高等院校的知名专家和教师共同编写，于 1981 年全部出版。首轮教材共有 7 个品种，包括《卫生统计学》《流行病学》《分析化学》《劳动卫生与职业病学》《环境卫生学》《营养与食品卫生学》《儿童少年卫生学》，奠定了我国本科预防医学专业教育的规范化模式。

此后，随着预防医学专业的发展和人才培养需求的变化，进行了多轮教材的修订与出版工作，并于 1990 年成立了全国高等学校预防医学专业第一届教材评审委员会，至今已经是第四届。为了满足各院校教学的实际需求，规划教材的品种也随之进一步丰富。第二轮规划教材增加《卫生毒理学基础》《卫生微生物学》，第四轮增加《社会医学》，第五轮增加《卫生事业管理学》《卫生经济学》《卫生法规与监督学》《健康教育学》《卫生信息管理学》和《社会医疗保险学》，第六轮、第七轮延续了 16 种理论教材的框架。由此，经过 30 余年的不断完善和补充，基本形成了一套完整、科学的教材体系。

为了深入贯彻教育部《国家中长期教育改革和发展规划纲要（2010-2020 年）》和国家卫生和计划生育委员会《国家医药卫生中长期人才发展规划（2011-2020 年）》，通过对全国高等院校第七轮规划教材近四年来教学实际情况的调研和反馈，经研究决定，于 2015 年启动预防医学专业第八轮规划教材的修订，并作为国家卫生和计划生育委员会"十三五"规划教材的重点规划品种。本套教材在第四届教材评审委员会的指导下，增加《公共卫生与预防医学导论》，有助于学生了解学科历史，熟悉学科课程设置，明确专业研究方向，为专业课程的学习奠定基础。

预防医学专业第八轮规划教材的修订和编写特点如下：

1. 坚持教材顶层设计 教材的修订工作是在教育部、国家卫生和计划生育委员会的领导和支持下，由全国高等学校预防医学专业教材评审委员会审定，专家、教授把关，全国各医学院校知名专家、教授编写，人民卫生出版社高质量出版的精品教材。

2. 坚持教材编写原则 教材编写修订工作始终坚持按照教育部培养目标、国家卫生和计划生育委员会行业要求和社会用人需求，在全国进行科学调研的基础上，借鉴国内外医学培养模式和教材建设经验，充分研究论证本专业人才素质要求、学科体系构成、课程体系设置和教材体系规划后，制定科学、统一的编写原则。

3. 坚持教材编写要求　教材编写遵循教育模式的改革、教学方式的优化和教材体系的建设，坚持科学整合课程、淡化学科意识、实现整体优化、注重系统科学。本轮教材修订之初，在全国高等院校进行了广泛而深入的调研，总结和汲取了前七轮教材的编写经验和成果，对院校反馈意见和建议比较集中的教材进行了较大程度的修改和完善。在教材编写过程中，始终强调本科教材"三基""五性""三特定"的编写要求，进一步调整结构、优化图表、精炼文字，以确保教材编写质量，打造精品教材。

4. 坚持教材创新发展　本轮教材从启动编写伊始，采用了"融合教材"的编写模式，即将纸质教材内容与数字教材内容及智育内容、富媒体资源、智慧平台、智能服务相结合的，以纸质为基本载体，与互联网平台有机融合的立体教材和新兴服务，形成针对本专业和学科的终身教育解决方案。教师和学生都可以通过使用移动设备扫描"二维码"的方式，在平台上获得为每本教材量身创作的富媒体资源，包括教学课件、章末思考题解答思路、丰富的教学案例以及多种类型的富媒体资源，实现学生自主学习、终身学习、移动学习的教育目标。

5. 坚持教材立体建设　从第五轮教材修订开始，尝试编写和出版了服务于教学与考核的配套教材，之后每轮教材修订时根据需要不断扩充和完善。本轮教材共有 10 种理论教材配有《学习指导与习题集》、《实习指导》或《实验指导》类配套教材，供教师授课、学生学习和复习参考。

第八轮预防医学专业规划教材系列共 17 种，将于 2017 年 8 月全部出版发行，融合教材的全部数字资源也将同步上线，供秋季教学使用；其他配套教材将于 2018 年秋季陆续出版完成。

希望全国广大院校在使用过程中能够多提宝贵意见，反馈使用信息，以逐步修改和完善教材内容，提高教材质量，为第九轮教材的修订工作建言献策。

全国高等学校预防医学专业第八轮规划教材目录

1. 公共卫生与预防医学导论
   主编：李立明　副主编：叶冬青　毛宗福

2. 卫生统计学　第8版
   主编：李晓松　副主编：陈峰　郝元涛　刘美娜

3. 流行病学　第8版
   主审：李立明　主编：詹思延　副主编：叶冬青　谭红专

4. 卫生化学　第8版
   主编：康维钧　副主编：和彦苓　毋福海　李娟　黄沛力

5. 职业卫生与职业医学　第8版
   主审：孙贵范　主编：邬堂春　副主编：牛侨　周志俊　朱启星　陈杰

6. 环境卫生学　第8版
   主编：杨克敌　副主编：郑玉建　郭新彪　张志勇

7. 营养与食品卫生学　第8版
   主编：孙长颢　副主编：凌文华　黄国伟　刘烈刚　李颖

8. 儿童少年卫生学　第8版
   主编：陶芳标　副主编：武丽杰　马军　张欣

9. 毒理学基础　第7版
   主审：王心如　主编：孙志伟　副主编：陈雯　周建伟　张文昌

10. 卫生微生物学　第 6 版

　　主编：曲章义　副主编：邱景富　王金桃　申元英

11. 社会医学　第 5 版

　　主编：李鲁　副主编：吴群红　郭清　邹宇华

12. 卫生事业管理学　第 4 版

　　主编：梁万年　副主编：胡志　王亚东

13. 卫生经济学　第 4 版

　　主编：陈文　副主编：刘国祥　江启成　李士雪

14. 卫生法律制度与监督学　第 4 版

　　主编：樊立华　副主编：刘金宝　张冬梅

15. 健康教育学　第 3 版

　　主编：傅华　副主编：施榕　张竞超　王丽敏

16. 卫生信息管理学　第 4 版

　　主编：罗爱静　副主编：王伟　胡西厚　马路

17. 医疗保险学　第 4 版

　　主编：卢祖洵　副主编：高广颖　郑建中

全国高等学校预防医学专业第四届教材评审委员会名单

名誉主任委员：陈学敏　华中科技大学
主　任　委　员：李立明　北京大学
副主任委员：孙贵范　中国医科大学
　　　　　　　　王心如　南京医科大学

委员：姜庆五　复旦大学　　　　　　　　　胡永华　北京大学
　　　　凌文华　中山大学　　　　　　　　　孙振球　中南大学
　　　　梁万年　国家卫生和计划生育委员会　马　骁　四川大学
　　　　金泰廙　复旦大学　　　　　　　　　郑玉建　新疆医科大学
　　　　武丽杰　哈尔滨医科大学　　　　　　郭爱民　首都医科大学
　　　　季成叶　北京大学　　　　　　　　　吕姿之　北京大学
　　　　牛　侨　山西医科大学　　　　　　　邬堂春　华中科技大学
　　　　陈　坤　浙江大学　　　　　　　　　颜　虹　西安交通大学
　　　　吴逸明　郑州大学　　　　　　　　　孙长颢　哈尔滨医科大学
　　　　浦跃朴　东南大学　　　　　　　　　孟庆跃　山东大学
　　　　谭红专　中南大学　　　　　　　　　陶芳标　安徽医科大学
　　　　曹　佳　第三军医大学　　　　　　　庄志雄　深圳市疾病预防控制中心
　　　　刘开泰　中国疾病预防控制中心　　　汪　华　江苏省卫生和计划生育委员会
　　　　潘先海　海南省疾病预防控制中心

秘书：詹思延　北京大学

主审简介

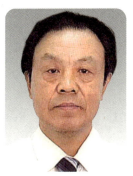

孙贵范

二级教授，博士生导师。 国家重点学科劳动卫生与环境卫生学学术带头人。 曾任国际氟研究学会主席（ISFR），中华医学会地方病学会主任委员。 现任国际氟研究学会亚太区委员，卫生计生委疾控局专家委员会委员，中国地方病协会氟砷专业委员会副主任委员，全国高等学校预防医学专业教材评审委员会副主任委员，《中华地方病学杂志》副主编。

从事公共卫生与预防医学教学科研工作 40 多年，长期致力于生态环境特别是水环境污染与地方病和慢性病发生规律、机制及防治研究。先后承担包括国家自然基金重点项目、国家"十一五"和"十二五"科技支撑项目及国际合作项目在内的各类科研课十多项。 以第一作者或通讯作者发表论文 100 多篇，其中 SCI 源期刊论文 60 余篇。 以第一完成人获教育部自然科学奖、中华医学科技奖、辽宁省科技进步奖等多项。 全国高等学校预防医学专业规划教材《职业卫生与职业医学》第 7 版主编，全国八年制临床医学专业规划教材《预防医学》第 1 版、第 2 版主编。 先后获得国务院授予的有突出贡献专家并获国务院特殊津贴，全国职业卫生先进工作者，中华预防医学会"公共卫生与预防医学发展贡献奖"，教育部全国百篇优秀博士论文指导教师，辽宁省教学名师。

主编简介

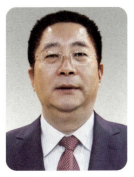

邬堂春

二级教授、博士生导师，国家重点学科劳动卫生与环境卫生学学术带头人。 曾任国际细胞应激学会主席（首位华人学者），现为 *Environ Health Perspect* 编委、中华预防医学会劳动卫生学分会副主任委员、中华预防医学会环境卫生学分会常务理事、《中华劳动卫生与职业病学杂志》和《中华预防医学杂志》副主编。

邬堂春教授从事公共卫生与预防医学教学科研工作 24 年，长期致力于生产、生活环境中空气污染致健康损害的规律和热休克蛋白等在环境因素致健康损害中的作用研究，发表论文 400 余篇，其中通讯作者论文发表 *PLoS Med*、*Circulation*、*Circ Res*、*J Clin Oncol*、*Gut*、*Environ Health Perspect* 和 *Nat Genet* 等国际权威期刊上，引用 5000 余次。 研究成果获国家自然科学二等奖（排名第一）、国家科学技术进步二等奖（排名第二）。 指导研究生 1 人获全国百篇优秀博士学位论文、3 人获提名奖。 注重把学科和科研优势转化为本科教学资源优势，主持获国家教学成果二等奖 1 项。 先后获得国家杰青（2005 年）、新世纪百千万人才国家级人选（2009 年）、长江学者特聘教授（2009 年）、973 项目首席科学家（2010 年）和全国优秀科技工作者（2014 年）等学术荣誉，是湖北省有突出贡献的中青年专家、国务院政府特殊津贴获得者和国务院学位委员会委员。

副主编简介

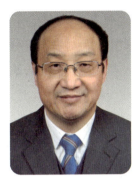

牛　侨

　　教授，博士，博士生导师，博士后合作导师，山西医科大学预防医学研究所所长。 中国毒理学会常务理事、神经毒理专业委员会副主任，中华预防医学会劳动卫生职业病分会副主任，国际神经毒理学会理事。

　　从事化学物的神经毒性研究，完成国家自然科学基金项目 7 项，在研重点项目 1 项、面上项目 1 项；完成省部级科研项目 9 项。 发表学术论文 231 篇，其中 39 篇为 SCI 收录。 主编国家规划教材 5 部、参编 9 部；获国家发明专利 5 项。 获中华预防医学科技二等奖 2 项，山西省科学技术奖（自然科学类）一等奖 1 项、二等奖 1 项、三等奖 2 项；山西省科技进步奖三等奖 1 项；山西省教学成果一等奖 1 项、二等奖 1 项。 获 2010 年中华预防医学会公共卫生与预防医学发展贡献奖。

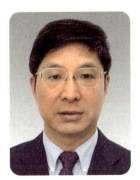

周志俊

　　教授，博士生导师，复旦大学公共卫生学院职业卫生与毒理学教研室主任。 曾任上海医科大学研究生院副院长、复旦大学公共卫生学院副院长、复旦大学放射医学研究所所长。 为国家卫生与计划生育委员会卫生标准委员会委员、环境保护部化学物质环境管理专家评审委员会委员、国家生产安全总局职业卫生专家和上海市生产安全专家。

　　长期从事职业卫生与职业医学、毒理学的教学与研究工作，研究获得国家十一五科技支撑计划、自然科学基金、国家卫计委、上海市、WHO 以及美方等途径资助，在农药毒理及中毒控制、重点污染物的健康风险评估方面有深入研究。 为国际职业卫生联盟会员及中国秘书。担任 *JOH* 和 *IJOME* 及多本中文杂志（常务）编委。

副主编简介

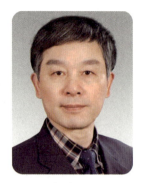

朱启星

医学博士，二级教授，博士生导师，现任安徽医科大学副校长，安徽省肿瘤防治所所长、安徽医科大学预防医学研究所所长。合肥市科协副主席。兼任中华预防医学会常务理事、安徽省预防医学会会长兼职业卫生与职业病专业委员会主任。全国医学考试专家指导委员会公共卫生专业副主任委员。《安徽医科大学学报》和《中华疾病控制杂志》副主编。

从事公共卫生与预防医学高等教育 35 年，担任全国医药高等院校规划教材《卫生学》（临床医学本科，第 8 版）主编、《预防医学》（护理本科，第 1 版）主编，全国住院医师规范化培训规划教材《预防医学》（第 1 版）主编，安徽省高等学校规划教材《预防保健学》主编。在 *Toxicology* 和《中华劳动卫生与职业病》等国内外学术期刊发表论文百余篇。获安徽省科学技术二等奖一项，三等奖 3 项，获省级教学成果二、三等奖多项。先后主持国家自然科学基金项目 5 项，获中华医学会"新中国六十年医疗卫生事业杰出贡献奖"，多次参与重大突发公共卫生事件控制咨询与决策。

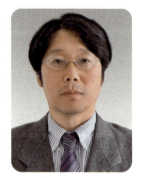

陈　杰

教授，博士生导师，中国医科大学科研处处长，公共卫生学院尘肺研究室主任。兼任中华医学会医学科学研究管理分会常委、中国毒理学会理事、中国毒理学会免疫毒理专业委员会副主任委员、中国毒理学会神经毒理专业委员会委员、教育部高等学校公共卫生与预防医学类专业教学指导委员会委员、中华预防医学会公共卫生教育分会委员等。

从事劳动卫生学教学与科研工作 31 年。研究领域为矽肺免疫机制、尘肺流行病、神经毒理。主持国家自然科学基金 6 项、辽宁省创新团队等省部课题 10 余项。获国家科学技术进步奖二等奖 1 项、教育部科技进步奖二等奖 2 项、中华医学科技奖三等奖 1 项、辽宁省科技进步奖二等奖 2 项。以通讯作者发表 SCI 源期刊论文 68 篇。获国务院政府特殊津贴、辽宁特聘教授等。

前　言

全国高等学校预防医学专业本科国家卫生和计划生育委员会规划教材是我国最权威的预防医学类专业教材，先后经过6次修订，并于2012年出版了第七轮规划教材（"十二五"普通高等教育本科国家级规划教材）。随着预防医学专业各学科的发展和医学教育改革的不断深入，为了更好地适应新形势的要求和满足预防医学教学的需要，人民卫生出版社开始筹备第八轮教材的修订工作，并确定了修订原则和进度。根据要求，遴选了第8版《职业卫生与职业医学》主编、副主编和编委，并于2016年5月在武汉市华中科技大学召开了编委会。

在本教材修订过程中，认真听取了第7版主编孙贵范教授对第8版的修订建议，征求了多个学校预防医学专业本科教学的老师和学生的意见，在编委会上进行了认真讨论，并充分发挥各位编委的智慧，在继续贯彻强调"三基"（基本知识、基本理论和基本技能），体现"五性"（思想性、科学性、启发性、先进性和适用性）和适应医学模式多元化以及职业卫生和职业医学领域发展的需要，确定了本版教材修订的指导思想、内容和结构。本轮修订的《职业卫生与职业医学》全书由第7版的六章改为十二章结构，并在内容上进行了调整和扩充。本版第二章中增加了"职业流行病学和职业毒理学"内容；由于原第三章的内容量较大，本版分设为七章编写，并将原第三章第五节中"职业性肿瘤"部分单独列为一章介绍；本版第四章增设了"其他职业性呼吸系统疾病"，并修订了部分内容。本版教材同时配备了数字内容（PPT、思考题、案例分析）。

本次修订编写工作得到华中科技大学领导的高度重视，对本书的编写给予了大力支持，郭欢、孙鲜策教授在联络各编委、筹备会议及教材定稿编排等方面做了大量细致的工作，谨此致以衷心的感谢。

本书编写过程中，全体编委尽心尽力，相互通力合作，力图使本教材有所创新和突破，但限于编者的水平和时间的紧迫，缺点和错误在所难免，恳请广大读者批评指正。

邬堂春

2017年1月

目 录

75　第三章　生产性毒物与职业中毒

267 第六章 职业性致癌因素与职业肿瘤

419 第十二章 主要行业的职业卫生

第一章

绪论

　　每个人均有自己的职业,而且是在生命周期的黄金时期。职业是利用专门的知识和技能,为人类创造物质财富和精神财富,获取合理报酬,满足物质生活来源和精神需求的社会分工。社会分工是职业分类的依据,在分工体系的每一个环节上,劳动对象、劳动条件、劳动环境和劳动的付出形式都各有特殊性,这种特殊性决定了各种职业之间的区别,也影响职业从事者的健康。职业是人类生存、社会发展和美好生活追求的需要和必然,职业与健康本质上是和谐统一、相辅相成、互相促进的。在工作环境中,良好的劳动条件促进健康,反之,不良的劳动条件才导致健康损害,甚至疾病和死亡。因此,职业卫生与职业医学(occupational health and occupational medicine)是预防医学的主干学科之一,而职业医学也是临床医学的重要组成部分。

第一节　职业卫生与职业医学概述

一、职业卫生与职业医学简史

　　职业卫生与职业医学学科的形成与发展,是人类生存、社会发展和美好生活追求的需要和必然,其经过了很长的历史时期。随着工业化的发展,欧洲从 16 世纪开始,就有关于职业病的报道。而具有标志性意义的工作是 1700 年意大利的拉马兹尼(Ramazzini,1633—1714)出版《论手工业者疾病》一书,该书回顾了中世纪多种行业中存在的职业危害问题,成为职业医学的经典著作,因此 Ramazzini 被誉为职业医学之父。18 世纪英国蒸汽机的应用引发的第一次工业革命和 19 世纪德国电力的广泛使用引发的第二次工业革命,加速了工业化的发展,如大规模的采矿和冶炼、机械制造、化工合成等。但当时因劳动条件简陋,导致职业病和传染病流行,严重制约了行业的发展。工业化国家于 19 世纪末开始重视职业性危害,主要依靠科学技术的进步,改善劳动条件,防治职业危害。在 20 世纪,随着欧美国家工业的迅速发展,合成了许多化合物,出现了多种急、慢性化学中毒和职业肿瘤等问题。从事职业医学的美国医生汉密尔顿(Hamilton)于 1925 年出版了《美国的工业中毒》,主要描述了有关铅中毒、表盘上涂镭工患癌症等的研究。随着以原子能、高分子化合物和计算机为标志的第三次工业革命的到来,又出现了新的职业卫生问题。英国医生亨特(Hunter,1889—1976)所著 Diseases of Occupation 对本学科的形成和发展也有重要影响。随着工业现代化的加速和自然科学的快速发展,一些发达国家的职业卫生水平在 20 世纪后期得到了显著提高,从立法角度严格限制有害物质和有害工艺,使严重的职业病得到有效控制,同时职业卫生与职业医学学科也得到迅速发展,但是,由于发展中国家相关立法滞后和经济落后,出现了许多职业危害从发达国家向发展中国家的转嫁。近半个世纪以来,各国先后建立了专门从事职业卫生研究与职业病研究的机构,将基础医学、临床医学、预防医学和相关工程技术进行整合,从而形成了现有多学科交叉融合的职业卫生与职业医学学科。学科的名称在各国有所不同,在英美等国称为工业卫生学或劳动医学,日本则称为产业医学或产业卫生学,中国曾称为劳动卫生与职业病学。近年来,随着科研范围的扩大和认识的深入,大多数国家和地区均称为职业卫生和职业医学。

其实我国对职业有害因素与健康危害的认识要比欧美早得多,早在公元 10 世纪,孔平仲在所著《谈苑》中写到:"贾谷山采石人,石末伤肺,肺焦多死",不仅指出采石职业,还指出石末为职业有害因素,损害肺脏,症状是"肺焦"直至死亡。他还写到"后苑银作镀金,为水银所熏,头手俱颤。卖饼家窥炉,目皆早昏",把汞中毒的典型症状和红外辐射对眼睛的损害具体描述出来,这些是人类历史上最早的对职业病的描述。李时珍(1518—1593)在所著《本草纲目》中,早已描述了职业性铅中毒的症状,而宋应星(1587—1637)在所著《天工开物》中,系统总结了前人在生产劳动中保护工人免受职业有害因素损害的经验与方法,如采用粗大竹筒凿去中节排除煤矿毒气的通风办法等,但因语言原因和我国工业化发展的相对落后,这些重要发现没有得到世界同行的公认。毫无疑问,我国职业卫生与职业医学学科的形成与发展,也是我国社会发展的需求,特别是在新中国成立后的发展与壮大。在 1954 年,我国开始建立劳动卫生与职业病的防治机构。杰出的内科专家吴执中教授在实践的基础上主编了《职业病》一书,他是我国职业病学的先驱者和奠基人。中国疾病预防控制中心职业卫生与中毒控制所的何凤生院士发起 WHO 会议,并于 1994 年与四国科学家共同提出并签署了"人人享有职业卫生保健"(occupational health for all)的北京宣言,堪称全球职业卫生事业发展的里程碑。她于 1999 年主编大型参考工具书《中华职业医学》,并组织申请到我国环境与健康领域的第一个"973 项目"——"环境化学污染物致机体损伤及其防御机制的基础研究",为提高我国的预防医学基础研究水平和人才培养做出了杰出贡献。在教材建设方面,1961 年北京医学院刘世杰教授主编了第一本《劳动卫生学》试用教材;1981 年山西医学院主编了《劳动卫生与职业病学》第 1 版正式教材;其后,于 1985 年上海医科大学顾学箕、王簃兰教授主编了《劳动卫生学》第 2 版教材;1993 年上海医科大学王簃兰教授主编了《劳动卫生学》第 3 版教材;2000 年由上海医科大学梁友信教授、中国医科大学孙贵范教授主编了第 4 版,更名为《劳动卫生与职业病学》;2003 年复旦大学金泰廙教授、中国医科大学孙贵范教授主编并改名为《职业卫生与职业医学》(第 5 版);2006 年复旦大学金泰廙教授、中国医科大学孙贵范教授主编了第 6 版《职业卫生与职业医学》;2012 年中国医科大学孙贵范教授、华中科技大学邬堂春教授和山西医科大学牛侨教授主编了第 7 版《职业卫生与职业医学》。根据实际工作和学科发展的需要和传承,本版(第 8 版)教材的名称仍为《职业卫生与职业医学》。

二、职业卫生与职业医学的概念与内容

职业卫生与职业医学是研究劳动条件与职业从事者健康之间关系的学科,是预防医学和临床医学的重要组成部分。其目的是使职业从事者在其所从事的生产或工作过程中,有充分的安全和健康保障,并为不断提高生产效率提供科学依据。其主要内容和任务是识别、评价、预测、控制不良劳动条件对职业从事者健康的影响和这些健康损害的预防、诊断、治疗和康复;提出控制、甚至消除职业

有害因素的方法和措施;进而创造安全、卫生和高效的职业环境,提高职业生命质量,保护职业从事者的身心健康。

职业卫生学(occupational health)以前称劳动卫生学,曾是一门独立的预防医学分支学科,是以职业人群为主要对象,主要研究劳动条件对职业人群健康的影响,主要任务是识别、评价、预测、控制和研究不良劳动条件,为保护职业从事者健康、提高作业能力、改善劳动条件所应采取的措施提供科学依据。职业卫生学的内容包括职业从事者在生产工艺过程、劳动过程、生产环境接触的各种物理、化学、生物因素、作业组织安排、管理等的识别、评价、预测、控制,其主要内容主要属于一级预防。

职业医学(occupational medicine)以前称职业病学,是一门临床医学的学科,是以职业从事者个体为对象,对受到职业危害因素损害或存在潜在健康危险的个体,通过临床检查和诊断,对发生的职业病、职业相关疾病和早期健康损害进行检测、诊断、治疗和康复处理。职业医学的主要内容是发现职业从事者的健康损害和对健康损害进行诊断、治疗和康复处理,其主要内容主要属于二级和三级预防。

尽管职业卫生学与职业医学的工作范围和任务的分工不同,在很长一段时间里分属两门不同的学科,但是两者是有机统一和密切合作的。主要体现在:

(1)两者的最终目标是统一的,均为促进改善劳动条件,创造安全、卫生和高效的工作环境,满足职业从事者安全、健康和身心愉快工作状态,为不断提高工作效率提供科学证据和技术保障。

(2)职业卫生与职业医学是三级预防的完美体现。职业卫生学的主要任务是识别、评价、预测、控制和研究不良劳动条件,主要属于一级预防,而职业医学的主要任务是发现职业从事者的健康损害和对健康损害进行诊断、治疗和康复处理,主要属于二级和三级预防。一级预防是最有效、最经济的,但是要做到完全的一级预防往往难度很大,因此,必须要有二级、三级预防作为补充和支持(诊断、治疗和康复),职业医学还能在健康损害的第一时间中起到侦查作用,这些发现的科学论证进而又促进对不良劳动条件的一级预防。

(3)多学科、多部门交叉协同,促进本学科工作和发展。一方面,《职业卫生与职业医学》是我国预防医学专业学生必修课之一,是在完成基础医学各学科、临床医学各专科和本专业基础课程后学习的,还需要工程、安全、管理和社会科学等多学科的知识和技能;另一方面,职业卫生与职业医学工作需要动员多部门行政领导、不同专业医务卫生人员和不同行业职业从事者的积极支持和参与。目前我国职业卫生与职业医学的教学、科研和第一线防治工作,基本上是统一的,在学科划分上也将职业卫生和职业医学放在一起,归属为预防医学的范畴内。但在日常的实际工作中,特别是在各级疾病控制、安全监督部门及医疗部门,由于职业性有害因素的监督、监测和检测与职业病防治的具体对象和任务的分工不同,两者往往分别单独进行。虽然我国各地、各单位在机构上有分有合,但是无论是分是合,在学科发展和实际工作上,职业卫生与职业医学工作是有机、系统、密切分工合作的整体。

三、职业卫生与职业医学的地位和作用

《职业卫生与职业医学》是我国预防医学专业学生必修课之一,而职业医学是一门临床医学学科,是在完成基础医学、临床医学和流行病学、卫生统计学和毒理学等基础课程后继续深入学习的,

还需要工程、安全、管理和社会科学等相关学科的知识和技能;本学科的工作也需要组织动员多部门行政领导、不同专业医务卫生人员和不同行业职业从事者的积极支持和参与,需要较强的组织协调动员能力,因此,职业卫生与职业医学是预防医学专业的五大卫生之一。众所周知,预防医学首先是医学,是整个医学大厦的顶端,它需要坚实的基础医学理论知识及扎实的临床医学知识和技能。预防医学是现代医学的重要组成部分,是以群体为主要服务对象,研究环境因素(自然环境、生产环境、社会环境等)与人群健康的关系,找出疾病的发生原因与规律,制订预防对策,促进健康,达到控制疾病发生和流行的系统科学和艺术。由于社会分工,职业从事者长期工作在相似的环境中,职业环境中的有害因素相对清楚,易于检查评价,更能观察和发现各种健康结局,如早期健康损害、职业病、职业相关疾病,特别是采用前瞻性队列研究得出的结论,促进了许多学科的形成和发展,如:在职业与肿瘤研究方面,英国医生 Percivall Pott 在 1875 年发现并报道了伦敦扫烟囱工人易患阴囊癌,不仅第一次把职业与癌症发生联系了起来,而且开启了人类探索肿瘤病因的序幕;再如,煤焦油引起了肿瘤,日本的 Katsusaburo Yamagiwa 总结了前人经验并结合自己对肿瘤的理解,于 1915 年用焦油提取物成功复制出动物肿瘤模型,这是人类历史上第一次制造出肿瘤。受到 Yamagiwa 实验成功的鼓舞和启示,全世界的许多科学家利用各式各样的物质进行类似的实验,美国国立癌症研究所于 1941 年总结发表了 696 种化学物质中有 169 种可能在动物体内致癌,而国际癌症研究所于 1969 年认定了 1000 多种对人类确有致癌性的或者有可能致癌的物质。这些发现,一方面,激发了肿瘤致癌机制的研究、促进了各种化学物的致癌评价与检查(毒理学的形成和发展),另一方面,这些研究又促进了职业卫生的早期致癌检查和致癌物的预评价,如微核的检测。职业有害因素引起心肺系统和神经系统疾病也充分体现了本学科与其他学科所面临的重大关键科学问题是相似的、互相促进的,如:生产性矽尘等导致肺纤维化、肺癌、心血管疾病;砷致肺癌、心血管疾病的人群发现,激发多学科加强致病机制的研究,促进相关学科的发展,同时,这些学科和本学科的研究进展又会加快职业卫生与职业医学的进步和发展。

由于社会分工不同而形成的不同职业,为人类创造了物质财富和精神财富,这些是人类生存和美好生活的必要条件,但美好生活的重要基石是健康。由于社会经济和科学技术发展的局限性,一些生产环境中仍存在严重职业安全和职业性有害因素,引起工伤、职业病、职业相关疾病,甚至死亡。在新中国成立后的前 30 年,由于对职业病的管理经验不足和认识偏差,以及患职业病后的优厚待遇,有的职业从事者为了个人和家庭的生活,不愿采用职业卫生个体防护等,甘愿罹患职业病,以保证家庭生活和子女就业。而现在,由于教育程度和知识所限、不良企业和监管的不到位,有少数职业从事者即使患了职业病,也不知晓,还误认为"命不好"等原因。更为重要的是,大多数职业病和职业危害因素所致的健康损害,目前尚缺乏特效治疗,如矽肺病人的肺组织纤维化仍是不可逆转的,病人将终身遭受肺组织纤维化所致缺氧的折磨,不仅不能继续工作和生活质量严重下降,家庭和社会还要承担起其生活照顾和医疗费用。这样的结果既不符合我国和谐社会的构建,更不符合当今时代人们对美好生活的更加向往和追求。由不良劳动条件引起工伤、职业病、职业相关疾病和死亡,导致人均预期寿命缩短和劳动力缺乏,特别是有知识、有技术的劳动力缺乏。在当今中国,由于人口老龄化的到来,劳动力缺乏进一步加剧,将导致社会经济发展受阻。总之,职业卫生与职业医学在我国和谐社会的构建和促进国民经济快速可持续性发展中起重要作用,随着社会经济、科学技术发展和人们对美好生活的更加向往,本学科的作用将越来越大,其在国家需求中的战略地位将更加突出。

第二节 职业与健康

一、职业性有害因素

职业卫生与职业医学的主要任务是识别、评价、预测和控制不良劳动条件对职业从事者健康的影响。劳动条件包括:①生产工艺过程,指用特定的方法从各种原材料制成各种成品的全过程,包括原材料的生产、运输和保管、生产准备工作、毛坯制造、零件加工、产品装配、调试、检验和包装等。这一过程随生产技术、机器设备、使用材料和工艺流程变化而改变;②劳动过程,它涉及针对生产工艺流程的劳动组织、生产设备布局、作业者操作体位和劳动方式,以及智力劳动、体力劳动比例等;③生产环境,指生产作业的环境条件,包括室内作业环境和周围大气环境,以及户外作业的大自然环境。因此,在生产环境中存在的各种可能危害职业人群健康和影响劳动能力的不良因素统称为职业性有害因素(occupational hazards or occupational harmful factors),亦称职业病危害因素。职业性有害因素按其来源可分为三大类:

（一）生产工艺过程中产生的有害因素

1. 化学因素 在生产中接触到的原料、中间产品、成品和生产过程中的废气、废水、废渣中的化学毒物可对健康产生损害。化学性毒物以粉尘、烟尘、雾、蒸气或气体的形态散布于车间空气中,主要经呼吸道进入体内,还可以经皮肤、消化道进入体内。常见的化学性有害因素包括生产性毒物和生产性粉尘。主要包括:金属及类金属,如铅、汞、砷、锰等;有机溶剂,如苯及苯系物、二氯乙烷、正己烷、二硫化碳等;刺激性气体,如氯、氨、氮氧化物、光气、氟化氢、二氧化硫等;窒息性气体,如一氧化碳、硫化氢、氰化氢、甲烷等;苯的氨基和硝基化合物,如苯胺、硝基苯、三硝基甲苯、联苯胺等;高分子化合物,如氯乙烯、氯丁二烯、丙烯腈、二异氰酸甲苯酯及含氟塑料等;农药,如有机磷农药、有机氯农药、拟除虫菊酯类农药等;生产性粉尘,如矽尘、煤尘、石棉尘、水泥尘及各种有机粉尘等。

2. 物理因素 是生产环境中的构成要素。不良的物理因素,如异常气象条件(如高温、高湿、低温、高气压、低气压);噪声、振动、非电离辐射(如可见光、紫外线、红外线、射频辐射、激光等);电离辐射(如 X 射线、γ 射线等)可对人体产生危害。

3. 生物因素 生产原料和作业环境中存在的致病微生物或寄生虫,如炭疽杆菌、真菌孢子(吸入霉变草粉尘所致的外源性过敏性肺泡炎)、森林脑炎病毒,以及生物病原物对医务卫生人员的职业性传染等。

（二）劳动过程中的有害因素

劳动过程是指生产中为完成某项生产任务的各种操作的总和,主要涉及劳动强度、劳动组织及其方式等。这一过程产生影响健康的有害因素包括:

1. 劳动组织和制度不合理、劳动作息制度不合理等。

2. 精神(心理)性职业紧张,如机动车驾驶。

3. 劳动强度过大或生产定额不当,如安排的作业与生理状况不相适应等。

4. 个别器官或系统过度紧张,如视力紧张、发音器官过度紧张等。

5. 长时间处于不良体位、姿势或使用不合理的工具等。

6. 不良的生活方式,如吸烟或过量饮酒;缺乏体育锻炼;个人缺乏健康和预防的知识,违反安全操作规范和忽视自我保健。

(三)生产环境中的有害因素

生产环境是指职业从事者操作、观察、管理生产活动所处的外环境,涉及作业场所建筑布局、卫生防护、安全条件和设施有关的因素。常见的生产环境中有害因素包括:

1. 自然环境中的因素,如炎热季节的太阳辐射、高原环境的低气压、深井的高温高湿等。

2. 厂房建筑或布局不合理、不符合职业卫生标准,如通风不良、采光照明不足、有毒与无毒工段安排在一个车间等。

3. 由不合理生产过程或不当管理所致环境污染。

在实际生产场所和过程中,往往同时存在多种有害因素,对职业人群的健康产生联合作用,加剧了对职业从事者的健康损害。

二、职业与健康的关系

劳动是人类生存和发展的必要手段,劳动与健康本质上是相辅相成、互相促进的。良好的劳动条件促进健康,反之,不良的劳动条件导致健康损害。除少数遗传疾病外,绝大多数职业病、职业相关性疾病和早期健康损害的发生与发展均为环境与机体交互作用的结果,据估计,大多数慢性疾病70%~90%的危险度可归因于环境暴露的影响。而在阐明环境与机体交互作用对人类健康的影响时,职业人群是具有代表性的研究对象,这主要是因为:作业人数众多,我国至少有2亿人;根据主要职业性有害因素的理化性质,可了解其作用的靶系统和靶器官,所以每类作业人群大都有相对特异的发病谱;作用于人体的职业性有害因素的总剂量或强度=接触浓度(或强度)×接触时间,能相对较准确地测量和计算作业人群的接触量,能估算剂量反应关系;能更好地动态观察和分析作业工人的健康状况,这些不仅有助于职业病的研究,而且也有助于进一步阐明卫生经济负担重大的环境相关疾病的发生与机制。环境有害因素对人的损害程度,还受个体的特征决定,这些个体特征包括性别、年龄、健康状态、营养状况和遗传差异等,因此在同一职业环境中,不同工人所受的健康损害有所不同。由于职业人群多处青壮年阶段,有些还经过就业体检加以筛选,故比一般人群健康,至少在开始工作时是健康的,总发病率与死亡率将低于总体人群,这种职业健康工人效应现象在职业卫生和职业医学研究和评价中应予以考虑。由于预防工作的疏忽和技术局限性,引起职业从事者的职业性病损有工伤、职业病、职业相关疾病和早期健康损害。

(一)工伤

职业安全是生产和工作的第一要务和需求,不安全的劳动条件导致工伤。工伤属于工作中的意外事故引起的伤害,主要指在工作时间和工作场所内,因工作原因由意外事故造成职业从事者的健康伤害。其主要要素有：①工作时间；②工作地点；③工作原因。工伤常在急诊范围内，因是意外事故，较难预测。在许多发达国家，工伤已列入职业病范畴，在科学研究和实际管理工作中，都把职业安全和卫生融为一体，统称职业安全卫生(occupational safety and health)。美国早已组成综合的科学研究机构——国家职业安全卫生研究所(National Institute of Occupational Safety and Health，NIOSH)和监督机构——职业安全卫生管理局(Occupational Safety and Health Administration，OSHA)。我国以前职业卫生与职业安全分别由卫生部和国家安全生产监督管理局管辖，在教育、科研和管理方面相互独立，不仅存在诸多不便，而且由于资源不能共享，对两方面的工作都带来负面影响。近年来，我国生产性事故频繁发生，且不少为大规模的恶性事故。而这些事故是与职业卫生相关的，例如：极高浓度煤尘引起的爆炸、极高浓度毒物导致的急性中毒死亡。因生产性事故死亡和伤残所致经济损失和社会影响，已超过职业卫生问题，因此，搞好职业安全工作是一个非常迫切的任务。我国已将职业安全与职业卫生融为一体，统一由安全生产监督部门管理，充分发挥保障劳动人群生命安全与健康的作用。但工伤、职业病和与职业相关疾病的预防和控制应是安全生产监督管理部门、卫生行政部门、劳动保障行政部门的共同任务。事故因其发生常与安全意识、劳动组织、机器构造、防护措施、管理体制、个人心理状态、生活方式等因素有关，须明察秋毫，重视安全风险评估，消除潜在危险因素，积极预防。

（二）职业病

广义上讲，职业病是指职业性有害因素作用于人体的强度与时间超过一定限度，人体不能代偿其所造成的功能性或器质性病理改变，从而出现相应的临床征象，影响劳动能力。2016年7月2日修正的《中华人民共和国职业病防治法》中，职业病的法定定义是，企业、事业单位和个体经济组织等用人单位的职业从事者在职业活动中，因接触粉尘、放射性物质和其他有毒、有害因素而引起的疾病。职业病的分类和目录由国务院卫生行政部门会同国务院安全生产监督管理部门、劳动保障行政部门制定、调整并公布。

1. 人体直接或间接接触职业性有害因素时，是否发生职业病，取决于如下三个主要条件：

(1)有害因素的性质：有害因素在作业环境中的特性决定了职业人群是否发生职业健康损害以及损害的严重程度。主要涉及职业性有害因素的基本结构和理化性质。如：有机磷酸酯类农药中，R基团为乙氧基的毒性要比甲氧基大；在多种铬盐中，六价铬的致癌性最强；在不同结构的石英中，其致纤维化和矽肺能力的大小依次为结晶型>隐晶型>无定型；呈气态的化学物在空气中容易扩散，扩散的程度除决定于化学物的初始浓度外，也受气态化学物的比重和环境中气流(风速)等因素的影响，如CS_2蒸气的比重为2.60，比空气重，容易下沉，在空间的分布呈梯度状态，处于低位置的工人易发生中毒，当CS_2在空气中的初始浓度小于1mg/L，则这种现象就不明显；CO的气体比重为0.96，接近于空气的比重，可在空间快速扩散，只要达到一定的浓度，工人则可中毒。

(2)有害因素的浓度和强度：除了生物因素进入人体的量还无法估计外，物理和化学因素对人的损害，都与量或强度有关，故在确诊大多数职业病时，必须要有量(作用浓度或强度)的估计。一般作用剂量(dose，D)是接触浓度或强度(concentration，C)与接触时间(time，T)的乘积，可表达为$D=C×T$。所以要了解每个接触者的接触浓度、强度和接触时间，首先要知道一个或一类职业性有害因素对人体的有害量与无害量的分界。我国公布的《工作场所有害因素接触限值-化学有害因素》（GBZ 2.1—2007），就是指这些化学物质在空气中一般不致引起健康损害的限量。有些有害物质能在体内蓄积，少量、长期接触最终也可能引起职业性损害，特别是职业病的发生。有的物质虽然本身不能在体内蓄积，但其所引起的功能性改变是可以累积的，如大多数物理有害因素长期接触都能产生不良健康损害。在无法估计接触量时，可用接触时间长短来粗略估计工人受到作用与损害的强度。虽然生产环境中存在的职业有害因素量相同或相似，但长时间接触与短时间接触导致的健康损害不同。因此，认真查询某种职业性有害因素的接触工龄、接触方式，对职业病诊断具有重要实用价值。

（3）个体的健康状况：尽管职业性有害因素导致机体损害的剂量（或强度）-效应关系是一个普遍规律，但是，从业人员的个体差异导致在同一作业环境中机体损害程度差异较大。在同一作业环境中，空气中化学物浓度水平相似情况下的从业人员，一部分人容易发生中毒，另一些人可能不发生中毒，在中毒者中，也有症状的轻重或出现先后之分。这种个体差异的原因，过去笼统地归结于个人体质的不同，随着对其原因研究的逐步深入发现，个体的遗传特性可能起着重要作用。如对苯胺类化学物易感者，往往有葡萄糖-6-磷酸脱氢酶的先天性遗传缺陷；血清 α-抗胰蛋白酶缺陷的个体，一旦接触刺激性气体，容易发生中毒，且易引起肺水肿等严重病变。近年来又发现铅中毒与 ALAD 基因型多态有关，苯中毒的易感性与 P450 代谢酶的基因型多态有联系，焦炉工人中携带 AhR（多环芳烃受体）基因 1661 位点 AA+GA 基因型者 DNA 损伤水平明显高于携带 GG 基因型者，尽管 hsp70-1、hsp70-2 和 hsp70-hom（热休克蛋白）基因多态性的基因型和基因频率在噪声诱发的听力损伤和正常对照组无显著性差异，但在进行单倍型分析时发现具有单倍型 5（单倍型+190A/+1267B/+2437A）的工人患听力损伤的危险度升高约 3 倍。

职业人群的性别对化学物毒作用的反应不同，在相同接触条件下，性别对化学物毒作用的反应存在差异，如女性对化学物的敏感性一般多高于男性，如铅、汞、锰等金属，或有机物苯乙烯、氯乙烯等。但目前尚无资料表明何种毒物明确作用于女性的特有器官或系统；而接触二溴氯丙烷的男工，当累计接触水平达到 $500(\text{mg} \cdot \text{h})/\text{m}^3$ 时，则可出现工人的精子数明显减少，甚至患无精子症。

无论是动物实验还是人群健康检查中，发现机体的某些器官和系统对特定的化学物特别敏感而容易受到损害，如苯的氨基和硝基化合物对红细胞和肝脏的特异性损伤；苯对造血系统的抑制，镉对肾脏的毒作用等，这些化学物的靶器官亲和力现象，为职业禁忌证的制定提供了理论基础。机体的健康状况、营养状态、生活习惯、体育锻炼、年龄因素和遗传因素等个体因素对职业性有害因素的反应不同，其健康损害差异也大，因此应该充分考虑这些因素的影响。

2. 从诱发职业病的主要条件来看，职业病具有下列五个特点：

（1）病因有特异性：只有在接触职业性有害因素后才可能患职业病。在诊断职业病时必须有职业史、职业性有害因素接触的调查，还要现场调查的证据均可明确具体接触的职业性有害因素。在控制这些因素接触后可以降低职业病的发生和发展。

（2）病因大多可以检测：通过对职业性有害因素的接触评估，由于职业因素明确，可通过检测评价工人的接触水平，而发生的健康损害一般与接触水平有关，并且在一定范围内并能判定剂量-反应关系。

（3）不同接触人群的发病特征不同：在不同职业性有害因素的接触人群中，常有不同的发病集丛（cluster）；由于接触情况和个体差异的不同，可造成不同接触人群的发病特征不同。

（4）早期诊断，合理处理，预后较好：但仅指治疗病人，无助于保护仍在接触人群的健康。

（5）大多数职业病，目前尚缺乏特效治疗，应加强保护人群健康的预防措施：如矽肺病人的肺组织纤维化现在仍是不可逆转的。因此，只有采用有效的防尘措施、依法实施卫生监督管理、加强个人防护和健康教育，才能减少、消除职业病矽肺的发生发展。

职业病的三个发病条件和五个特点，进一步说明三级预防的重要性，保障工人健康是职业病防治、生产力促进和国民经济可持续发展的目标。

从职业病的特点看，可以说职业病是一种人为的疾病，其发生率与患病率的高低，反映着国家生产工艺技术、防护措施、自我防护意识和医疗预防工作的水平。所以世界各国对职业病，除医学的涵义外，还赋予立法意义，即由国家所规定的"法定职业病"（statutory occupational diseases）。我国原卫生部在 1957 年公布了《职业病范围和职业病患者处理办法规定》，将危害职工健康比较严重的 14 种职业病列为法定职业病。1987 年又颁布了修改后的职业病名单，共有职业病 9 大类、99 种。2002 年 4 月，原卫生部和原劳动保障部联合发布了的职业病名单目录中包括尘肺（13 种）、职业性放射性疾病（11 种）、职业中毒（56 种）、物理性因素所致职业病（5 种）、生物性因素所致职业病（3 种）、职业性皮肤病（8 种）、职业性眼病（3 种）、职业性耳鼻喉口腔疾病（3 种）、职业性肿瘤（8 种）及其他职业病（5 种）在内的共 10 大类、115 种职业病。随着我国社会与经济发展，2013 年 12 月，国家卫生计生委、安全监管总局、人力资源社会保障部和全国总工会公布了新的《职业病分类和目录》，仍然将职业病分为 10 类，但对 3 类的分类名称做了调整，并从 115 种增加到 132 种：职业性尘肺病及其他呼吸系统疾病（19 种）、职业性皮肤病（9 种）、职业性眼病（3 种）、职业性耳鼻喉口腔疾病（4 种）、职业性化学中毒（60 种）、物理性因素所致职业病（7 种）、职业性放射性疾病（11 种）、职业性传染病（5 种）、职业性肿瘤（11 种）及其他职业病（3 种）。因此，职业病的目录是随着科学证据、社会需求而改变的。为规范职业病的诊断，已对部分职业病制定了国家《职业病诊断标准》并公布实施。职业病的诊断具有很强的政策性和科学性，直接关系到职工的健康和国家劳动保护政策的贯彻执行。但在具体操作过程中，尤其是某些慢性中毒，因缺乏特异的症状、体征和检测指标，确诊不易。所以，职业病的诊断应有充分的资料，包括职业史、现场职业卫生调查、相应的临床表现和必要的实验室检测，并排除非职业因素所致的类似疾病，综合分析，方能做出准确合理的诊断。职业病诊断有明确的实施办法和具体的诊断细则，如：承担职业病诊断的医疗卫生机构，应当经省、自治区、直辖市人民政府卫生行政部门批准，并向社会公布本行政区域内承担职业病诊断的医疗卫生机构的名单；没有证据否定职业病危害因素与病人临床表现之间的必然联系的，应当诊断为职业病；承担职业病诊断的医疗卫生机构在进行职业病诊断时，应当组织三名以上取得职业病诊断资格的执业医师集体诊断；职业病诊断证明书应当由参与诊断的医师共同签署，并经承担职业病诊断的医疗卫生机构审核盖章。

3. 职业病的诊断原则如下：

（1）职业史：是职业病诊断的重要前提。应详细询问病人的职业史，包括现职工种、工龄、接触职业性有害因素的种类、生产工艺、操作方法、防护措施；既往工作经历，包括部队服役史、再就业史、兼职史等,以初步判断病人接触职业性有害因素的可能性和严重程度。

（2）现场调查:是诊断职业病的重要依据。应深入作业现场,进一步了解病人所在岗位的生产工艺过程、劳动过程、职业性有害因素的强度、预防措施;同一或相似接触条件下的其他作业人员有无类似发病情况等,进一步判断病人在该条件下,引起职业病的可能性。《中华人民共和国职业病防治法》中指出,职业病诊断、鉴定机构需要了解工作场所职业病危害因素情况时,可以对工作场所进行现场调查,也可以向安全生产监督管理部门提出,安全生产监督管理部门应当在规定的时间范围内组织现场调查。

（3）症状与体征:职业病的临床表现复杂多样,同一职业性有害因素在不同致病条件下可导致性质和程度截然不同的临床表现;不同职业性有害因素又可引起同一症状或体征;非职业因素也可导致与职业因素损害完全相同或相似的临床症状和体征。因此,在临床资料收集与分析时既要注意不同职业病的共同点,又要考虑到各种特殊的和非典型的临床表现;不仅要排除其他职业性有害因素所致类似疾病,还要考虑职业病与非职业病的鉴别诊断。一般来说,急性职业中毒因果关系较明确;而慢性职业中毒的因果关系有时难以确立。诊断分析应注意其临床表现与所接触职业性有害因素的毒作用性质是否相符,职业病的程度与其接触强度是否相符,尤应注意各种症状体征发生的时间顺序及与接触职业性有害因素的关系。

（4）实验室检查:对职业病的诊断具有重要意义,生物标志物（biomarker）,主要包括三大类:接触生物标志物（exposure biomarker）、效应生物标志物（effect biomarker）和易感性生物标志物（susceptibility biomarker）。接触生物标志物指机体内可测量的外源性物质、其代谢产物、外源性物质或其代谢产物与靶分子或靶细胞相互作用的产物,如:铅作业工人的尿铅、血铅等作为铅的暴露标志物,焦炉作业工人尿中一羟基芘和血浆中的白蛋白加合物等可作为多环芳烃的暴露标志物。效应生物标志物指机体内可测量的生化、生理、行为或其他改变,这些改变可引起确定的或潜在的健康损害或疾病,包括:①反映毒作用的指标,如铅中毒者检测尿 δ-氨基-γ-酮戊酸（δ-ALA）、有机磷农药中毒者检测血液胆碱酯酶活性等效应生物标志物;②反映职业性有害因素所致组织器官病损的指标,包括血、尿常规检测及肝、肾功能试验等,例如镉致肾小管损伤可测定尿低分子蛋白（β_2-微球蛋白）以及其他相关指标。易感性生物标志物指能使个体易受职业性有害因素影响的个体特征,主要为一些关键的代谢酶和 DNA 损伤修复基因,基因多态性常作为易感性生物标志物,如:*AhR* 基因 1661 位点 A/A+G/A、*ERCC*2（rs50871 和 rs50872）等。

上述各项诊断原则,要全面、综合分析,才能做出切合实际的诊断。对有些暂时不能明确诊断的病人,应先作对症处理、动态观察、逐步深化认识,再作出正确的诊断,否则可能引起误诊误治,如将铅中毒所致急性腹绞痛误诊为急性阑尾炎而行阑尾切除术等。导致误诊误治的原因很多,主要是供诊断分析用的资料不全,尤其是忽视职业史及现场调查资料的收集。

为了及时掌握职业病的发病情况,以便采取预防措施,我国在 2002 年 5 月正式开始实施《职业病防治法》,并于 2011 年 12 月 31 日、2016 年 7 月 2 日进行了两次修正。该法要求,用人单位和医疗卫生机构发现职业病病人或者疑似职业病病人时,应当及时向所在地卫生行政部门和安全生产监督管理部门报告。确诊为职业病的,用人单位还应当向所在地劳动保障行政部门报告。县级以上地方人民政府卫生行政部门负责本行政区域内的职业病统计报告的管理工作,并按照规定上报。卫生部还修改并重新颁发《职业病诊断与鉴定管理办法》(卫生部令第 91 号,2013 年 2 月 19 日发布)及职业病报告办法(88 卫防字第 70 号),主要要求有:①急性职业中毒和急性职业病应在诊断后 24 小时以内报告,卫生监督部门应会同有关单位下厂进行调查,提出报告,以便督促厂矿企业做好预防职业病工作,防止中毒事故再次发生;②慢性职业中毒和慢性职业病在 15 天内会同有关部门进行调查,提出报告并进行登记,以便及时掌握和研究职业中毒和职业病的动态,制订预防措施。

(三)职业相关疾病

广义地说,职业病也属于职业相关疾病,但一般所称职业相关疾病,与法定的职业病有所区别。职业病是指某一特定职业性有害因素所致的疾病,有立法意义。而职业相关疾病则指多因素相关的疾病,与工作有联系,但也见于非职业人群中,因而不是每一病种和每一病例都必须具备该项职业史或接触史。当这一类疾病发生于职业从事者时,由于职业性有害因素的接触,会使原有的疾病加剧、加速或复发,或者劳动能力明显减退。职业相关疾病的范围比职业病更为广泛,其导致的疾病经济负担更大。各国经济水平不同,即便一个国家,在经济发展不同阶段,某些工作相关疾病也可定为职业病。世界劳工组织强调高度重视职业相关疾病,将该类疾病列为控制和防范的重要内容,以保护及促进工人健康,促进国民经济健康、可持续发展。

常见的职业相关疾病,举例如下:

1. 行为(精神)和身心疾病 如精神焦虑、忧郁、神经衰弱综合征,常由于工作繁重、各种类型的职业紧张、夜班工作,饮食失调、过量饮酒、吸烟等因素引起。有时由于对某一职业性有害因素产生恐惧心理,而致心理效应(psychological effects)和器官功能失调,几乎所有的职业有害因素均可引起神经衰弱综合征。

2. 非特异性呼吸系统疾病 包括慢性支气管炎、肺气肿和支气管哮喘等,是多因素引起的疾病。吸烟、环境空气污染、呼吸道反复感染常是主要病因。因生产环境中的化学、生物有害因素主要由呼吸道进入,而许多物理因素又可影响呼吸系统的功能,因此,在许多行业,导致急性和慢性呼吸系统疾病高发,如慢性阻塞性肺病、肺癌、下呼吸道感染,这些仍是降低国人预期寿命的主要原因。

3. 心脑血管疾病与代谢性疾病 心脑血管疾病是我国预期寿命下降的最重要的疾病,而糖尿病是我国发病上升最快的疾病之一,生产环境中的各种有害因素能影响血压、心率、血脂和血糖等的系列改变,进而加快了上述疾病的发生和死亡。越来越多的研究表明,不合理的轮班作业导致了糖尿病和冠心病的显著增加。

4. 其他 如消化性溃疡、腰背痛等疾病,常与某些工作有关,例如高温作业可引起和加剧消化性溃疡的发生和进展。骨骼肌肉系统疾病在许多职业中高发,不仅严重降低职业生命质量和劳动效率,而且也降低退休后的生活质量和增加了疾病的经济负担。

(四)早期健康损害

职业性有害因素对人体的作用可以在分子、细胞、组织、器官、个体及人群水平上表现出来,而职业性有害因素与机体内的各种分子(如 DNA、蛋白质等)的交互作用导致了健康损害的早期效应。职业性有害因素大都主要经呼吸道进入人体,直接或(和)代谢后,引起一系列反应,主要包括氧化应激、炎性反应和免疫应答反应,这些反应是机体积极的、重要的防御反应。然而如果机体产生过低或过强的反应,就可能对机体不利,甚至可能是早期健康损害的危险信号。更重要的是,如果有害因素过强或机体反应异常,就会出现各种早期健康损害,如:血压、血脂和血糖的不良改变、遗传损伤增加(微核率、DNA 损伤和基因突变等)、肺功能下降、动脉粥样硬化加剧、心率变异性下降等。职业性有害因素所导致的早期健康损害可发展成两种完全相反的结局:健康或疾病。如果采取积极的、正确的职业健康监护和干预治疗等二级预防措施,其早期健康损害则多恢复为健康,反之,则发展为疾病。因此,对职业性有害因素所致早期健康损害的定期检测和制定科学预防策略,在我国和谐社会的构建和促进经济快速可持续性发展等方面具有战略意义和前瞻性。

三、职业性损害的三级预防

《中华人民共和国职业病防治法》第一章总则第三条中指出,职业病防治工作坚持预防为主、防治结合的方针,建立用人单位负责、行政机关监管、行业自律、职工参与和社会监督的机制,实行分类管理、综合治理。其基本准则应按三级预防加以控制,以保护和促进职业人群的健康。

第一级预防(primary prevention)又称病因预防,是从根本上消除或控制职业性有害因素对人的作用和损害,即改进生产工艺和生产设备,合理利用防护设施及个人防护用品,以减少或消除工人接触的机会。主要有如下几个方面:①改进生产工艺和生产设备,使其符合我国工业企业设计卫生标准,如 1979 年,颁布了《工业企业设计卫生标准》,含 111 项毒物和 9 项粉尘最高允许浓度和噪声等物理因素的卫生标准。在 2010 年,根据《中华人民共和国职业病防治法》,修订为《工业企业设计卫生标准》(GBZ 1—2010)。②职业卫生立法和有关标准、法规制定,如 2007 年,经更新、修订,颁布了《工作场所有害因素职业接触限值化学有害因素》(GBZ 2.1—2007)和《工作场所有害因素职业接触限值物理因素》(GBZ 2.2—2007)等。③个人防护用品的合理使用和职业禁忌证的筛检,如生产性粉尘所导致的尘肺,可以佩戴防尘口罩;对高危职业人群,可依据《职业健康监护技术规范》(GBZ 188—2007)对就业禁忌证进行检查,凡有职业禁忌证者,禁止从事相关的工作。④控制已明确能增加发病危险的社会经济、健康行为和生活方式等个体危险因素,如禁止吸烟可预防多种慢性非传染性疾病、职业病或肿瘤。

第二级预防(secondary prevention)是早期检测和诊断人体受到职业性有害因素所致的健康损害并予以早期治疗、干预。尽管第一级预防措施是理想的方法,但所需的费用较大,在现有的技术条件下,有时难以达到理想效果,仍然可出现不同健康损害的人群,因此,第二级预防也是十分必要的。其主要手段是定期进行职业性有害因素的监测和对接触者的定期体格检查,以早期发现病损和诊断疾病,特别是早期健康损害的发现,及时预防、处理。定期体格检查的间隔期可根据下列原则而定:①疾病的发病时间和严重程度;②接触职业性有害因素的浓度或强度和时间;③接触人群的易感性。体格检查项目应鼓励常规检查并结合特异、敏感的检测指标。肺通气功能的检查或 X 线肺部摄片,常用作对接触粉尘作业者的功能性和病理性改变的指标;心电图、脑电图和神经传导速度和听力检查;微核率可以用于接触如放射线、多环芳烃等职业性致癌因素的早期检测等,均可作为早期的检查方法。尽管早期健康损害的检查和发现是二级预防的重要环节,但是积极的、正确的、有效的干预措施与方案更为重要,因为职业性有害因素所导致的早期健康损害可发展成两种完全相反的结局:健康或疾病。

第三级预防(tertiary prevention)是指在患病以后,给予积极治疗和促进康复的措施。第三级预防原则主要包括:①对已有健康损害的接触者应调离原有工作岗位,并结合合理的治疗;②根据接触者受到健康损害的原因,对生产环境和工艺过程进行改进,既能治疗病人,又能加强一级预防;③促进病人康复,预防并发症的发生和发展。除极少数职业中毒有特殊的解毒治疗外,大多数职业病主要依据受损的靶器官或系统,采用临床治疗原则,给予对症治疗。特别对接触粉尘所致肺纤维化,目前尚无特效方法治疗。

三级预防体系相辅相成、浑然一体。第一级预防针对整个人群,是最重要的,第二和第三级是第一级预防的延伸和补充。全面贯彻和落实三级预防措施,做到源头预防、早期检测、早期处理、促进康复、预防并发症、改善生活质量,构成职业卫生与职业医学的完整体系。

第三节 我国职业卫生与职业医学的现状和展望

职业性有害因素的种类、接触强度或浓度(剂量)和职业健康损害随着社会经济和科学技术的发展而发生改变。经过30多年的高速发展,我国的经济总量已达世界第二位,并且将以较高的速度持续发展,但是,我国经济发展水平不平衡,传统的职业危害与新出现的职业卫生问题并存。因此,有必要认真分析现阶段我国的职业卫生现状,认清所面临的主要问题,以便于在此基础上作出相应努力,在探索和解决问题中,促进和推动职业卫生事业发展。当前,我国职业卫生的主要问题和展望如下。

一、我国职业卫生面临的主要问题

(一)职业有害因素分布广、种类多、职业卫生突发事件频发

我国是最大的发展中国家,家底薄,发展很不平衡,许多落后甚至非常落后的产业、生产工艺和产品仍大量存在;同时,近30年以来我国以前所未有的速度发展,出现了一大批科技含量和生产水平都很先进,甚至在某些方面居国际领先水平的产业、生产工艺和产品。所以,当前我国职业有害因素的特点是种类多,分布广泛,从传统工业,到新兴产业以及第三产业,都存在一定的职业危害,不仅有发展中国家落后生产方式普遍存在的职业有害因素,还有发达国家存在的高科技、高技术生产带来的新的职业有害因素,如纳米材料的职业卫生问题。当前,传统的职业性有害因素仍然威胁我国职业人群,主要以粉尘、化学毒物和某些物理因素(如噪声)为主。居前几位的职业病为尘肺、化学中毒、职业性皮肤病和噪声性听力损伤。新技术、新材料的推广应用(如纳米技术及其产生的纳米尘等),已成为备受关注的新的职业性有害因素。21世纪以微电子工业和生物基因工程技术的发展在高新技术产业中占据显著地位,但是这些领域中新材料、新工艺、辐射和潜在的生物致病原对职业卫生和职业医学提出新的挑战。例如,微电子工业曾被认为是"清洁生产"(cleaner production)的典范产业,而实际上是接触化学品最多的工业,包括醚、醇、酯、酮及苯系有机溶剂,金属化合物(如锑、

锗、砷、硼、磷），以及氟化物（氟化氢）、硅化物（如三氯氢硅）等；此外，极低频磁场（extremely low-frequency magnetic fields）和射频辐射（radio frequency radiation）也是不容忽视的问题。迄今为止，虽尚未见到由于生物基因工程的应用导致重大职业危害事例的报道，但鉴于基因重组或突变而产生新的生物致病原的潜在危害，西方发达国家已制定比控制放射性核素污染更为严格的生物基因工程实验室安全卫生管理条例；基因工程产品对人类的安全性问题，亦将是毒理学评价的一个新课题。随着我国核电工业的快速发展，可能带来的职业卫生问题甚至环境问题也值得认真研究和关注，日本福岛核电站在地震和海啸中造成的核泄漏给我们敲响了警钟。

尤其应该注意的是，近年来，职业伤害与职业卫生突发事件频发，造成惨重人员伤亡和财产损失。职业伤害（occupational injuries）又称工作伤害，简称工伤，指在生产劳动过程中，由于外部因素直接作用而引起机体组织的突发性意外损伤。职业伤害轻者引起缺勤，重者可导致残疾和死亡，且涉及的大都是18~60岁的青壮年劳动力。职业伤害是劳动人群中重要的安全和健康问题，也是在发达国家和发展中国家都存在的重要公共卫生问题之一。职业卫生突发事件是指在特定条件下由于职业有害因素在短时间内高强度（浓度）地作用于职业人群，而导致的群体性严重健康损害甚至死亡事件。常见的有：设备泄露和爆炸导致的群体急性化学性中毒、大型生产事故、核电厂泄露、煤矿瓦斯中毒、瓦斯爆炸、煤尘爆炸等。职业卫生突发事件可在较短时间内造成大量人员职业性损伤、中毒甚至死亡，结果严重，可被认为是最严重的群发性职业损伤，应尽量避免其发生。如果职业卫生突发事件特别严重，或者上述几种同时存在，造成非常大量的人员损伤或死亡，我们也可将其称为灾害性职业卫生突发事件，当然这里的"灾害"是指"职业灾害"或"人为灾害"。职业伤害和职业卫生突发事件的原因一般是明确的，职业有害因素是主因，各种促发因素或触发因素是辅因。虽然职业伤害和职业卫生突发事件的发生有其偶然性和不确定性，但只要将职业有害因素和动因消除或严格控制在一定范围内，职业卫生突发事件就可以避免。因此，职业卫生突发事件是可预防的。我国近年来职业伤害和职业卫生突发事件呈上升趋势，不但造成严重的人员伤亡和经济损失，而且造成恶劣影响。所以严格预防和控制职业伤害和职业卫生突发事件是职业卫生工作者的重要任务。

生产环境中排出的废弃物（废气、废水、废料）是环境污染物的重要来源，由职业有害因素变为环境有害因素，将危害更大的人群，为防止这种现象发生，需加强职业卫生学与环境保护的有机结合，真正将其结合为一体，为生态文明作出更大的贡献。

（二）"进城务工人员"等特殊人群职业卫生问题与职业危害转嫁严重

随着我国经济的快速发展，第二产业和第三产业的比例逐步增加，需要大量劳动力，农村的大量劳动力进入工业和服务业，被称之为"进城务工人员"。在城市的各个行业里，有很多进城务工人员在工作，甚至有些行业和岗位上已由进城务工人员占了主导地位，例如建筑、煤炭、采矿、道路施工、水利施工等。由于他们文化水平较低，往往缺乏正规培训，工业生产知识贫乏，尤其缺乏职业卫生和安全知识，自我防护能力差，因此在这个特殊人群中出现了许多职业卫生问题，甚至群体性职业卫生事件，尤其是近年来多次出现的农民工尘肺群发事件和群体中毒恶性事件，不但造成恶劣的影响，而且严重危害了社会安定。随着由计划经济转为市场经济，用工制度也由终身制变为合同制，临时工、合同工大量出现，导致工作时间不定和工种、工作单位频繁变动，其所接触的职业有害因素也随之频繁变动,其职业卫生的应有保障难以落实,这将给职业卫生与职业医学工作提出很多新问题和解决问题的迫切要求。我国正处于经济转轨的变革时期,众多中年职工由于不适应新的产业需求而失业,由于他们曾长期接触某些职业有害因素,给他们的晚年生命带来某些潜在的危险因素,如既往长期接触矽尘者可能发生晚发型矽肺。对这个弱势群体的职业卫生问题,应给予足够关注。

另外,随着医疗水平和社会生活条件的不断改善,职业从事者的寿命逐渐延长,他们的工作寿命也相应增加。不少生产技术骨干在超过退休年龄后仍在工作,或在原单位退休后又在别的单位找到新的工作,而大部分是在缺乏技术力量而职业卫生条件相当差的乡镇或个体企业重新就业。进入老年期后,随着生理功能的衰退,不但会出现一些老年性疾病,对职业性有害因素的抵御能力也降低,容易罹患职业性病损。另外,中青年时期接触的环境因素,对老年人的晚年健康和生命质量起着重要作用。许多环境有害因素,在其低剂量或低强度接触时,对人体功能,特别是神经系统和心血管系统的影响,呈潜隐性和迟发性趋势,其有害效应随年龄增加而逐步显现出来,呈现所谓"衰老作用"(aging effect)。例如,铝与阿尔茨海默病(Alzheimer's disease)的可能联系及一些恶性肿瘤均提示,环境中的有害因素可能与早衰、某些老年性退行性疾病、恶性肿瘤的发病率增高有关。因此,职业从事者退休后和退休后再就业的健康研究是一个重要研究领域,将为我国人口老龄化到来的应对策略提供科学依据。

由于很多劳动密集型个体和"三资"企业的出现,雇用了许多女性职工,有些雇主过分追求利润,违反国家法令,甚至雇用未成年工的现象也时有发生。鉴于女性和未成年人的生理特点,更易受职业有害因素的危害,如不能对这些人群加以有效的保护,将会带来严重的职业卫生问题,甚至影响后代健康和人口素质。另外,近年来残疾人就业程度的提高,提高了这个特殊社会群体的社会地位,但不少残疾人被安排在职业危害严重的工作岗位,例如珠宝玉石加工等,对这个特殊群体的职业卫生问题也应受到关注。

全球经济一体化(globalization)是当今世界经济发展的主潮流,对有效利用各种资源、市场,推动各国经济发展,缩小包括职业卫生与安全在内的各个方面和领域的国际差距,起着重要作用。但是,在经济一体化过程中,不可避免地带来某些负面效应。其中,发达国家或地区将在本国或地区禁止的原料、生产过程或产品转移到发展中国家或地区进行生产就是一个严重的问题,称之为"危害转嫁"(hazard transfer)。一些境内外地区投资方,单纯追求经济利益,忽视职业卫生、安全和环境保护,甚至对职业性有害因素采取"双重标准",故意隐瞒有害物质的化学名,有意地向受资国和地区转嫁危害。这种倾向也发生于某些国内经营的企业,表现为发达地区向欠发达地区、城市向农村转嫁危害,而这种转嫁最严重的受害者为"进城务工人员"。而某些地区的地方政府对引进项目不严格审查,或明知其危害性,仅为短期的经济利益,牺牲环境和人民健康。20世纪90年代以来,某省的"三资"企业频频发生有机溶剂急性中毒事故,仅因二氯乙烷、三氯乙烯,以及在发达国家早已严格限制使用的苯和正己烷,中毒致死人数就达数十人,有严重后遗症和皮肤损害的上百人,在这个省和另两个制鞋工业非常发达的省,为数不少的工人因接触苯和正己烷而发生再生障碍性贫血和周围神经病变。应对这些的主要办法是提高认识、加强监管,其根本对策是社会发展和技术创新。

二、我国职业卫生工作的展望

（一）加强职业有关疾病的研究与防控，服务健康中国

广义的环境因素指围绕人群的空间和可以直接或间接影响人类生存和发展各种因素的总体，主要包括生活环境、职业环境和社会环境中的物理、化学、生物因素，经济因素，文化因素和生活方式，如吸烟、饮酒、锻炼与休闲、睡眠、饮食等。毫无疑问，职业环境和劳动条件是广义环境因素的重要组成部分，而不同的职业人群有独特的环境因素。职业环境中的劳动条件不仅引起生理（体温、体重、腰围、血压、心率等）、生化（血脂、血糖、肝肾功能、炎性免疫因子、遗传损伤、表观遗传等）、形态（微核形成等）等的改变，而且也与如职业病、工伤、心脑血管疾病、恶性肿瘤、糖尿病、慢性阻塞性肺部疾病、精神心理性疾病等职业相关性疾病的发生和发展相关。随着社会经济环境的发展与改变，我国疾病谱和死因构成已发生显著的变化，与 1990 年相比，在 2010 年各种疾病对预期寿命损失的贡献排位中，下呼吸道疾病从第 1 位下降到第 9 位，慢性阻塞性肺病仍为第 3 位，而脑中风则从第 2 位上升到第 1 位，缺血性心脏病从第 7 位上升到第 2 位，肺癌从第 13 位上升到第 5 位，交通道路伤害从第 10 位上升到第 4 位。其主要危险因素为不健康饮食、烟草、室内外空气污染和职业有害因素，而许多职业有害因素又提升了附近居民和职业从事者的室内外空气污染水平，这些共同导致许多疾病的发生发展。由于这些慢性非传染性疾病的潜伏期大多较长，所以许多疾病的发生不在职业生命周期中，而在退休后；但职业生命时期接触的有害因素，对老年人的晚年健康和生命质量的影响和作用仍不清楚，探讨劳动条件的长期健康效应是一个十分重要的研究领域和方向。而在有伤残疾病的生存时间，1990 年、2010 年前 3 位的疾病均为下背痛、重要抑郁性疾病和颈椎痛，其他骨骼肌肉系统疾病和糖尿病分别从 1990 年的第 5、第 6 位上升到 2010 年第 4、第 5 位，这些大多是与职业相关的，特别是职业从事者的不良体位、局部紧张和劳动组织不合理造成的肌肉骨骼损伤，因此，加强人类工效学的研究与应用，将有助于提高职业从事者的生命质量。这些疾病已成为国民健康头号杀手和生活质量降低的重要因素，不仅可以拖垮国家医疗体系，而且会对国家经济持续发展造成制动效应，甚至会引发社会危机。

另一个值得高度重视的问题是职业紧张和心理障碍发生频率上升，随着信息技术的高度发展，智力密集的办公室型脑力劳动正在逐步取代传统的体力密集型劳动。充分运用信息技术来组织和操纵生产过程，在危险作业甚至可以采用遥控进行生产，为职业卫生与安全创造了许多有利条件。但随着生产自动化程度的日益提高，高新技术的广泛应用，生产效率的不断提高，现代工业重复、单调、紧张、快节奏、高脑力低体力逐渐成为主要生产方式。职业心理负荷（psychological workload）和脑力疲劳加重，就业的激烈竞争，对职业从事者素质和能力的要求越来越高，由此导致的就业状态不稳定、角色更迭和人际冲突。所有这些使就业人员产生"职业紧张"（occupational stress），引起不良的心理行为效应和精神紧张效应（strain），以至于可诱发紧张有关疾患（stress-related disorders）、职业性紧张综合征、甚至"过劳死"，已成为职业卫生的突出问题。我国的职业紧张研究尚处于初步阶段，通过对"职业相关疾病"的研究、行为功能测定和症状自评量表分析发现，高度脑力负荷的科研人员、大学教师、医务人员、噪声环境作业人员、商场营业员、"三资"企业员工的心理障碍因子，如强

迫症、人际关系紧张、抑郁、焦虑、恐怖、偏执等得分明显增高。中国疾病预防控制中心精神卫生中心2009 年初公布的数据显示，我国各类精神疾病病人人数在 1 亿人以上。所以，职业紧张已成为我国职业卫生和职业医学领域不容忽视的问题。

随着社会的进步，经济的发展，人民生活水平的提高，人们不再满足于治病疗伤，而是要求促进健康、延年益寿、提高生活质量和生命质量，这些引起就业方式的多元化，职业相关疾病的发病因素更为复杂。2008 年世界劳工组织指出，职业卫生工作者，不仅要重视职业性有害因素所引起的职业病，而且也应该高度重视职业相关疾病；坚持预防为主、防治结合的方针，贯彻落实三级预防，发现劳动条件对健康的有利和有害因素，注重一级预防，采用更加先进的技术，早期发现职业健康损害，不仅要防治职业特有的健康损害，而且也要重视防治与慢性非传染性疾病相关的损害，如：体重、腰围、血压、血脂、血糖、肝肾功能等，以保护和促进职业人群的健康，做到健康中国，职业健康先行。

（二）新理念、新理论和新技术在职业卫生中的应用

职业卫生与职业医学是研究劳动条件与职业从事者健康之间关系的学科，是预防医学和临床医学的重要组成部分，是控制职业危害发生和流行的系统科学和艺术。首先，要把全球卫生、转化医学、精准健康的理念应用到职业卫生与职业医学的工作和研究中。其次，职业危害是劳动条件（环境因素）与机体交互作用的结果。在职业因素的评价和研究中，要有暴露组学的完美理念，不仅要利用国内外公认、中国特色的问卷和量表，而且要利用不断出现的自动化环境监测技术与资料，如对个体周围环境的温度、风速、有害气体等的自动化监测。更为重要的是，已经发展了日益先进的个体内暴露测定方法，如：利用电感耦合等离子体质谱能够测定血和尿中 20 多种金属离子水平；利用核磁共振技术和液相色谱-质谱联用（LC-MS）等方法已经能够实现人类生物样品中上万余种代谢物的检测（代谢组学，metabolome），以探索小分子代谢物在职业健康损害中的作用、诊断和预后等，还有微生物组学（microbiome）等先进方法和技术能够分析体内多种微生物学情况等。这些新技术、新方法应用均能从不同的角度反映个体暴露的种类和水平，是阐明环境与基因交互作用的因果关系前提条件。随着现代系统生物学技术的不断发展和完善，将为职业危害机制的阐明、早期分子诊断技术的发展、干预和治疗靶点的寻找和实施提供科学基础。如随着人类基因组计划（human genome project）的完成，采用基因测序和基因芯片技术，发现了许多疾病的易感基因及其交互作用；采用表观遗传组学（epigenome，包括 DNA 甲基化、组蛋白修饰及新近发现的非编码 RNA）、转录组学（transciptome）和蛋白组学（proteome）等技术，能发现职业有害因素的作用特征与机制，这些技术方法能在细胞培养、动物实验和人群调查中应用。此外，要高度重视不同职业人群队列的建立和发展，是重中之重，因为前瞻性队列研究是发现和证实病因、探索发病机制和验证防治策略的可行性、有效性的必要途径，也是证实环境与机体交互作用在职业损害发生、发展中作用的重要前提条件。最后，采用流行病学、临床医学、药学、基础医学、环境科学、信息科学等多学科交叉的技术与方法，整合基因组学、表观遗传组学、转录组学、蛋白质组学、代谢组学、暴露组学等新技术、新方法的数据，采用暴露组学、流行病学和系统生物学的大数据理念，从环境、基因和两者交互作用的角度着手研究，进而对职业损害的发生机制做出更全面、更完整的解释和阐明，制订出更加科学、有效的防治策略和干预措

施,实现职业损害的可预防,保障国民经济发展的可持续,促进和谐社会的构建和完善。

（邬堂春　牛　侨　周志俊　朱启星　陈　杰）

【思考题】

1. 三级预防策略的主要内容有哪些?

2. 职业病的特点有哪些?

3. 职业性有害因素有哪些?

第二章

职业卫生与职业医学研究方法与应用

第一节 职业流行病学

职业流行病学(occupational epidemiology)是应用流行病学基本原理和方法解决职业卫生和职业医学中问题而形成的流行病学方法分支,是开展职业卫生工作的重要方法。职业流行病学是研究职业人群中职业有害因素、职业性损害、疾患和工伤出现的频率、分布及其影响因素的科学。职业流行病学的发展既与流行病学理论的发展密切相关,也与职业卫生和职业医学需求的进展分不开。运用流行病学方法识别和评价职业因素对职业人群健康危害成效显著,如通过职业流行病学调查相继发现了苯致白血病、石棉致肺癌和胸膜间皮瘤、砷致肺癌等,这些发现引起了人们对职业流行病学的重视,也促进了该学科的发展。鉴于职业流行病学的分析和计算方法与普通流行病学基本相同,因此本节重点阐述职业流行病学在职业卫生和职业医学应用中较为特异性的部分,一般流行病学基本原理和方法请参阅有关书刊。

一、职业流行病学的特点和在职业卫生领域的应用

职业流行病学的目标对象是职业人群,其关注的致病因素是职业活动中产生或者存在的各类与健康相关的职业因素,因此,与一般流行病学相比,职业流行病学的应用具有一些鲜明的特点:

1. 研究对象明确,是成年的从业人群,一般年龄范围在 18 至 65 岁。研究对象相对稳定,可以通过就业和工资记录收集既往职业史资料,在获得企业支持的情况下组织随访和调查相对比较容易。不过,随着用工市场的开放,临时聘用人员的比率逐渐增加,且他们的流动性大,增加了随访和分析慢性效应的困难。

2. 职业有害因素暴露或者接触比较明确,可以进行准确测量。职业有害因素是生产过程中产生或者存在的,进入工作场所或者开始生产时就会发生接触,可以通过现场采样监测等手段获得较为准确的工作岗位职业有害因素浓度或者强度水平资料,也可通过个体采样监测的方式获得劳动者个体的职业有害因素接触值。这些监测结果是准确反映劳动者接触量的第一手资料。同时,一些企业还保留有既往的职业有害因素监测数据,为开展长期接触量评估提供了数据保障。

3. 健康工人效应,主要指企业根据工种的类型和要求对作业人员的身体状况或者年龄进行了筛选,一线工人的身体素质好于一般人群,其总死亡率在队列研究的起始和中期比一般人群低。也就是说企业通过就业前体检排除了患严重疾病和有职业禁忌证的人员,导致职业人群的一般健康状况较好,尤其在心血管病方面较为明显。因此,健康工人效应是进行职业人群健康损害程度和分布

分析时应该注意的问题。健康工人效应随工人年龄增长而逐步下降。

4. 职业人群特有的健康监护信息，按照我国的《职业病防治法》和配套法规的要求，某些行业或岗位的职业人群应建立健康监护档案，档案内容包括就业前体检、定期体检、离岗体检等信息，这些信息可能提供长期的连贯健康状况资料，有利于开展职业流行病学分析特别是进行长期的队列研究。

作为职业卫生工作和研究的重要方法，职业流行病学可呈现职业有害因素接触与健康损害之间的联系，其应用可以概括为下列几个方面：

1. 发现致病的职业有害因素，识别、鉴定职业有害因素或其作用条件，估测其对人群健康损害的危险度。探索病因是职业流行病学的核心，目前确认的职业性致癌因素，大多数是由人群流行病学研究证实的。

2. 研究职业性病损、工作有关疾病及工伤在人群中的分布和发生、发展规律，提出相应的预防措施并合理分配预防工作资源。通过调查掌握各种职业有害因素的分布情况和导致健康损害的严重程度，有针对地开展控制工作。

3. 阐明职业有害因素的接触水平-反应关系（exposure response relationship），进行健康效应评价，为制定/修订职业卫生标准和职业病诊断标准提供科学依据。接触职业有害因素后，基于遗传易感性、体质和营养状况的差异，接触者可出现的健康效应不完全一样，在人群中可呈现从健康、亚健康、疾病前期、以及临床疾病等疾病连续带的现象。通过人群接触水平-健康效应关系的研究，不仅能够确定引起健康损害的职业有害因素，更重要的是寻找不引起健康损害的最大无作用剂量，后者是制定职业卫生标准的重要依据。另外，职业流行病的研究结果亦经常被外推到社区人群评估暴露与疾病的风险关系。

4. 对企业职业卫生工作进行评价，鉴定职业卫生工作质量，评价预防措施效果。对比实施预防或控制措施前后作业人群中健康损害的分布和发生频率，可以评价职业卫生工作的效果和提出改进意见。

二、职业流行病学研究的设计

职业流行病学研究的过程可以大致分为明确研究目的、确立研究类型和研究技术线路、调查实施、调查的质量控制和资料分析等阶段。为了达到探索职业有害因素及分析其健康效应的目的，职业流行病学研究实施之前必须有科学合理的设计。

（一）明确研究的方向和目的

无论是解决现场的实际问题，还是拟阐明某种职业疾患的规律，开展职业流行病学调查或者研究前必须明确目的。研究的题目必须具体、有针对性，且切实可行。职业流行病调查的对象是职业人群，因此职业特点相关资料如既往职业史和不同工作岗位的职业有害因素监测数据是否准确和完善，在确定选题时就需要进行考虑，以保证研究能顺利开展。

（二）确立研究的类型

职业流行病学调查中经常使用的研究类型包括横断面调查、病例对照研究、队列研究和干预研究。有时也结合使用,如在研究队列内进行的巢式病例对照研究。

横断面调查,通常称为职业卫生现况调查,即在一段时间内调查一个人群如某企业全部岗位的劳动者。横断面调查收集的数据一般包括企业不同工作岗位上职业有害因素的水平(浓度或强度),同时收集劳动者的健康或损伤的情况。然后,根据职业有害因素的水平或者不同工作岗位进行分组,比较各组中劳动者健康或损伤状况例数的分布。横断面调查实施相对容易,用时较短,可以观察到职业有害因素和劳动者健康损伤的现象,但不能说明有害因素接触和健康损伤之间的因果联系,如在不同时间点连续进行横断面调查可以在一定程度上弥补该缺陷。

病例对照研究,根据现有的资料,从已经发生的损伤、疾患或症状的一组人群(病例组)出发,以一组或者几组没有发生损伤或疾病的人群作对照组,在各组人群中采用同样的方法回顾性追踪损伤发生时,某种可疑职业有害因素的接触频度、浓度或强度,最后分析职业有害因素接触水平在病例组和对照组之间的差异。病例对照研究是从果溯源,是一种耗时短、易执行,且相对节省耗费的方法,使用比数比来衡量职业有害因素的相对危险度。但如果研究结局不是罕见病,那么相对危险度会被比数比高估。再有,病例对照研究由于研究对象选择的代表性不够或者以往记录不完善,常存在一定的偏倚,可能降低可信度。

队列研究,是从接触职业有害因素出发,追踪一个人群如某类企业一定时间段内工作的所有从业人员,观察接触人群中出现的健康损伤或者疾患,该研究方式可以获得从职业有害因素接触到健康损伤整个过程的比较完整的资料,通过比较不同接触剂量组人群中健康损害的发生率,获得职业有害因素的接触-健康损伤效应关系,从因到果说明职业有害因素的健康损伤。队列研究根据观察时间的起点又可分为历史性队列研究、前瞻性队列研究和历史前瞻性队列研究。历史性队列研究从过去某一时间开始一直观察到过去或现在的某一时点;前瞻性队列研究是从现在观察到未来某一时点。历史前瞻性队列研究,又称双向队列研究,从过去某一时点观察到未来某一时点。队列研究需耗费大量人力和物力,且调查时间较长,如职业性肿瘤的调查需要二十年以上的时间,对既往信息的要求较高,还要保证一定的随访率,因此,执行起来困难较大。

干预研究,是实验流行病学中人群现场试验的一种,实验中对病因进行干预,也称为防治实验研究。其主要过程是将来自同一总体的研究对象随机分为实验组和对照组,实验组给予干预措施或因素,对照组不给予该因素。然后前瞻性地随访各组的结局并比较其差别的程度,从而判断干预措施的效果。干预研究的基本特征包括:①要施加干预措施;②是前瞻性观察;③必须有平行对照;④随机分组。选定研究对象的确定需考虑:①研究对象的诊断标准;②研究对象的代表性;③研究对象的入选和排除条件;④医学伦理学问题;⑤样本含量的估计。在干预研究中,需规范观察方法,如采取盲法观察(单盲、双盲、三盲)。

选择研究类型时,既要考虑研究的科学性即论证强度,也要考虑研究花费的时间、经费、人力以及医德问题。从病因学研究看,论证强度最优的是队列研究、其次为病例对照研究、再次为横断面研究。

(三)研究设计和技术线路

确定题目和研究类型后,应根据所掌握的资料提出合理的假说,再通过拟定具体的专业技术设计方案去解决,并选择可以证实假说的观测指标。进行研究设计时,研究对象的限定和观测指标的选取特别重要。

1. 选择合适的研究对象　调查对象根据研究目的和类型确定,职业流行病学调查对象应能够明确界定职业因素的"接触"和"非接触",最好能够估算接触水平。研究的样本量可根据研究类型参照有关公式进行计算,一般情况下,研究的对象越多,获得的结论越可靠,但随着研究对象的增多,工作量加大,所需人力物力也随之增多。

队列研究要选择具有共同经历的一组人群,这组人群可以按是否接触某种职业有害因素或者接触量的差异进行分组,如果是回顾性研究,要求能够获得该人群过去的职业因素接触资料和医疗保健资料,如果是前瞻性研究,则要考虑该人群的稳定性和可追踪性。

病例对照研究中的病例选自人群中某一时段的确诊病人,以新发病例为优先选择,因为新发病例更接近病因暴露时间,便于收集职业接触等相关资料,而且可以排除治疗和生活习惯改变等因素对病例信息的干扰。死亡病例只适用于死亡率高的疾病如某些类型的肿瘤。对照有内对照、外对照和自身对照三种。内对照与病例来自同一调查单位,工作环境和生活水平基本一致,仅在研究的职业因素"接触"上有区别;外对照与病例来自不同企业或者是一般人群,选择时应注意可比性,并排除其他职业有害因素或者生活因素的干扰;自身对照为调查病例的接触职业因素前后的比较,但由于难以获得接触职业有害因素之前的健康资料常不易开展。

2. 观测指标的选择　是研究设计中最具体的一个环节,职业流行病学研究结果是通过指标反映和表示的,因此选择合理的指标极为重要。观测指标的选择,既要充分考虑课题设想的专业理论知识,又要考虑现场的实际工作情况综合提出,必要时要通过预调查明确指标设计的可操作性。观测指标可以分为关键指标和补充指标,既不能漏了重要的关键指标,也不可盲目的把各种指标都用上,后者耗费大量人力,还影响主要指标的调查质量。因此,在能达到研究目的的前提下,指标的选择要精简,还要注意通过设立相关指标来控制调查过程中可能存在的混杂因素。

职业流行病学研究中常用的观测指标可以分为:①反映与生产环境因素和生产工艺过程有关的接触指标,如某工作岗位的粉尘浓度、某工种个体噪声职业接触水平等;②反映影响接触程度的劳动过程和机体状态的指标,如体力劳动强度、每天工作的小时数、工种、工龄等;③反映机体状态的指标,又可分为反映身体基本特征的指标和功能性指标,前者如血、尿生化检验结果、心电图、X线胸片等;后者如肝功能、肺功能、听力检查等;④与健康有关或反映健康损害的指标,如肺功能、血铅、职业病诊断和分级;⑤反映治疗效果和康复情况的指标,如治愈时间、关节活动范围等。

职业流行病学调查中资料的收集有其特殊性,一般情况下应包括在下述三类资料中:

(1)反映职业危害的资料:主要来源是职业环境的监测结果和职业史记录,如定期的粉尘浓度测定结果。包括:①生产环境中有害因素及其剂量或者强度。根据职业有害因素的类型不同,职业接触量的表达方式也不一样。一般情况下,职业接触量常表示为接触浓度和累积接触浓度。引起急性中毒的化学毒物,常用最大接触浓度代表其接触量。一些非急性健康损伤的有害因素如生产性粉尘,其健康危害需要较长期的累积过程,这时,职业接触剂量使用累积粉尘接触量就比单次测定的粉尘浓度更有说服力;②职业接触时间。对引起非急性损伤的职业因素特别重要,如果作业点化学性有害物质的浓度相对稳定,有时可以用工作时间(年)代替接触量;③机体负荷资料,也称内暴露量,能比较准确地反映作业者的实际体内接触水平,如苯接触工人测定尿中特异代谢产物如尿酚水平,可比较准确地反映工人的实际接触量。

(2)反映职业人群健康效应的资料:通过体格检查(就业前体检、常规体检和离岗体检等)、健康筛检、医疗记录、职业病诊断和赔偿记录、询问调查方法收集。进行职业病研究时,疾病诊断结果应由具备资质的诊断小组出具。

(3)反映职业人群基本背景的资料:如人口学资料、地理气象资料、生产工艺和卫生防护设施信息、医疗保健条件资料等。通过询问和查阅企业的相关资料收集。

3. 制订实施方案或者线路图　职业流行病学调查的实施方案就是对研究设计的落实,也是对调查的操作指导,包括技术实施方案和统计学分析方案。

技术实施方案可分为实验研究方案、临床研究方案、环境监测方案、现场调查方案和生物样本采集方案等,具体应用时应根据研究设计的需要有选择制订相应方案。一份完善的实施方案包括详细的调查实施步骤和每个步骤的操作说明。如职工职业卫生知识调查方案包括:①调查对象的选择条件和选择方法;②资料的收集方法;③详细的调查表格和填写说明,包括调查员的培训;④调查的质量控制。

三、职业流行病学调查的实施与质量控制

职业流行病学调查的实施即严格按照实施方案开展工作,在整个调查过程中质量控制是不可缺少的,是调查顺利进行和获得准确资料的保证。特别是一个大型的职业流行病学调查,涉及调查员培训和大量资料收集与核对,必须有完善的质量控制系统来保证调查的进行。

(一)建立质量控制系统

调查质量控制系统是用来监督和控制调查过程中各方面工作进展和质量的系统,这个系统的工作包括了从研究对象确定、研究样本选择、各类资料收集以及资料分析准备等全部过程。创建调查控制系统时,要考虑研究的规模,即调查对象的数量和追访时间;其次要考虑研究的复杂性,即调查项目的繁杂程度,如信息的获取途径是否容易,调查涉及的地区、单位和人群范围等;最后,要考虑工作的进程、各层次调查人员的工作能力等。

调查质量控制系统的执行主要包括工作记录、工作报告和监督。工作记录应客观记录调查过程中的事件,如调查对象的情况、资料收集日期、资料收集员姓名、资料的数量和转送情况、以及资料收集中存在的问题和原因等。工作报告是下级调查人员向项目管理人员汇报工作进展的材料,分为定期报告和特殊报告,反映调查工作的执行情况、出现的问题和解决情况等。监督是项目管理人员有计划、有目的地安排的定期检查。首先是督促各层次调查人员认真完成其职能,考查其对调查目的和内容的理解程度,了解其工作效率和准确性;其次要监督调查工作的进度;最后是了解调查工作的质量,可选择几个关键指标进行检查,如调查中出现的遗漏率、缺项率、错误率以及摘抄内容与原始资料的符合率,并且记录发生错误情况的原因。项目管理人员根据监督结果,可及时调整调查的进度和弥补不足。

（二）培训调查人员

调查员是流行病学调查实施的关键人物,应具备良好的文化素质和工作责任心,并有一定的交流技巧,调查员在参加调查前须接受培训,以保证调查时以一致的方式收集资料。培训内容包括:调查目的、内容和方法的介绍;调查方法的讲授和演示,如何解决调查表格填写过程中出现的各类问题;调查质量控制系统的含义、执行方式和现场调查的监督办法;培训之后可以进行预调查测试,需要时还要进行再次培训。

培训材料要有针对性,具备指导调查员正确执行其任务所需要的一切信息。培训员应有丰富的现场调查经验,要根据调查表的内容逐项给以详细说明,并结合现场可能出现的问题予以解答。如摘录尘肺病人的诊断日期,是用拍片日期还是用集体阅片诊断的日期,要给予一个准确而唯一的答案。

（三）资料收集的质量控制

资料收集的过程,实际上就是一个追踪调查的过程,要安排合理的顺序收集资料。资料校正是检查工作中的错误、遗漏和不一致的地方,校正可以在各层次人员中进行,首先是资料收集员对自己收录的资料校正,其次是现场监督员的校正,核实所有记录的确切性和完整性,尽快改正错误,并记下遗漏,以便经过再调查弥补,同时对某些特殊的信息要附加详细说明。

资料的复核就是重新摘录或随访,目的是审查调查员的工作是否正确,一般复核大约 5%~10% 就足以查出问题。执行复核的可以是调查员或现场监督员,也可以请第三方进行。通过比较复查的结果与原调查结果来评价所取得资料的可靠性,也可以发现调查员存在的问题,如项目理解的程度。当然,复核的随访资料与前次不一样也可能是被访者造成的,因此,要尽量选择短期内不发生变化的项目进行复核。

（四）资料的预处理

资料的预处理是资料统计分析前的整理过程,资料的预处理包括资料的核收、资料的编码和建立数据库、资料的审核。

现场收集完成后应汇总和登记,然后由专人负责对收集的资料编码和输入计算机,建立职业流行病学调查数据库。在此基础上,使用数据库程序实现资料的审核,包括调查对象的唯一性、资料的齐备性、合理性和逻辑性检查等。预处理中发现的遗漏和错误可先查看收集的原始信息,如果仍然不能解决,要反馈到调查,请被调查者核实,因此,资料预处理也可说是质量控制体系的质量保证。

四、职业流行病学调查结果的分析与判断

由于各种因素的影响,职业流行病学调查所得结果与真实的情形常会存在差异,也就是研究误差。研究误差可分为随机误差和系统误差。随机误差可以用统计学方法来估计,并通过增大样本含量来减少。偏倚是研究误差中的系统误差,偏倚可以发生在研究的设计、实施及分析阶段,也能够在不同的研究阶段进行控制,在设计阶段就要考虑到各种可能因素的潜在影响;在研究的实施阶段,要完整地收集各因素的相关数据,保证数据的真实性;在研究分析阶段,通过分层分析或多因素分析控制混杂因素的作用。在研究中尽可能减少和避免研究误差的产生,确保研究结果的真实性。

职业流行病学调查结果的分析与判断需要具备职业卫生和职业病的基本知识,一般在资料预处理的基础上先作频数分析,然后根据研究目的和资料本身特性采用专业统计学方法进行分析,对同类资料,应尽可能采用多种分析方法,以得出正确的判断。

职业流行病学研究已普遍应用于职业卫生与职业医学的实践中。随着分子生物学技术发展,生物性标志(如接触标志、效应标志和易感性标志)逐步用于职业流行病学研究,这些生物标志有的可以较准确地评价个体接触量,有的可以反映临床症状出现前的早期健康损伤,其应用使得职业流行病学研究可以更好地开展早期健康损伤,以及深入职业环境因素导致健康损伤的机制研究。

五、职业流行病学调查应用案例讨论

为在职业卫生工作中更好地推广和使用职业流行病学方法,结合既往研究和应用经验,采用案列进行分析和讨论。

某经济较发达地区最近 15 年女性乳腺癌的发病率持续上升,乳腺癌已成为当地女性发病率首位的恶性肿瘤。最近的调查显示该地区大约有 15% 的女性有不少于每月 1 次并持续一年或以上的轮班工作经历。轮班工作广泛存在于医疗卫生、交通运输、公共服务等行业中,并在经济发达或发展中国家呈现显著增长的趋势。国际癌症机构(IARC)在 2007 年对现有的流行病学及动物试验的研究结果进行评价,将轮班工作导致昼夜节律紊乱定义为对人类可疑致癌,认为动物试验证据确凿但人群流行病学的证据并不一致。鉴于轮班工作分布广泛而且乳腺癌的发病又呈持续增长,阐明乳腺癌和轮班工作的关系已经成为公众关注的重要公共卫生问题。已知该地区有注册护士 26 万人,护士需要频繁的轮班工作,请以乳腺癌为例,拟通过流行病学研究分析"护士轮班工作与女性乳腺癌的发病是否有关",选择研究方法,设计主要的研究调查内容。

不同研究方法的讨论

1. 选择横断面研究,因果同时观察,间接回答　方法为:①邀请该地区 3~5 家规模较大医院的所有在职注册护士进行乳房 X 线拍片,对有可疑结节者行乳房穿刺并做病理细胞学检查以确诊是否患有乳房恶性肿瘤;②对所选对象包括乳癌现患病人(即已知患有乳癌的病人和新检出的病例)和未患乳癌的护士进行问卷调查,了解她们的轮班工作史和其他职业暴露因素,以及生活习惯等;③比较不同轮班类型(如:常夜班、深夜轮班、无规则轮班等)或不同工龄亚组护士乳腺癌的患病率,分析不同轮班亚型与乳腺癌的关系。研究对象样本量的估计除了精确度还要考虑乳腺癌在护士人群中的患病率。

2. 选择队列研究,是从因到果,直接回答疾病发生的原因　方法为:①确定基线人群,选择该地区所有的在职护士体检并进行乳房 X 线拍片,对有可疑结节者行乳房穿刺病理诊断,基线人群为排除了已确诊为乳房恶性肿瘤的护士人群;②收集基线人群的职业史,重点了解轮班工作史;同时收集其他暴露资料包括其他职业暴露史、生育史、吸烟、饮酒、饮食等生活习惯、自身疾病史(包括既往肿瘤史)以及乳癌家族史等;③根据轮班工作信息将入选人群按轮班工龄长短分为不同的亚组:≥15 年、6~15 年、<6 年工龄;还可以按轮班类型分为:常夜班、深夜轮班、无规则轮班等。同时,核实轮班信息以评估暴露资料的准确性;④前瞻性追踪所有调查对象 15~20 年并确保较高的随访率,

记录并核实所有确诊的乳腺癌新发病例,比较各轮班暴露亚组人群中乳癌发病率,计算各种轮班暴露特征与乳癌发病的相对危险度。

3. 选择病例对照研究,是从果到因,间接回答　方法为:①病例为女性乳腺癌的新发病例,首先联系肿瘤医院(或有肿瘤科的医院),了解每年女性乳腺癌的新发病例数。预先估计好样本量;②对照可选择同一间医院的非肿瘤女性病人,原则是入院诊断应该与轮班工作无明显关联,一般用±5 岁的年龄段进行匹配。对照也可以是一般人群的随机样本,通过电话访问得到,但缺点可能是应答率过低导致明显的选择性偏倚;③设计问卷,回顾性收集病例和对照的既往暴露史,包括轮班工作及其他职业暴露史、生育史、烟酒及其他饮食生活习惯、运动、自身疾病史、家族史等。培训调查员对病例和对照用统一的方法收集资料,尽可能减少回顾性偏差;④比较轮班暴露(按轮班类型、轮班工龄长短)在病例和对照组的比例,分析病例组是否为夜班轮班工作时间长者。同时进行亚组分析比较从事夜班轮班的护士对乳腺癌的比数比是否明显高于非轮班的人群。

小结:

上述研究类型均可以进行此课题的研究,但权衡其利弊可以发现:从论证的强度来看,用前瞻性队列时间顺序明确,其研究结果最为可靠,但研究时间长,难以保证不失访,而且所需基线样本量大,在随访中需投入的人力资源和费用相对较高;病例对照研究比较节省时间和经费,但人群选择可能会出现偏倚,尤其是当入选的乳腺癌病例主要是转诊来的中晚期病人时,这样的病例不具备良好的代表性。但是,如果当地有乳腺癌登记中心,而用于研究的乳腺癌病例是从登记中心收集来的所有病例,对照组是选择有代表性的一般女性人群,在尽可能控制混杂和其他信息偏倚的情况下,其研究结果也可以非常可靠并具良好的外推性;横断面调查的论证强度不如队列或病例对照研究,不能确定因果关系。但考虑到所需的时间和费用均远低于队列研究,而且在调查常见病(如腰背痛)与暴露的时候存在一定的优势,在缺乏研究经费的情况下,选择横断面研究可以较快地得到初步结果,为将来的分析流行病学研究提供线索和依据。但是,横断面调查对罕见病(如本案例的乳腺癌)的病因学研究并不存在明显的优势。

第二节　职业毒理学

职业毒理学(occupational toxicology)是利用毒理学的概念和方法,研究职业活动过程中各种有害因素对接触人群的损害作用,旨在阐明有害因素与接触者健康之间的相互关系,最终达到预防职业性疾患发生的一门学科。它是毒理学的一个重要分支。结合流行病学和环境科学,职业毒理学能够识别并按照主次列出接触各种有害因素的危害性,找到职业危害的关键控制点,有效防制各种危害的发生。它不仅是职业卫生和职业医学的重要理论基础,其风险评估方法也是实现劳动者体面劳动的基础性工作。

职业毒理学的研究对象包括化学因素、物理因素和生物因素。随着工业化、城镇化进程的加速,劳动者在职业活动中接触的职业性有害因素增加,而且更为多样、复杂,致使传统职业性有害因素所致职业中毒频次高居不下;新技术、新工艺、新设备和新材料的推广应用,新的或未知的职业性有害因素种类也不断增加,同时工作场所中多种因素的联合作用也亟待评估。因此,掌握职业毒理学的理论和研究方法更显重要。随着现代生物技术信息的快速扩增和现代分析技术与方法的发展,毒理学研究领域、评价过程和相关管理及信息系统正发生着革命性变化,这必将推动职业卫生与职业医学的研究在深度和广度上进入一个新阶段。

一、职业毒理学的研究内容

职业毒理学旨在阐明职业性有害因素与接触者健康之间的相互关系,最终达到预防职业性疾患发生,促进接触人群健康,提高从业者职业生命质量的目的。职业毒理学既阐述不良工作条件对机体的损害作用(毒性效应)和机制,也探讨机体对有害因素的作用(反应),并对职业有害因素开展毒理学安全性评价和健康风险评估,至少包含以下四个层次的内容:

(一)职业性有害因素在体内的生物转运和转化

明确工作场所各种职业性有害因素侵入机体的途径及机体的反应是职业毒理学研究的基本内容。采用毒物动力学理论和方法既可以明确机体对化学物的处置,即了解工作场所中有毒化学物(生产性毒物)在体内吸收、分布、代谢和排泄过程的动态变化规律,又有助于阐明有害化学物所致健康损害的机制,采取针对性的干预措施,防治中毒。

(二)职业性有害因素的健康损害效应及机制

1. 健康损害效应　判断工作场所职业性有害因素是否造成从业者健康损害是职业毒理学的核心任务。职业性有害因素的不良作用与剂量(或强度)、接触时间、接触途径、接触方式及其物理、化学特性有密切关系,但大多数情况下接触量是决定因素。职业性有害因素可通过多种方式干扰或破坏机体的生理生化过程。一些有害因素可直接引起局部损害,如接触具有腐蚀性的强酸强碱造成的皮肤损伤,吸入刺激性气体可直接引起呼吸道损伤;强红外线造成受照部位灼伤,紫外线造成电光性眼炎等。一些有害因素可引起全身性中毒或损伤,如吸入一氧化碳引起的全身性缺氧,电离辐射所致的放射病等。最初表现为局部损伤的化学毒物也可能通过神经反射或被机体吸收后引起全身性反应。有害因素可损害神经系统、呼吸系统、血液系统、消化系统、泌尿系统、心血管系统、生殖系统、内分泌系统或听觉系统,甚至产生致畸、致癌、致突变等效应。生物性因素主要导致感染性疾病。

2. 毒作用机制　职业性有害因素种类繁多,毒效应机制各不相同,有的已经较为清楚,有的尚待阐明。目前已知的化学物毒效应机制可概括为:①影响酶的合成或活性:化学毒物进入机体后可影响酶的合成,或与酶发生作用,改变酶的活性而产生毒性效应。苯并芘是细胞色素 CYP1A1/2 等的诱导剂,可使其合成增加,伴活力增高,经代谢活化生成终致癌物,进而导致肿瘤。抑制酶活性是化学中毒最常见的一种机制。某些毒物的结构与酶的底物相似,因而可竞争性地结合在酶的同一活性中心,干扰酶与底物结合,使酶的催化活性降低,这种结合可逆或不可逆。有机磷农药中毒就是通过抑制胆碱酯酶活性,使其失去分解乙酰胆碱的能力,导致乙酰胆碱在神经系统内堆积,从而产生神经系统功能紊乱;氰化物进入机体后,CN⁻即与氧化型细胞色素氧化酶活性中心的 Fe^{3+} 结合,使其不能还原为 Fe^{2+},抑制该酶的活性,使细胞色素失去传递电子的能力,阻断呼吸链,造成组织不能摄取和利用氧;Hg^{2+} 可与蛋白质的巯基(—SH)结合,干扰其活性。有些化学毒物与酶的非活性部位结合或作用于酶的辅基和激活剂,使酶失去催化正常反应的能力,阻碍细胞的呼吸和正常代谢,造成细胞损害。②破坏细胞膜:有些毒物可以作用于离子通道,改变细胞膜的通透性。如甲基汞、DDT 可增加细胞膜的通透性,造成细胞损伤。③影响能量代谢:As^{5+}可干扰线粒体氧化磷酸化过程,使氧化磷酸化过程解偶联,抑制三磷酸腺苷(ATP)生成,干扰能量代谢;氰化物、一氧化碳和硫化氢则通过抑制呼吸链递氢或传递电子,使偶联磷酸化无法进行,ATP 生成减少;2,4-二硝基酚能增加线粒体内膜对 H^+ 的通透性,使 H^+ 的跨膜梯度消除,则氧化产生的能量不能用于 ADP 磷酸化。④缺氧性损伤:一氧化碳、硫化氢、氰化物等窒息性气体可通过不同途径阻碍氧的摄取、转运和利用。一氧化碳与血红蛋白结合形成碳氧血红蛋白使血液携氧能力降低;苯胺形成高铁血红蛋白,使血红蛋白失去带氧功能,引起氧运输障碍;CN^- 与氧化型细胞色素氧化酶 Fe^{3+} 结合,使细胞色素失去传递电子的能力,呼吸链中断,组织摄取和利用氧受阻。⑤膜自由基损伤:有些化学毒物在体内代谢过程中产生氧自由基,有些毒物本身就是氧自由基。如四氯化碳在体内经酶催化形成自由基,作用于肝细胞膜中的不饱和脂肪酸,产生脂质过氧化,使溶酶体破裂,线粒体、内质网变性,肝细胞坏死。有些则通过抑制抗氧化酶活性,导致机体不能有效清除自由基,使脂质过氧化作用增强。自由基还可对蛋白质造成氧化损伤,引起酶活性改变,使膜和细胞功能改变。活性氧也可对 DNA 产生碱基修饰和链断裂损害。⑥与生物大分子结合:毒物可与体内蛋白质和核酸等生物大分子发生共价结合,导致其结构变异和功能损害。如汞、砷可与膜蛋白中的—SH 基结合,造成膜的传输功能障碍;苯胺可与血红蛋白中珠蛋白的—SH 基结合,导致溶血;光气与组织蛋白中的功能基团发生酰化反应,影响蛋白结构与功能。绝大多数毒物经代谢活化后产生的亲电子活性产物与 DNA 形成加合物,这是 DNA 化学损伤最重要和最普遍的形式。氮芥、环氧乙烷、亚硝酸盐、甲醛等可以直接与 DNA 共价结合,引起 DNA 损伤。⑦细胞内钙稳态失调:细胞内钙稳态失调在细胞中毒性损伤中起重要作用,其中,细胞内钙超载是细胞损伤最重要的分子机制。如铅、镉等二价金属毒物具有与 Ca^{2+} 相似的原子半径,可与 Ca^{2+} 发生竞争,部分或完全取代 Ca^{2+},进而导致细胞内钙稳态失调;四氯化碳可直接作用于内质网的 Ca^{2+} 载体,使其失活,致使胞内 Ca^{2+} 浓度显著升高,引起细胞死亡。⑧表观遗传调控机制:化学物可改变 DNA 甲基化、组蛋白修饰、染色质重塑和非编码 RNA 组成的表观调控网络所调控的组织和细胞特异性基因表达模式,这是当前职业中毒机制研究的热点。

（三）影响职业性有害因素损害健康的因素

1. 职业性有害因素的基本特性　有害因素在职业环境中的特性决定了职业人群是否发生职业危害以及危害的严重程度。对于生产性毒物而言,其基本结构决定了毒性。如:有机磷酸酯类农药中,R 基团为乙氧基的毒性要比 R 基团为甲氧基的大;在多种铬盐中,六价铬的致癌性最强;在不同结构的石英中,其致纤维化和矽肺的能力大小依次为结晶型>隐晶型>无定型。另一方面,有害因素的理化性质也可影响毒效应。呈气态的化学物在空气中容易扩散,扩散的程度除取决于化学物的初始浓度外,也受气态化学物的比重和环境中气流(风速)等因素的影响,如二硫化碳(CS_2)蒸气的比重为 2.60,比空气重,容易下沉,在空间的分布呈梯度状态,处于低位置的作业者易发生中毒,当 CS_2 在空气中的初始浓度小于 1mg/L,这种现象就不明显;CO 的气体比重为 0.96,接近于空气的比重,可在空间快速扩散,只要达到一定的浓度,可导致工人普遍中毒。固态物质对作业者的危害与其分散度(即物质被粉碎的程度)密切相关,在各种石棉纤维中,直径大小依次为:直闪石>铁石棉>温石棉>青石棉。粒径越小沉积越多,穿透力也越强,因而,青石棉的致纤维化和致癌性最强,而且病变出现最早。液态化学物在脂/水中的分配系数大小(现用辛醇/水表示),决定了它引起经皮吸收中毒的可能性;又如在铅锌矿冶炼时,工人发生氧化锌急性中毒往往先于铅中毒,其原因是锌的沸点为907℃,铅的沸点为1620℃。在加热熔炼时,锌早于铅蒸发到空气中形成氧化锌烟尘,工人吸入后到下班时即可发生金属烟雾热。职业中毒多发生在生产中的原料拆包、投料、半成品逸出、成品的包装及运输过程中,常被人忽视的废料处理也易发生中毒。如含砷的锡矿渣,一旦经水淋湿或遇酸分解,可产生毒性很大的砷化氢气体;含磷废渣产生磷化氢有毒气体,也是类似情况。噪声的性质影响其对机体的作用,比如脉冲噪声比稳态噪声危害更大。

2. 影响职业性有害因素作用的环境因素　环境因素对化学物发生中毒也有很大影响。空气中毒物浓度高,接触时间长,防护措施不力,则进入体内的量大,容易发生中毒。此外当环境中同时存在多种有害因素时,必须注意其相加和协同作用。高温环境可使苯、甲苯、二甲苯等有机溶剂挥发加快,空气中浓度增高,进而增加了人体吸入中毒的可能性;同时高温使机体呼吸和循环加快,出汗增多,促进毒物的吸收。汞在常温下就能蒸发成气体,并随着气温升高而明显加速。在高温季节接触汞的工人,汞中毒症状(失眠、情绪不稳)和体征(眼睑和手指震颤、出汗增加等)的发生率比常温时接触同样浓度汞蒸气的工人要高出 2~3 倍。在炼焦等作业中,存在着高温与 CO 的联合作用,调查表明夏季工人血中 HbCO 含量(7.89%±0.48%)明显高于冬季(3.75%±0.91%)。这些都说明高气温可增强化学物对机体的毒作用。在高湿作业环境中,氯化氢和氟化氢等水溶性较高的气体,对人体刺激性和毒性明显增加。若作业环境中没有良好的通风,就容易发生一些比重较空气重的气体中毒(如 H_2S)。在大田中的农药喷洒作业,作业者中毒除了与农药经皮肤吸收有关外,还常与喷洒作业者行进方向及当时风向有关,在上风向后退操作可降低农药中毒的风险。由此可见,作业环境中的气温、气湿和气流对化学物中毒的发生和严重程度有着十分明显的作用。职业毒理学除了研究这些气象条件的变化对发生中毒的影响外,更应重视化学物在作业环境中的空间和时间的浓度分布和波动对职业接触者健康的影响。

3. 接触者健康状况与职业危害程度的关系　尽管职业有害因素导致机体损害的剂量(或强度)-效应关系是一个普遍规律,但职业人员的个体差异导致在同一作业环境中机体损害的差异仍然存在。在同一作业环境中,空气中化学物浓度水平相似情况下的作业者,一些人容易发生中毒,另一些人可能不发生中毒;在中毒者中,也有症状的轻重或出现先后之分。这种个体差异过去笼统地归结于个人体质的不同,如年龄、性别、健康状况、生理状况、营养、内分泌功能、免疫状态等,但随着研究的逐步深入发现其与个体遗传特征也密切相关。如对苯胺类化学物易感者,往往有葡萄糖-6-磷酸脱氢酶的先天性遗传缺陷;血清 α-抗胰蛋白酶缺陷的个体,一旦接触刺激性气体,容易发生中毒,且易引起肺水肿等严重病变;近年来又发现铅中毒与 ALAD 基因多态性有关;苯中毒的易感性与P450 代谢酶的基因多态性有联系;焦炉工人中携带 *AhR* 基因 1661 位点 AA+GA 基因型者 DNA 损伤水平明显高于携带 GG 基因型者。

职业人群的不同性别对化学物毒作用的反应不同。在相同接触条件下,如在接触铅、汞、锰等金属或有机物（苯乙烯、氯乙烯等）时，女性对化学物的敏感性一般高于男性。但目前尚无资料表明何种毒物明确作用于女性的特有器官或系统；而接触二溴氯丙烷的男工，当累计接触水平达到 500(mg·h)/m³ 时，可出现精子数明显减少，甚至患无精子症。

无论是动物实验还是人群健康检查，结果都表明机体的某些器官和系统对特定的化学物特别敏感而容易受到伤害，如苯的氨基和硝基化合物对红细胞和肝脏的特异性损伤、苯对造血系统的抑制、镉对肾脏的毒作用等。这些化学物的靶器官亲和力现象，是职业禁忌证制定的理论基础。虽然有文献或专著都提到机体的健康状况、营养状态、生活习惯、体育锻炼和不同的年龄段等个体因素会使不同个体对化学物的毒性反应明显不同，但目前尚缺乏系统的调查分析、确切的数据和资料。这些都是当前职业毒理学研究中的薄弱环节。

（四）职业性有害因素暴露的健康风险评估

职业健康风险评估（occupational health risk assessment）就是通过辨识和分析职业活动过程中接触的有害因素（风险因素），判断职业危害发生的可能性及其严重程度，从而制定合适的防护措施以降低风险概率的过程。开展职业健康风险评估工作已经成为我国卫生行政部门的主要职能之一，但我国目前尚未制订相关指南或规范。欧美等发达国家及某些国际组织，自 20 世纪 80 年代开始陆续发布了职业健康危害风险评估指南或规范。借鉴发达国家的先进经验，研发符合我国职业病防治实际的职业健康风险评估方法、模型，并建立相应的指南或标准是当务之急。

二、职业毒理学的研究方法

职业毒理学的研究方法主要包括整体动物实验或体内实验、体外实验、人体观察和流行病学研究。

1. 动物实验　随着科学技术的进步、生产工艺的发展，职业环境中的新化学物质不断涌现。在人类接触化学物之前，必须先进行动物染毒实验，以了解新化学物的毒性特征，并确定一个暂时性的可接受的接触阈限值，提供化学物对人体毒性的估计水平，这是制订职业卫生标准和提出防护措施的一个重要步骤和必要手段。但是，化学物对动物和对人体的毒作用可能不同，且其进入人体的途径、毒作用过程和环境条件也可能不一致，动物与人之间还存在种属间的显著差异。因此，职业毒理学中的动物实验设计必须更接近职业人群的接触情况，使实验结果能更科学、合理地应用到职业卫生工作之中。

2. 体外实验　随着动物实验"3R"［减少(reduce)、优化(refine)、替代(replace)］原则逐渐被国际社会认同和实施，体外实验已成为部分动物实验的替代，在职业毒理学研究和评价中发挥重要作用。可用于筛查职业性有害物致癌性的体外实验有：

（1）基因突变试验：鼠伤寒沙门氏菌回复突变试验（Ames 试验）、哺乳动物体细胞基因正向突变试验（TK 基因突变试验）。

（2）染色体畸变试验：体外细胞遗传学试验和细胞微核试验、小鼠骨髓细胞微核试验和染色体畸变分析。

（3）原发性 DNA 损伤：单细胞凝胶电泳试验（彗星实验，comet assay）、DNA 链断裂检测、酵母重组试验、姊妹染色单体交换（sister chromatin exchange，SCE）试验、体外非程序性 DNA 合成（unscheduled DNA synthesis，UDS）试验、细菌 DNA 修复试验、DNA 加合物检测。

（4）体外细胞恶性转化试验：恶性转化试验的目的在于揭示体外培养细胞暴露于工作场所的有害因素后，其生物学特性的改变，包括细胞生长自控能力的丧失、接触抑制消失、细胞排列紊乱或呈灶状生长。试验主要采用动物原代细胞（如叙利亚仓鼠胚胎细胞，SHE 细胞）、动物细胞系（如 BALB/C-3T3、C3H10T1/2 和 BHK-21）、病毒感染的永生化细胞（如大鼠 RLV/RE 细胞）和仓鼠 SA7/SHE 细胞。欧洲替代方法验证中心已将细胞转化试验研发为致癌试验的替代试验，其中 SHE 细胞形态转化试验是比较成熟的方法。

体外实验最大的不足就是无法真实地反映体内的毒物动力学过程和网络调控作用，因此对体外实验结果的解释和应用更要慎重。

3. 人体观察　通过对职业性有害因素所致急性、慢性中毒病例的诊断、治疗，可直接获得有关人体的毒理学资料，这是阐明职业性有害因素与接触者健康关系最有力的证据。但人体接触职业性化学物的体内过程，如化学物在血中的高峰时间、最大浓度、排出半量时间等毒物动力学主要指标和对化学物敏感反应的阈浓度值，以及神经性毒物暴露的感知力和警戒反应能力等效应，是动物实验无法替代的，也是在现场调查中难以获得的。因此，招募工作活动场所的从业者作为观察对象，进行必要的人体观察是必须的。选择自愿者进行暴露损害的观察已经得到提倡并受到重视，这种观察大多用于低浓度暴露，且损害程度轻而可逆时。人体观察有助于建立接触生物学标志，验证毒理学动物试验中的发现，并减少由动物实验结果外推到人的不确定性。进行自愿者观察试验的前提条件是严格遵守《世界医学协会赫尔辛基宣言》的规定，按照自主、有益、公正、无害的原则开展必要的人体观察。

4. 现场调查和职业人群流行病学调查　对于确定外源性毒物的毒性效应而言，动物实验是不可缺少的手段。但是外源性化学物的毒性效应不仅与毒物自身的毒作用有关，还与毒物在环境中的来源、分布、作用于人群的方式等因素密切相关。因此确定外源性毒物的毒性效应不能仅仅以动物实验资料为依据，也不能等待职业中毒在人群中的发生，应该尽早有计划地、系统地开展职业环境接触水平监测、职业人群健康效应观察、疾病谱调查等职业流行病学研究工作。职业流行病学的调查结果使人们对化学物接触所造成的健康损伤的因果关系有了更直接、更正确的理解，这些资料提供了化学物如何影响人群健康的客观证据，是提出或验证职业性接触限值及预防性措施的必要步骤，特别是对职业性化学物的致癌性评价，人群调查资料是唯一可靠的依据。

职业流行病学调查在职业毒理学中的作用：①在职业人群中，评价由动物实验所得的可接受暴露水平的可信性和可行性；②在接触人群中早期发现毒效应并迅速采取干预措施，阻止毒效应从可逆变化阶段发展到显著的功能损伤阶段，同时为化学物的毒作用靶器官和毒作用机制研究提供线索，也为探索可能发生的远期影响提供预警信息；③研究工作场所中暴露水平和毒效应的关系，阐明外接触剂量、内剂量及效应剂量间的相互关系；④研究职业毒物引起的特异性疾病（职业中毒）与职业相关疾病在毒物接触人群中的分布特征，为阐明职业性暴露与职业性疾病和个体因素之间的联系、提出针对性的预防措施提供依据。当前，职业人群所接触的新老化学物的数量，远远大于流行病学调查所能承受的任务,大量的职业毒理学研究工作亟待进行。

动物实验结果与人体真实状况有着不可逾越的种属差异,现场职业流行病学调查又有众多混杂因素不易排除。因此,紧密结合动物试验、体外实验、志愿者观察和现场流行病学调查工作,综合分析资料,对评价职业性有害因素产生的近期毒性和远期潜在效应,提出预防策略以保护职业人群健康,具有十分重要的作用。

三、职业毒理学的实际应用

职业毒理学研究的主要目的在于改善职业环境,防止有害因素对人体造成伤害,保护职业人群的健康,包括他们的老年时期及其子代健康。其任务贯穿于职业人群生命的始终。因此,职业毒理学也是职业生命科学研究中的重要组成部分,主要用于识别、评价、预测和控制不良劳动条件对职业人群健康的影响。

1. 职业有害因素的识别 随着科学技术的进步和生产工艺的发展,新的职业有害因素不断涌现,这些因素的危害程度或毒性、剂量(或强度)-效应关系等的确定,需要职业毒理学提供科学研究数据。职业性有害因素的识别包括定性识别和定量识别,定性识别也被称为职业有害因素辨识,主要是判断是否为有害因素;定量识别是进一步明确危害的程度,是风险评价的基础。此外,由于生物科学技术(如分子生物学和分子流行病学)的快速发展和职业人群对健康的需求不断增加,新的、传统的职业有害因素的潜在危害和早期生物学效应的研究与发现需要借助职业毒理学的理论和方法,这也对职业毒理学提出了更高的要求。

2. 职业健康危险度评定 进行职业人群的健康危险度评定是职业毒理学的主要任务之一。危险度评定(risk assessment)包括危害鉴定、剂量-反应关系评定、人群接触评价及危险度特征描述等几个环节,即通过对职业毒理学测试、环境监测、生物监测、健康监护和职业流行病学调查的研究资料进行综合分析,定性和定量地认定和评价职业危害因素的潜在不良作用,并对其进行管理。危险度评定的作用有:

(1)估测职业性有害因素引起健康损害的类型和特征。

(2)估计健康损害发生的概率。

(3)估算和推断有害因素在多大剂量(浓度或强度)和何种条件下可能造成损害。

(4)提出可接受浓度(强度)的建议,为制订卫生标准提供科学依据。

(5)有针对性地提出预防的重点,为预测和控制不良职业有害因素提供科学依据。

危险度评定的结果促进了各种化学品的分级管理制度。根据化学品的毒理学资料以及联合国《全球化学品统一分类和标签制度》,我国在2015年废止了《危险化学品名录(2002版)》和《剧毒化学品目录(2002年版)》,并制定和发布了新的《危险化学品目录(2015版)》,对列入目录的危险化学品将依据国家的有关法律法规采取行政许可等手段进行重点管理,同时要求在生产、使用有毒物品的工作场所设置黄色区域警示线,在生产、使用高毒和剧毒物品的工作场所设置红色区域警示线等。

危险度评定的目的在于寻求社会可接受的危险度(socially acceptable risk)水平,最大限度地控制或降低职业性有害因素的不良作用;也为预测职业性有害因素的远期效应、制订安全接触限值及相应的预防对策提供依据。

3. 制定容许接触限值　有害因素与非有害因素之间并不存在绝对界限,唯一的评价标准是造成毒性效应的剂量(强度)大小的差异。在职业卫生工作中,了解化学物和物理因素的主要毒理学数据和毒作用特征并制定相应的容许接触剂量(水平),能够有效促进职业性有害因素的控制和管理,防制职业性有害因素的损害。首先需要注意的是,即使获得了全面的毒理学实验数据,也不可能得到一个绝对安全值,但毒理学实验提供的有价值的数据,是估算可接受接触水平的重要依据。其次,制定的容许接触水平并不是一成不变的。随着职业有害因素毒理学资料的积累、充实和检测技术的不断进步,必须定期评估和修订职业接触限值。如我国工作场所空气苯浓度在 1956 年的最高容许浓度(MAC)为 $50mg/m^3$,2002 年修订时间加权平均容许浓度(PC-TWA)为 $6mg/m^3$。再次,所制定的接触容许限值本身并不能保证接触者绝对不发生任何职业健康损害,也不能取代对接触者进行的健康监护。

4. 职业人群健康监护和职业病防治　对职业人群,尤其是接触职业性有害因素的工人,实行定期健康监护计划具有极为重要的意义。职业毒理学研究可以揭示有害因素的毒作用机制并筛查出可用于健康监护的生物标志。接触标志的发现和应用可以反映出机体对有害因素的接触水平,辅助诊断;早期、敏感的效应生物标志可以帮助我们及时发现接触有害因素后出现的早期、可逆的损害作用,以便及时处理,避免严重损伤的发生;易感生物标志有助于筛查出高危、敏感人群,保护脆弱人群不受伤害。而对毒性效应机制的阐释也为职业中毒的治疗提供了依据,如氰化物中毒后采用亚硝酸钠-硫代硫酸钠疗法可取得显著疗效。

四、职业毒理学研究的不确定性

在将细胞和实验动物的毒理学实验结果外推到职业人群接触的安全性评价时,存在很大的不确定性,这是因为职业有害因素的作用受到许多因素的影响。主要包括:①种属差异:实验动物与人的基因数量和结构等不同,导致对职业有害因素的反应敏感性不同,有时甚至存在着质的差别。尽管可以采用两种或两种以上的动物、并尽可能选择与人对职业有害因素作用相似的动物进行试验以减少物种间差异,但是要完全避免是不可能的;②毒物作用方式不同:剂量、接触方式与进入机体途径的不同,可进一步导致外推的不确定性,如:为了寻求毒作用的靶器官,动物实验往往选用较高的染毒剂量,这一剂量通常要比人实际接触的剂量大得多,这就存在高剂量向低剂量外推的不确定性;③暴露数量的差异:职业毒理学实验所用的动物数量有限,那些发生率很低的毒性反应,在少量动物中很难被发现,但接触人群基数往往很大,这就存在小数量实验动物外推到大数量人群的不确定性;④体外细胞研究与体内整体反应的差异:替代试验是毒理学发展的一个重要方向,但即使采用人源性的细胞开展毒性和机制研究,由于内外微环境的不一致,仍然存在局限性。通常体外培养细胞中代谢酶活性低下,降低体外细胞研究系统对间接致癌物的检测敏感性;⑤人群与实验动物在年龄、体质上的差异:实验动物一般都是实验室培育的品系,在年龄、体质上较一致,反应比较单一,而职业人群可以包含不同种族、年龄、体质等的个体,在对职业有害因素反应的易感性与耐受性上存在很大差异。

第三节　职业生理学

职业生理学或称劳动生理学,是研究一定劳动条件下人的器官和系统的功能及变化。劳动条件包括劳动任务、劳动场所、劳动对象、工作设备及工作环境等。劳动条件对劳动者的器官和系统产生一定的作用(或效应),这种作用反过来又影响人的操作,二者之间的相互关系是职业生理学研究和应用的核心问题。

一般从机体反应的强度和持续时间来测定劳动条件对机体的作用,然后进行归纳和评价,最终用于劳动设计。因此,职业生理学在方法上包括测定—归纳—评价—应用等一系列的环节。从"作用-反应"的观念来看待职业生理学测定的指标,它们表示在劳动负荷作用下机体的反应。在归纳时,可将生理反应分级,系统地评价劳动负荷,注意联系劳动有关的概念,例如:作业结束之后,摄氧增加,这不仅取决于体内的氧债偿还,还与许多因素有关。归纳后接着是评价,可以将机体的反应分类,按指标的高低、大小与限值或标准进行比较和分析。最后,把研究的结果归纳为准则、公式或图表,以便卫生医师、工程师、安全技术员、人事管理者直接应用。

一、体力劳动过程的生理变化与适应

(一)体力劳动时的能量代谢

人类的劳动是脑力劳动(mental work)与体力劳动(physical work)相结合进行的,社会发展到了高级阶段,脑力与体力劳动可能达到理想的分配比例,现阶段仍有所偏重。由于骨骼肌约占体重的40%,故以其活动为主的体力劳动消耗的能量较大。劳动能量代谢(work metabolism)是基础代谢之外供给劳动所需的能量。例如:一个人每天摄入约 20 000kJ 的能量,除基础代谢(约 8000kJ)及业余活动等所需能量外,可供劳动消耗的能量约为 10 000kJ。

1. 肌肉活动的能量代谢　　人的活动要靠肌肉收缩提供动力,肌肉作为"发动机",需要能量供给。肌肉活动的能量,首先由肌细胞中的三磷酸腺苷(ATP)迅速分解提供(式 2-1),并由磷酸肌酸(CP)及时分解补充(式 2-2),称 ATP-CP 系列。

$$ATP+H_2O \rightleftharpoons ADP+Pi+29.3kJ/mol \qquad (式 2-1)$$

$$CP+ADP \rightleftharpoons Cr+ATP \qquad (式 2-2)$$

注:ADP 为二磷酸腺苷,Pi 磷酸根,Cr 肌酸

肌肉中 CP 的浓度约为 ATP 的 5 倍,但贮量甚微,只能供肌肉活动几秒至 1 分钟之用。故需从营养物质分解代谢来提供再合成 ATP 的能量(糖类、脂肪和蛋白质,一般不动用蛋白质)。肌肉处于中等及以下强度活动时,食物在有氧条件下降解成二氧化碳和水,并通过氧化磷酸化过程合成大量的 ATP 来提供能量:(例如:1g 分子葡萄糖或脂肪能相应地生成 38g 或 130g 分子 ATP),使得肌肉活动能经济和持久地进行。该过程需要氧的参与,叫需氧系列,也称有氧代谢(aerobic metabolism)。在活动开始阶段,利用糖类较多,但随着时间延长,利用脂肪的比例增大,脂肪即成为主要的能源。1L 氧在呼吸链氧化葡萄糖可产生 6.5mmol ATP,而氧化脂肪则仅产生 5.6mmol ATP,故糖类作为肌

肉活动的能源比脂肪更经济。

在大强度活动时,机体处于相对缺氧的状态,需氧系列受到限制。此时,靠无氧糖酵解产生乳酸的方式来提供能量,叫乳酸系列,也称无氧代谢(anaerobic metabolism)。在无氧条件下,淀粉或糖分子降解成乳酸和丙酮酸。1mol 葡萄糖经糖酵解途径只能生成 2mol ATP,但其速度较需氧系列快 32 倍,故能迅速地提供肌肉活动所需的能量。其缺点是需动用大量的葡萄糖,产生的乳酸有致疲劳性,故不经济,也不能持久。肌肉活动的能量来源及代谢的特点可概括于表 2-1 中。

表 2-1 肌肉活动能量代谢系统的一般特性

	ATP-CP 系列	乳酸系列	需氧系列
氧	无氧	无氧	需氧
速度	非常迅速	迅速	较慢
能源	CP,贮量有限	糖原,产生的乳酸有致疲劳性	糖原,脂肪及蛋白质,不产生致疲劳性副产物
产生 ATP	很少	有限	几乎不受限制
劳动类型	任何劳动,包括短暂的极重劳动	短期重及很重的劳动	长期轻及中等劳动

2. 作业时氧消耗的动态 劳动时,人体所需要的氧量取决于劳动强度,强度愈大,需氧量也愈多。劳动 1 分钟所需要的氧量叫氧需(oxygen demand)。氧需能否得到满足主要取决于循环系统的功能,其次为呼吸系统的功能。血液在 1 分钟内能供应的最大氧量称为最大摄氧量(maximum oxygen uptake),也叫氧上限,它是表示体力活动能力大小的传统指标,成年人最大摄氧量一般不超过 3L,锻炼者可达 4L 多。氧需和实际供氧不足的量叫氧债(oxygen debt)。作业开始 2~3 分钟内,呼吸和循环系统的活动尚不能使摄氧量满足氧需,尽管肌肉可动用肌红蛋白结合的少量氧储备并充分地利用血氧,机体所需的能量是在缺氧条件下产生的,因此"借"了氧债。其后,呼吸和循环系统的活动逐渐加强,若从事较轻的劳动,摄氧可以满足氧需,即进入稳定状态(steady state),这样的作业一般能维持较长的时间。在较重的劳动,尤其氧需超过最大摄氧量时,机体摄氧量不可能达到稳定状态,氧债持续增加,肌肉内的贮能物质(主要指糖原)迅速消耗,作业就不能持久。作业停止后的一段时间内,机体需要继续消耗氧以偿还氧债。部分氧债也可在作业的稳定状态期间即得到补偿。非乳酸氧债即恢复,ATP、CP、血红蛋白、肌红蛋白等所需的氧可在 2~3 分钟内得到补偿;而乳酸氧则需较长时间才能得到完全补偿。恢复期一般需数分钟至十余分钟,也可长达 1 小时以上。作业结束之后,摄氧增加,这不仅取决于体内的氧债偿还,还与许多因素有关,例如升高的体温,增强的呼吸活动,肌肉结构的变化及机体氧储备的补足。因此,偿还的氧债一般比所借的氧债要高。

3. 作业的能消耗量与劳动强度分级 作业时的能消耗量是全身各器官系统活动能消耗量的总和。最紧张的脑力劳动的能消耗量不会超过基础代谢的 10%,而肌肉活动的能消耗量却可达基础代谢的 10~25 倍,故传统上用能消耗量或心率来划分劳动强度(intensity of work)的大小,它只适用于以体力劳动为主的作业,一般分为三级:

(1)中等强度作业:作业时氧需不超过氧上限,即在稳定状态下进行的作业。我国现在的工农业劳动多属此类(表 2-2)。

表 2-2　用于评价体力劳动强度的指标和分级标准[1]

劳动强度等级[2]	很轻	轻	中等	重	很重	极重
耗氧量[3](L/min)	<0.5	0.5~	1.0~	1.5~	2.0~	2.5~
		[<0.5	0.5~	1.0~	1.5~	2.0~]
	(<0.70	0.70~	0.96~	1.19~	1.36~	1.45~)
能耗量[3](kJ/min)	<10.46	10.46~	20.92~	31.38~	41.84~	52.30~
心率(beats/min)		75~	100~	125~	150~	175~
		[<90	90~	110~	130~	150~]
		(<92	92~	130~	150~	165~)
直肠温度(℃)			37.5~	38.0~	38.5~	39.0~
排汗率(ml/h)[4]			200~	400~	600~	800~

注:[1]资料来源于国际劳工局,1983;[ ]括号内的数据见 PO. Åstrand 等 1986 年所著"劳动生理学教科书";( )括号内系于永中等 1979 年数据

　　[2]轻、中、重、很重、极重劳动的氧消耗分别相当于氧上限的<25%,25%~50%,50%~75%,>75%和接近氧上限或<25%,25%~37.5%,37.5%~50%,50%~62.5%及>62.5%来划分的

　　[3]消耗 1L 氧约等于产生 20.92kJ(5kcal)能量

　　[4]排汗率系 8 小时工作日的平均数

(2)大强度作业:指氧需超过了氧上限,即在氧债大量蓄积的条件下进行的作业,一般只能持续进行数分钟至十余分钟,如重件手工锻打、爬坡搬运重物等。

(3)极大强度作业:完全在无氧条件下进行的作业,此时的氧债几乎等于氧需,如短跑和游泳比赛。这种剧烈活动只能持续很短时间,一般不超过 2 分钟。

我国已颁布"体力劳动强度分级"标准(参见 GBZ 2.2—2007)。它是根据对 262 个工种工人的劳动工时、能量代谢和疲劳感等指标之间的关系进行调查分析后,提出按劳动强度指数来划分体力劳动强度(表 2-3),其测定计算方法见实习有关章节。

表 2-3　体力劳动强度分级

体力劳动强度级别	劳动强度指数(n)
I	n≤15
II	15<n≤20
III	20<n≤25
IV	n>25

测定劳动时的能消耗量,一般用来划分和鉴定体力劳动的强度等级,以便制定合理的劳动制度和膳食供给。测定分析不同劳动任务消耗的能量,可获得相应的活动与能量消耗表。随着工业化发展,繁重的体力劳动为机械化所取代,过高能量消耗的重体力劳动逐渐减少。相反,不良劳动姿势、过快的劳动节奏(time pacing)、倒班劳动制度等成为现代职业生理学探讨的主要问题。

（二）体力劳动时机体的调节与适应

在劳动过程中,机体通过神经-体液的调节来实现能量供应和各器官系统之间的协调和变化,以适应生产劳动的需要。

1. 神经系统　劳动时每一有目的的动作,既取决于中枢神经系统的调节作用,特别是大脑皮质内形成的意志活动——主观能动性(subjective activity);又取决于从机体内外感受器所传入的多种神经冲动,在大脑皮质内进行综合分析,形成一时性共济联系(coordination),以调节各器官系统适应作业活动的需要,来维持机体与环境的平衡。当长期在同样劳动环境中从事某一作业活动时,通过复合条件反射逐渐形成该项作业的动力定型(dynamic stereotype),使从事该作业时各器官系统相互配合得更为协调、反应更加迅速、能耗较少,作业更轻松自如。建立动力定型应依照循序渐进、注意节律性和反复的生理规律。动力定型虽是可变的,但要破坏已建立起来的定型,特别是要用新的操作活动来代替已建立的动力定型时,对大脑皮质细胞是一种很大的负担,若转变过急,甚至可导致高级神经活动的紊乱。长期脱离某项作业可使该项动力定型消退。体力劳动的性质和强度,在一定程度上也能改变大脑皮质的功能。大强度作业能降低大脑皮质的兴奋性并加深抑制过程;体力劳动还能影响感觉器官的功能,重作业能引起视觉和皮肤感觉时值的延长,作业后数十分钟才能恢复,而适度的轻作业反而会缩短感觉时值。

2. 心血管系统　心血管系统在作业开始前后发生适应性变动,表现在心率、血压的变化和血液再分配。

(1)心率:在作业开始前1分钟常稍增加,作业开始30~40秒内迅速增加,经4~5分钟达到与劳动强度相应的稳定水平。作业时心排出量增加,无锻炼的人主要靠心跳频率的增加;有锻炼的人则主要靠每搏排出量的增加。有的人每搏排出量可达150~200ml,每分排出量可达35L。对一般人来说,心率的增加不超过40次/分,则能胜任该项工作。

作业停止后,心率可在几秒至15秒后即迅速减少,然后再缓慢降至原水平。恢复期的长短随劳动强度、工间暂歇、环境条件和健康状况而异,此可作为心血管系统能否适应该作业的标志。

(2)血压:作业时收缩压即上升,劳动强度大的作业能使血压上升8.00~10.67kPa(60~80mmHg)。舒张压不变或稍上升,致使脉压变大。当脉压逐渐增大或维持不变时,体力劳动可继续有效地进行;但若持续进行紧张劳动,脉压可因收缩压下降或舒张压上升;或两者的联合而下降;当脉压小于其最大值的一半时,则表示疲劳和糖原贮备接近耗竭。作业停止后血压迅速下降,一般能在5分钟内恢复正常。但大强度作业后,收缩压可降至低于作业前的水平,30~60分钟才恢复正常。血压的恢复比心率快。

(3)血液再分配:安静时血液流入肾、内脏器官的量最多,其次为肌肉、脑,再次为心、皮肤(脂肪)、骨等。体力劳动时,通过神经反射使内脏、皮肤等处的小动脉收缩,而代谢产物乳酸和 CO_2 却使供应肌肉的小动脉扩张,使流入骨骼肌和心肌的血液量大增,脑则维持不变或稍增多,而内脏、肾、皮肤、骨等都有所减少。

(4)血液成分:正常人在安静状态时血糖含量为5.6mmol/L,劳动期间血糖浓度一般很少变动。若劳动强度过大,持续时间过长,则可出现血糖降低,当降至正常含量一半时,即表示糖原贮备耗竭而不能继续劳动。

血乳酸在安静状态下约为 1mmol/L,极重体力劳动时可达 15mmol/L。中等强度和重度体力劳动时分别为 2.3mmol/L 和 4.0mmol/L。血乳酸含量变动很大,它取决于无氧代谢乳酸的产量及其清除速率。

3. 呼吸系统　作业时,呼吸次数随体力劳动强度而增加,重劳动可达(30~40)次/分,极大强度劳动时可达 60 次/分。肺通气量可由安静时的 6~8L/min 增至 40~120L/min 或更高。有锻炼者主要靠增加肺活量来适应;无锻炼者则靠增加呼吸次数来维持。静力作业时,呼吸浅而少;疲劳时,呼吸变浅且快,但都不能保证氧的供应。停止劳动后,呼吸节奏的恢复较心率、血压快。

1L 血液能供给组织 120ml 氧,心脏最高排出量为每分钟 35L 时,可供给组织 4.2L 氧。空气能给予血液的氧约为空气的 5%~6%,为摄取 4.2L 氧需有 70~84L 空气通过肺。而有锻炼者的最大通气量为 120L/min 或更高,远超过摄取 4.2L 氧所需的空气量。决定最大摄氧量的主要因素是心血管系统的功能。

4. 排泄系统

(1)肾脏:体力劳动及其后一段时间内尿量均大为减少,达 50%~90%。主要由于腹腔的血管收缩、汗液分泌增加及血浆中水分减少等。尿液成分的变动较大,乳酸含量 20mg/h 增至 100~1300mg/h,以维持体内酸碱平衡。

(2)汗腺:排汗具有调节体温与排泄的双重功能。体力劳动时,汗中乳酸含量增多。

5. 体温　体力劳动及其后一段时间内体温有所上升,以利于全身各器官系统活动的进行,但不应超过安静时的 1℃,即中心体温 38℃;否则人体不能适应,劳动不能持久进行。

二、脑力劳动过程的生理变化与适应

随着科学技术的发展和社会的进步,工农业生产中大量繁重的体力劳动和职业危害严重的工种逐步被机器取代,体力劳动的比重和强度不断减小,而需要脑力和神经系统紧张的作业愈来愈多。由于大脑的结构和功能十分复杂,人脑如何工作仍了解不多,脑力劳动时机体的调节和适应有待进一步研究。

(一)脑力劳动的内容与生理特点

脑力劳动的概念比较模糊,一般认为凡以脑力活动为主的作业即为脑力劳动,它与以体力劳动为主的作业相对而言。此外,脑力劳动时,劳动对象主要是信息而非物质和能量,所以脑力劳动也叫信息性劳动。脑力劳动明显的特点在于通过感觉器官感受信息,经中枢神经系统加工处理,然后通过多种形式转化和输出信息。在这个过程中,人仿佛是一种"信息转换器"。脑力劳动工作是抽象的或以抽象为主,并具有创造性。例如,科学研究、教学活动、技术革新和文艺创作中产生新思想,找到新答案,发明和发现新事物等。

信息论和计算机科学的发展促进了对脑力劳动的研究和认识。心理学家把人比做一个与计算机类似的信息加工系统。这个系统由感知加工、认知决策加工和运动加工三个子系统构成。机体感受器官将接受的信息通过感觉加工器编码后输入工作记忆,运动器官则从工作记忆获取指令而做出相应的反应。脑力劳动中注意和记忆起重要的作用。工作记忆以不稳定形式初始和暂时地贮存信息，可经某种渠道而进入长期记忆，也称之为第二级或第三级记忆。长期记忆贮存有大量的知识，其内容是抹不掉的，经激活后可再次进入工作记忆。暂时的工作记忆被认为是脑电在大脑皮质和大脑皮质与丘脑神经元之间的回路来回震荡，延长了兴奋作用的结果。长期记忆的生化基础则在于合成新的 RNA、蛋白质或有关的活性肽。

由于脑的重量不超过体重的 2.5%，醒觉时已处于高度活动状态，即使是最紧张的脑力劳动，全身能消耗量的增高也不超过基础代谢的 10%。葡萄糖是脑细胞活动的最重要能源，平时 90% 的能量都靠分解葡萄糖来提供。脑细胞中贮存的糖原甚微，只够活动几分钟，主要靠血液送来的葡萄糖通过氧化磷酸化过程来提供能量。因此，脑组织对缺氧、缺血非常敏感。但总摄氧量增高却并不能使脑力劳动效率提高。

脑力劳动常使心率减慢，但特别紧张时，可使心跳加快，血压上升、呼吸稍加快、脑部充血而四肢和腹腔血液则减少；脑电图、心电图上可有所变动，但不能用来衡量劳动的性质及其强度。

脑力劳动时，血糖一般变化不大或稍增多；对尿量及成分也影响不大，仅在极度紧张的脑力劳动时，尿中磷酸盐的含量才有所增加；对排汗的量与质以及体温均无明显的影响。

（二）脑力劳动的职业卫生要求

与体力劳动一样，脑力劳动系统包括：劳动者、劳动工具、工作任务、工作环境和工作组织制度等条件和要素，对脑力劳动的职业卫生要求可以从上述几方面来考虑。例如，工作场所应保持安静，噪声不应超过 45dB。室内光线应明亮，但须防止阳光直射，光线应从左边来；人工照明应有足够亮度，一般应为 500Lx，制图等精细工作应为 1000Lx。室内温度以最适温度为宜，我国相应标准规定为夏季 24~28℃，冬季 19~22℃（GB 5701）。墙壁颜色应明亮柔和，避免使用黑色、深色或刺眼的颜色。工作空间、桌椅应符合国人身体尺寸和工效学的要求。

脑力劳动的主要任务是处理加工信息，其职业卫生有一些特殊要求。例如，荧光屏显示字符信息，对字体大小和符号对比度有专门规定，如视距 500mm 时，字体高度最小为 2.6mm；视距超过 500mm 时，字体高度=视距/190；字间距大约是字高度的 70%，至少 50% 以上。符号对比度指的是符号与其背景的光强度比，新式荧光屏采用犹如白纸黑字的"正显示"，即亮背景暗字。符号光强度对比应在 1∶3 和 1∶5 之间。

提供的信息应该明确，量要适中，信号的区分度要高，否则会加重脑力劳动的负荷。还应注意信息的和谐性和剩余度的问题，信息和谐性是指信息显示、控制性活动或系统的应答要与操作者所预期的保持一致，否则会导致信息冲突。例如，控制钮向右侧旋转应表明使系统发生反应或反应增强，而不应该是降低或关闭系统。信息剩余度（information redundancy）是表示信号所携带的实际信息量与它可携带的最大信息量的差异程度。例如当飞机要着陆时，飞行员与机场调度员之间的下面通话就有很大的剩余度。飞行员报告"101 请求着陆"，调度员回答："101 可以着陆"。飞行员的话中"请求"两字是多余的，调度员的回答中"着陆"两字也是多余的。多余的信息使操作者能够交叉地检查和确认信息，保证信息交流的可靠性。另一方面，过多的信息可使人分心并增加脑力劳动的负荷。所以应根据作业需求，保持适量的剩余信息。

此外,脑力劳动者应该注意改进记忆和思考的方式方法。对于成年人,理解的东西才容易记住。思考时一方面就某个方向深入地考虑,另一方面也要多向地联想,因个人的经历和思考方法的多样性而不同。还应该注意合理营养,体育锻炼、工间休息以维护脑力,防止过劳。

三、劳动负荷的评价

劳动(work)是人为了一定目的而从事的一切活动(activity)。劳动时要完成一定的工作任务;工作任务以及环境因素反过来对机体器官或功能会产生一定的作用或影响。现在认识到,劳动负荷过高或过低都不好:负荷过高会降低作业的质量和水平、引起机体疲劳甚至损害,过低又会降低作业者的警觉性,感到单调、无兴趣,也影响作业。适度的负荷是完成工作任务甚至是人体健康所必需的,劳动负荷评价的目的并不是消除负荷,而是把它维持在一个适宜的水平,也称可接受水平或者负荷的安全限值。劳动和作业的类型多种多样,选择适当的测定方法和指标来评价劳动负荷是职业生理学一个主要的研究领域,尤其信息性劳动的负荷评价仍值得深入探讨。

(一)劳动和作业类型的划分

1. 劳动类型　要求产生力的劳动可归纳为能量性劳动,要求处理信息的劳动则为信息性劳动。值得注意的是这两类劳动之间并不存在明确的界限。根据劳动任务要求人做些什么,累及哪些器官或者功能,进一步区分为肌力式、运动式、反应式、综合式及创造式劳动(表2-4)。由能量性劳动到信息性劳动,它涉及的主要器官或功能由肌肉骨骼、呼吸和循环系统逐步过渡到注意、思维和决定的能力。劳动类型划分尚有其他的方法。

表2-4　劳动分类

劳动种类	能量性劳动（产生和付出体力）		信息性劳动（加工和产生信息）		
劳动形式	肌力式劳动	感觉运动式劳动	反应式劳动	综合式劳动	创造式劳动
劳动任务的特点	付出体力,常为机械做功意义上的劳动	手和臂精确地活动,体力此时已不重要	吸收和加工信息,有时做出反应	吸收和加工信息,转换为另一种信息并交付出去	产生信息并在一定时候交付出去
劳动任务累及的主要器官	肌肉、肌腱、骨骼、循环、呼吸	肌肉、肌腱、感官	感官(肌肉)	感官、脑力	脑力
举例	搬运、铲砂子	流水线装配、驾驶	警卫、监控	编程序、语言翻译	发明、解决问题

注:摘自 Laurig 1989 年所著《工效学导论》

2. 作业类型　劳动生理研究表明,根据肌肉收缩状况、参与劳动肌肉量的多少以及是否做功等,可将作业分为几种类型。

静力作业(static work)又叫静态作业,主要依靠肌肉等长性收缩(isometric contraction)来维持体位,使躯体和四肢关节保持不动所进行的作业。从物理学的观点看,静态作业时人并没有做功。肌肉张力在最大随意收缩15%~20%以下时,心血管反应能克服肌张力对血管的压力,满足局部能源供应和清除代谢产物的需要,这种静力作业即可维持较长时间。但静力作业时肌张力往往超过该水平,造成局部肌肉缺氧、乳酸堆积,易引起疼痛和疲劳,故又称致疲劳性等长收缩。静力作业能够维持的时间取决于肌肉收缩力占最大随意收缩力的百分比,以最大肌张力收缩进行的作业只能维持数秒钟。静力作业时间与肌肉收缩力的这一关系与参与作业的肌群及作业者的性别无关。

静力作业的特征是能消耗水平不高,肌肉的氧需通常不超过 1L/min,但却很容易疲劳。在作业停止后数分钟内,氧消耗反而先升高后再逐渐下降到原水平。这是由于肌肉在缺氧条件下工作,无氧糖酵解产物乳酸等不能及时清除而积聚起来形成氧债。当作业停止后,血流畅通,立刻开始补偿氧债,故呈现出氧消耗反而升高的现象。此外,静力作业时由于局部肌肉的持续收缩、不断刺激大脑皮质而引起局限强烈兴奋灶,使大脑皮质和大脑皮质下中枢的其他兴奋灶受到抑制,例如能量代谢的抑制;当作业停止后,即出现后继性功能的加强,产生氧消耗反而升高的现象。

动力或动态作业(dynamic work)则是在保持肌张力不变——等张性收缩(isotonic contraction)的情况下,经肌肉交替收缩和舒张,使关节活动来进行的作业。与静力作业相比较而言,肌肉在动力作业时可以交替地收缩与舒张,血液灌流充分,不容易疲劳。此外,从物理学意义上,它是做功的劳动。

动力作业又可分为重动力作业和反复性作业。参与重动力作业的是大肌群,因此能量消耗高是它的特点之一。反复性作业(repetitive work)又称轻动态作业,参与作业的是一组或多组小肌群,其量少于全身肌肉总量的 1/7,肌肉收缩频率高于 15 次/分。

手工搬运重物包括搬举、运送和推拉各种重量和体积的负荷。它包括了动态和静态的肌肉活动,此间负荷与应激累及循环呼吸及肌肉骨骼系统。

劳动姿势(working posture),即人劳动中身体各部分在空间的位置。由于地球引力,维持某个姿势对肌肉骨骼系统造成机械性负荷(mechanical load)。姿势负荷是肌肉骨骼疾患的主要病因。

手举过头顶的作业如工人手上举焊接、紧固螺丝和打孔等。该作业含有静力成分,工作肌肉血液灌流不足;由于工作肌肉与心脏的垂直距离增加,心血管高度应激,局部肌肉乃至全身极易疲劳。

静力、动力等类型的作业普遍存在于劳动过程中,只是所占比重有差别,这与作业要求、劳动姿势和操作熟练程度有关。可由工作系统的人类工效学设计来减少甚至避免静力作业等不符合生理要求的活动。

（二）劳动负荷评价

1. 基本概念

(1)劳动系统(work system):是相互作用的一些元素构成的整体。劳动系统包括人、劳动对象(如物质、能源和信息等)、劳动工具、劳动环境以及产品等,这些因素相互作用来完成劳动任务。

(2)负荷与应激(stress and strain):负荷与应激在力学上称为应力与应变,在劳动心理上称作紧张与紧张反应。负荷是指劳动系统对人总的需求和压力,负荷强调外界的因素和情形。应激乃负荷对机体的影响,强调在负荷作用下机体内部的生物过程和反应。

评价劳动负荷一般包括负荷和应激两个方面的指标。劳动负荷评价可从负荷强度和负荷持续时间两个方面来考虑。例如,高温作业负荷评价,既要测定环境的气温、辐射热负荷指标,又要测定工人的体温、出汗量等应激指标。

（3）适宜水平：劳动负荷的适宜水平可理解为在该负荷下能够连续工作8小时,不至于疲劳。可以用不同指标来表示劳动负荷适宜水平。一般认为,劳动负荷的适宜水平约为最大摄氧量的1/3。

适宜负荷规定可作为劳动负荷评价的依据。目前,这些规定仅适合以动态作业为主的体力劳动,且没有考虑劳动环境因素如高温的影响。此外,按能量代谢、工作时间和心率等把劳动划分为几个等级,这与劳动负荷适宜水平在概念上是不同的。

2. 方法与指标

（1）客观方法

1）体力劳动：劳动能量代谢率（metabolic rate）是传统的劳动负荷测定指标。测定方法有两种,即直接测热法和间接测热法。直接测热法是在小室内将人体散发的热收集起来,加以测量,因为设备和手续复杂很少使用。一般采用间接测热法,测定劳动者在一定时间内的耗氧量,可计算其能量代谢。如在生产现场测定工人的肺通气量,再转换为氧耗量。能量代谢除劳动外还受其他许多因素的影响,例如身材大小,因此多用能量代谢率（每小时每平方米体表面积的产热量）表示。能量代谢率适合评价全身性的动态作业,以静力作业和反复性作业为主的劳动如流水线劳动,由于能耗不高,不宜采用这一测定指标。

心率也是一项传统的指标,反映动态体力劳动时机体的应激程度,可用于评价小肌群参与的劳动,甚至脑力劳动。心电的测定和记录技术发展很快,长程心电记录仪（holter）可以长时间测定和记录受试者的心电,它是将心电直接记录在存储卡上,不影响工人劳动,便于现场使用。

肌细胞去极化至临界值会随膜通透性变化而产生动作电位,将电极置于肌肉内（内置电极）或皮肤表面（表面电极）可测得电位,该测定方法称为肌电术（electromyography,EMG）。它测得的肌电（电压）称为肌电活性（myoelectric activity）。肌肉疲劳时,肌电发生明显的变化。肌电可以说是直接测定疲劳的一个指标,适合于测定反映静态作业以及动态作业的劳动负荷。

皮肤温度适合于评价人对气温的感受,中心体温则反映机体自环境受热和自身产热的总和,且十分稳定,常用做高温作业时机体热应激的指标。无氧代谢产生乳酸且某些肌细胞在机体尚未达到最大摄氧量时也以无氧代谢合成ATP,当超过再利用和清除速率时,血液乳酸浓度逐渐升高,因此血乳酸含量是体力劳动负荷评价及运动医学的一项经典指标。其他指标有肌酸激酶、肌红蛋白、激素和白细胞等,例如：肌酸激酶是反映静力作业致骨骼肌损伤的一个特异指标。

2）脑力劳动：对脑力劳动负荷的评价和认识远不及体力劳动。首先,脑力劳动负荷的实验室研究在设计上有所谓主任务和次任务。主任务测定（primary-task measures）,由直接测定作业人员操作的状况来评价某项任务的脑力劳动负荷。当任务的难度增加或负荷过高时,操作会受到影响。主任务测定可把过负荷和非过负荷状态区别开;当负荷不高,操作没有受到影响时,主任务测定则不能反映脑力劳动的负荷。次任务测定（secondary-task measures）,除主任务外,要求操作者还执行一项次任务。执行双项任务与执行单项任务比较,由执行双任务时操作受影响的程度来评价劳动的负荷。次任务测定反映脑力劳动负荷较主任务测定更敏感,例如：主任务是持续跟踪一个移动的目标,次任务为按键;结果噪声和高温使次任务操作质量降低,而主任务未受影响。应选择与主任务占用同一信息处理源的次任务,否则也不能敏感地反映负荷。

还有一些心理生理测定指标,例如瞳孔直径测量,是反映注意力高低的一项指标,工作负荷越高,瞳孔的直径也就越大。另一项常用的指标是心率,心率升高一般与脑力工作负荷增高有关,然而,决定心率增高与否的主要因素是体力劳动负荷及唤醒程度(arousal level),心率并非脑力劳动负荷的稳定指标。更适宜的一个指标是心率变异性(heart rate variability,HRV),它反映交感神经和迷走神经对心脏活动的调控和平衡。心率在正常情况下存在一定程度的变异,有时可达 10~15 次/分。若将注意力集中到某项感觉运动式工作上,作业者的心率变异性则下降,且随负荷(所处理的信息)增加,变异性趋于消失。另一项具有应用前景的生理心理指标是脑诱发电位(evoked potentials),指散在的刺激事件在脑引起一个短暂的唤起反应,它表现为来自大脑皮质的一系列电压波动。此外,人们尝试用信息通量(information flow)来表示脑力劳动的负荷,即单位时间大脑处理的信息量,但尚处于研究阶段。

(2)主观方法

1)体力劳动:把调查的内容列表,最好分成几个级别,以调查形式来询问、评价劳动负荷。这种传统方法主观性强,但比较简单,无需仪器,便于流行病学调查使用。

Borg 量表是用来评价劳动负荷或费力主观感的量表,是心理学的一个经典方法,基于实验室研究制订,受试者在功率车上完成一定功率的动态活动,然后把对劳动负荷的主观感觉从无到极重分级并赋予分值,这些分值与心率呈线性比例关系,约为 1∶10。Borg 量表还可用于疲劳、痛疼、精神紧张等的实验室评价研究。在生产现场,由于工人缺乏不同级别负荷的即时感受作为参照来比较评分,Borg 量表用于劳动负荷的现场调查受到限制。

2)脑力劳动:要求作业人员将脑力上的负荷和应激划分成若干等级,也是靠作业人员的判断来评价工作负荷。目前常用的有 Cooper-Harper 量表、SWAT(subjective work load assessment technique)和 NASA 任务负荷指数。

(3)观察方法:介于客观和主观方法之间的是所谓观察方法,观察方法很多且应用的范围广,可用于体力劳动或脑力劳动,可用于整个劳动系统或个别具体项目的评价。例如:AET 工作分析法(Arbeitswissenschaftliche Erhebungsverfahren zur Tätigkeitsanalyse)有 216 项观察项目,内容涉及整个劳动系统的各个方面。OWAS(Ovako work posture analyzing system)则专门用于观察分析劳动姿势负荷。多瞬间点调查法(multi-moment survey)在于通过多个瞬间的随机观察来了解某个事件发生的频率。观察法无需昂贵的仪器,也可以获得准确、量化的结果。

四、作业能力

劳动者在从事某项劳动的过程中,完成该项工作的能力称作业能力(work capacity),其高低是在不断变动的。如何尽可能地在较长时间内维持较高的作业能力而又不至于损害劳动者的健康,是本节探讨的主要内容。

（一）劳动过程中作业能力的动态变化

1. 体力劳动作业能力的动态变化 体力劳动作业能力的动态变化不仅可通过测定单位作业时间内产品的质和量来直接观察,还可通过测定劳动者的某些生理指标(握力、耐力、视觉运动反应时、心率、血乳酸等)来衡量。尽管存在个体差异、环境条件、心理因素、劳动强度、操作紧张程度等的影响,作业能力的变动仍具有共性。一般工作开始时,工作效率较低。其后,劳动者的动作逐渐适应工作并加快,准确率提高,工作效率不断上升,约持续1~2小时,称工作入门期。在此期间,产量逐渐增加、操作活动所需时间逐渐缩短和废次品减少。当作业能力达到最高水平时,即进入稳定期,维持1小时左右,此期各项指标变动不大。随后,即转入疲劳期,出现劳累感;操作活动的速度和准确性下降,产量减少和废次品增多。午餐后,又重复午前的三个阶段。但第一、二阶段较短,第三阶段则出现得较早。有时在工作日快结束时,可见到工作效率一度增高,这与情绪激发有关,称终末激发(terminal motivation),但不能持久。

2. 脑力劳动作业能力的变动   脑力劳动的作业能力存在着极大的个体差异,由于各人记忆、思考问题的方法和习惯不同,再加上缺乏直接衡量脑力劳动质量的尺度,故对其作业能力的变动就更难确切地描述。某些生理指标,如视觉运动反应时,用对视觉信号分辨能力的变动来表示脑力劳动作业能力高低,但这些指标仅能反映人体的某些生理性变动,而不能真正代表其脑力劳动作业能力的变动情况。事实上有的发明创造往往是在长期持续紧张思考之下取得的;而脑力劳动的作业能力却更容易受环境因素的干扰和个人情绪的影响,因此,就更难找出其规律性。

(二)作业能力的主要影响因素及其改善措施

从劳动生理、心理和卫生以及人类工效学领域研究探讨作业能力的影响因素,以及如何提高作业能力是很重要的,这两方面的内容联系紧密。

1. 社会因素和心理因素

(1)社会因素:影响作业能力社会因素甚多,影响最大的是社会制度。在不同的社会制度中,劳动者所处的地位不同,此外,还有医疗、养老等社会保障制度的差异等;其次是劳动贡献大小与个人利益的关系,是否体现了"按劳分配"的原则;再次是家庭关系、上下级关系,群众关系等都对作业能力有明显影响。

(2)心理因素:主要指劳动者对工作的态度(对工作的满意程度)、情绪(对工作的兴趣)和意志(对工作的认识)。这些在很大程度上受社会因素的影响,如劳动者是否受到关心、爱护和尊重;是否与同事互相支持和交流等。此外,还与劳动者的个体因素和所受教育、训练以及环境条件有关。

2. 个体因素   体力劳动作业能力与年龄、性别、身材、健康和营养状况等有关。例如,25~30岁以后,随着心血管功能和肺活量的下降,最大摄氧量逐渐降低,体力劳动能力也相应减弱。男性的心脏最大排出量、肺最大通气量等均高于女性,故男性的体力劳动能力也较同龄女性强,一般认为女性从事体力劳动的能力约为男性的1/2或1/3。人的智力发育要到20岁左右才能达到完善的程度,20~40岁可能是脑力劳动效率最高的阶段,其后则逐渐减退。脑力劳动能力与性别和身材关系不大。

3. 环境因素   工作场所的环境因素可直接或间接影响作业能力。空气污染、强噪声、严寒、高温、不良照明等都对体力和脑力作业能力有较大影响。值得注意的是,要使作业能力不受影响,应采用相应的标准要求,如办公室环境气温应采用最适温度标准,噪声应低于45dB(A)。

4. 工作条件和性质

(1)生产设备与工具:作为劳动系统重要组成部分的生产设备与工具对作业能力至关重要,应该通过工效学设计使它适合于人,符合人体尺寸和操作习惯,减轻劳动强度,减少静态作业成分,减少作业的紧张程度等。

(2)劳动强度与劳动时间:劳动强度大,作业不能持久进行。对体力劳动而言,能消耗量的最高水平以不超过劳动者最大能耗量 1/3 为宜,在此水平以下即使连续工作 8 小时也不致过度疲劳。尚未能确定脑力劳动强度的适宜水平。

(3)劳动组织与劳动制度:现代工业多为集体连续生产。因此,工作的分配与协作、轮班劳动的安排是否合理等,对作业能力均有影响。例如,轮班劳动(shift work)不仅会对正常生物节律、身体健康、社会和家庭生活产生较大影响,而且对作业能力也有明显影响。调查表明夜班工人白天睡觉的时间明显缩短,高血压和糖尿病危险较白班工人升高有研究表明作业能力以上午 9 时左右最高,清晨 3 时左右最低,原则不应连续上夜班,每次夜班后休息 24 小时,让工人有机会在夜间睡觉。

5. 疲劳和休息

(1)疲劳(fatigue):目前认为疲劳是体力和脑力功效(functional efficiency)暂时的减弱,它取决于工作负荷的强度和持续时间,经适当休息又可恢复。疲劳也可理解为一种状态:原来可轻松完成的工作,现在却感到要花费很大精力才能应付,且取得的成果越来越小。

还有一种所谓疲劳样状态(fatigue-like states),是由工作或环境变动太小所致个体的应激状态,包括警觉性降低和厌烦。工作或环境变化后,疲劳样状态可迅速消失。

疲劳可看作是机体的正常生理反应,起着预防机体过劳(overstrain)的警告作用。疲劳时可出现从轻微的疲倦感到精疲力竭的感觉,但这种感觉和疲劳并不一定同时发生。有时虽已出现疲倦感,但实际上机体还未进入疲劳状态。这在对工作缺乏认识、动力或兴趣、积极性不高的人中常见。另外,也能见到虽无疲倦感而机体早已疲劳的情况。这在对工作具有高度责任感或有特殊爱好以及遇到紧急情况时常可见到。

根据中心器官还是外周器官的功能发生变化,多数研究将疲劳分为中心性疲劳和外周性疲劳。对疲劳的机制,认识仍不够清楚。

疲劳的发生大致可分为三个阶段:第一阶段:疲倦感轻微,作业能力不受影响或稍下降。此时,浓厚兴趣、特殊刺激、意志等可使自我感觉精力充沛,能战胜疲劳,维持劳动效率,但可能导致过劳。第二阶段:作业能力下降趋势明显,但仅涉及生产的质量,对产量的影响不大。第三阶段:疲倦感强烈,作业能力急剧下降或有起伏,后者表示劳动者试图努力完成工作要求。最终感到精疲力竭、操作发生紊乱而无法继续工作。

生理上测定疲劳仍很困难,如用血糖水平下降、肝糖原耗竭测量,此时劳动强度之高已令人衰竭;因为日常劳动 8 小时后往往感到疲劳,但肝糖原和血糖水平却没有变化。其他指标如心率和体温升高及闪烁融合频率降低等,这些指标的变动并不一定是疲劳的缘故,也不一定能反映疲劳。

人的疲劳与金属疲劳不一样,经过适当休息是可以恢复的。

(2)休息:休息一般是指工间休息(break),它涉及人体功能从疲劳状态的恢复。如何安排工间休息以便预防疲劳和提高作业能力是劳动生理和工效学研究的重要内容之一。实验证明，劳动 5 分钟，休息 7.5 分钟，做功 200 瓦（W），至衰竭做总功 12 万牛·米（Nm），劳动者心率高达 140 次/分和 160 次/分；同样做功 200W，只是劳动 0.5 分钟，休息 0.75 分钟，这样使心率一直维持在 100 次/分之下，且做总功 28 万 Nm 而未出现衰竭。显然，时间短次数多的休息既可降低应激程度，预防疲劳发生，又可提高作业能力，工效学设计体力和脑力劳动的作息制度均应遵循这样一个总的原则。

从事不同类型的劳动和作业，机体疲劳恢复所需时间长短及其规律性仍有待研究。已证实，静态作业时，恢复时间占作业时间的比例明显高于同等劳动强度的动态作业，说明静态作业疲劳所需恢复时间相对较长。一般说来，重体力劳动需要休息的时间较长（一般以 10~15 分钟为宜，有的需要 20~30 分钟），休息的次数较多；体力劳动强度不大但精神或运动器官特别紧张的作业，则应给予多次短时间的休息。休息的方式也很重要。对重体力劳动可采取安静休息，即静坐和静躺；对轻、中体力劳动和脑力劳动，采取积极休息（active rest），则效果更好。

下班后，周末和节假日休息也要正确利用，才能消除疲劳，补偿生产劳动和日常家务劳动过多的能耗，达到恢复体力和作业能力的目的。在此期间，以适当的文娱、体育活动和安静充足的睡眠最重要。

6. 锻炼和练习　锻炼（training）是通过反复使用而改善劳动者先天固有的能力，例如提高心血管和呼吸系统的功能或肌肉的力量。练习（exercise）乃通过重复来改善后天学得的技能，例如：执行某项操作或复述某条信息。锻炼的结果是肌纤维变粗、糖原含量增多、生化代谢发生有益的适应性改变。此外，可使心脏每搏排出量增加，心率增加不多；呼吸加深、肺活量增大；氧的利用系数显著提高。总之，锻炼使人的固有能力提高、体魄强健。练习使机体形成巩固的连锁条件反射——动力定型，结果可使参加活动的肌肉数量减少，动作更加协调、敏捷和准确，各项操作日益"自动化"，故不易疲劳，也提高了作业能力。然而，实际应用并没有严格地区分锻炼和练习的不同含义。

新工人经过锻炼和练习可以明显提高作业能力，已熟练的工人也需要坚持锻炼和练习，稍有中断，劳动能力和效率则明显下降。实验证实，心血管功能经锻炼每周提高 12%，若终止锻炼，则以每周 36% 的速率下降。

锻炼和练习对脑力劳动所起的作用更大、更重要，因为人类的智力不像体力那样要受生理条件的高度限制。人脑约有 120 亿~140 亿个神经元，一般人在一生中经常动用的大脑神经细胞仅占 10%~25%，故人类智能的潜力很大。学习乃有意识或无意识地获得某些知识和技能，而学到的东西要加以巩固则要靠练习和重复。

第四节　职业心理学

职业心理学（occupational psychology）是从人与职业的心理与社会环境关系角度研究人在职业过程中心理活动的特点和规律的学科。职业是一个人一生中所从事的各种工作的统称；职业心理学重点关注的是职业意向、职业能力、职业观、职业选择、职业适应、职业兴趣、职业压力与调节、职业生涯发展、职业流动、职业满意度、职业承诺等,主要的任务是研究如何用心理学的原理和方法分析人在劳动过程中的心理状态,影响心理状态的各种主观和客观因素,以达到减少职业紧张和疲劳,提升工作满意度,促进心理健康。职业紧张(occupational stress)也叫工作紧张(work stress),是指在某种职业条件下,客观需求与个人适应能力之间的失衡所带来的生理和心理压力,是个体对内外因素(或需求)刺激的一种反应,当需求和反应失衡时,就会产生明显的(能感觉到的)后果(如功能变化)。

一、工作中的心理与社会因素

(一)与职业有关的心理因素

1. 特殊作业方式

(1)单调作业(monotonous work):是指那种千篇一律、平淡无奇,重复、刻板的劳动(工作)过程。在现代工业生产中极为常见,单调作业可分为两种类型。第一种是在现代集体生产劳动中,将复杂的生产劳动过程,分解为若干细小的阶段任务,每位劳动者要完成的工作内容有限,操作活动较为简单、刻板,并需不断地重复。第二种是在生产过程中被分配在密切注视感觉信息量极其有限的自动化或半自动化生产控制台(室)前,从事观察、监视仪表的工作。任务只是在发现某一或某些数值异常时及时加以调整。通常即使生产一直正常,亦需注意观察。

各种各样的单调作业都能导致不同程度的单调状态。单调状态的主观感觉为不同程度的倦怠感、瞌睡、情绪不佳、无聊感、中立态度等。长期从事单调作业而不适应的劳动者,除产生疲劳症状外,常导致身心健康水平下降、劳动能力与生产能力下降、工伤事故增多、因病缺勤率增高、创造精神受到抑制,下班后不想参加社会活动等。因此,从心理卫生的角度看,应把单调作业作为一种职业性有害因素来认真加以对待,特别是对那些耐受性较差的人,危害更为明显。

(2)夜班作业(night work):夜班作业是指在一天中通常在睡眠的这段时间里进行的职业活动,是轮班劳动(shift work)中对劳动者身心影响最大的作业。各国、各地区因所处的地理位置、海拔高度、气象条件、文化水平不同,而使"夜晚"的长短和起止时间各异。

夜班作业对劳动者的心理功能会产生明显的不良影响。有人进行神经行为测试表明,各项指标的得分在夜间都下降。例如,跟踪行为在夜间的质和量都发生了改变;对复合信号刺激的反应时间也明显延长了,警惕性明显降低。这种功能对工业监督检查和自动化生产仪表监视与调整都非常重要。因为警惕性很高的任务需要在相对不变的荧光显示屏或仪表上,寻找偶尔发生的微小的不正常变动,及时加以调整,以使生产得以正常进行。测试表明,在夜间04:00~06:00点之间,劳动者的警惕性较之白天14:00~16:00点之间明显降低。

此外,劳动者由于几次轮值夜班作业后,因睡眠不足常引起进一步的心理障碍。夜班作业对社会和家庭生活也有明显影响。长期值夜班的劳动者,白天需要休息不宜参加社会活动,断绝了社会信息,使他们常常产生与世隔绝的孤独感。如何对夜班进行科学安排,既要保障生产,又要兼顾劳动者的身心健康,这不仅对生产的组织者是一种考验,对劳动者的心理素质也是一种考验。

（3）脑力作业：脑力劳动者应具备积累丰富的知识、良好的记忆力、敏锐的思维能力，以及联想、推想、归纳、想象、创新等的能力。这些能力与后天的学习、训练、所处的家庭与社会环境以及营养和其他个体因素等的关系更密切。随着现代工农业与国防现代化和科学技术的迅速发展，导致生产结构的转变与信息化产业的突飞猛进，劳动者的作业方式已由过去的单纯体力劳动、脑力劳动和体脑相结合的劳动方式逐渐向以脑力劳动为主的方式过渡。因此，脑力劳动者的人数迅速增多。但是，脑力劳动的范围很广、职业种类繁多，不同岗位的脑力作业都有不同的任务与要求，存在着不同的苦与乐和产生不同的心理卫生问题。

2. 职业暴露

（1）物理因素：接触物理因素作业如噪声、振动、高（低）气压、高（低）气温以及辐射等对劳动者的心理也有不同程度的影响。

1）噪声：在噪声环境下工作常使人产生烦恼。这是由于噪声能干扰谈话或工作，妨碍注意力集中，破坏休息、睡眠或某些活动所需的宁静环境，而使人产生不快感，即烦恼。其程度与噪声的强度、频谱及其持续时间的变化有一定关系，但有时并不一定与噪声强度大小直接关联。

复杂的脑力劳动需要集中注意力、吸收重要的信息，需要理解力、进行思考和记忆。由于噪声能分散注意力，就可能对需要记忆和解决问题相结合的作业能力产生不良影响，对需要迅速准确作出判断的警觉活动作业，如监视自动化生产的作业，影响很大。由于嘈杂的噪声，尤其是突然发生或停止的高强度噪声，常常导致错误和事故发生率增高。

2）高温：高温环境的热作用可降低人们中枢神经系统的兴奋性，使机体体温调节功能减弱，热平衡易遭受破坏，而促发中暑。

高温作业所引起的疲劳可使大脑皮层功能降低和适应能力减退。对神经心理和脑力劳动能力均有明显影响。人体受热时，首先会感到不舒适，然后才会发生体温逐渐升高，产生困倦感、厌烦情绪、不想动、无力与嗜睡等症状，进而使作业能力下降、错误率增加。当体温升至38℃以上时，对神经心理活动的影响更加明显。如及时采取降温措施，使体温下降到37℃、主观感觉舒适时，错误率也会随之减少；反之，后果是严重的。

（2）生产性毒物：生产性毒物种类繁多、接触面广，毒物可通过呼吸道、皮肤和消化道进入人体。暴露于毒物浓度较高的生产环境中可引起神经系统的损害（如：铅、锰、汞、有机溶剂、农药等），产生一系列神经和精神症状，其临床表现可因毒物的毒性、接触的浓度、接触时间和个体敏感性的差异而不同，常表现为类神经征、精神障碍、中毒性脑病和周围神经病。接触毒物作业人员一般存在以下心理状态：①对所接触的毒物缺乏认识，没有基本的防护知识，对毒物掉以轻心，不按正常的操作规程作业，以致造成严重后果；②对所接触的毒物有正确的认识，能按操作规程作业，采取正确有效的预防措施，保持积极良好的心理状态；③对所接触的毒物有不正确的认识，过高地估计了毒物的危害，对毒物产生恐惧心理，影响了正常的工作、学习和生活，产生一系列心理问题。绝大多数毒物在导致急、慢性中毒时，经常出现大脑皮层功能失调的症状，由于毒物的作用，首先引起大脑皮层抑制过程减弱，导致大脑皮层兴奋性相对增高，病人出现睡眠障碍，入睡困难、易醒、早醒、多梦、噩梦等，还可表现为易怒烦躁、情绪不稳，微不足道的事情往往引起剧烈的情绪反应，有时情绪低落、忧伤沮丧；可有紧张性疼痛,如头痛、头部紧压感、肌肉疼痛等。大脑皮层功能进一步受到损害,可出现"脑衰弱"的一系列症状,如精神不振、困倦无力、嗜睡、注意力不集中、记忆力减退、头昏、易疲劳、工作和学习不能持久,效力明显降低等。有的病人同时具有兴奋增强和减弱的症状,既易兴奋,又易疲劳,可伴有焦虑情绪和疑病观念。接触神经性毒物可引起精神障碍,主要以类精神分裂症、癔病样发作、类躁狂-忧郁症、痴呆症、忧郁症和焦虑症较为多见,前三种精神障碍以意识、认识功能障碍和情感反应障碍为主。痴呆症常是慢性中毒性脑病的主要临床表现之一,或见于急性中毒性脑病的后遗症,以智能障碍和情感障碍为主要特征。忧郁症、焦虑症以情感障碍为主,发病除接触毒物以外也与社会因素和心理因素有关。

(3)生产性粉尘:接触粉尘作业工人的工作环境中常常同时存在着多种职业性有害因素,它们不仅损害了工人的部分生理功能(如肺功能),还可引起生理和心理紧张反应,使工作能力进一步下降,最终可导致尘肺病的发生和劳动能力丧失。某些从事粉尘作业、尤其是高浓度粉尘作业的工人,其文化水平不高,对粉尘的危害根本无认识或认识极少,缺乏自我保护意识。有的工人为了贪图方便、快速完成工作任务,又不按粉尘作业规定要求操作,致使有的防尘设施遭到破坏;有的工人认为自己身体强壮,不需佩戴防护用品,将厂方发给的防护用品如防护口罩束之高阁;还有的工人把配给的保健食品与全家人共享。同时有不良的个人生活习惯如吸烟、饮酒等,有的工人特别是井下作业者,出井后"饭可以不吃、觉可以不睡,但酒不可不喝",饮寡酒且饮酒量相当大;出现心理障碍、产生自卑情绪而致无生产积极性、工作草率马虎。

(二)社会心理因素

作业负荷过重超出个人的能力,或与个人的愿望不相符合,或人际关系差,缺乏社会支持,不能从社会、家庭、同事处得到帮助也可造成心理冲突。另外,社会心理因素的刺激还可能来源于家庭生活,包括失恋、家庭人际关系不良、生活困难、家庭生活不完美、家庭成员的生病、亡故等。由于家庭是一个具有密切感情接触的团体,是人们休息、娱乐、寻求感情安慰的主要场所,也是人们藉以得到体力恢复、情绪调节的良好处所,所以这种亲密的感情遭到破坏或这种场所成了烦恼的来源,必然对人的心理造成严重的打击。20世纪以来,在工业化和城市化的变迁过程中,城市人口密度剧增所导致的居住拥挤、交通事故、噪声干扰、职业污染、环境恶化、被迫迁移等问题日益严重,这些问题均可能给人们造成严重的心理负荷,超过人们的承受能力,使人们在生理、心理方面发生重大变化,甚至造成疾病。

社会心理因素对疾病的发生、发展有不可忽视的作用,其作用的大小在不同的个体和人群中有差异。社会心理因素刺激是否产生紧张状态,是否影响健康与许多因素有关,如刺激量的大小、持续时间、作用方式等。社会心理刺激要达到一定的量,持续一定的时间才可能致病。不同质不同量,或者同质同量的刺激对于不同的个体,其产生的结果也完全可能不同。另一方面,还与个体的身体素质、神经类型、人格特点、认知水平、生活经验、思想修养、伦理道德观、信仰价值观等等均有关。这些社会心理因素的刺激所引起的心理反应累积到一定程度,超过自我调节能力时才会导致疾病。

二、职业紧张

（一）概述

"紧张"一词由英文"stress"翻译而来,紧张是需求和能力之间的不平衡造成的生理、心理压力;"紧张反应"由英文"strain"翻译而来,是紧张造成的生理心理应激,是一种效应。职业紧张目前比较通用的定义是:在某种职业条件下,客观需求与个人适应能力之间的失衡所带来的生理和心理的压力。压力是一种心理上被压迫的感受,是促使一个人的精神、思想以及身体状况处于紧张状态的条件。职业紧张是长期存在的,适度的紧张对劳动者的工作和生活是有利的,但长期过度的紧张可损伤劳动者身心健康。

劳动者对工作中紧张出现的反应可以是心理上的、生理上的,或者兼而有之。根据紧张发生的时间特点不同,通常可以将其分为三类,即急性紧张反应、创伤后紧张反应和慢性紧张反应。急性紧张反应(acute strain)是对突然的、单一的、容易识别的原因引发的一种快速反应。比如一个人在遇到亲人意外死亡、工作场所的冲突、着手一项新工作、引入一种新的工作程序等情况下,通常会发生急性紧张反应。急性紧张反应主要表现为人的应激感增加,出现口干、腹泻、心悸等生理反应,或者是短时的认识障碍。急性紧张反应通常会在较短的时间内恢复。创伤后紧张反应(post traumatic strain)是在工作场所遭遇到可能危及生命的紧张事件后,出现的一种持续时间较长的紧张反应。常见于执行战斗任务的士兵、消防员、警察等。这种紧张反应可以持续或长或短的时间,通常表现出迟发性或延迟性特点,即事件发生后一段时间(比如6个月以后)才发生反应。紧张发生者普遍表现严重的沮丧、焦虑、抑郁、自杀念头,一些人还会出现惊恐、病态人格、药物滥用行为和旷野恐怖症等表现。慢性紧张反应(chronic strain)是对在一段较长时间内不断增加的压力(紧张源)所表现出的一种累积性的反应。这种紧张反应的发生和发展是逐渐的和缓慢的。在表现上,通常出现各种持续性的生理和心理症状,如高血压、睡眠障碍、冠心病、中风、注意力降低、抑郁等,长期的慢性紧张还会造成身心疾病。职业紧张引起的更为特征性的问题是精疲力竭症(burnout)与过劳死,也会造成伤亡事故的增加。

（二）职业紧张模式

对产生紧张模式(model of stress)的探讨和理解它的不良作用,有利于成功的应对紧张。理想的职业紧张模式应能从理论和因果关系上阐明产生紧张的源头、易感者和影响或制约应激反应因素间的相互作用、过程及紧张效应后果。为成功的应对紧张,研究者们提出了一系列职业紧张模式。比较有代表性的职业紧张模式主要有:NIOSH模式、生态学模式和付出-回报失衡模型。NIOSH职业紧张模式(图2-1):该模式阐明了产生致病因素(紧张的源头—作业环境)、易感者(个体特征)和致病条件(影响或制约应激反应因素)间的相互作用、过程及紧张效应后果。将职业紧张视为作业条件或综合的作业环境所存在紧张源与个体特征交互作用,并考虑在相关制约因素影响下,所导致的急性心理或生理学自稳状态的失衡和扰乱。继而可导致一系列与紧张有关的心身疾病(stress-related illnesses),如高血压、冠心病、酗酒、心理障碍等。

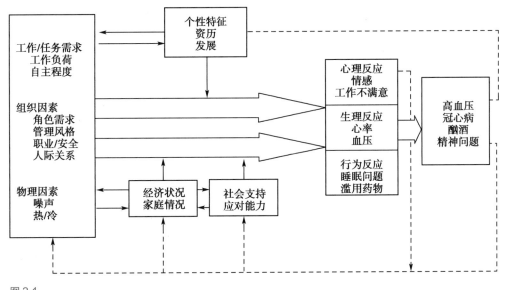

图 2-1
职业紧张与健康模式

职业紧张生态学模式:Salarza 等运用"人类生态学"(human ecology)理论,着眼于人类发展所需要的微观和宏观环境,探讨个体或群体对作业环境生态学的生理、心理、人文和社会政治条件的需求与适应,来阐明职业紧张构成的生态学模式(ecological model of occupational stress)(图 2-2,表 2-5)。

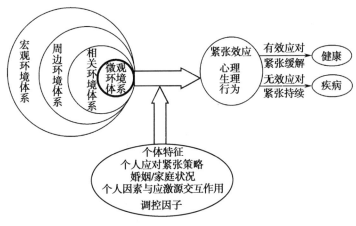

图 2-2
职业紧张生态学模式

付出-回报失衡模式(effort-reward imbalance,ERI)是由 Siegrist 提出(图 2-3)。付出代表着工作需要和(或)相应履行的职责;回报(一般由管理者和社会分配)包括金钱、尊重和工作安全/职业机会。该模型认为,工作的意义在于人们付出自己的劳动获得相应的报酬,并满足其自尊和自我归属需要,获得自我效能感,从而有利于实现成功的自我调节。高付出低回报代表成本和获利间的互惠缺失容易导致消极情绪的产生,当付出过高而回报过低时,个体被认为处于紧张压力状态这种状态持续存在便会危及到员工的身心健康。该模型认为人们不会被动地停留在高付出低回报的失衡状态,而是在认知上或行为上进行调节,如降低努力地付出或寻求更大的报酬,短期内存在付出回报失衡不会影响健康,但如果长期存在,就会危及到人的身心健康。

表2-5　职业紧张"生态模式"四个层次应激源及健康效应危险因素特征

环境系统层次	相关职业紧张应激源	健康效应或危险因素
微观环境体系(与作业者直接联系的环境)	作业结构:工作时间、班次、流水线速度、计件要求、出差频率、自控程度	疲劳、厌烦、过度负荷 时间压力
	作业内容:复杂性、难易度、单调性	厌烦、缺乏适宜技能、完成任务信心不足、担心失败或错误、疲劳、失落感
	作业环境:作业点布局、照明、温度、个人防护、对工作意义理解、家庭负担(责任)、人际关系	隔离或孤独感
相关环境体系(支持性环境)	工会组织	管理者态度
	工人在作业中的地位	失落感、愤怒
	正式及非正式规章政策	有关规章对健康不利
	作业要求(责任不明确)	作业要求(工作目标不明)
	领导风格	不适宜的领导风格
周边环境体系(区域性经济与人文环境)	失业率	职业不安全感
	对社区的贡献及地位	自信心:自豪感或困惑
	社区对相关的组织服务的看法	愤怒、戒备、敌意
	出现问题时社区的冷漠	失落感、激怒、担心儿童照料和上下班交通
	缺乏足够的支持系统(如儿童日托、交通等)	担心暴力、伤害或疾病
宏观环境体系(政治与发起法规环境)	社区的安全与卫生服务	因性别和种族歧视而困惑
	时尚风气(偏见)	不平等待遇、不安全感
	职业伦理学	担心难以抵御疾病
	对慢性病态度	标准和法规不足以保护工人
	政府有关标准和法规	排外性政策
	不利的规章制度(如请假)	

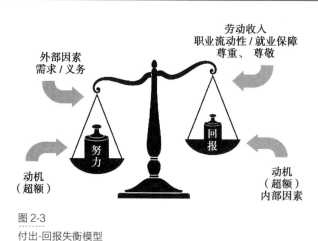

图2-3
付出-回报失衡模型

　　紧张模式的探讨及其发展,对紧张产生的机制、暴露在某些条件下为何以及如何对机体健康、工作能力和生活质量产生不利影响提出了一些解释。更为重要的是,它为应对职业紧张提供了行动指南。

（三）劳动过程中的职业紧张因素

1. 个体特征　个体特征主要包括 A 型性格、性别、年龄、学历、支配感等。

（1）A 型特征(或 A 型行为):由 Friedman 和 Olmer 提出,具 A 型行为者有如下特点:①时间紧迫感,这类人欲望很高,常感时间紧迫,做事极不耐心,言谈举止也快速伶俐;②竞争性,个人奋斗的心理表现得十分充分,(很容易忽视他人的情感),具有高度的竞争力(职业生活,家庭生活,甚至休闲活动);③敌对性,对人疑虑甚至愤恨,表现出明显的敌对性格。

(2)性别特征:在现代社会中有很大变化,尤其是女性,妇女的生活形式从家庭责任与工作责任的相继性到家庭与工作责任的同时发生,即参加职业活动的妇女正经历着多重任务的紧张状态。Scoresen 和 Verbrugge 提出妇女参加职业活动后,能增强自尊感,增强应对能力,但增加了职业紧张,如压力增大,冲突明显,每周职业任务超重的平均频率是其配偶的 2~3 倍。

(3)年龄:由于体力随着年龄的增加而下降,加之工人抵抗和应付紧张因素的能力也随着年龄的增加下降,因此,同样的工作老年人比年轻人易产生紧张。另外,也与年轻人更能适应环境,更容易接受新知识、新事物,尤其更容易得到各方面的社会支持,且较重视休闲娱乐有关。因此,如何降低中老年职工的职业紧张,保护和促进工作能力是职业卫生面临的重要任务之一。

(4)学历:高学历人群因工作强度大、竞争激烈、知识储备更新、个人发展空间等造成职业紧张;低学历人群因担心工作福利差、完不成任务、被解雇、生活压力大等而倍感紧张。另外,面对同样的工作任务,文化程度较高者拥有更多的应对资源从而可以缓解紧张因素对个体的影响。

(5)支配感(控制感):支配感是指个体自由选择的感觉。支配决策权对职业紧张的发生有重要意义,处于被支配或低支配状况下,或无决策权者,则倾向于发生职业紧张。"高要求、低支配"作业,易出现"高紧张效应",导致心理紧张和生理疾病风险增加。

2. 职业因素　劳动过程中引起紧张的职业因素主要有以下几个方面。

(1)角色特征:近年来有人提出角色理论来理解职业紧张和测试角色压力如何导致职业紧张的问题。角色特征表现在任务模糊(任务不清,目的不明),任务超重(工作的数量和质量超重,前者是指工作量大,无足够时间完成任务,后者是由于个体能力或技能低下而不能完成任务);任务不足(个体能力强,而工作任务少);任务冲突(即表现在两个体需求之间的冲突,个体同时接受多个任务的冲突);个体价值(如大材小用的冲突及角色间的冲突等方面)。

(2)工作特征:与职业紧张有关的工作特征表现在四个方面:①工作进度,包括机器的进度和人的进度,进度越快越紧张;②工作重复,重复愈多,愈单一,愈易紧张;③轮班,不合理的轮班制度可影响人的生物钟,导致紧张;④工作属性,工作种类,所需知识和技巧不足,均可导致情感和行为反应异常。

(3)人际关系:同事间或上下级间关系较差,会降低相互信任和支持,影响情感和工作兴趣,这是造成紧张的重要原因。领导作风对下级克服紧张方面最为重要。

(4)组织关系:与职业紧张有关的组织关系特征包括:组织结构、个体地位、文化素质等。Donnelly 研究了高、中和低层组织机构中,个体满意度和紧张水平,认为在低层组织结构中个体更有满意感。如组织能给职工更多决策权,职业紧张反应明显降低,满意度更高,工作效率更好。若使职工认识到自己工作的意义,则会增加工作责任感和主人翁感。当比较组织结构中不同职位的职工时,发现地位最低的职工如普通工人、秘书和低级管理员、技术员等有更为强烈的紧张感。组织结构中文化素质也是重要的因素,主要表现在竞争力,如职工晋升,技能定级、提升和进修机会等均可造成心理紧张。

(5)人力资源管理:这是职业卫生管理体系中又一重要的紧张源,包括培训、业务发展、人员计划、工资待遇和工作调离等。缺乏培训是产生紧张的重要原因。即使是老职工对新技术也渴望再学习,才能适应强烈的社会竞争机制。所以业务的提高和发展是职工,尤其是中年职工最为关心的问题,这与职业紧张密切相关。同时职工福利、待遇、人员安排、调离、解雇、离退休、失业等都是众所周知的与职业紧张发生密切相关的。

(四)职业紧张反应的表现

紧张不都是有害的,适度的紧张是有益的,个体必需的。只是长期过度紧张才对个体不利,甚至是有害的,紧张反应主要表现在心理的、生理的和行为的变化及精疲力竭症几个方面。

1. 心理反应　过度紧张可引起人们的心理异常反应,主要表现在情感和认知方面。例如工作满意度下降、抑郁、焦虑、易疲倦、感情淡漠、注意力不集中、记忆力下降、易怒、社会退缩,使他们个体应对能力下降。

2. 生理反应　主要是躯体不适,血压升高,心率加快,血凝加速,皮肤生理电反应增强,血和尿中儿茶酚胺和17-羟类固醇增多,尿酸增加。对免疫功能可能有抑制作用,可致肾上腺素和去甲肾上腺素的分泌增加,导致血中游离酸和高血糖素增加。

3. 行为表现　行为异常主要表现在个体和组织两个方面。个体表现是逃避工作,怠工,酗酒,频繁就医,滥用药物,食欲不振,敌对行为;组织上表现为旷工,缺勤,事故倾向,生产能力下降,工作效率低下等。

4. 精疲力竭　又称职业倦怠。有研究认为精疲力竭的发生是职业紧张的直接后果,是个体不能应对职业紧张的最重要的表现之一。Maslach 提出的精疲力竭症三维模式,确认了职业紧张体验的多样性,并为深入研究提供了新的思路。三维模式的主要内容是:①情绪耗竭(emotional exhaustion):指个体的情绪资源(emotional resources)过度消耗,表现为疲乏不堪、精力丧失、体力衰弱和疲劳;②人格解体(depersonalization):是一种自我意识障碍,体验自身或外部世界的陌生感或不真实感(现实解体),体验情感的能力丧失(情感解体),表现为对他人消极、疏离的情绪反应,尤指对职业服务对象的麻木、冷淡、激惹的态度;③职业效能下降:指职业活动的能力与效率降低,职业动机和热情下降,职业退缩(离职、缺勤)以及应付能力降低等。精疲力竭的后果是严重的,不仅会丧失工作能力,还可能危及生命。

(五)职业紧张的控制和干预

预防职业紧张首先应探寻和确定紧张源,可从个人和组织两个方面采取干预措施。对个体应增强应对能力,对组织则努力消除紧张源。但无论从哪方面干预,都需要采取综合性措施。

1. 法律保障　从立法上明确生产技术、劳动组织、工作时间和福利待遇等制度都应充分有利于促进生产,减少或避免个体产生心理、生理负面影响,从制度上保证个体获得职业安全与卫生的依据、自主决策权利、得到承认和尊重以及主人翁态度参加生产计划、民主管理等。

2. 增强个体应对能力　个体应对能力(personal coping resource)是指能增强个体应对能力的因素。研究得较多的应对能力因素是社会支持(social support)。Hersey 首次提出社会支持对降低职业

紧张的重要性,尤其是得到同事和领导的支持,对个体的生理、心理反应极为有利。社会支持主要表现在:

(1)情感支持,人们遇到困难时可从朋友那里得到安慰。

(2)社会的整体性,使人们感到自己是社会的一员,他们有共同的关心。

(3)社会支持是切实的、明确的,如在经济上、工具或任务互助等。

(4)社会信息,可获得有关任务的信息,从而获得指导和帮助。

(5)相互尊重和帮助,体现在技术和能力方面得到承认和尊重。

(6)社会支持具有缓冲作用。

3. 增强应对反应　应对反应(coping response)是个体对职业紧张源刺激的反应活动。Penalin和 Schode 把应对定义为个体对外部刺激所发生的为预防、避免和控制紧张情绪的反应活动。应对反应可分为三个类型:

(1)改变紧张状态的应对反应。

(2)改变紧张状态的含义的应对反应,如自感工资待遇虽不高,但做该项工作都很有意义,这就可使发生的紧张程度降低,甚至不发生。

(3)改变已发生紧张后果的应对反应,如尽量克制、忍耐、回避或抒发情感等,以将紧张状态的负面影响降至最低程度。

4. 组织措施　组织应在工作方式和劳动组织结构的设计和安排上尽可能符合卫生学要求,以满足劳动者心理需求,提高自主性和责任感,促进职业意识,充分发挥职业技能。

5. 培训和教育　为增强个体与职业环境的适应能力,应先充分了解个体特征,针对不同情况进行职业指导或就业技术培训,帮助其克服物质、精神和社会上的困难或障碍,鼓励个体主动适应或调节职业环境,创造条件以改善人与环境的协调性。

6. 健康促进　开展健康教育和健康促进活动,增强个体应对职业紧张的能力。

三、心身疾病

(一)概述

心身疾病(psychosomatic diseases)又称心理生理障碍(psychosomatic disorders)是指一组与心理和社会因素密切相关,但以躯体症状表现为主的疾病。心身医学就是研究心理和社会因素与人体健康和疾病的相互关系的学科,是一门跨学科的边缘学科。

心身疾病的范围甚为广泛,可以累及人体的各个器官和系统,心身医学不是研究某一器官或某个系统的疾病,而是一种关于健康和疾病整体性和综合性的理论。心身疾病目前包括了由情绪因素所引起的,以躯体症状为主要表现,受自主神经所支配的系统或器官的多种疾病。由于世界各国对心身疾病分类的方法不同,包括的疾病种类很不一致。根据美国心理生理障碍学会所制订的较为详细的分类,结合其他有关资料对各系统的心身疾病阐述如下:

1. 皮肤系统　神经性皮炎、瘙痒症、斑秃、牛皮癣、多汗症、慢性荨麻疹、湿疹等。

2. 肌肉骨骼系统　腰背疼、肌肉疼痛、痉挛性斜颈、书写痉挛。

3. 呼吸系统 支气管哮喘、过度换气综合征、神经性咳嗽。

4. 心血管系统 冠状动脉粥样硬化性心脏病、阵发性心动过速、心律不齐、高血压、偏头痛、低血压、雷诺氏病。

5. 消化系统 胃十二指肠溃疡、神经性食欲缺乏、神经性呕吐、溃疡性结肠炎、幽门痉挛、过敏性结肠炎。

6. 泌尿生殖系统 月经紊乱、经前期紧张症、功能性子宫出血、性功能障碍、功能性不孕症。

7. 内分泌系统 甲状腺功能亢进、糖尿病、低血糖。

8. 神经系统 痉挛性疾病、紧张性头痛、睡眠障碍、自主神经功能失调。

9. 耳鼻喉科的心身疾病 美尼尔综合征、咽部异物感等。

10. 眼科的心身疾病 原发性青光眼、眼睑痉挛、弱视。

11. 口腔科的心身疾病 特发性舌炎、口腔溃疡、咀嚼肌痉挛等。

12. 其他与心理因素有关的疾病，癌症和肥胖症等。

以上各类疾病，均可在心理应激后起病，因情绪影响而恶化。心理治疗有助于病情的缓解和康复，目前这种对疾病的整体观念有助于正确评价生物、心理和社会因素之间的联系，已成为临床上认识和处理疾病的方向。

（二）常见的心身疾病

1. 支气管哮喘 病人的躯体素质具有敏感、易受暗示的特征，社会心理因素有较大的影响。由于遗传或早年环境因素的影响而形成支气管反应的个体类型，使这类病人容易发生气管痉挛反应——迷走神经兴奋。具有这种哮喘素质的人，可因炎症、过度劳累、吸入致敏原、或在环境刺激引起情绪变化等因素影响下，导致哮喘发作。每次发作后，可能又以条件反射的方式固定下来，在遭遇同样情境时，即再度发作。在儿童中，若父母对患儿的哮喘行为过分关注，亦可强化已形成的条件反射，使发作容易固定持续。支气管哮喘病人典型的心理特征是：支气管系统的极端不稳定性；矛盾心理冲突；恐惧，可以分为两种：害怕哮喘的恐惧和因人而异的恐惧。因此，心身医学的文献把支气管哮喘看作是各种躯体和心理因素的"最终躯体反应"。有文献资料统计表明，75%的哮喘发作的诱因是感染，47%是过敏，61%是心理因素。从上面的统计数字可以发现多个诱因在起作用。还有一些学者认为，除了感染和过敏两种因素以外，至少有四分之一的病人的哮喘发作诱因是心理因素。

2. 消化性溃疡 胃肠道被认为是最能表达情绪的器官。实验室研究发现心理因素可影响胃液分泌、胃黏膜血管充盈的程度和胃壁蠕动的变化。当心理因素与各种体质因素联合作用时，就有可能产生溃疡。临床上常见消化性溃疡的发生与恶化常与紧张的生活事件有关。心理应激导致大脑皮质的功能失调，作用于下丘脑下部，促使迷走神经兴奋，引起胃酸分泌持续升高。心理应激还可通过垂体——肾上腺皮质内分泌系统，促使消化性溃疡的发生。

有学者把溃疡病看成是与环境压力有一定关联的胃肠溃疡的发展，这些人由于自身的性格特点和生活经历，会以机体胃肠功能紊乱的形式反映出来。

胃功能、胃的运动、血液循环和分泌与高级神经系统活动有密切的关系，因此与情感状态也有密切的关系。好斗和发怒会影响食物的胃排出量，恐惧或强烈的情绪波动则会由于幽门痉挛减慢食物的排出量。在恐惧、无法满足的逃避愿望、消极悲观或丧失勇气等各种情绪的影响下,胃酸分泌减少,胃运动和血液流通减慢。好斗的环境、长期的恐惧和冲突环境会增多胃酸分泌,并且在以上环境持续出现的情况下造成胃黏膜变化,在这种条件下胃黏膜特别容易损伤,长期和胃液接触导致了胃溃疡的产生。

3. 原发性高血压　原发性高血压病人常具有 A 型行为特征:性情急躁、完美主义、对外界要求过高、容易受到挫折。A 型行为特征可具有家族遗传特点。由于长期或强烈的心理应激,反复的情绪波动使大脑功能失调,对皮质下中枢不能正常调节,血管舒缩中枢受到刺激,促使外周血管长期过度收缩,从而使血压升高。此外,由于肾小动脉的持续收缩,也促使血压进一步上升。在发病原因中还有内分泌等其他因素的参与、但社会心理因素占有重要地位。因此,在治疗时宜采取躯体活动、生物反馈、松弛训练和各种心理治疗等,降压药因不能治本,故要慎用。

4. 癌症　大量实验研究表明,心理应激可降低动物的免疫功能,流行病学调查资料也显示癌症病人患病前曾受到过较多的精神刺激。此外,性格特点常较内向,情绪不易外露,自我克制,容易产生苦闷、怨恨和绝望感。发现患了癌症以后,又易出现否认、愤怒、委屈和忧郁等情绪。这些心理状态对癌症的治疗和康复不利,可能加重病情的发展。因此在癌症的治疗过程中,必须重视心理因素,在应用药物、放射治疗的同时,应配合心理治疗和社会环境方面的支持和帮助,促使病人更好地康复。

5. 甲状腺功能亢进　近年研究证明甲状腺功能亢进主要因精神刺激而诱发。曾有报道,有人在极度恐怖和精神创伤后的几小时内发病。病前性格为:内向、情绪不稳、紧张、焦虑、抑郁、神经质、对外界刺激敏感。在心理应激的条件下,引起皮质激素及免疫抑制剂的释放,干扰了机体正常的免疫监视功能,而导致发生甲状腺功能亢进。因此在治疗上必须注意心理支持和帮助。

第五节　职业工效学

职业工效学(occupational ergonomics)是人类工效学应用的重要分支,以解剖学、心理学、生理学、人体测量学、工程学、社会学等多学科的理论知识为基础,以职业人员为中心,研究人-机器-设备环境之间的相互关系,旨在实现人在工作中的健康、安全、舒适,同时保持最佳工作效率。职业工效学的内容主要涉及工作过程中的生物力学、人体测量学、人-机-环境系统相互关系以及以肌肉骨骼疾患为主的工效学相关疾病等几个方面。

一、工作过程的生物力学

生物力学(biomechanics)是将力学与生物学的原理和方法有机地结合起来,研究生命过程中不断发生的力学现象及其规律的科学,简单的说就是研究生物与力学的有关问题。生物力学其研究内容十分广泛,其中研究人在生产劳动中肌肉骨骼力学的内容称为职业生物力学(occupational biomechanics),它关注工作过程中人和机器设备(包括工具)间力学的关系,目的在于提高工作效率并减少肌肉骨骼损伤的发生。

（一）肌肉骨骼的力学特性

人体运动系统主要由肌肉、骨骼和关节组成,其中肌肉是主动部分,骨骼是被动部分,在神经系统支配下,通过肌肉收缩,牵动骨骼以关节为支点产生位置变化,完成运动过程。体力劳动是通过人体或人体某一部分的运动来实现的。

骨骼肌是可以随人的意志进行收缩的肌肉。劳动时肌肉做功的效率与负荷大小有关,负荷过大,肌肉收缩时不能缩短或缩短很少,较多的化学能转变为热能,这种情况不但工作效率低,还容易引起肌肉或骨骼的损伤;负荷太小,肌肉收缩时用来做功的能量也很少,效率同样很低。

骨骼是身体重要组成部分,主要功能是支持、运动和保护。人类骨骼结构具承受力强的特性,但不同部位的骨骼对于压缩、拉伸、剪切等力的承受能力不同。青年人的骨骼强度比老年人高,男性骨骼强度比女性高约5%。软骨是一种结缔组织,具有较好的弹性和韧性,长骨的软骨具有吸收冲击能量和承受负荷的作用,关节软骨摩擦系数很低,对运动十分有利。

骨间联接称为关节。关节的运动方式是转动,人体各部分的运动实际上是围绕关节的转动,关节面的形状及结构与运动形式密切相关。按照关节运动轴的多少可以分为单轴关节,如肱尺关节;双轴关节,如肱桡关节;三轴关节,如肩关节。理论上三轴关节的活动范围近似于球体。

（二）姿势

人在劳动时需要保持一定的姿势(posture)。最常见的姿势是站姿和坐姿两种,其他还有跪姿、卧姿等。

站立状态下人体运动比较灵活,便于用力,适合从事体力劳动,特别是较重的体力劳动或活动范围较大的工作。采取坐姿时身体比较稳定,宜于从事精细工作。坐姿时下肢不需要支撑身体,处于比较放松的状态,可以用足或膝进行某些操作,如机动车驾驶。随着科学技术的发展和生产方式的变化,坐姿工作的人员越来越多。

无论是站姿还是坐姿,都存在一些不利于健康的因素,如站姿下肢负重大,血液回流差。坐姿状态下腹肌松弛,脊柱"S"形生理弯曲的下部由前凸变为后凸,使身体相应部位受力发生改变,长时间工作可以引起损伤。

不管采取何种姿势,人体都要承受由于保持某种姿势所产生的负荷,称作姿势负荷(posture load)。姿势负荷来自于相应的体段所产生的力矩,大小取决于该体段的质量及质心与相应支点的垂直距离。例如,站姿或坐姿时颈椎需要承受头部产生的负荷,腰椎需要承受腰以上身体各个部分产生的负荷。体力劳动强度越小,即外部负荷越小,为了克服姿势负荷所消耗的能量在总能耗中所占比例越大。

长时间保持任何一种姿势,都会使某些特定肌肉处于持续静态收缩状态,容易引起疲劳。在可能的情况下,应该让操作者在劳动过程中适当变换姿势。为了方便操作和减少姿势负荷及外加负荷的影响,在采用工作姿势时需注意:①尽可能使操作者的身体保持自然的状态;②避免头部、躯干、四肢长时间处于倾斜状态或强迫体位;③使操作者不必改变姿势即可清楚地观察到需要观察的区域;④操作者的手和前臂避免长时间位于高出肘部的地方;⑤如果操作者的手和脚需要长时间处于正常高度以上时,应提供合适的支撑物。

（三）合理用力

为了完成生产或其他工作任务,劳动者在劳动过程中常常需要克服外界的重力、阻力等。此外,从事任何工作都需要保持一定的姿势或体位,要克服人体各部位所产生的重力。根据生物力学基本原理,合理运用体力,可以减少能量消耗,减轻疲劳程度,降低慢性肌肉骨骼损伤的发病率,提高工作效率。

人的力量是由肌肉骨骼系统(包括骨连接)产生和传递的,其中肌肉是主动部分,骨骼是被动部分,起支撑或杠杆的作用,在神经系统支配下,通过肌肉收缩,牵动骨骼以关节为支点产生位置变化,完成运动过程。包括关节在内的某些解剖结构结合在一起可以完成以关节为轴的运动,称为动力单元(kinetic element)。一个动力单元可以完成简单的动作,两个以上的动力单元组合在一起称为动力链(kinetic chain),可以在较大范围内完成复杂的动作。生产劳动中多数操作是通过动力链来完成的,但是一个动力链包括的动力单元越多,出现障碍的机会也就越多。在组织生产劳动时,尽可能选用较简单的动力链。

搬运重物或手持工具时需要克服物体的重力,重力以一定的力矩作用于人体,其中力臂是物体重心至人体支点(关节)的垂直距离。在物体重量固定的情况下,人体承受的负荷与物体重心到支点的垂直距离成反比。生产劳动中尽可能使物体的重心靠近人体,可以使力矩变小,减轻劳动负荷,减少用力,如图2-4所示。

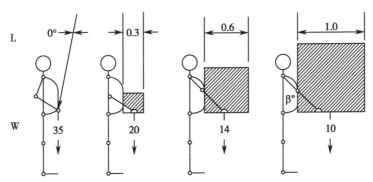

做功相同(7kg·m),物体宽度与搬运物体的重量
L: 物体宽度(m)；　W: 物体重量(kg)

图2-4
物体重心位置对作业效率的影响

除了物体重心以外,人体本身也有重心。当人体向某一方向倾斜时,重心也随之发生偏移,此时需要肌肉收缩来保持某一特定姿势和维持平衡。除了整体重心以外,人体各个部分(即体段,segment)也有各自的质量和重心,如头、手、前臂、上臂、躯干等,每一部分力矩的大小取决于该体段的空间位置与相应的关节(支点)之间的垂直距离,如图2-5所示。距离越大,力矩越大,机体的能量消耗也随之增加。生产或工作中人体同时承受姿势负荷和外加负荷。采取站姿或坐姿工作时,既要注意避免人体整体重心的偏移,又要使人体各部分的重心尽量靠近脊柱及其延长线,以便减少姿势负荷。

生产中用力要对称,这样可以保持身体的平衡与稳定,减少肌肉静态收缩,减轻姿势负荷,降低能量消耗。比如,将一定重量的书包由单肩背改为双肩背,氧的消耗减少将近50%。搬运同样的重量,平均分配在两手携带比用一只手拿着要轻松得多。

从事不同的工作,要根据工作特点和工效学基本原理,采取合理用力方式。有些工作中可以利用人体整体或某一部分的重力,以节省体力。例如,当工人需要向下方用力安装某种零件时,可以将工作台适当降低,利用身体重力向下按压,提高工作效率。使用工具打击物体时,可以运用关节在尽可能大的距离上运动,利用冲击力,提高工作效率。

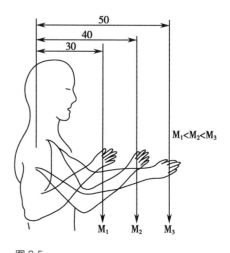

图 2-5
肢体重力力矩变化情况

二、人体测量及应用

人体测量学(anthropometry)是一门用测量方法研究人体格特征的科学,通过对人体的整体测量和局部测量,探讨人体的类型、特征、变异和发展规律。人体测量获得的各种人体尺寸信息可用于研究设计和调整工具,从而最大程度的保护工人身体健康,提高生产效率,发挥机器的性能。同时,人体测量学在日常生活、人类进化、生长发育、体育、教育等许多领域亦有应用。

人体尺寸不仅有国家和地区的差别,由于营养等原因,同一个地区的人在不同时代也不相同。如我国华东地区,人的平均身高在20世纪50年代为164.5cm,到2005年上海市大学生平均身高达173.78cm。根据人体尺寸这种变化特点,即使在同一国家或地区,人体测量工作也要间隔一定时间重复进行。

（一）人体测量内容

人体测量的内容即人体的各种参数,主要包括人体静态尺寸、动态尺寸、力量、比例、角度、重心、功能范围以及描述人体三维形态的特征点坐标数据等。在多种人体参数中,人体尺寸是人机系统设计的基本资料。

在工效学实际应用中,人体测量的类型通常分为静态测量和动态测量两种。

1. 静态测量　又叫静态人体尺寸测量(static measurement of dimensions),是被测者在静止状态下进行的测量,测量体位通常取站立或坐姿。这种方法测量的是人体各部分的固定尺寸,如表2-6是我国1988年颁布的部分成人测量数据,包括身高、眼高、上臂长、前臂长等,新的全国人体尺寸测量工作于2009年启动,目前尚未颁布测量结果。

人体测量需要测定人体各个部分的参数,静态测量最基本的尺寸有119项。如有特殊需要,则需适当增加测量参数,比如为了设计航空供氧面罩,仅在口鼻周围就设20多个测点。

表 2-6　中国人体主要尺寸(中位数,mm)

项目	男	女	项目	男	女
身高	1678	1570	胸宽	280	260
上臂长	313	284	胸厚	212	199
前臂长	237	213	肩宽	375	351
大腿长	465	438	最大肩高	431	397
小腿长	369	344	臂宽	306	317
眼高	1568	1454	坐姿臀宽	321	344
肩高	1367	1271	坐姿两肘肩宽	422	404
肘高	1024	960	胸围	867	825
手功能高	741	704	腰围	735	772
会阴高	790	732	臀围	875	900
胫骨点高	444	410	头全高	223	216
坐高	908	855	头矢状弧	350	329
坐姿颈椎点高	657	617	头冠状弧	361	348
坐姿眼高	798	739	头最大宽	154	149
坐姿肩高	598	556	头最大长	184	176
坐姿肘高	263	251	头围	560	546
坐姿大腿厚	130	130	形态面长	119	109
坐姿膝高	493	458	手长	183	171
小腿加足高	413	382	手宽	82	76
坐深	457	433	示指长	69	66
臀膝距	554	529	示指近位指关节宽	19	17
坐姿下肢长	992	912	示指远位指关节宽	16	15
足长	247	229			
足宽	96	88			

摘自《中国成年人人体尺寸》(GB 10000—88)

　　有时根据实际需要还要对某些特定人群进行测量,获得相关人群的人体尺寸资料,如对士兵进行人体测量以确定某些武器设计参数或军服的尺寸。

　　2. 动态测量　是被测者在规定的运动状态下进行的测量,又称动态人体尺寸测量(dynamic measurement of dimensions)。这种方法测量的是人体或某一部分空间运动尺寸,即活动范围,又称功能人体尺寸测量(functional measurement of dimensions)。

　　许多生产劳动是在运动过程中完成的,各种操作的准确性、可靠程度、做功效率以及对人体的影响等均与人体或某些体段的动态尺寸有密切关系。动态测量数据在生产场所的设计、布局以及机器设备的制造等方面都有重要应用价值,如机器安放的密度、操作台的高低、机动车或飞机驾驶使用的各种操纵杆和控制键的安放位置,等等,设计尺寸都要符合使用者的动态尺寸。

　　在进行动态测量时,除了活动范围以外,还要测量适宜的范围。在可能的情况下,各种操作均应安排在适宜范围内,这样可以省时、省力,同时还可以减少肌肉紧张和能量消耗。图2-6显示尽管脚可以以跟骨为轴在60°范围内活动,但图中阴影部分为适宜范围,脚动控制器安放在这一区域比较合适。手动控制器或流水线生产中工件输送的位置均应设计在手部动态测量的适宜范围之内。

（二）人体测量方法

1. 人体形态参数的测量　人体形态参数的测量方法主要有两类,即直接测量法和间接测量法,也可按测量工具与受测对象的关系划分为接触测量法和非接触测量法。

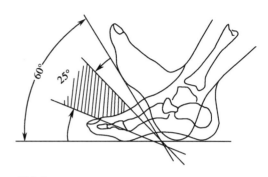

图 2-6
脚部活动范围及适宜范围

（1）直接测量法（接触测量法）:按测量结果的形式又可分为两种,一种是采用传统的马丁氏人体测量仪,根据体表标志或骨性标志,直接对人体上选定部位的尺寸和围度等数据进行测量,在服装设计方面多应用这种方法。另一种直接测量法是对体表特征点的三维坐标数据进行数字化测量,即采用三维坐标测量仪器,对体表的形态特征点或骨性特征点的三维坐标数据进行测量。这种方法可直接为各种计算机辅助设计造型软件所调用,特别适合于应用越来越广泛的人体三维造型及各种人-机环境系统的仿真设计与工效学评价等方面研究。随着计算机软件技术的发展,这一测量方法得到了更多的应用。

（2）间接测量法（非接触测量法）:是采用激光、全息摄影、计算机等现代技术,把受试者全身不同部位从不同角度扫描或摄录下来,然后再用软件进行处理,计算出测量指标数据。此外还有光栅测量法,亦即投影光栅相位测量法,其基本原理是根据两个稍有参差的光栅相互重叠时产生的光线几何干涉所形成的一系列含有面外位移信息的云纹来进行测量的方法。目前,国外激光扫描测量技术发展相对较完善,国内也开展了此类技术和设备的研发,并在各领域得到越来越多的使用。

2. 人体力学参数的测量　人体力学参数测量方法有多种,比如人体重心（包括各个体段重心）的测量使用的主要方法有:尸体解剖法、重心板法、水浸法、数学物理模型法、γ射线测量法、CT法和三维立体摄影方法等。每一种方法各有其长处和不足,需根据具体情况选用。如飞行员人体测量中,常用的方法有形态参数的直接测量法以及力学参数的重心板测量法等。

（三）测量仪器

人体测量目前常用的仪器有20多种,主要有人体测高仪、卷尺、直角规、弯角规、活动直角规、附着式量角器、三脚平行规、测骨盘、可调式坐高椅、体重计、测齿规、摩立逊定颅器、测腭器、立方定颅器、水平定位针、马丁描骨器、托颅盘、平行定点仪、持骨器、简易描绘器等。进行人体测量时,对于所选用的人体测量仪器必须进行校准。

人体测量技术如同许多其他技术的发展一样,其内容、方法都在不断发展,随着计算机辅助设计和制造技术的进一步发展和应用,非接触式的三维数字化测量将成为人体测量的主要方法。

（四）人体测量指标的影响因素

人体尺寸受年龄、性别、种族、地区、职业等多种因素的影响,使用人体测量数据进行设计的时候,需考虑各种影响因素。

1. 年龄 人体尺寸在成年以前随年龄增长而增加,这种变化过程一般男性到 20 岁,女性到 18 岁基本停止。有些尺寸,如手和脚的尺寸,在更小的年龄即达到最大值。成年以后随着年龄增加,人的身高会略有减少,但肩宽、腹围、胸围、臀围等尺寸却随年龄增加而增大。

2. 性别 每一个国家或地区的人群,男性和女性的人体尺寸数据均存在明显差别,如身高差别可达 10cm 以上。大多数人体尺寸男性比女性大,但胸厚、臀宽、臂及大腿周长,女性比男性大。在身高相同的情况下,男女身体各部分的比例也不相同。

3. 种族 不同种族的人体尺寸可以有较大差别,即使是在同一国家,不同区域也有差异。一般白种人比较高大,如果一个国家主要是由白种人组成,则人体尺寸的值就较大。不同的种族之间不仅身高有差别,其他参数(如身体各部分之间的比例)也不完全一致(图 2-7)。20 世纪 50~60 年代,一些亚洲国家进口了按照欧洲人的人体尺寸设计的机器,除了操作困难以外,还引起工人的多种不适和疾患。目前进入国际市场的产品都重视并设法解决这类问题。

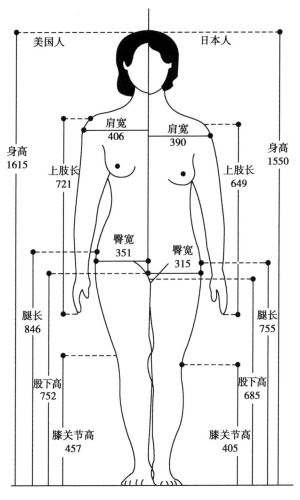

图 2-7

不同人种人体尺寸差异(cm)

4. 地区　由于各种原因,长期生存在不同地区的人,即使是同一种族,人体尺寸也会有所不同,如表 2-7 所列我国不同地区的人体身高尺寸有较大差别。

表 2-7　我国不同地区人体身高尺寸(均值,cm)

身高	男	女
东北、华北区	169.3	158.6
西北区	168.4	157.5
东南区	168.6	157.5
华中区	166.9	156.0
华南区	165.0	154.9
西南区	164.7	154.6

5. 职业　不同职业的人,在身体高矮和比例方面可以存在一定差别,如体力劳动者肌肉发达,臂和腿的周长比脑力劳动者大。绝大多数差别是职业选择的结果,如某些球类运动员的平均身高比较高,某些兵种的平均身高比较低。

6. 其他因素　人体尺寸有明显时代特征。人类社会的不断发展,卫生、医疗、生活水平的不断提高以及体育运动的大力开展,使人类的成长和发育也发生变化。身高呈现出每 10 年增加 2 cm 左右的趋势,其他形体尺寸也随之发生变化。因此,在使用人体测量数据时,要考虑其测量年代。

（五）人体尺寸的应用

人体尺寸用途非常广泛,除了在工业生产中的应用以外,还广泛应用于农业、林业、交通运输、航空航天等各种行业。此外,在民用、军用以及法医学和民族起源研究中,人体尺寸也具有十分重要的作用。

人体测量项目很多,在分析计算时,对于每一个项目都要进行统计分析,分别计算出不同百分位数的人体尺寸,以满足不同设计需要。一般从小到大计算出 1%、2%、5%、10%……直到 99% 的数值。

人体尺寸数据一般呈正态分布。按照人体尺寸的平均值设计产品和工作空间,往往只能适合50% 的人群,而对另外 50% 的人群则不适合,因此使用平均值作为设计的依据具有较大局限性。在实际工作中,使用人体测量数据要根据具体要求加以应用,例如车间入口的高度如果按照身高的第50 百分位数设计,则有一半的人难以在正常直立状态通过,同样,工作台或办公桌下面的容膝空间(leg room)高度如果使用第 50 百分位数的值,则有一半的人在工作时下肢难以摆放在自然位置。另一方面,由于经济和技术的原因,有些高度设计也不能无限加大,如某些交通工具(如汽车、飞机)的入口高度,常常不能满足特殊高度的人自由通行,不能使用人体测量上限值。

在工业生产中,机器、工具、工作场所等都要参照人体尺寸进行设计。不同的设计要求和不同的使用对象,对人体尺寸的使用方法也不相同。

1. 适合于 90% 的人　最常见的设计是使产品适合于 90% 的人。所谓 90% 的人并非是指从低到高或由高到低 90% 的人群,而是要求适合第 5 百分位数至第 95 百分位数的人。比如机器或中央控制室内的控制柜的设计,这种情况通常有若干个需要用手操纵的控制器。按照上述要求进行设计的时候,如果是站姿操作,控制器安放的最低位置应当使第95百分位数(身高较高的人群)的人不需弯腰就可以用手抓握,这样较低的人自然也不用弯腰即可操作;对于较高部位的控制器,安放位置应使第5百分位数(身高较低的人群)的人在正常情况下伸手即可抓握到,对于身高高于第5百分位数的人来说,操作更加容易。

2. 单限值设计　有些设计只需要一个人体尺寸的百分位数值作为上限值或下限值,称单限值设计。单限值设计有时需要取上限值,如门的高度,只要符合高身材的人的需要,低身材的人使用不会发生什么问题。在另外一些情况下,如工作场所为了防止肢体伸入危险区所采用的防护网的网孔直径,只要考虑身材小的人体尺寸即可,所以又称小尺寸设计。

3. 一般设计　有一类设计不是采用上限值或下限值,通常以第50百分位数的值作为设计依据,如门的把手高度,墙壁上电灯开关高度,一般是按照这种方式设计,这种情况多见于要求不高且适合于多数人使用的设计。

在使用人体尺寸进行设计时,还要适当增加修正量以满足实际需要,如着衣修正量等。

三、机器和工作环境

(一)人机系统

生产劳动过程中,人和机器(包括设备和工具)组成一个统一的整体,共同完成生产任务,称作人机系统(person-machine system)。人机系统的构成可以非常简单,骑自行车是较为简单的人机系统,骑车者用脚和手操作自行车的脚踏和车把来完成骑行的过程。驾驶飞机飞行则是复杂人机系统的例子,而像飞机导航控制网络则是更为复杂和精密的人机系统,包括了大量独立的人机子系统,其中每一个子系统是整体系统的有机组成部分。

在人机系统中,人和机器之间的信息传递至关重要,人机之间信息是通过人和机器之间的界面(interface)传递的,如图2-8所示。人机界面主要包括显示器和控制器,机器的信息通过显示器向人传递,人的信息(包括指令)通过控制器向机器传递。在现代化生产中,人机之间的信息传递还包括人机之间的监督,这种功能可以使人的错误操作不发生作用,也可以使机器的异常情况及时显示出来供人处理或中止运行,以保证生产过程的安全。从工效学角度研究人机界面,就是要使显示器和控制器适合于人的解剖、生理和心理特点。

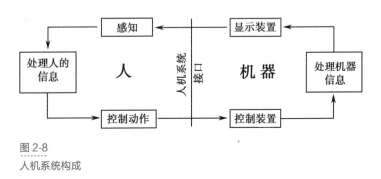

图 2-8
人机系统构成

在人机系统中,人和机器具有不同的特征,只有合理的分工才能保证生产的正常运行和人体健康,所以研究人机间的合理分工是工效学的重要内容。人具有知识,可以进行思维、综合分析、判断以及创造等。机器在物理力、耐力、速度以及准确性等方面的特点比较突出,同时还不受生理和心理的影响。因此,人与机器的合理分工应该是:笨重、快速、单调、重复、操作复杂、精密以及危险的工作适合于机器承担,指令、监控、维修、设计、故障处理以及创造性的工作和应付突发事件等,应由人来完成。

（二）显示器

人机系统中,用来向人表达机械性能和状态的部分称为显示器(display)。显示器是机器信息的输出装置,包括各种仪表、指示灯、信号发生器等。按照人体接收信息的器官不同,分为视觉显示器、听觉显示器、触觉显示器、动觉显示器等,其中使用最为广泛的是视觉显示器,其次是听觉显示器。

1. 视觉显示器(visual display)　按照功能划分主要有三种:①查对显示器,用来指示机器运转是否正常,如电源是否接通;②警戒显示器,显示机器是否处于正常工作状态;③读数显示器,用具体数值显示机器有关参数或状态,如温度计、速度计等。此外,还有调节和追踪用的显示器。

显示器设计、选用要符合生产需要和人生理、心理特点,以下几点需要加以注意:

(1)工作性质和要求,如图2-9所示,如果只要求读数,窗式数字显示器比较好;如果需要观察变化情况,则宜选用可移动指针的显示器。

显示器	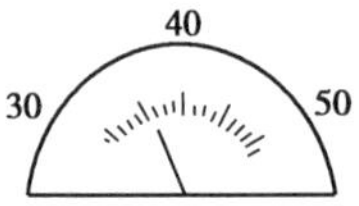 30 40 50	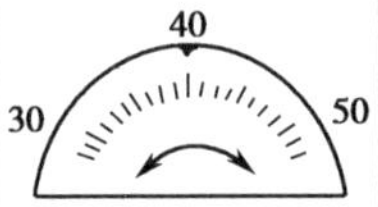 30 40 50	789
容易读数	一般	一般	很好
变化显示	很好	一般	很差
变化过程控制	很好	一般	一般

图2-9
几种不同类型的视觉显示器

(2)精确程度应符合机器的总体设计要求,在保证精度的情况下,尽可能使显示方式简单明了,容易判读。

(3)一个显示器传递的信息不宜过多,太多容易引起混淆。

(4)数字显示器要易于判读和换算,一般不超过3位数。

(5)数字排列符合阅读习惯,如从左至右或从上向下。有研究表明反方向的设计可使读数错误率明显增加。

（6）显示器的指针不应遮住数字或刻度，指针粗细要适当。

此外，视觉显示器还应具有可见度和对比度高、阐明能力强等特点，并确保使用安全。

2. 听觉显示器（auditory display）　是靠声音传递信息的装置，常见的有铃、哨、汽笛、喇叭等，在生产劳动中常用于指示或报警。听觉显示的特点是信息可以向周围各个方向传播，可以通过改变声音的频率和强度，改变传送距离。采用听觉显示器需注意下述原则：

（1）在可能的情况下选用人耳最敏感的频率范围。

（2）需要传输很远的信号使用低频声音。

（3）报警用的信号频率要在背景噪声掩蔽效应最小的范围内。

（4）紧急报警宜采用间断的声音信号或改变频率和强度，以便引起人们的注意。

（5）信号持续时间适当，持续时间太短，不利于分辨；持续时间过长，容易令人产生烦恼。

（三）控制器

控制器（controller）是操作者用以改变机械运动状态的装置或部件，常见的有开关、按钮、旋钮、驾驶盘、操纵杆和闸把等。控制器通常是通过人体四肢的活动来操纵，据此分为手控制器、脚控制器、膝控制器等，其中手控制器应用最为广泛。此外，随着科学技术的发展，使用语音、光照、眼睛等操作的新型控制器得到越来越多的应用。

1. 手控制器

（1）按压式控制器：主要指各种各样的按钮、按键等，按压式控制器装置简单，使用方便、快速，是最常用的手动控制器。同一个区域如果有多个按钮，需要用颜色、形状或指示灯加以区别，功能相反的按钮（如开、关按钮），除了使用不同的颜色（如绿或红）加以区别外，最好设计成大小不同的形状，排列位置隔开一定距离，以免出现紧急情况时操作失误，贻误时间。

（2）旋转式控制器：主要指各类手轮、旋钮、摇柄、十字把手等。适用于工作状态较多或连续变化的过程控制。在工程设计中，根据手的功能和尺寸特点，旋钮的直径、高度和旋转阻力等均有相应规定。对于多层旋钮，各层之间不应接触，在应保证旋转某一层时，不会无意触动其他层的旋钮。

（3）移动式控制器：主要有操纵杆、手柄和手闸等。是需要一定力量强度的控制装置，通常只具有开和关的功能并设有明显标志。有的搬动开关在开和关之间还具有过渡位置。

（4）轮盘：用于力度较大或角度较大的旋转，如驾驶盘和气体或液体输送管道的开关轮盘等，其边缘一般设计成波纹状，便于抓握和用力。

2. 脚控制器　外形变化不大，多为长方形，大小与脚掌相适应，表面有齿纹以便用力和防止滑脱。脚控制器多用于精度要求不高或需要用力较大的场合。在有些情况下，操作人员需要同时操纵多个控制器时（如汽车驾驶员），为了减轻上肢负担和节约时间，也采用脚控制器。对于用力较大、速度快和准确性高的操作，宜用右脚。对于操作频繁、易疲劳，不是非常重要的操作，应考虑两脚交替进行。

（四）工具

生产劳动过程中经常需要使用各种工具，如钳子、锤子、刀、钻、斧等，合理使用工具能提高劳动效率。随着职业工效学的发展,工具的合理设计已越来越受关注,若长期使用设计不良的工具和设备,会给作业人员造成各种疾患、损伤,降低工作效率(图2-10)。因此为了更好地发挥工具的作用,提高工作效率,保护劳动者健康,工具的设计和选择需注意外形、尺寸、重量等符合人体尺寸和人的解剖及生理特点。

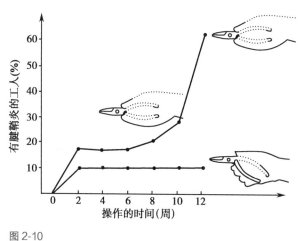

图2-10
使用不同钢丝钳后患剑鞘炎人数比较

劳动工具的设计需要注意下述原则:

(1)手用工具的把柄多设计成圆柱体,尺寸大小符合手的测量尺寸,手握处宜有合适的波纹以增加抓握的牢度。

(2)把柄的直径需考虑使用时用力的大小和使用时间长短,一般用力大或使用时间长的工具,手握处把柄的直径大一些。

(3)如果使用过程中需要利用工具的重力(如锤子),则工具的重心宜远离手部,否则,应尽可能使工具的重心靠近手部,以减少手部负荷。工具的重量越大(如电钻),重心设计要求越高。

(4)使用工具时应使操作者的手和上肢保持自然状态,如果需要变化角度,应从工具设计中加以解决,如图2-11所示。这样既便于操作,又可以减少人体相应部位的静态紧张。

工具还需具有外形美观、坚实耐用、使用安全等优点。

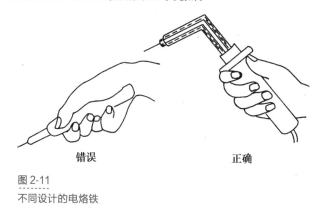

错误   正确

图2-11
不同设计的电烙铁

(五)作业环境

工作环境中能对人的身心健康和工作效率产生影响的因素可以概括为社会环境因素和自然环

境因素。社会因素,包括社会分工、劳动报酬、职位升迁、人际关系等,这些因素涉及范围广,对劳动者的影响复杂。对于自然环境中的因素,职业工效学主要研究各种物理性和化学性因素对工作中健康、安全、舒适和效率的影响,以及如何创造良好的工作环境。

1. 气温　气温升高或降低不但对人体健康产生影响,还可以影响作业能力和工作效率,例如,在高温或低温环境中,可以使反应速度减慢、操作的准确性降低,导致工作能力下降和差错事故发生。研究显示,温度达 27～32℃时,需要肌肉用力的工作效率下降;当温度高达 32℃以上时,需要注意力集中的工作以及精密工作的效率开始下降。实践证明,在一定的温度范围内,人们不但感到舒适,还能提高工作效率。由此,越来越多的生产和工作环境使用了空气调节装置,使作业场所气温常年保持在比较适宜的范围内,许多国家还制订了适宜温度的标准或规定。

人体对温度的感觉受许多因素的影响,如年龄、性别、健康状况、着装情况和劳动强度等,一般情况下,年龄大的人对热或冷的耐受能力比较差一些,女性比男性差一些。同样的人在 22℃环境中从事脑力劳动可以感觉舒适,但若进行重体力劳动则感觉不舒适。在组织和安排生产劳动时,应考虑到各种因素,使劳动者在适宜的环境温度中从事各项工作。

2. 噪声　在噪声环境里,人的注意力不易集中,影响学习和工作,严重时可以出现心情烦躁、反应迟钝和精神疲惫等。有调查发现在窗户敞开的办公室工作的人员,有 60% 的人不能集中注意力,30% 以上的人受到噪声严重干扰。对于从事某些特殊作业的人员,如电话接线员,噪声对工作质量和效率的影响更加明显,有人观察到将环境噪声从 40dB(A)提高到 50dB(A),错误率增加将近50%。此外,噪声还可以掩盖作业场所(如矿井)的危险信号或机器发出的警报,由于作业人员不能及时察觉,导致严重的工伤事故发生。根据这种情况,科学工作者针对不同的场所提出不同的噪声限值,这类限值通常比职业卫生接触限值低许多。

3. 照明　人的信息有 80% 是通过视觉获得的。生产劳动过程中,合适的照明条件有利于保证获得信息的准确性和提高获取速度。一般情况下,提高照度可以增加周围物体的识别度,但并非照度越高越好,如果照度过高,一方面很容易引起眼睛疲劳,甚至造成视觉损伤,另一方面使人的兴奋性异常增高,很快转为抑制,导致全身疲劳,降低劳动效率。对于某些特殊作业场所,如视屏作业,如果照度太高,则使荧光屏所显示的字符与背景的对比度下降,造成识别困难,容易引起视觉疲劳和差错。因此,职业工效学要求根据作业特点,采用适宜的或合理的照明条件,例如一般工作,照度可以低一点,而精细工作,照度要求高一些,重要工作的照度则有特殊要求,例如医院手术台照度要求达到 2 6850Lx。

4. 颜色　颜色是物体的一种属性,也称色彩。适当的颜色可以帮助作业人员提高人对信号或标志的辨别速度,进行正确的观察和识别,减少操作错误,例如橙色具有高的注目性特征,常作为标志性用色。

颜色对人的心理也可以产生一定影响,使人产生某种感情或引起情绪变化,例如,红、橙、黄等颜色给人以温暖的感觉,称为暖色;蓝、绿、紫等颜色给人以寒冷的感觉,称为冷色;其他一些颜色称为中间色。暖色可以使人兴奋,例如红色可以提高人的反应性,但也容易引起精神紧张和不安,因此长时间在这种环境下作业,工作效率并不高。冷色使人感到镇静,甚至会产生压抑感。颜色的类型与明度相结合,还可以给人以轻、重和远、近等感觉,如明度高的颜色(浅色)显得轻,明度低的颜色(深色)感觉重。明度高的暖色使物体轮廓给人以扩大的感觉,使物体显得接近;明度低的冷色则给人以物体轮廓缩小和远离的感觉。在机器设计和作业环境的颜色处理时要充分利用颜色的这些特点,可以创造良好的工作环境,使人感到心情愉快,既有利于作业人员的身心健康,也可以提高生产效率。

(六)劳动组织

劳动组织(organization of labor)是指在劳动生产过程中,按照生产的过程或工艺流程安排使用劳动力,以达到提高劳动(工作)效率目标的形式、方法和措施的统称。合理的劳动组织应该充分考虑劳动者之间以及劳动者与劳动工具、劳动对象之间的关系,不断调整和改善劳动组织的形式,创造良好的劳动条件与环境,以发挥劳动者的技能与积极性,充分应用新的科学技术成就和先进经验,不断提高劳动效率,减轻劳动者的生理及心理负荷,增进劳动者健康。以下是从工效学的角度出发,构建和完善合理劳动组织应该注意的原则。

1. 减少负重及用力　负重是造成肌肉骨骼损伤的重要原因之一,在可能的情况下应尽量减少工作过程中负重量,以减轻机体负担。搬运是体力劳动中最常见的负重形式,我国于1990年颁布实施了体力搬运重量限值标准(表2-8),在体力劳动组织中,应当按规定将搬运物体的重量限定在安全范围之内。手持工具操作会造成手部负重,当工具超过一定重量,应当采用支撑或悬吊的方式减轻负重。

除了搬运重物以外,生产中经常采用推或拉的方式运输物体。对于这种工作方式,除了对重量加以限制外,工作人员需注意工作姿势和用力方式。在有条件的情况下,尽可能采用机械运输。

表 2-8　体力搬运重量限值(GB/T 12330—1990)

性别	搬运类别	单位	搬运方式		
			搬	扛	推或拉
男	单次重量	kg	15	50	300
	全日重量	T	18	20	30
	全日搬运重量和相应步行距离乘积	Tm	90	300	3000
女	单次重量	kg	10	20	200
	全日重量	T	8	10	16
	全日搬运重量和相应步行距离乘积	Tm	40	150	1600

2. 改善人机界面　除了显示器和控制器以外,工作台的高低、工件的放置位置等,要有利于工作人员操作和使用,有条件的情况下可使用高度可调节的工作座椅或工作台,不同性别或不同高矮的人使用时可以根据自身的情况,将其调节到合适位置。一个改善人机界面的例子是汽车装配线改进,最初使用的是平面流水线,不同工序的工人需要采取不同的姿势进行零部件安装,有的需要将手举得很高甚至爬到高处,有的则需要蹲或跪着操作。改成立体装配线以后,待装配的汽车在传送过程中不断发生高低变化,每个工人可以保持合适的工作姿势,双手可以在舒适、方便的操作位置进行操作。

座椅是坐姿工作的重要部分,为了适合不同的人使用并方便操作,座椅应该具有高低调节和旋转调节的功能,同时具有合适的腰部支撑,如果座椅不能降低到适当高度,应使用脚垫。随着计算机的普及以及生产的机械化,坐姿工作人员逐渐增多,尤其是视屏终端工作人员,需要注意保持合适的人-机界面(图 2-12)。

3. 人员的选择与培训 为了更好地完成生产任务,工作人员就业时应经过严格挑选,选择的依据不限于是否有就业禁忌证,而是根据所从事工作的特点和要求,确定录用标准,如人体尺寸、体力、动作协调能力、反应速度、文化程度、心理素质等。经过这样选择的工人具有较强的从事该项工作的能力,既可缩短培训时间,又能较好地胜任工作。

现代化生产一般不采用"跟班劳动"的方式培训操作人员,多采用模拟、强化的训练方法,按照标准、经济的操作方式对工作人员进行培训。这种培训方式可以使培训内容密集化,缩短培训时间,如培训化学工业生产控制中

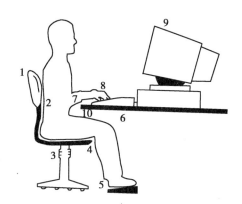

图 2-12

办公室工作人员的座椅和姿势

1. 可调座椅凳
2. 良好的背部支持
3. 座椅高度可调
4. 大腿、膝盖无额外的压力
5. 垫脚
6. 桌下无障碍,有可以改变姿势的空间
7. 前臂基本保持水平
8. 腕部伸、屈、移位尽可能小
9. 显示器的高度和角度使头部保持舒适的姿势
10. 键盘前有一定空间在打字间歇以支持手/腕

心的工作人员,采用模拟方法,能够在较短时间内掌握生产中可能出现的管道破裂、爆炸、火灾等各种意外情况及处理办法。

4. 轮班工作 有些现代化的生产过程需要轮班作业,如冶金、化工等。有些特殊职业,如医生、警察等,也需要轮班工作。轮班工作不符合人体的生物节律,不利于健康,夜间工作还容易发生事故。有研究认为,轮班频率越高,人体越不容易适应,对健康的影响越大。合理组织和安排轮班时间和顺序,可以减轻疲劳,提高出勤率,减少工伤事故的发生。

对于轮班方式,已有很多研究,最常见的是"三班三轮转"或"四班三轮转"。有的特殊工作,如计算机控制中心,也有"五班三轮转"的。但至今尚无公认的合理的轮班工作方式。一般认为,应根据工作特点、性质、劳动负荷等因素,做出合理安排。

5. 工间休息 劳动过程中,随着时间延长,人们会逐渐感到疲劳,工作能力下降。适当安排工间休息,可以有效地减轻疲劳程度。工间休息时间长短和次数,视劳动强度、工作性质和工作环境等方面的因素确定。例如,重体力劳动休息次数相对多一些,如果在高温环境从事重体力劳动,更需要多一些工间休息,以免机体蓄热过多。精神紧张的工作,休息次数也要适当多些,如脑力劳动。轻体力劳动一般上下午各安排一次工间休息即可。此外,公休假和年假等也是缓解疲劳的有效方式。

工间休息方式应根据工作特点确定,如重体力劳动可以采取安静的休息方式,对于脑力劳动和轻体力劳动,适当安排工间操或娱乐活动,更有利于解除疲劳。能够采用有针对性的工间操则更好,如视觉紧张工作休息时做眼保健操,促进局部血液循环,对眼睛的保护效果更好。

6. 其他 组织生产劳动时,工作人员的劳动定额要适当。定额太低,影响劳动效率,定额太高

则容易引起过劳,危害人体健康。劳动过程中需要保持一定的节奏,节奏过快会造成紧张,节奏太慢也容易使人感觉疲劳。

加强个人防护,使用个人防护用品,如使用腰椎保护带或在工作过程中定时活动腰椎,对于腰部职业性骨骼肌肉损伤能起到一定的预防作用。

制定职工在组织生产、技术和工作时间方面遵守的准则,加强劳动纪律的教育和管理,赏罚分明,以保证集体劳动有秩序的进行。此外,为了发挥劳动组织的作用,调动职工的劳动积极性和主动性,还要开展各形式的社会主义劳动竞赛。

四、工效学相关疾患

生产劳动过程中,一些工作任务需要劳动者长时间保持某种特定的姿势或处于一种强迫体位,长期固定姿势特别是强迫体位是造成肌肉骨骼系统的累积性损伤的常见原因;劳动负荷过大、节奏过快等原因也可以引起机体某些部位的损伤或疾病;一些职业由于长期集中于某些器官的使用,造成这些器官的过度使用而引发疾患;因牵拉、压迫或摩擦等原因,也可使机体某些器官或组织发生功能性或器质性变化,甚至形成职业性疾患。上述疾患与工效学因素联系密切,可以称之为工效学相关疾患。

(一)强制体位及负荷过重有关疾患

强制体位及负荷过重可以造成身体某些特定部位损伤,从而引发一系列疾患,其中最常见的是肌肉骨骼疾患(musculoskeletal disorder,MSD)。此外,如下肢静脉曲张、扁平脚、腹疝也是某些行业的常见病。

1. 下背痛(low back pain,LBP)　是患病率最高的一种肌肉骨骼疾患,一般表现为腰部间歇性疼痛,间歇期数月至数年不等,不发作时无症状或症状轻微,严重发作时可丧失劳动力。站姿工作和坐姿工作均可发生下背痛,其中以站立负重工作发病率最高。美国卫生保健政策研究所(AH-CPR)将 LBP 定义为由于背部(位于 $T_7 \sim S_1$ 及臀部)症状所致的活动限制和不舒适。背部症状主要包括背部及与背部有关的疼痛(坐骨神经痛),半数以上的劳动者在工作年龄中曾患过下背痛。

职业性下背痛发病原因主要有:①抬举或用力搬移重物;②弯腰和扭转(姿势不当);③身体受震动;④气候因素(冷、潮湿、受风);⑤重体力劳动;⑥工作相关的心理社会因素(如紧张、寂寞、缺乏社会支持、工作满意度低)。

2. 颈、肩、腕损伤　主要见于坐姿工作,表现为疼痛、肌张力减弱、感觉过敏或麻木、活动受限等,严重者只要工作就可立即产生剧烈疼痛,以至于不能坚持工作。腕部损伤可以引起腱鞘炎、腱鞘囊肿或腕管综合征(carpal tunnel syndrome),主要见于工作时腕部反复曲、伸的人员,由于腕小管内渗出增多,压力增高,正中神经受到影响,严重者还可引起手部肌肉的萎缩。

近年来,腕管综合征的高危人群趋向于电脑操作者。经常反复机械地点击鼠标,会使右手示指及连带的肌肉、神经、韧带处于一种不间歇的疲劳状态中,使腕管神经受到损伤或压迫,导致神经传导被阻断,从而造成手部的感觉与运动发生障碍。另外,由于不停地在键盘上打字,肘部经常低于手腕,而手高高地抬着,神经和肌腱经常被压迫,手会出现发麻,手指失去灵活性。这种病症已成为一种现代文明病，即"鼠标手"。

颈、肩、腕损伤可以单独发生，也可以两种或三种损伤共同出现。主要原因是长时间保持一种姿势，特别是不自然或不正确的姿势，例如头部过分前倾，头部重心的偏移增加了颈部负荷；工作台高度不合适，前臂和上臂抬高，肩部肌肉过度紧张；手部反复曲、伸、用力等频繁活动或进行重复、快速的操作。常见的职业活动主要包括键盘操作者（如打字员、计算机操作人员）、流水线工人（如电子元件生产、仪表组装、食品包装）、手工工人（如缝纫、制鞋、刺绣）、音乐工作者（如钢琴师、手风琴演奏）等。

3. 下肢静脉曲张　劳动引起的下肢静脉曲张多见于长期站立或行走的工作，例如警察、纺织工等，如果站立的同时还需要负重，则发生这种疾患的机会就更多。这种疾病随工龄延长而增加，女性比男性更容易患病，常见部位在小腿内上部。出现下肢静脉曲张后感到下肢及脚部疲劳、坠胀或疼痛，严重者可出现水肿、溃疡、化脓性血栓静脉炎等。

4. 扁平足　工作过程中足部长期承受较大负荷，如立姿工作、行走、搬运或需要经常用力踩动控制器，可使趾、胫部肌肉过劳，韧带拉长、松弛，导致趾弓变平，成为扁平足。扁平足形成比较缓慢，但青少年从事这类工作发生和发展均较快。扁平足的早期表现为足跟及跖骨头疼痛，随着病情继续发展，可有步态改变、下肢肌肉疲劳、坐骨神经痛、腓肠肌痉挛，严重时，站立及步行均出现剧烈疼痛，可伴有胫部水肿。

5. 腹疝　腹疝多见于长期从事重体力劳动者，由于负重或用力，使腹肌紧张，腹内压升高，久之可形成腹疝，青少年从事重体力劳动更容易发生这种疾病。其中脐疝和腹股沟疝比较常见，其次是股疝。一般无疼痛，对身体影响不大。劳动中突然发生的称为创伤性疝，疼痛剧烈，但很快可缓解或转为钝痛。

（二）个别器官紧张

一些特殊的职业主要涉及到个别器官的高强度使用，如果不注意合理休息调整，会造成这些器官的过度使用，比较典型的是眼和声带紧张造成的病患。

1. 视觉器官紧张所致疾患　现代化生产中有许多工种需要视觉器官长时间处于紧张调节状态，如计算机录入、文字校对、钟表工、细小零件装配工等。微小电子元件的生产以及有些科研和医务工作者需要在显微镜下工作，视觉紧张也很明显。长期视觉紧张可以出现眼干、眼痛、视物模糊、复视等一系列症状，并可出现眼睛流泪、充血、眼睑浮肿、视力下降等临床改变，严重者可发生黄斑性脉络视网膜炎，甚至视网膜剥离。

2. 发音器官过度紧张所致疾患　有些职业，如歌唱演员、教师、讲解员等，发音器官使用多，在使用过程中发音器官紧张度很高，可以引起发音器官的变化或疾病。一类为机能性发音障碍，开始发音后不久即出现声音嘶哑、失调、或失声。另一类为器质性损害，表现为发音器官炎症、声带出血、声带不全麻痹，甚至出现"歌唱家小结节"（singers nodules）。这种小结节位于声带之上，不超过别针头大小，可引起发声障碍。实际工作中"歌唱家小结节"较少，"假性歌唱家小结节"比较多见，这是一种声带黏膜上的一时性小隆起，在较重的咽喉炎或气管炎之后过早地歌唱容易出现这种现象。

（三）压迫及磨擦引起的疾患

1. 胼胝 身体与生产工具或其他物体经常接触，因为摩擦和压迫，使局部皮肤反复充血，表皮增生及角化，形成胼胝（callus）或胼胝化（callosity）。胼胝范围小且厚，界限清楚，反之则为胼胝化。胼胝和胼胝化最常见的部位是手部，其次是脚。这种病变一般不影响作业，甚至还具有一定的保护作用，但如果数量多或面积大，会使活动受限，感觉灵敏度降低，影响正常功能。如果发生感染，出现炎症，则会影响身体健康。

2. 滑囊炎 滑囊炎是一种常见疾患，很多工种都可以引起滑囊炎，尤其多见于快速、重复性操作。滑囊炎可以发生于各种不同的部位，如包装工的腕部，跪姿工作者的膝部等。滑囊炎发生的原因主要是局部长期受到压迫和摩擦，这种压迫可以是来自外部的力，也可以是机体内部的力，如打字员的腕部受力主要是手腕反复曲伸产生的力。职业性滑囊炎呈慢性或亚急性过程，一般症状较轻，表现为局部疼痛、肿胀，对功能影响不大。

3. 掌挛缩病 长期使用手控制器，如手柄、轮盘等，由于持续压迫和摩擦，可引起掌挛缩病。掌挛缩病发生缓慢，一般要工作 20~30 年才发生。其发生过程先是由于手掌腱鞘因反复刺激而充血，形成炎性小结节，在此基础上，出现腱膜纤维性增生及皱襞化，进一步发展，腱膜可与皮肤粘连，使手掌及指的掌面形成线状瘢痕，皮肤变厚，活动受限，严重者失去活动功能。掌挛缩病以右手多见，常发生于尺侧，累及无名指和小指，病程进展缓慢。

（陈卫红 谢立亚 姚三巧 肖勇梅 周志俊 刘继文 兰亚佳）

【思考题】

1. 职业流行病学的特点及其在职业卫生工作中的作用是什么？

2. 职业流行病学研究中常用的观察指标有哪些？

3. 简述体力劳动过程开始后，机体各系统的的调节和适应性变化如何？

4. 开展职业毒理学研究有哪些基本方法？ 应注意什么？

5. 从职业工效学角度，劳动工具设计需要注意哪些原则？

第三章

生产性毒物与职业中毒

第一节 概述

在一定条件下,摄入较小剂量即可引起机体暂时或永久性病理改变,甚至危及生命的化学物质称为毒物(poison);机体受毒物作用后引起一定程度损害而出现的疾病状态称为中毒(poisoning);生产过程中产生的,存在于工作环境中的毒物称为生产性毒物(productive toxicant);劳动者在生产劳动过程中由于接触生产性毒物而引起的中毒称为职业中毒(occupational poisoning)。

一、生产性毒物的来源与存在形态

生产性毒物主要来源于原料、辅料、中间产品(中间体)、成品、副产品、夹杂物或废弃物;有时也来自热分解产物及反应产物,例如聚氯乙烯塑料加热至160~170℃时可分解产生氯化氢,磷化铝遇湿分解生成磷化氢等。

生产性毒物可以固态、液态、气态或气溶胶的形式存在。

气态毒物指常温、常压下呈气态的有毒物质,如氯气、氮氧化物、一氧化碳、硫化氢等。液态物质蒸发或挥发、固态物质升华时形成的气态物质称为蒸气,前者如苯蒸气,后者如熔磷时产生的磷蒸气;凡沸点低、蒸气压大的液体都易产生蒸气,对液体加温、搅拌、通气、超声处理、喷雾或增大其表面积均可促进蒸发或挥发。

悬浮于空气中的液体微滴称为雾,多由蒸气冷凝或液体喷洒而形成,如镀铬作业时产生的铬酸雾、喷漆作业时产生的漆雾等。悬浮于空气中直径小于0.1μm的固体微粒称为烟,金属熔融时产生的蒸气在空气中迅速冷凝、氧化可形成烟,如熔炼铅、电解铝时可产生铅烟、铝烟,锰电焊作业产生锰烟;有机物加热或燃烧时,也可形成烟。能较长时间悬浮在空气中,其粒子直径为0.1~10μm的固体微粒则称为粉尘,固体物质的机械加工、粉碎,粉状物质在混合、筛分、包装时均可引起粉尘飞扬。生产中烟和粉尘可混合存在。飘浮在空气中的粉尘、烟和雾,统称为气溶胶(aerosol)。

了解生产性毒物的来源及其存在形态,对于了解毒物进入人体的途径、评价毒物的毒作用、选择空气样品的采集和分析方法以及制订相应的防护策略等均具有重要意义。

二、生产性毒物的接触机会

生产劳动过程中操作或生产环节有机会接触到毒物,如原料开采与提炼,加料和出料;成品处理、包装;材料加工、搬运、储藏;化学反应控制不当或加料失误引起冒锅和冲料,物料输送管道或出料口堵塞,作业人员进入反应釜出料和清釜,储存气态化学物钢瓶泄漏,废料处理和回收,化学物采样和分析,设备保养、检修等。

此外,有些作业虽未应用有毒物质,但在一定条件下也可能接触到毒物,甚至引起中毒。例如,在有机物堆积且通风不良的场所(地窖、矿井下的废巷、化粪池、腌菜池等)作业可接触硫化氢,含砷矿渣酸化或加水处理时可接触砷化氢,消防和救护人员进入具有有毒物质的灾害场所执行救援任务接触有毒物质,可能引起相应的急性中毒。

三、生产性毒物进入人体的途径

生产性毒物主要经呼吸道吸收进入人体;亦可经皮肤和消化道吸收。

(一)呼吸道

因肺泡呼吸膜极薄,扩散面积大($50\sim100m^2$),供血丰富,呈气体、蒸气和气溶胶状态的毒物均可经呼吸道吸收进入人体,大部分生产性毒物均由此途径吸收进入人体而导致中毒。经呼吸道吸收的毒物,未经肝脏的生物转化解毒过程即直接进入大循环并分布于全身,故其毒作用发生较快。

气态毒物经过呼吸道吸收受许多因素影响,主要与毒物在空气中的浓度或分压有关。浓度高,毒物在呼吸膜内外的分压差大,进入机体的速度就较快。其次,与毒物的分子量及其血/气分配系数(blood/air partition coefficient)有关,分配系数大的毒物易吸收。例如,甲醇和二硫化碳的血/气分配系数分别为1700和5,故甲醇远比二硫化碳易被吸收。气态毒物进入呼吸道的深度取决于其水溶性,水溶性较大的毒物如氨气,在上呼吸道即可引发刺激症状,除非浓度较高,一般不易到达肺泡;水溶性较小的毒物如光气、氮氧化物等,因其对上呼吸道刺激较小,故易进入呼吸道深部而被吸收,导致急性肺水肿。此外,劳动强度、肺通气量与肺血流量以及生产环境的气象条件等因素也可影响毒物在呼吸道中的吸收。

气溶胶状态的毒物在呼吸道的吸收情况甚为复杂,受气道的结构特点、粒子形状、分散度、溶解度以及呼吸系统的清除功能等多种因素的影响。

(二)皮肤

皮肤对外来化合物具有屏障作用,但确有不少外来化合物可经皮肤吸收,如芳香族氨基和硝基化合物、有机磷酸酯类化合物、氨基甲酸酯类化合物、金属有机化合物(四乙铅)等,可通过完整皮肤,主要通过表皮细胞,吸收入血而引起中毒。毒物也可通过皮肤附属器,如毛囊、皮脂腺或汗腺进入真皮而被吸收入血,但实际意义并不大。经皮吸收的毒物也不经肝脏的生物转化解毒过程即直接进入大循环。

毒物经皮肤吸收可分为穿透皮肤角质层和由角质层进入真皮而被吸收入血两个阶段。毒物穿透角质层的能力与其分子量的大小、脂溶性和角质层厚度有关,分子量大于300的物质一般不易透过角质层。角质层下的颗粒层为多层膜状结构,且胞膜富含固醇磷脂,脂溶性物质易透过此层,但水溶性物质难以进入。毒物到达真皮后,如不同时具有一定的水溶性,亦很难进入真皮的毛细血管,故经皮易吸收的毒物常是脂、水两溶性物质。所以,了解其脂/水分配系数(lipid/water partition coefficient)有助于估测经皮吸收的可能性。

某些经皮肤难以吸收的毒物,如汞蒸气在浓度较高时也可经皮肤吸收。皮肤有病损或遭腐蚀性毒物损伤时,原本难经完整皮肤吸收的毒物也能进入。接触皮肤的部位和面积,毒物的浓度和粘稠度,生产环境的温度和湿度等均可影响毒物经皮吸收。

(三)消化道

在生产过程中,毒物经消化道摄入所致的职业中毒甚为少见,常见于事故性误服。由于个人卫生习惯不良或食物受毒物污染时,毒物也可经消化道进入体内。有的毒物如氰化物可被口腔黏膜吸收。

四、毒物的体内过程

(一)分布

毒物被吸收后,随血液循环分布到全身。毒物在体内的分布主要取决于其进入细胞的能力及与组织的亲和力。大多数毒物在体内呈不均匀分布,相对集中于某些组织器官,如铅、氟、铝集中于骨骼和神经组织,一氧化碳集中于红细胞。在组织器官内相对集中的毒物随时间推移而呈动态变化。最初,常分布于血流量较大的组织器官,随后则逐渐转移至血液循环较差、组织亲和力较大的部位(靶组织或储存库)。

(二)生物转化

进入机体的毒物,有的直接作用于靶部位产生毒效应,并可以原形排出。但多数毒物吸收后需经生物转化(biotransformation),即在体内代谢酶的作用下,其化学结构发生一系列改变,形成其衍生物以及分解产物的过程,亦称代谢转化。

生物转化主要包括氧化、还原、水解和结合(或合成)四类反应。毒物经生物转化后,亲脂物质最终变为更具极性和水溶性的物质,有利于经尿或胆汁排出体外;同时,也使其透过生物膜进入细胞的能力以及与组织的亲和力减弱,从而降低或消除其毒性。但是,也有不少毒物经生物转化后其毒性反而增强,或由无毒转变为有毒。许多致癌物如芳香胺、苯并(a)芘等,均是经代谢转化而被活化。

(三)排出

毒物可以原形或其代谢物的形式从体内排出。排出的速率对其毒效应有较大影响,排出缓慢的,其潜在的毒效应相对较大。

1. 肾脏 是排泄毒物及其代谢物最有效的器官,也是最重要的排泄途径。许多毒物均经肾脏排出,其排出速度除受肾小球滤过率、肾小管分泌及重吸收作用的影响外,还取决于毒物或其代谢物的分子量、脂溶性、极性和离子化程度。尿中毒物或代谢物的浓度常与血液中的浓度密切相关,所以测定尿中毒物或其代谢物水平,可间接衡量毒物的体内负荷情况;结合临床征象和其他检查,有助于诊断。

2. 呼吸道 气态毒物可以原形经呼吸道排出,例如乙醚、苯蒸气等。排出的方式为被动扩散,排出的速率主要取决于肺泡呼吸膜内外气态毒物的分压差;通气量也影响其排出速度。

3. 消化道 肝脏是毒物排泄的重要器官,尤其对经胃肠道吸收的毒物更为重要。肝脏是许多毒物的生物转化器官,其代谢产物可直接排入胆汁随粪便排出。有些毒物如铅、锰等,可由肝细胞分泌,经胆汁随粪便排出。有些毒物经胆汁排入肠道后可被再吸收,形成肠肝循环。

4. 其他途径　如汞可经唾液腺排出;铅、锰、苯等可经乳腺排入乳汁;有的还可通过胎盘屏障进入胎儿体内,如铅等。头发和指甲虽不是排泄器官,但有的毒物如铅、砷等可富集于此,而排出体外。

毒物在排出时可损害排出器官和组织,如镉可引起肾近曲小管损害,汞可产生口腔炎。

（四）蓄积

进入机体的毒物或其代谢产物在接触间隔期内,如未能完全排出而逐渐在体内积累的现象称为毒物的蓄积(accumulation)。蓄积作用是引起慢性中毒的物质基础。当毒物的蓄积部位与其靶器官一致时,则易发生慢性中毒,例如有机汞化合物蓄积于脑组织,可引起中枢神经系统损害。当毒物的蓄积部位并非其靶器官时,又称该毒物的"储存库"(storage depot),如铅蓄积于骨骼内。储存库内的毒物处于相对无活性状态,在急性毒作用期对毒性危害起缓冲作用;但在某些条件下,如感染、服用酸性药物等,体内平衡状态被打破时,储存库内的毒物可释放入血液,有可能诱发或加重毒性反应,如慢性中毒的急性发作。

有些毒物因其代谢迅速,停止接触后,体内含量很快降低,难以检出;但反复接触,因损害效应的累积,仍可引起慢性中毒。例如反复接触低浓度有机磷农药,由于每次接触所致的胆碱酯酶活力轻微抑制的叠加作用,最终引起酶活性明显抑制,而呈现功能蓄积。

五、影响毒物对机体毒作用的因素

（一）毒物的化学结构

物质的化学结构决定其理化性质,也决定其参与化学反应的能力;而物质的理化性质、化学活性又与其生物学活性和生物学作用密切相关,并在某种程度上决定其毒性。目前已了解一些毒物的化学结构与其毒性有关。例如,脂肪族直链饱和烃类化合物的麻醉作用,在 3~8 个碳原子范围内随碳原子数增加而增强;氯代饱和烷烃的肝脏毒性随氯原子取代的数量而增大等。据此,可大致推测某些新化学物的毒性和毒作用特点。

毒物的理化性质对其进入途径和体内过程有重要影响。分散度高的毒物,易经呼吸道进入,化学活性也大,有时作用有所不同。例如锰的烟尘毒性大于锰的粉尘;但铝烟尘主要损害神经系统,而铝粉尘主要引起铝尘肺。挥发性高的毒物,在空气中蒸气浓度高,吸入中毒的危险性大;一些毒物绝对毒性虽大,但其挥发性很小,其在现场吸入中毒的危险性并不高。毒物的溶解度也和其毒作用特点有关,氧化铅较硫化铅易溶解于血清,故其毒性大于后者;苯的脂溶性强,进入体内主要分布于含类脂质较多的骨髓及脑组织,因此,对造血系统、神经系统毒性较大。刺激性气体因其水溶性差异,对呼吸道的作用部位和速度也不尽相同。

（二）剂量、浓度和接触时间

不论毒物的毒性大小如何,都必须在体内达到一定量才会引起中毒。空气中毒物浓度高,接触时间长,若防护措施不力,则吸收进入体内的量大,容易发生中毒。因此,降低空气中毒物的浓度,缩短接触时间,减少毒物进入体内的量是预防职业中毒的重要环节。

（三）联合作用

毒物与存在于生产环境中的各种因素,可同时或先后共同作用于人体,其毒效应可表现为独立、相加、协同和拮抗作用。进行卫生学评价时应注意毒物和其他有害因素的相加和协同作用,以及生产性毒物与生活性毒物的联合作用。已知环境温度、湿度可影响毒物的毒作用,在高温环境下毒物的毒作用一般较常温大。有人研究了58种化学物在低温、室温和高温时对大鼠的毒性,发现在36℃高温,毒性最强。高温环境下毒物的挥发性增加,机体呼吸、循环加快,毛孔扩张、出汗增多等,均可促进毒物的吸收;体力劳动强度大时,毒物吸收多,机体耗氧量也增多,对毒物更为敏感。

（四）个体易感性

人体对毒物毒作用的敏感性有较大个体差异,即使在同一接触条件下,不同个体所出现的反应可相差很大。这种差异与种族、年龄、性别、健康状况、生理状况、营养、内分泌功能、免疫状态及个体遗传特征等有关。研究表明产生个体易感性差异的决定因素是遗传特征,例如葡萄糖-6-磷酸脱氢酶(G-6-PD)缺陷者,对溶血性毒物较为敏感,易发生溶血性贫血;不同ALAD基因型者对铅毒作用的敏感性亦有明显差异,携带ALAD2基因型者较ALAD1者更易发生铅中毒。

六、职业中毒的临床

（一）临床类型

由于生产性毒物的毒性、接触浓度和时间、个体差异等因素的影响,职业中毒可表现为三种临床类型。

1. 急性中毒（acute poisoning）　指毒物一次或短时间（几分钟至数小时）内大量吸收进入人体而引起的中毒。如急性苯中毒、氯气中毒等。

2. 慢性中毒（chronic poisoning）　指毒物少量长期吸收进入人体而引起的中毒,如慢性铅中毒、锰中毒等。

3. 亚急性中毒（subacute poisoning）　发病情况介于急性和慢性之间,称亚急性中毒,如亚急性铅中毒。但无截然清晰的发病时间界限。

此外,脱离接触毒物一定时间后,才呈现中毒临床病变,称迟发性中毒（delayed poisoning）,如迟发性锰中毒等。毒物或其代谢产物在体内超过正常范围,但无该毒物所致临床表现,呈亚临床状态,称毒物的吸收,如铅吸收。

（二）主要临床表现

由于毒物本身的毒性和毒作用特点、接触剂量等各不相同,职业中毒的临床表现各异,尤其是多种毒物同时作用于机体时更为复杂,可累及全身各个系统,出现多脏器损害;同一毒物可累及不同靶器官,不同毒物也可损害同一靶器官而出现相同或类似的临床表现。充分掌握职业中毒的这些临床特点,有助于职业中毒的正确诊断和治疗。

1. 神经系统　许多毒物可选择性损害神经系统,尤其是中枢神经系统对毒物更为敏感,以中枢和周围神经系统为主要毒作用靶器官或靶器官之一的化学物统称为神经毒物。生产环境中常见的神经性毒物有金属、类金属及其化合物、窒息性气体、有机溶剂和农药等。慢性轻度中毒早期多有类神经症,甚至精神障碍表现,脱离接触后可逐渐恢复;铅、铝、锰等可引起认知功能损害,且持续进展。有些毒物如铅、正己烷、有机磷等还可引起神经髓鞘、轴索变性,损害运动神经的神经肌肉接点,从而产生感觉和运动神经损害的周围神经病变。一氧化碳、锰等中毒可损伤锥体外系,出现肌张力增高、帕金森病等。铅、汞、窒息性气体、有机磷农药等严重中毒时,可引起中毒性脑病和脑水肿。

2. 呼吸系统　　呼吸系统是毒物进入机体的主要途径,最容易遭受气态毒物的损害。刺激性气体,如氯气、光气、氮氧化物、二氧化硫、硫酸二甲酯等可引起气管炎、支气管炎等呼吸道病变;严重时,可产生化学性肺炎、化学性肺水肿及成人呼吸窘迫综合征(ARDS);吸入液态有机溶剂如汽油等还可引起吸入性肺炎;有些毒物如二异氰酸甲苯酯(TDI)可诱发过敏性哮喘;砷、氯甲醚类、铬等可致呼吸道肿瘤。

3. 血液系统　　许多毒物对血液系统具有毒作用,可分别或同时引起造血功能抑制、血细胞损害、血红蛋白变性、出血凝血机制障碍等。铅干扰卟啉代谢,影响血红素合成可引起低色素性贫血;砷化氢是剧烈的溶血性物质可产生急性溶血反应;苯的氨基、硝基化合物及亚硝酸盐等可导致高铁血红蛋白血症;苯和三硝基甲苯抑制骨髓造血功能可引起白细胞、血小板减少、再生障碍性贫血,甚至引起白血病;2-(二苯基乙酰基)-1,3-茚满三酮(商品名为敌鼠)抑制凝血因子Ⅱ、Ⅶ、Ⅸ、Ⅹ在肝脏合成,损害毛细血管可引起严重出血;一氧化碳与血红蛋白结合,形成碳氧血红蛋白血症,可引起组织细胞缺氧窒息等。

4. 消化系统　　消化系统是毒物吸收、生物转化、排出和经肠肝循环再吸收的场所,许多生产性毒物可损害消化系统。如接触汞、酸雾等可引起口腔炎;汞盐、三氧化二砷、有机磷农药急性中毒时可出现急性胃肠炎;四氯化碳、氯仿、砷化氢、三硝基甲苯中毒可引起急性或慢性中毒性肝病。铅中毒、铊中毒时可出现腹绞痛;有的毒物可损害牙组织,出现氟斑牙、牙酸蚀病、牙龈色素沉着等表现。

5. 泌尿系统　　肾脏是毒物最主要的排泄器官,也是许多化学物质的贮存器官之一,所以泌尿系统尤其是肾脏成为许多毒物的靶器官。引起泌尿系统损害的毒物很多,其临床表现大致可分为急性中毒性肾病、慢性中毒性肾病、泌尿系统肿瘤以及其他中毒性泌尿系统疾病,以前两种类型较多见。如铅、汞、镉、四氯化碳、砷化氢等可致急、慢性肾病;β-萘胺、联苯胺可致泌尿系统肿瘤;芳香胺、杀虫脒可致化学性膀胱炎。近年来,尿酶如碱性磷酸酶、γ-谷氨酰转移酶、N-乙酰-β 氨基葡萄糖苷酶及尿蛋白,如金属硫蛋白、$β_2$-微球蛋白的检测已用作肾脏损害的重要监测手段。

6. 循环系统　　毒物可引起心血管系统损害,临床可见急、慢性心肌损害、心律失常、房室传导阻滞、肺源性心脏病、心肌病和血压异常等多种表现。许多金属毒物和有机溶剂可直接损害心肌,如铊、四氯化碳等;镍通过影响心肌氧化与能量代谢,引起心功能降低、房室传导阻滞;某些氟烷烃如氟利昂可使心肌应激性增强,诱发心律失常,促发室性心动过速或引起心室颤动;亚硝酸盐可致血管扩张,血压下降;长期接触一定浓度的一氧化碳、二硫化碳的工人,冠状动脉粥样硬化、冠心病或心肌梗死的发病率明显增高。

7. 生殖系统　　毒物对生殖系统的毒作用包括对接触者本人的生殖及其对子代发育过程的不良影响,即生殖毒性和发育毒性(reproductive toxicity and developmental toxicity)。生殖毒性包括对接触者生殖器官、相关内分泌系统、性周期和性行为、生育力、妊娠结局、分娩过程等方面的影响;发育毒性可表现为胎儿结构异常、发育迟缓、出生体重不足、功能缺陷、甚至死亡等。很多生产性毒物具有一定的生殖毒性和发育毒性,例如铅、镉、汞等重金属可损害睾丸的生精过程,导致精子数量减少,畸形率增加、活动能力减弱;使女性月经先兆症状发生率增高、月经周期和经期异常、痛经及月经血量改变。孕期接触高浓度铅、汞、二硫化碳、苯系化合物、环氧乙烷的女工,自然流产率和子代先天性出生缺陷的发生率明显增高。

8. 皮肤　职业性皮肤病约占职业病总数的40%~50%,其致病因素中化学因素占90%以上。生产性毒物可对皮肤造成多种损害,如酸、碱、有机溶剂等所致接触性皮炎;沥青、煤焦油等所致光敏性皮炎;矿物油类、卤代芳烃化合物等所致职业性痤疮;煤焦油、石油等所致皮肤黑变病;铬的化合物、铍盐等所致职业性皮肤溃疡;沥青、焦油等所致职业性疣赘;有机溶剂、碱性物质等所致职业性角化过度和皲裂;氯丁二烯、铊等可引起暂时脱发。砷、煤焦油等可引起职业性皮肤肿瘤。物理性因素,如高温、低温、辐射和放射性因素均可造成皮肤损害。

9. 其他　毒物可引起多种眼部病变,如刺激性化学物可引起角膜、结膜炎;腐蚀性化合物可使角膜和结膜坏死、糜烂;三硝基甲苯、二硝基酚可致白内障;甲醇可致视神经炎、视网膜水肿、视神经萎缩,甚至失明等。氟可引起氟骨症。黄磷可以引起下颌骨破坏、坏死。吸入氧化锌、氧化镉等金属烟尘可引起金属烟热。

（三）职业中毒的诊断

职业中毒的诊断具有很强的政策性和科学性,直接关系到职工的健康和国家劳动保护政策的贯彻执行。我国卫生计生委、安全监督总局、人力资源社会保障部和全国总工会于2016年颁布的法定职业病名单分10类共132种,并配套相应的诊断标准;职业病诊断标准经常定期更新,应注意查阅并使用最新颁布的诊断标准。职业中毒是我国最常见的法定职业病种类,其诊断是遵从法定职业病的诊断原则。法定职业病的诊断是由3人及以上组成的诊断组严格按国家颁布的职业病诊断标准集体诊断。

在诊断职业中毒的具体操作过程中,尤其是某些慢性中毒,因缺乏特异的症状、体征及检测指标,确诊不易。所以,职业中毒的诊断应有充分的资料,包括职业史、现场职业卫生调查、相应的临床表现和必要的实验室检测,并排除非职业因素所致的类似疾病,综合分析,方能做出合理的诊断。

1. 职业史　职业史是职业中毒诊断的重要前提。应详细询问病人的职业史,包括现职工种、工龄、接触毒物的种类、生产工艺、操作方法、防护措施;既往工作经历,包括部队服役史、再就业史、打工史及兼职史等,以便综合判断病人接触毒物的机会和程度。

2. 职业卫生现场调查　职业卫生现场调查是诊断职业中毒的重要参考依据。应深入作业现场,进一步了解病人所在岗位的生产工艺过程、劳动过程、空气中毒物的浓度、预防措施;同一接触条件下的其他人员有无类似发病情况等,从而判断病人在该条件下,是否可能引起职业中毒。

3. 症状与体征　职业中毒的临床表现复杂多样,同一毒物在不同致病条件下可导致性质和程度截然不同的临床表现;不同毒物可引起同一症状或体征;非职业因素也可导致与职业因素危害完全相同或相似的临床症状和体征。因此,在临床资料收集与分析时既要注意不同职业中毒的共同点,又要考虑到各种特殊的和非典型的临床表现;不仅要排除其他职业性有害因素所致类似疾病,还要考虑职业病与非职业病的鉴别诊断。一般来说,急性职业中毒因果关系较明确;而慢性职业中毒的因果关系有时还难以确立。诊断分析应注意其临床表现与所接触毒物的毒作用特点是否相符,中毒的程度与其接触强度是否相符,尤应注意各种症状体征发生的时间顺序及其与接触生产性毒物的关系。

4. 实验室检查　实验室检查对职业中毒的诊断具有重要意义,主要包括接触指标和效应指标。

接触指标指测定生物材料中毒物或其代谢产物是否超出正常值范围,如尿铅、血铅、尿酚、尿甲基马尿酸等。

效应指标包括:①反映毒作用的指标,如铅中毒者检测尿 δ-氨基-γ-酮戊酸(δ-ALA);有机磷农药中毒者检测血液胆碱酯酶活性等。②反映毒物所致组织器官病损的指标,包括血、尿常规检测和肝、肾功能实验等,例如镉致肾小管损伤可测定尿低分子蛋白(β_2-微球蛋白),以及其他相关指标。

对上述各项诊断依据要全面、综合分析,才能做出切合实际的诊断。对有些暂时不能明确诊断的病人,应先作对症处理、动态观察、逐步深化认识,再做出正确的诊断,否则可能引起误诊误治,如将铅中毒所致急性腹绞痛误诊为急性阑尾炎而行阑尾切除术等。导致误诊误治的原因很多,主要是供诊断分析用的资料不全,尤其是忽视职业史及现场调查资料的收集。

(四)职业中毒的急救和治疗原则

职业中毒的治疗可分为病因治疗、对症治疗和支持疗法三类。病因治疗的目的是尽可能消除或减少致病的物质基础,并针对毒物致病的机制进行处理。及时合理的对症处理是缓解毒物引起的主要症状,促进机体功能恢复的重要措施。支持疗法可改善病人的全身状况,促进康复。

1. 急性职业中毒

(1)现场急救:脱离中毒环境,立即将病人移至上风向或空气新鲜的场所,注意保持呼吸道通畅。若病人衣服、皮肤被毒物污染,应立即脱去污染的衣物,并用清水彻底冲洗皮肤(冬天宜用温水);如被酸、碱性物质污染,应立即使用中和剂;如遇水可发生化学反应的物质,应先用干布抹去污染物,再用水冲洗。现场救治时,应注意对心、肺、脑、眼等重要脏器的保护。对重症病人,应严密注意其意识状态、瞳孔、呼吸、脉搏、血压的变化;若发现呼吸、循环障碍时,应及时对症处理,具体措施与内科急救原则相同。对严重中毒需转送医院者,应根据症状采取相应的转院前救治措施。

(2)阻止毒物继续吸收:病人到达医院后,如发现现场紧急清洗不够彻底,则应进一步清洗。对气体或蒸气吸入中毒者,可给予吸氧;经口中毒者,应立即催吐、洗胃或导泻。

(3)解毒和排毒:应尽早使用解毒排毒药物,解除或减轻毒物对机体的损害。必要时,可用透析疗法或换血疗法清除体内的毒物。常用的特效解毒剂有:①金属络合剂:主要有依地酸二钠钙(CaNa$_2$-EDTA)、二乙基三胺五乙酸三钠钙(DTPA)、二巯基丙醇(BAL)、二巯基丁二酸钠(NaDMS)、二巯基丁二酸等,可用于治疗铅、汞、砷、锰等金属和类金属中毒;②高铁血红蛋白还原剂:常用的有亚甲蓝(亚甲蓝),可用于治疗苯胺、硝基苯类等高铁血红蛋白形成剂所致的急性中毒;③氰化物中毒解毒剂:如亚硝酸钠-硫代硫酸钠疗法,主要用于救治氰化物、丙烯腈等含"CN$^-$"化学物所致的急性中毒;④有机磷农药中毒解毒剂:主要有氯磷定、解磷定、阿托品等;⑤氟乙酰胺中毒解毒剂:常用的有乙酰胺(解氟灵)等。

（4）对症治疗：由于针对病因的特效解毒剂种类有限，因而对症治疗在职业中毒的救治中极为重要，主要目的在于保护体内重要器官的功能，缓解病痛，促使病人早日康复；有时可挽救病人的生命。其治疗原则与内科处理类同。

2. 慢性职业中毒　早期常为轻度可逆的功能性改变，继续接触则可演变成严重的器质性病变，故应及早诊断和处理。

中毒病人应脱离毒物接触，及早使用有关的特效解毒剂，如 NaDMS、CaNa$_2$-EDTA 等金属络合剂；但目前此类特效解毒剂为数不多，应针对慢性中毒的常见症状，如类神经症、精神症状、周围神经病变、白细胞降低、接触性皮炎、慢性肝、肾病变等，对病人进行及时合理的对症治疗，并注意适当的营养和休息，促进康复。慢性中毒病人经治疗后，应对其进行劳动能力鉴定，并安排合适的工作或休息。

七、生产性毒物危害的控制原则

生产性毒物种类繁多，接触面广、人数庞大；职业中毒在职业病中占有很大比例。因此，控制生产性毒物，对预防职业中毒、保护和增进职工健康、促进国民经济可持续发展有重大意义。我国在这一方面已取得巨大成就和许多宝贵的经验。为了保证作业场所安全使用有毒化学品，预防、控制和消除职业中毒危害，保护劳动者生命安全、身体健康及其相关权益，我国政府和人民代表大会制订、修订职业病防治法，并颁布相应的配套规章、条例等重要文件，如《使用有毒物品作业场所劳动保护条例》，为生产性毒物的控制和职业中毒的预防提供了法律保障。

职业中毒的病因是生产性毒物，故预防职业中毒必须采取综合治理措施，从根本上消除、控制或尽可能减少毒物对职工的侵害。应遵循"三级预防"原则，倡导并推行"清洁生产"，重点做好"前期预防"。具体控制措施可概括为以下几方面。

（一）根除毒物

从生产工艺流程中消除有毒物质，可用无毒或低毒物质代替有毒或高毒物质，例如用硅整流器代替汞整流器，用无汞仪表代替含汞仪表；使用二甲苯代替苯作为溶剂或稀释剂等。但替代物不能影响产品质量，并需经毒理学评价，其实际危害性较小方可应用。因工艺要求必须使用高毒原料时，应强化局部密闭和（或）通风排毒并经净化处理等措施，施行特殊管理。

（二）降低毒物浓度

减少人体接触毒物浓度，以保证不对接触者产生明显健康危害是预防职业中毒的关键。其中心环节是加强技术革新和通风排毒措施，将环境空气中毒物浓度控制在国家职业卫生标准以内。

1. 技术革新　对生产有毒物质的作业，原则上应尽可能密闭生产，消除毒物逸散的条件。应用先进的技术和工艺，尽可能采取遥控或程序控制，最大限度地减少操作者接触毒物的机会。例如，手工电焊改为自动电焊；蓄电池生产中，干式铅粉灌注改为灌注铅膏等。

2. 通风排毒　在有毒物质生产过程中，如密闭不严或条件不许可，仍有毒物逸散入作业环境空气中时，应采用局部通风排毒系统，将毒物排出。其中最常用的为局部抽出式通风，包括排毒柜、排毒罩及槽边吸风等。应根据生产工艺和毒物的理化性质、发生源及生产设备的不同特点，选择合适的排毒装置,其基本原则是尽量靠近毒物逸散处,既可防止毒物扩散又不影响生产操作,且便于维护检修。含有毒物的空气,必须经净化处理后才可排出,并注意回收综合利用,使工作场所有毒物质的浓度达到国家职业卫生标准《工作场所有害因素职业接触限值》的要求。

(三)工艺、建筑布局

生产工序的布局不仅要满足生产上的需要,而且应符合职业卫生要求。有毒物逸散的作业,应根据毒物的毒性、浓度和接触人数等对作业区实行区分隔离,以免产生叠加影响。有害物质发生源应布置在下风侧;如布置在同一建筑物内时,将发生有毒气体的生产工艺过程布置在建筑物的上层。对容易积存或被吸附的毒物如汞,可产生有毒粉尘飞扬的厂房,建筑物结构表面应符合有关卫生要求,防止沾积尘毒及二次飞扬。

(四)个体防护

是预防职业中毒的重要辅助措施。个体防护用品包括呼吸防护器、防护头盔、防护眼镜、防护面罩、防护服和皮肤防护用品等。选择个人防护用品应注意其防护特性和效能。在使用时,应对使用者加以培训;平时经常保持良好的维护,才能很好发挥效用。

在有毒物质作业场所,还应设置必要的卫生设施,如盥洗设备、淋浴室、更衣室和个人专用衣箱。对能经皮吸收或局部作用危害大的毒物还应配备皮肤和眼睛的冲洗设施。

(五)职业卫生服务

健全的职业卫生服务在预防职业中毒中极为重要,职业卫生人员除积极参与以上工作外,应对作业场所空气中毒物浓度进行定期或不定期的监测和监督;对接触有毒物质的人群实施健康监护,认真做好上岗前和定期健康检查,排除职业禁忌证,发现早期的健康损害,并及时采取有效的预防措施。

(六)安全卫生管理

管理制度不全、规章制度执行不严、设备维修不及时及违章操作等常是造成职业中毒的主要原因。因此,采取相应的管理措施来消除可能引发职业中毒的危险因素具有重要作用。应积极做好管理部门和作业者职业卫生知识的宣传教育,使有毒作业人员充分享有职业中毒危害的"知情权",企业及安全卫生管理者应力尽"危害告知"义务,双方共同参与职业中毒危害的控制和预防。

此外,对接触毒物的作业人员,合理实施有毒作业保健待遇制度,适当开展体育锻炼,以增强体质,提高机体抵抗力。

第二节　金属和类金属中毒

一、概述

金属(metal)和类金属(metalloid)及其合金在工农业生产、国防建设、科技发展和日常生活中应用广泛,尤其在建筑业、汽车、航空航天、电子和其他制造工业以及在油漆、涂料和催化剂生产过程中都大量使用。了解金属和类金属的理化特性、接触机会、毒作用机制、职业中毒表现、救治方法及中毒预防措施,在职业卫生与职业医学中具有特殊重要性。

金属主要指原子结构中最外层电子数较少(一般小于4)的元素组成的单质;除汞以外,在室温下均为固态,并有较高的熔点和硬度;且具有光泽、富有延展性、良好的导电性和传热性;可以与氧反应生成金属氧化物,与酸、盐置换反应生成金属化合物。金属通常分为黑色金属(铁、锰、铬及其合金)和有色金属(铅、汞、镉、镍、铝等)。

类金属是在元素周期表对角线上的几种元素,其性质介于金属和非金属之间,也叫准金属、半金属、亚金属或似金属。通常包括硼、硅、锗、硒、碲、钋、砷和锑。

各种金属与类金属都是通过矿山开采、冶炼、精炼加工后而获得的。因此,从矿山掘进、开采、冶炼、加工到应用这些金属和(或)类金属时,都易污染环境,不同程度的影响相关工作场所劳动者的身体健康。作业场所中金属和类金属通常以气溶胶形式存在,如蓄电池厂的铅、金属冶炼厂和钢铁厂的各种金属等。在生产环境中呼吸道是主要的入体途径,也可通过消化道和皮肤进入体内。金属与类金属不像大多数化合物那样,可在组织中进行代谢性降解进而易于从人体排出,金属与类金属作为一种元素往往不会被降解破坏,而是转变为其原价态或形成化合物,并提高毒性,如铅在体内变为可溶性二价铅离子干扰一系列酶的活性而引起铅中毒,砷在体内转变为具有毒性的三价甲基砷,尤其是单甲基三价砷毒性最高。不同金属与类金属的排泄通道和速率有很大的差异。金属与类金属多经肾脏排出,如铅、汞、镉、铬等,有些还可经唾液、汗液、乳汁、毛发等排出体外。甲基汞在人体内的生物半减期仅70天,而镉大约是10~20年;同一种金属在不同组织的生物半减期也可能不一致,如铅在一些组织仅几周,而在骨骼内却长达20年。

金属和类金属对人体的作用,可以涉及不同水平,如器官或组织、细胞、分子水平,其造成的毒作用累及面也比较广泛。不同的金属毒作用机制也不同,可以仅有局部作用,也可以有全身反应,有的也可能是过敏原、致畸物、致突变物或致癌物。虽不同金属与类金属的毒性作用机制往往不同,但也有相似的作用方式:①与巯基(—SH)共价结合,改变生物大分子的结构和功能。铅、汞、镉、铊、锑、碲、砷等均能与—SH结合,引起毒作用。②产生过多自由基,破坏机体抗氧化系统,引起氧化损伤。过渡金属如铁、铜、锌、镉、镍、锰、钒等,在价态变化过程中发生氧化还原反应,产生自由基;还可作用于体内内源性抗氧化酶如超氧化歧化酶、过氧化氢酶、谷胱甘肽氧化酶和还原酶等,削弱机体的抗氧化能力,可引起生物膜脂质过氧化,可攻击蛋白质、核酸产生致畸、致癌作用。③有毒金属与必需金属元素之间相互作用,干扰机体必需金属元素的正常生理生化作用。如铅模拟和抑制细胞内第二信使钙,引起神经毒性。④诱导合成保护性蛋白,限制细胞损伤。如汞、镉、砷等可诱导热休克蛋白(HSP)的合成,汞、镉、铜、锌可诱导金属硫蛋白合成,并与其结合以维持靶蛋白质的完整性。

和其他毒物中毒一样,每一种金属和类金属因其靶器官和毒性不同而出现不同的临床表现。很多金属和类金属具有靶器官毒性,即有选择性地在某些器官或组织中蓄积并发挥生物学效应,而引起慢性毒性作用。金属也可与有机物结合,改变其物理特性和毒性,如金属氰化物和羰基化物毒性很大。急性金属中毒多由吸入高浓度金属烟雾或金属气化物所致,在现代工业中,这种类型的接触比较少见,常常是由于意外的化学反应、事故或在密闭空间燃烧或焊接造成。低剂量长时间接触金属和类金属引起的慢性毒性作用是目前金属中毒的重点。

了解金属和类金属中毒的表现,结合职业史可帮助诊断。大多数金属和类金属通过代谢可在血和尿中检出从而帮助明确诊断。由于受金属和类金属在体内转运、分布、再分布及排泄的影响,常用生物样品(血、尿)中金属和类金属含量难以反映该种金属和类金属在体内靶器官的作用剂量或蓄积水平,与该金属和类金属中毒所引起的临床表现之间也不一定呈现相关关系。

金属和类金属中毒的治疗原则与职业中毒相同,分为病因治疗、对症治疗和支持疗法。络合剂治疗可作为许多金属和类金属中毒治疗的病因治疗,即解毒和排毒疗法。络合剂可供给电子对的配位原子,与金属和类金属离子以配位键结合形成无毒的结合物而排出体外,在体内也可与敏感的配体竞争金属和类金属。治疗金属和类金属中毒常用的络合剂有两种,即氨羧络合剂和巯基络合剂。通常络合剂与有毒金属和类金属的亲和力大于体内必需金属元素,因此可有效地排出有毒金属和类金属并具有较弱的副作用;另外,当络合剂与有毒金属和类金属的亲和力大于内源性配体如酶类与有毒金属和类金属的结合力时,有利于被抑制酶的活性恢复。

金属和类金属中毒预防原则与其他职业危害的预防相同,应采取管理、卫生技术、个人防护以及卫生保健措施。

二、重金属及相关元素中毒

(一)铅

1. 理化特性　铅(lead,Pb)为灰白色重金属,密度11.3g/cm³,熔点327℃。铅属于ⅠVA族元素,离子半径相对较大(1.2Å),电负性高,易于与蛋白质相互作用。

2. 接触机会　在生产过程中,铅以粉尘或烟尘形态污染空气。接触铅的工业有:铅矿开采和冶炼;蓄电池制造和维修;制造含铅耐腐蚀化工设备、管道、构件等;火车轴承挂瓦、桥梁工程、船舶制造与拆修;放射性防护材料制造;印刷行业;电子与电力行业;军火制造;化工行业;食品行业;油漆生产、颜料行业;塑料工业;橡胶工业;医药工业;农药工业;玻璃陶瓷工业;自来水管道和暖气管道连接铅封等。在日常生活中,用含铅容器贮存食品、饮料、服用过量含铅药物如樟丹等,可能引起意外铅中毒。儿童由于代谢和发育方面的特点,对铅特别敏感。儿童铅中毒的原因主要是来自工业生产、生活和交通等方面的铅排放,如工业废气、燃煤、钢铁冶金、化学工厂排放废气等;含铅废水污染饮用水也是铅中毒的重要来源,接触含铅的家庭装饰材料(油漆、涂料)、香烟烟雾、化妆品(口红、爽身粉)、含铅容器、金属餐具、玩具和学习用品也可损害儿童健康。

3. 毒理　铅主要经呼吸道,其次是经消化道进入人体。血液中的铅90%以上与红细胞结合,其余在血浆中。血浆中的铅一部分是活性较大的可溶性铅,主要为磷酸氢铅($PbHPO_4$)和甘油磷酸铅,另一部分是血浆蛋白结合铅。铅可蓄积,人体内90%~95%的铅以不溶性磷酸铅[$Pb_3(PO_4)_2$]形式储存于骨内,骨铅与血液和软组织中的铅保持着动态平衡。除骨组织外,脑、肝脏、肾脏、肌肉等器官中也有较多的铅分布。体内的铅主要经肾脏随尿排出,少部分铅可随粪便、唾液、汗液、乳汁、月经、脱落的皮屑等排出。乳汁内的铅可影响婴儿,血铅也可通过胎盘进入胎儿体内而影响到子代。

4. 临床表现　铅中毒有急性和慢性中毒。急性中毒主要是由于服用大量铅化合物所致,在工业生产中少见。职业性铅中毒多为慢性中毒,早期症状常是一般性衰弱状态,如感到疲倦、乏力、头晕、头痛、腹痛、抽筋、便秘、烦躁、口中有金属甜味、食欲不良、睡眠不安、体位变动时眼睛发花和肌肉及关节疼痛等，有的病人出现面色灰白、体重减轻。随后可出现神经衰弱综合征、腹部隐痛、便秘等。病情加重时，出现四肢远端麻木，触觉、痛觉减退等神经炎的表现，并有握力减退。有些病人可在齿龈和牙齿交界处出现暗蓝色的"铅线"，为硫化铅颗粒沉积而形成，口腔卫生较差者易出现。铅对周围神经系统的损伤，以运动功能受累较著，主要表现为伸肌无力，重者出现肌肉麻痹，亦称"铅麻痹"，由于桡神经支配的手指和手腕伸肌无力，使腕下垂，称为"垂腕"；腓神经支配的腓骨肌、伸趾总肌无力，使得足下垂，称为"垂足"。在血液及造血系统，可有轻度贫血，多呈低色素正常细胞型贫血，另外出现点彩红细胞和网织红细胞增多等；部分病人出现高血压、肾脏受到损害，表现为近曲小管损伤引起的 Fanconi 综合征，伴有氨基酸尿、糖尿和磷酸盐尿，少数较重病人可出现蛋白尿、尿中红细胞、管型及肾功能减退；女性病人出现月经失调、不孕不育、流产和早产等；男性病人精子数目减少、活动力降低和畸形率增加。

短时间内高浓度铅暴露可导致急性铅中毒，主要症状有恶心、呕吐、腹绞痛、便秘、疲劳、溶血性贫血、周围神经以及中枢神经功能改变，严重者可出现中毒性脑病，表现为脑神经受损或精神障碍的症状。其中腹绞痛是慢性铅中毒急性发作的典型症状，发作前常有腹胀或顽固性便秘，为突然发作的腹绞痛，部位多在脐周，疼痛呈持续性伴阵发性加重，每次发作约持续数分钟至数小时。因疼痛剧烈，病人面色苍白、焦虑、急躁不安、出冷汗，并常弯腰屈膝，手按腹部以减轻疼痛。

儿童铅中毒可出现多动、注意力不集中、智商降低、阅读障碍、眼手协调差、认知能力下降、情绪不稳定等神经系统症状；还有贫血、食欲缺乏、体重身高发育迟缓、腹痛、反应迟钝、便秘或腹泻、运动障碍、听视力下降以及体弱多病、反复发热、易感冒、龋齿、铅线等症状表现。

5. 诊断　根据确切的职业史及以神经、消化、造血系统为主的临床表现与有关实验室检查，参考作业环境调查，进行综合分析，排除其他原因引起的类似疾病，方可诊断职业性铅中毒。其中实验室检查包括血铅、尿铅、尿 δ-氨基-γ-酮戊酸脱水酶（ALA）、血锌原卟啉（ZPP）［具体参见《职业性慢性铅中毒诊断标准》（GBZ 37—2015）］。

儿童铅中毒的诊断和分级主要依照血铅水平：2006 年我国标准为连续两次静脉血铅值 $100 \sim 199 \mu g/L$ 为高血铅症，$\geqslant 200 \mu g/L$ 为铅中毒。美国 CDC 的儿童血铅干预水平为血铅值 $\geqslant 50 \mu g/L$。

6. 处理原则

（1）急性中毒：对于急性铅中毒的急救，首要的是立即脱离铅暴露环境，如果是口服中毒者，可立即给予催吐或导泻，然后给予牛奶、蛋清、豆浆以保护胃黏膜；对腹痛者可用热敷或口服阿托品 $0.5 \sim 1.0 \text{mg}$；对昏迷者应及时清除口腔内异物，保持呼吸道的通畅，防止异物误入气管或呼吸道引起窒息。对于血铅超过 $800 \mu g/L$，尤其有中枢或周围神经系统紊乱的情况下，应考虑应用驱铅药物。

（2）慢性中毒：对于慢性铅中毒，可用驱铅疗法。驱铅药物按性质分为可溶性络合剂和阻断性络合剂。可溶性络合剂可以与体内的铅络合成为可溶性络合物，从尿中排出。较常用的药物是依地酸钠钙（$CaNa_2\text{-}EDTA$）。阻断性络合剂为大分子络合剂，可于肠道内与铅形成不溶性的大分子络合物，而起到阻断经口摄入的铅及胆汁等肠道排放的铅经肠道的吸收，达到预防和治疗的效果。

药物依地酸钠钙（$CaNa_2\text{-}EDTA$）的用法是：每日 1.0g 静脉注射或加于 25% 葡萄糖液静脉滴注。一般3~4日为一疗程,间隔3~4日,根据病情使用3~5个疗程。也可采用二巯基丁二酸钠(Na-DMSA),每日 1.0g 用生理盐水或5%葡萄糖液配成 5%~10% 浓度静脉注射。二巯基丁二酸(DMSA)胶囊副作用小,可口服,剂量为 0.5g,每日 3 次。另外进行对症疗法,有类神经症者给予镇静剂,腹绞痛发作时可静脉注射 10% 葡萄糖酸钙或皮下注射阿托品。还要适当休息、合理营养以及补充维生素等。

7. 预防　首先应在作业场所控制铅的接触水平,应用无毒或低毒材料代替铅,改革工艺,使生产过程密闭化,减少手工操作,降低车间空气中铅的浓度。加强个人防护,铅作业者应穿防护服,带过滤式防烟尘口罩,严禁在车间进食,坚持湿式清扫。定期监测车间空气中铅浓度,对铅作业者进行就业前体检与就业后定期健康检查,严格实行职业禁忌管理。对铅接触或高危人群,选用能反映铅慢性接触早期损害且测定方法简便易行的指标(如 ZPP、FEP 等)进行筛检,早期检出铅中毒病人予以防治。另外可以补充维生素 B_1、维生素 C、维生素 E 以及钙、锌进行预防。职业禁忌证包括贫血、卟啉病及多发性周围神经病。对于儿童,通过开展健康教育、环境干预、避免儿童接触铅源、合理膳食和营养均衡、有重点的筛查和监测,达到早发现、早干预的目的。

（二）汞

1. 理化特性　汞(mercury,Hg)俗称水银,原子量 200.59,沸点 356.6℃。

（1）唯一的液态金属:银白色液态金属。

（2）熔点低,易蒸发:熔点-38.9℃,即在常温下即可蒸发,且温度越高,蒸发量越大,空气流动快时蒸发更多。

（3）比重大:液态汞比重 13.6,蒸气比重 6.9。

（4）表面张力大:如果溅落,立刻形成许多小汞珠,增加蒸发的表面积。

（5）易吸附:汞附着力强,易被粗糙的桌面、墙面、泥土、地面缝隙、衣物等吸附,成为汞作业场所持续污染空气的二次毒源。

（6）生成汞齐:汞可与金、银等重金属生成汞合金(汞齐)。

（7）溶解性:液体汞易溶于类脂质、硝酸、热浓硫酸,不溶于水和有机溶剂。

2. 接触机会

（1）汞矿开采与冶炼:汞的天然矿物主要是硫化汞(HgS)俗称朱砂。汞的冶炼有火法和湿法两种方式。火法炼汞是将汞矿石或精矿进行焙烧(450~800℃),直接将汞还原呈气态分离出来,然后冷凝成液态汞。湿法炼汞是先用硫化钠或次氯酸盐溶液浸出汞,后用电解或置换等方法获得汞。尤其是土法火式炼汞,除了职业接触外,还严重污染空气、土壤和水源。

（2）电工器材、仪器仪表制造和维修:如温度计、气压表、血压计、水平仪、水银整流器、石英灯、荧光灯、自动电开关、交通信号的自动控制器、水银真空泵、极谱仪、飞机和轮船导航的回转器等。

（3）工业用途:氯碱行业用汞作阴极电解食盐生产烧碱和氯气,塑料、染料工业用汞作催化剂(氯化汞和氯化亚汞做聚氯乙烯触媒,硫酸汞和硫酸亚汞作有机化学工业触媒),用于鞣革、印染、涂料等。

（4）汞齐的生产及应用:工业上用汞齐法提取金、银、铊等贵重金属,用金汞齐镀金及镏金,口腔科用汞齐补牙。

（5）汞化合物作防腐剂：如铬酸汞植物种子防腐剂，硫柳汞疫苗防腐。

（6）其他：含汞偏方治白癜风、癣、痔等使用不当、误服汞的无机化合物（如升汞、甘汞、醋酸汞等）和接触美白化妆品等，用雷汞制造雷管做起爆剂，在原子能工业中用汞作钚反应堆冷却剂等。

3. 毒理　金属汞主要以蒸气形式经呼吸道进入体内。汞蒸气具有高脂溶性，可迅速弥散，透过肺泡壁被吸收，吸收率可高达 85%。汞也可经皮肤吸收，但难经消化道吸收。

汞及其化合物进入机体后，最初分布于红细胞及血浆中，之后到达全身很多组织。最初集中在肝脏，随后转移至肾脏，主要分布在肾皮质，以近曲小管上皮组织内含量最多，导致肾小管重吸收功能障碍；在肾功能尚未出现异常时可观察到尿中某些酶和蛋白的改变，如 N-乙酰-β-氨基葡萄糖苷酶（NAG）和 β_2-微球蛋白（β_2-MG）。汞在体内可诱发生成金属硫蛋白（metallothionein，MT），这是一种低分子富含巯基的蛋白质，主要集中在肾脏，对汞在体内的解毒和蓄积以及保护肾脏起一定作用。汞可通过血脑屏障进入脑组织，并在脑中长期蓄积。汞也易通过胎盘进入胎儿体内，影响胎儿发育。

汞主要经肾脏排出，在未产生肾脏损害时，尿汞的排出量约占总排出量的 70%；但尿汞的排出很不规则，且较为缓慢，停止接触后十多年，尿汞仍可超过正常值。少量汞可随粪便、呼出气、乳汁、唾液、汗液、毛发等排出。汞在人体内半减期约 60 天。

汞中毒的机制尚不完全清楚。汞进入体内后，在血液内通过过氧化氢酶氧化为二价汞离子（Hg^{2+}）。Hg^{2+} 与蛋白质的巯基（—SH）具有特殊亲和力，而巯基是细胞代谢过程中许多重要酶的活性部分，当汞与这些酶的巯基结合后，可干扰其活性甚至使其失活，如汞离子与 GSH 结合后形成不可逆性复合物而损害其抗氧化功能；与细胞膜表面上酶的巯基结合，可改变酶的结构和功能。汞与体内蛋白结合后可由半抗原成为抗原，引起变态反应，出现肾病综合征，高浓度的汞还可直接引起肾小球免疫损伤。

汞与巯基结合并不能完全解释汞毒性作用的特点。有报道 Hg^{2+} 与羰基、羧基、羟基、氨基也有很高的亲和力，汞还可引起细胞"钙超载"。

4. 临床表现

（1）急性中毒：短时间吸入高浓度汞蒸气（$>1mg/m^3$）或摄入可溶性汞盐可致急性中毒，多由于在密闭空间内工作或意外事故造成。

1）神经系统及全身症状：起病急骤，出现头痛、头昏、乏力、失眠、发热等。

2）口腔-牙龈炎：如流涎带腥臭味、牙龈红肿、酸痛、糜烂、出血、牙根松动等。

3）汞毒性皮炎：红色斑丘疹，以头面部和四肢为多。

4）间质性肺炎：X 线胸片检查可见广泛性不规则阴影。

5）急性胃肠炎：恶心、呕吐、腹痛、腹泻等。

6）肾功能损害：蛋白尿、红细胞尿、肾衰。

（2）慢性中毒：慢性汞中毒较常见，其典型临床表现为易兴奋症、震颤和口腔炎。

1）神经系统：初期表现为类神经症，如头昏、乏力、健忘、失眠、多梦、易激动等，部分病例可有心悸、多汗等自主神经系统紊乱现象，病情进一步发展则会发生性格改变，如急躁、易怒、胆怯、害羞、多疑等。震颤是神经毒性的早期症状，开始时表现为手指、舌尖、眼睑的细小震颤，多在休息时发生；进一步发展成前臂、上臂粗大震颤,也可伴有头部震颤和运动失调。震颤特点为意向性,即震颤开始于动作时,在动作过程中加重,动作完成后停止,被别人注意、紧张或愈加以控制时,震颤程度常更明显加重。震颤、步态失调、动作迟缓等症候群,类似帕金森病,后期可出现幻觉和痴呆。部分病人出现周围神经病,表现为双下肢沉重、四肢麻木、烧灼感,四肢呈手套、袜套样感觉减退。慢性中毒性脑病以小脑共济失调表现多见,还可表现为中毒性精神病。

2)口腔——牙龈炎:早期多有流涎、糜烂、溃疡、牙龈肿胀、酸痛、易出血;继而可发展为牙龈萎缩、牙齿松动,甚至脱落;口腔卫生不良者,可在龈缘出现蓝黑色汞线。

3)肾脏损害:少数病人可有肾脏损害。早期因肾小管重吸收功能障碍可表现为 NAG 和 β_2-MG 和视黄醇结合蛋白(RBP)含量增高;随着病情加重,肾小球的通透性改变,尿中出现高分子蛋白、管型尿甚至血尿,可见水肿。

4)其他:胃肠功能紊乱、脱发、皮炎、免疫功能障碍,生殖功能异常,如月经紊乱、不育、异常生育、性欲减退、精子畸形等。

5. 实验室检查　尿汞反映近期汞接触水平,急性汞中毒时,尿汞往往明显高于生物接触限值(20μmol/mol 肌酐,35μg/g 肌酐);尿汞正常者经驱汞试验(用 5% 二巯基丙磺酸钠 5ml 一次肌注),尿汞大于 45 微克/天,亦提示有过量汞吸收。尿汞测定多推荐用冷原子吸收光谱法。

6. 诊断　根据接触金属汞的职业史、出现相应的临床表现及实验室检查结果,参考职业卫生学调查资料,进行综合分析,排除其他病因所致类似疾病后,方可诊断。具体诊断标准参见《职业性汞中毒诊断标准》(GBZ 89—2007),如表 3-1 所示。

表 3-1　职业性慢性汞中毒诊断分级及处理原则

中毒分级	诊断标准	处理原则
观察对象	长期接触汞后,尿汞增高无慢性汞中毒临床表现者	加强医学监护,驱汞治疗
轻度中毒	长期密切接触汞后,具备下列任何三项者:①神经衰弱综合征;②口腔—牙龈炎;③手指震颤,可伴有舌、眼睑震颤;④近端肾小管功能障碍,如尿低分子蛋白含量增高;⑤尿汞增高	治愈后仍可从事正常工作
中度中毒	在轻度中毒基础上,具备下列一项者:①性格情绪改变;②上肢粗大震颤;③明显肾脏损害	治愈后不宜再从事毒物作业
重度中毒	慢性中毒性脑病	治愈后不宜再从事毒物作业

7. 处理原则

(1)治疗原则

1)急性中毒治疗原则:迅速脱离现场,脱去污染衣服,静卧,保暖;驱汞治疗,用二巯基丙磺酸钠或二巯基丁二酸钠治疗;对症处理与内科相同。

2)慢性中毒治疗原则:应调离汞作业及其他有害作业;驱汞治疗,用二巯基丙磺酸钠或二巯基丁二酸钠、二巯基丁二酸治疗;对症处理和内科相同。

驱汞治疗应尽早尽快。急性中毒时,可用二巯基丙磺酸钠 125~250mg,肌内注射;慢性中毒时,可用二巯基丙磺酸钠 125~250mg,肌内注射,每日 1 次,连续 3 天,停 4 天为一疗程。一般用药 3~4

个疗程,疗程中需进行尿汞监测。

(2)其他处理:观察对象应加强医学监护,可进行药物驱汞;急性和慢性轻度汞中毒者治愈后可从事正常工作;急性和慢性中毒及重度汞中毒者治疗后不宜再从事接触汞及其他有害物质的作业;如需劳动能力鉴定,按 GB/T 16180 处理。

8. 预防

(1)改革工艺及生产设备,控制工作场所空气汞浓度:用无毒原料代替汞,如电解食盐采用离子膜电解代替汞作阴极,硅整流器代替汞整流器,电子仪表、气动仪表代替汞仪表。实现生产过程自动化、密闭化。加强通风排毒,如从事汞的灌注、分装应在通风柜内进行,操作台设置板孔下吸风或旁侧吸风。为防止汞污染和沉积,敞开容器的汞液面可用甘油或5%硫化钠液等覆盖,防止汞蒸气的蒸发;车间地面、墙壁、天花板、操作台宜用不吸附汞的光滑材料,操作台和地面应有一定倾斜度,以便清扫与冲洗,低处应有贮水的汞吸收槽;可用 $1g/m^3$ 的碘加酒精点燃熏蒸,使空气中的汞生成不易挥发的碘化汞。对排出的含汞蒸气,应用碘化或氯化活性炭吸附净化。

(2)加强个人防护,建立卫生操作制度:接汞作业应穿工作服,佩戴防毒口罩或用2.5%~10%碘处理过的活性炭口罩。工作服应定期更换、清洗除汞并禁止携带出车间。班后、饭前要洗手、漱口,严禁在车间内进食、饮水和吸烟。

(3)职业健康检查:汞暴露者应坚持在岗期间的职业健康检查,查出汞中毒的病人应调离汞作业并进行驱汞治疗。上岗前必须进行职业健康检查,有职业禁忌证的劳动者均不宜从事汞作业。妊娠和哺乳期女工应暂时脱离汞作业。

9. 职业禁忌证　中枢神经系统器质性疾病,已确诊仍需要医学监护的精神障碍性疾病,慢性肾脏疾病。

(三)锰

1. 理化特性　锰(manganese,Mn)为浅灰色金属,密度 $7.4g/cm^3$,熔点1246℃,溶于低浓度酸。

2. 接触机会　锰是人类生命活动必需微量元素之一,而过量则造成锰中毒。锰的职业接触见于:锰矿石的开采、粉碎、运输、加工和冶炼;制造锰合金;锰化合物用于制造电池,焊接、氧化和催化剂;用锰焊条电焊;染料工业中应用的氯化锰、碳酸锰和铬酸锰等染料。日常生活中的不锈钢、废旧电池都含有锰,锰在酸碱盐环境下容易析出。

锰主要通过呼吸道吸收,消化道吸收较少。锰烟或锰尘经呼吸道吸收入血后,与血浆中的 $β_1$-球蛋白结合为转锰素分布于全身,并迅速从血液中转移到在富有线粒体的肝、肾、胰、心、肺、脑的细胞中,少部分经胃肠道吸收的锰入肝。锰大多经胆囊分泌,随粪便缓慢排出。

3. 临床表现　急性锰中毒比较少见,主要是口服高锰酸钾或吸入高浓度氧化锰烟雾引起的急性腐蚀性胃肠炎或刺激性支气管炎、肺炎。

慢性锰中毒主要见于长期吸入锰烟尘的职业从事者,一般在接触锰的烟尘3~5年或更长时间后发病。早期主要表现为类神经症和自主神经功能障碍,如记忆力减退、嗜睡、精神萎靡不振等,继而出现典型的锥体外系神经受损症状和体征,肌张力增高,手指细小震颤,腱反射亢进,并有神经情绪改变,如激动、多汗、欣快和情绪不稳定。后期出现典型的帕金森综合征:说话含糊不清、面部表情减少、动作笨拙、慌张步态、肌张力呈齿轮样增强、双足沉重感、静止性震颤,并于精神紧张时加重,以及不自主哭笑、记忆力显著减退、智能下降、强迫观念和冲动行为等精神症状。体征可见蹲下易于跌倒、闭目难立征阳性、单足站立不稳、轮替缓慢。少数病人可有手套、袜子样分布的感觉障碍,浅反射由引出转向迟钝、消失,深反射由正常转向活跃、亢进。此外,还会出现血压、心率、心电图以及肝功能等方面的改变。锰烟尘可引起肺炎、肺尘埃沉着病,还可发生结膜炎、鼻炎和皮炎。

4. 诊断　慢性锰中毒的诊断应根据密切的职业接触史和以锥体外系损害为主的临床表现,参考作业环境调查、现场空气中锰浓度测定等资料,进行综合分析,排除其他疾病如帕金森病、肝豆状核变性等,方可诊断[具体参照《职业性慢性锰中毒诊断标准》(GBZ 3—2006)]。尽管肌张力是否增高是诊断慢性锰中毒的关键,但因缺乏客观灵敏的定量方法,且检查到的、确定的肌张力增高已不是早期表现,所以,慢性锰中毒的早期诊断目前仍非常困难,许多学者正在探索用计算机断层成像(CT)检查和磁共振成像(MRI)检查等方法进行早期诊断的可能性。

5. 处理原则

(1)急性中毒:急性经口锰中毒应立即用温水洗胃,口服牛奶和氢氧化铝凝胶。锰烟雾引起的"金属烟热"可对症处理。

(2)慢性中毒:早期慢性锰中毒病人可用依地酸钠钙($CaNa_2$-EDTA)或二巯丁二酸(DMPS)及其钠盐(Na-DMPS)进行驱锰治疗。使用络合剂治疗可增加体内锰从尿中排泄。出现震颤性麻痹综合征可用左旋多巴制剂及金刚烷胺治疗。左旋多巴应从很低的剂量开始,如美多巴1/2片,3次/日,然后逐渐增加至有效。如果疗效不显著可以与金刚烷胺联合使用改善锰中毒引起的锥体外系损伤。近年来用对氨基水杨酸钠(PAS)治疗锰中毒,可使尿锰排出量为治疗前1.5~16.4倍。口服剂量每次2~3g,每日3~4次,3~4周为一疗程。静脉用药,6g PAS加入5%葡萄糖溶液500ml,每日1次,连续3天,停药4天为一疗程;4~5疗程后症状有好转。

6. 预防　锰矿的开采、爆破、粉碎、筛选等过程应采用湿式作业,或密闭操作,多应用机械生产;车间采取机械通风或自然通风,减少空气中锰尘浓度;定期监测车间空气中锰浓度;在焊接用材料、焊条生产过程中应采取密闭和吸尘装置,避免锰烟及锰尘飞扬,电焊作业尽量用自动电焊代替手工电焊,加强手工电焊作业场所的通风措施;加强个人防护,佩戴滤膜口罩;根据国家有关规定进行职业健康检查,做到早发现、早诊断、早治疗。

(四)砷

1. 理化特性　砷(arsenic,As)是地壳中普遍存在的一种类金属元素,在自然界中主要伴生于各种黑色或有色金属矿中,已在200多种矿物中发现砷,其中最重要的是黄铁矿。砷有灰、黄、黑三种同素异构体,其中灰色结晶具有金属性,质脆而硬,比重5.73,熔点817℃(2.5MPa),613℃升华,不溶于水,溶于硝酸和王水,在潮湿空气中易氧化,生成三氧化二砷(As_2O_3)俗称砒霜。

砷的化合物种类很多,主要为砷的氧化物和盐类,常见有三氧化二砷、五氧化二砷、砷酸铅、砷酸钙、亚砷酸钠等。含砷矿石、炉渣遇酸或受潮及含砷金属用酸处理时可产生砷化氢。

2. 接触机会　砷化物的用途非常广泛,职业接触的机会较多。在工业中,铅、铜、金及其他含砷有色金属冶炼时,砷以蒸气状态逸散在空气中,形成氧化砷。处理烟道和矿渣、维修燃烧炉等都可接触三氧化二砷粉尘。开采雄黄、雌黄等含砷的矿石及从事含砷农药(如砷酸铅、砷酸钙)、含砷防腐剂(如砷化钠)、除锈剂(如亚砷酸钠)等制造和应用的工人可接触砷。此外,砷化物在玻璃工业中常作为颜料,砷合金用做电池栅极、半导体元件、轴承及强化电缆铅外壳。中医用雄黄(AsS)和三氧化二砷作为皮肤外用药。生产中,在氢和砷同时存在的条件下,如有色金属矿石和炉渣中的砷遇酸或受潮时,可产生砷化氢。

3. 毒理 砷化合物可经呼吸道、消化道或皮肤进入体内。职业暴露主要由呼吸道吸入所致。吸收入血的砷化合物主要与血红蛋白结合,随血液分布到全身各组织和器官,并沉积于肝、肾、肌肉、骨、皮肤、指甲和毛发。五价砷和砷化氢在体内转变为三价砷,人体吸收的三价砷大部分通过甲基转移酶两次甲基化生成单甲基砷酸(monomethylarsinic acid)和二甲基砷酸(dimethylarsinic acid)从尿中排出,少量砷可经粪便、皮肤、毛发、指甲、汗腺、乳腺及肺排出。砷可通过胎盘屏障。砷在体内半衰期约 10 小时。

砷的毒性取决于其化学形态和价态。无机砷化物毒性大于有机砷化物,而三价的无机砷化物又大于五价无机砷化物。研究证实,无机砷在体内代谢过程中产生的三价甲基砷化物毒性更强,尤其单甲基三价砷毒性最强,这可能是砷在体内发挥毒作用的重要原因。在体内,砷是亲硫元素,三价砷极易与巯基(—SH)结合,从而引起含巯基的酶、辅酶和蛋白质生物活性及功能改变。砷与酶作用可有单巯基反应和双巯基反应两种方式,前者主要形成 As-S 复合物,使酶中活性巯基消失而抑制酶的活性,此时加入过量单巯基供体,如 GSH 即可使酶活性恢复。后者是砷与酶或蛋白中的两个巯基反应,形成更稳定的环状化合物。单巯基供体不能破坏此环状化合物使酶活性恢复,只有二巯基化合物供体才能破坏该环状结构,将巯基游离,使酶活性恢复。砷与丙酮酸氧化酶辅酶硫辛酸的反应,以及用二巯基药物如二巯基丙醇(BAL)恢复其活性就基于这一机制。此外,砷进入血液循环后,可直接损害毛细血管,引起通透性改变。

砷化氢,是强烈溶血性毒物,毒作用主要表现为大量溶血引起的一系列变化。溶血的机制还不十分清楚,一般认为是由于砷化氢和血红蛋白结合后形成过氧化物,通过谷胱甘肽过氧化物酶的作用,大量消耗维持红细胞膜完整性的还原型谷胱甘肽所致。

4. 临床表现

(1)急性中毒:工业上常因设备事故或违反操作规程大量吸入砷化合物所致,但已很少见。主要表现为呼吸道症状,如咳嗽、喷嚏、胸痛、呼吸困难以及头痛、头晕、全身衰弱,甚至烦躁不安、痉挛和昏迷。恶心、呕吐和腹痛、腹泻等消化道症状出现较晚。严重者多因呼吸和血管中枢麻痹而死亡。

口服砷化物中毒可在摄入后数分钟至数小时发生,主要为恶心、呕吐、腹痛及血样腹泻,寒战、皮肤湿冷、痉挛,严重者极度衰弱、脱水、尿少、尿闭和循环衰竭,并出现神经系统症状,兴奋、躁动不安、谵妄、意识模糊、昏迷,可因呼吸麻痹死亡。急性中毒恢复后可有迟发性末梢神经炎,数周后表现出对称性远端感觉障碍,个别可有中毒性肝炎、心肌炎,以及皮肤损害。

砷化氢急性中毒,可在吸入砷化氢数小时至十余小时内发生,出现急性溶血引发的症状和体征,腹痛、黄疸和少尿三联征是砷化氢中毒的典型表现。尿中可见大量血红蛋白、血球及管型尿,伴有头痛、恶心、腹疼、腰痛、胸部压迫感、皮肤青铜色、肝脾肿大等症状,严重者可导致急性肾衰竭。

(2)慢性中毒:职业性慢性中毒主要由呼吸道吸入所致,除一般类神经症外,主要表现为皮肤黏膜病变和多发性神经炎。皮肤改变主要表现为脱色素和色素沉着加深、掌跖部出现点状或疣状角化,并可发生皮肤癌变。砷诱导的末梢神经改变主要表现为感觉异常和麻木,严重病例可累及运动神经,伴有运动和反射减弱。此外,呼吸道黏膜受砷化物刺激可引起鼻衄、嗅觉减退、喉痛、咳嗽、咳痰、喉炎和支气管炎等。

砷是确认的人类致癌物,职业暴露主要致肺癌、皮肤癌,也可致膀胱癌。有报道与白血病、淋巴瘤及肝癌等也有关。

砷可通过胎盘屏障并引起胎儿中毒、胎儿体重下降或先天畸形。

5. 诊断　　急性中毒的诊断原则为:根据短时间内接触大量砷及其化合物的职业史,出现以呼吸、消化和神经系统损伤为主的临床表现,结合尿砷等实验室检查结果,参考现场职业卫生学调查综合分析,排除其他类似疾病方可诊断。慢性中毒的诊断原则为:根据长期接触砷及其化合物的职业史,出现以皮肤、肝脏和神经系统损害为主的临床表现,结合尿砷或发砷等实验室检查结果,参考现场职业卫生学调查综合分析,排除其他类似疾病方可诊断。

急性中毒因有明显接触史、典型临床表现及排泄物中有过量砷存在,诊断并不困难。接触反应的症状加重,并具备以下一项者:急性气管-支气管炎、支气管肺炎;恶心、呕吐、腹痛、腹泻等急性胃肠炎表现;头晕、头痛、乏力、失眠、烦躁不安等症状,即可诊断为急性中毒。慢性中毒诊断则需根据较长期间密切接触砷化物的职业史,以及出现皮炎、皮肤过度角化、皮肤色素沉着及神经系统症状为主的临床表现,排除其他原因引起的类似症状,以及实验室检查综合诊断。正在暴露者,检测尿形态砷和毛发砷高于当地正常值则有助于诊断。

我国现行诊断标准:GBZ 83—2013。

6. 处理原则

(1)急性中毒:尽快脱离现场,并使用解毒剂。经口中毒者应迅速洗胃、催吐,洗胃后应予氢氧化铁或蛋白水、活性炭至呕吐为止并导泻。同时迅速使用特效解毒剂,如二巯基丁二酸钠、二巯基丙磺酸钠、二巯基丙醇等。并辅以对症治疗。

砷化氢中毒需严密监视血细胞变化和肾功能,碱性尿可减少血红蛋白在肾小管沉积和引起肾损伤,血浆游离血红蛋白高于150mg/L时或少尿是换血的指征。如果发生急性肾衰,应进行血液透析,二巯基丙醇对砷化氢中毒无效。

(2)慢性中毒:慢性砷中毒主要为对症治疗,目前还没有治疗慢性砷中毒的有效方法,皮肤改变和多发性神经炎按一般对症处理。职业性慢性砷中毒病人应暂时脱离接触砷工作。

7. 预防　　在采矿、冶炼及农药制造过程中,生产设备应采取密闭、通风等技术措施,减少工人对含砷粉尘的接触。在维修设备和应用砷化合物过程中,要加强个人防护。医学监护应注重皮肤、呼吸道以及肝、肾、血液和神经系统功能改变。尿砷监测有助于对工业卫生设施效果的评价。

（五）镉

1. 理化性质　　镉(cadmium,Cd)是一种微带蓝色的银白色金属,质软,耐磨,延展性较好,原子量112.41,熔点320.9℃,沸点765℃,固体密度8.65,呈明显碱性,易溶于硝酸,但难溶于盐酸和硫酸。常见的镉化合物有氧化镉（CdO）、硫化镉（CdS）、硫酸镉（$CdSO_4$）和氯化镉（$CdCl_2$）等。

2. 接触机会　镉主要和锌、铅及铜矿共生。镉及其化合物主要用于电镀，以及工业颜料、塑料稳定剂、镍镉电池、光电池及半导体元件制造等；镉合金用于制造高速轴承、焊料、珠宝等。从事上述职业均可接触镉及其化合物。非职业接触包括：吸入镉污染的空气（如金属矿开采与金属炼厂附近），食用含镉废水灌溉生产的粮食、蔬菜，经常食用镀镉器皿贮放的酸性食物或饮料等。吸烟是慢性接触镉的另一途径。

3. 毒理　镉可经呼吸道和消化道吸收。经呼吸道吸入的镉尘和镉烟因粒子大小和化学组成不同，约有 10%~40% 经肺吸收。消化道吸收一般不超过 10%，但当有铁、蛋白质、钙或锌缺乏时，镉吸收增加。吸收入血液循环的镉大部分与红细胞结合（主要与血红蛋白结合），亦可与金属硫蛋白结合，后者是一种可诱导的低分子蛋白。血浆中的镉主与血浆蛋白结合。

镉蓄积性强，体内生物半减期长达 8~35 年，主要蓄积于肾脏和肝脏，肾镉含量约占体内总含量的 1/3，而肾皮质镉含量约占全肾的 1/3。镉主要通过肾脏随尿液缓慢排出。

镉及其化合物毒性因其品种不同而异，其急性毒性多属低毒至中等毒性类。如：小鼠经口 LD_{50} 值（mg/kg）：氧化镉 72，硫酸镉 88，氯化镉 150，硫化镉 1160。急性吸入毒性比经口摄入毒性大数十倍，死因主要是肺炎和肺水肿，有时可伴有肝、肾等其他脏器损害。

镉具有明显的慢性毒性，可致机体多系统、多器官损害，是损害人类健康的重要环境毒物之一。吸入镉烟尘可致肺间质性肺炎和局灶性肺气肿。镉可致肾脏的慢性损害，主要发生在近曲小管，呈现具特征性的肾小管重吸收功能障碍，肾小球亦可受累。生殖系统损害也十分明显，可引起精原上皮细胞、间质的破坏、精子数量减少，活动能力下降。镉还被认为是高度可疑的环境内分泌干扰物，低剂量镉可能具有雌激素样作用。

镉可诱导肝脏合成金属硫蛋白，并经血液转移至肾脏，被肾小管吸收蓄积于肾。镉金属硫蛋白的形成可能与解毒和保护细胞免受损伤有关。

镉中毒机制目前尚不十分清楚。研究表明：镉与硫基、羟基等配基的结合能力大于锌，因此可干扰以锌为辅基的多种酶类活性（主要是置换酶中的锌），导致机体功能障碍。例如：镉中毒时，可见到肾小管细胞中含锌的亮氨酰基氨肽酶（leucylaminopeptidase）活性受抑制，致使蛋白质分解和重吸收减少，出现肾小管性低分子蛋白尿。实验还显示，锌和硒可防止或抑制镉的某些毒作用。镉对下丘脑-垂体-性腺轴调节功能的影响是其生殖内分泌干扰作用的重要机制之一。

4. 临床表现

（1）急性中毒：急性吸入高浓度镉烟数小时后，出现咽喉痛、头痛、肌肉酸痛、恶心、口内有金属味，继而发热、咳嗽、呼吸困难、胸部压迫感、胸骨后疼痛等。严重者可发展为突发性化学性肺炎，伴有肺水肿和肝、肾损害，可因呼吸衰竭死亡。

（2）慢性中毒：低浓度长期接触可发生慢性中毒。最常见的是肾损害。肾小球滤过功能多为正常，而肾小管重吸收功能下降，以尿中低分子蛋白（分子量 30 000 以下）增加为特征，如 β_2-微球蛋白等。继续接触，可发展成 Fanconi 综合征，伴有氨基酸尿、糖尿、高钙和高磷酸盐尿。肾小管功能障碍可引起肾石症和骨软化症。也可引起呼吸系统损伤和肺气肿。慢性接触镉者可出现嗅觉减退及贫血(主因红细胞脆性增加),可致肺部损害,如肺气肿等。流行病学调查表明,接触镉工人中肺癌及前列腺癌发病率增高。含镉工业废水污染环境(如饮用水、稻谷的镉污染),因饮食而致镉摄入量增加后可致骨痛病,日本发生的"痛痛病事件"即属此类。镉污染区育龄妇女生殖状况调查结果显示,其月经异常发生率、流产发生率均高于对照人群。

5. 诊断　急性中毒的诊断主要依靠接触史和临床表现。如短期内吸入高浓度氧化镉烟尘,在数小时后出现咳嗽、咳痰、胸闷、乏力等症状,两肺呼吸音粗糙,可伴有散在的干、湿啰音,胸部 X 射线检查表现为肺纹理增多、增粗、延伸或边缘模糊,符合急性气管支气管炎表现者,可诊断为轻度急性中毒;在轻度中毒的基础上,出现急性肺炎或急性间质性肺水肿者,可诊断为中度急性中毒;吸入高浓度氧化镉烟尘后,出现急性肺泡性肺水肿或急性呼吸窘迫综合征者可诊断为重度急性中毒。慢性中毒的诊断主要根据职业接触史、临床表现和实验室诊断。一年以上密切接触镉及其化合物的职业史,尿镉连续两次测定值高于 5μmol/mol 肌酐(5μg/g 肌酐),可伴有头晕、乏力、腰背及肢体痛、嗅觉障碍等症状,实验室检查具备下列条件之一者:尿 β_2-微球蛋白含量在 9.6μmol/mol 肌酐(1000μg/g 肌酐)以上或尿视黄醇结合蛋白含量在 5.1μmol/mol 肌酐(1000μg/g 肌酐)以上者可诊断为慢性轻度中毒;在慢性轻度中毒的基础上,出现慢性肾功能不全,可伴有骨质疏松症或骨质软化症者可诊断为慢性重度中毒。

我国现行诊断标准:GBZ 17—2015。

6. 处理原则　对于急性中毒,应迅速将中毒病人移至空气新鲜处,保持安静及卧床休息。急救原则与内科相同,视病情需要早期短程给予足量糖皮质激素。

对于慢性中毒,无特殊解毒药物,应根据肾脏损害情况给予相应处理,如出现肾损伤、肺气肿及骨病等,应脱离进一步接触,加强对症处理,积极治疗。出现生殖系统损害时,应该避免继续接触,积极促进康复。

7. 预防　在焊接和切割含镉金属以及产生氧化镉烟的场所,要加强密闭、局部通风和个人防护。开展生物监测和定期体检,尤应注意尿蛋白、尿糖的早期监测。要重视生殖系统周期损害的检测,重视非职业性镉接触的危害。中毒者应及时治疗,防止肾损伤。

（六）其他金属与类金属

1. 铬（chromium, Cr）　铬是一种银灰色、抗腐蚀性强、硬而脆的黑色金属,比重 7.2,熔点 1890℃,沸点 2482℃。溶于稀盐酸及硫酸。主要以金属铬、三价铬和六价铬三种形式出现。工业上常用的是六价铬和三价铬化合物,如氧化铬、三氧化铬、铬酸、氯化铬、铬酸钠、铬酸钾、重铬酸钾和重铬酸钠等。

铬矿开采、冶炼可接触铬尘和铬酸雾;镀铬可接触铬酸雾;油漆、鞣革、橡胶、陶瓷等工业可接触铬酸盐;铬还用作木材防腐剂、农药杀霉菌剂、阻冻剂、杀藻类剂,实验室常用铬酸洗液去除玻璃器皿污垢及难溶物质。

所有铬的化合物都有毒性,三价铬是人体必需微量元素,毒性很小,六价铬毒性比三价铬高 100 倍,毒性降低,同时产生五价铬中间体及多种氧自由基,通过和蛋白质及核酸紧密结合发挥毒性作用。铬酸盐可经呼吸道、消化道和皮肤吸收。

急性中毒,接触高浓度铬酸或铬酸盐,可刺激眼、鼻、喉及呼吸道黏膜,引起灼伤、充血、鼻出血等。严重者因肾衰竭死亡。慢性中毒的病变部位主要在皮肤和鼻。皮炎表现为片块状红斑、丘疹。典型的皮肤溃疡称铬疮,为不易愈合的侵蚀性溃疡,多发生在手指、手背易擦伤部位,溃疡边缘隆起而坚硬,中间凹陷,上覆黄褐色结痂,外观呈"鸡眼状",可深达内膜,治愈后留有边界清楚的圆形疤痕。铬酐、铬酸、铬酸盐及重铬酸盐等六价铬化合物引起以鼻黏膜糜烂、溃疡和鼻中隔穿孔为主的铬鼻病。另外铬化合物生产者肺癌发病率增高。

采取加强通风、戴防毒口罩等防护措施以降低对呼吸道和鼻黏膜的刺激;劳动者必须穿上工作服并戴橡胶长手套防止皮肤污染。鼻黏膜和皮肤溃疡局部可用 10%抗坏血酸擦洗,或涂 10%复方依地酸二钠钙软膏。

2. 镍(nickel, Ni)　　镍是一种银白色、坚韧并带磁性的金属,比重 8.9,熔点 1453℃,沸点 2732℃,可溶于硝酸。镍可形成液态羰基镍(nickel carbonyl)。工业上常见的镍化合物有一氧化镍、三氧化二镍、氢氧化镍、硫酸镍、氯化镍和硝酸镍等。

镍矿开采、冶炼,不锈钢生产,铸币,电池,原子能工业应用各种镍合金。羰基镍主要用于精炼、有机合成、橡胶工业等。

可溶性镍化合物和羰基镍易经呼吸道吸收并与白蛋白结合,但不在组织中蓄积,主要经尿排出,半减期约 1 周。镍易透过胎盘屏障,不溶性镍化合物可蓄积在呼吸道。

镍中毒主要表现为皮炎和呼吸道损害。可溶性镍化合物主要引起接触性皮炎和过敏性湿疹;接触高浓度镍气溶胶也可引起鼻炎、鼻窦炎、嗅觉缺失、鼻中隔穿孔;对镍及其化合物高度敏感者,可产生支气管哮喘或肺嗜酸性粒细胞浸润症;短期内吸入高浓度羰基镍主要引起急性呼吸系统和神经系统损害;镍精炼劳动者鼻和呼吸道肿瘤发病率增高。

镍皮炎可用局部激素疗法并脱离进一步接触,严重过敏者应脱离镍作业。接触羰基镍者可检测尿中镍含量,可用二乙基二硫代甲酸钠驱镍。

3. 锌(zincum, Zn)　　锌是一种银白色金属,不溶于水,溶于强酸或碱液中。比重 7.14,熔点 419.4℃,沸点 907℃,加热到 500℃时可形成直径小于 1μm 的氧化锌烟尘。锌冶炼、炼铜、焊接镀锌铁等可接触氧化锌烟尘。镀锌和生产锌合金可接触锌化合物。锌白用于颜料,硫酸锌用于人造丝、医药等。

氧化锌烟尘可经呼吸道吸收,进入循环的锌与血浆中金属硫蛋白、白蛋白及红细胞结合,广泛分布于横纹肌等组织中。锌主要经胰液、胆汁和汗液排出,仅有 20%由肾脏排出。

急性锌中毒主要是过量接触氧化锌烟雾后数小时发生金属烟热(metal fume fever),表现为头痛、口中金属味,接着出现肌肉和关节痛及疲劳、发热、寒战、多汗、咳嗽,8~12 小时后可出现胸痛,24~48 小时后症状消失,类似"流感"过程。接触氯化锌可引起严重皮肤及眼灼伤。慢性皮肤接触主要引起湿疹性皮炎或皮肤过敏。

4. 铊(thallium,Tl)　　铊呈银灰色,比重 11.85,熔点 303.5℃,沸点 1457℃,易溶于硝酸和浓硫酸。铊产生于用于制造合金及铊化合物的生产过程中。硫酸铊主要用作杀鼠剂和杀虫剂;溴化铊和碘化铊是制造红外线滤色玻璃的原料;铊的氧化物和硫化物可制光电管;铊汞齐用于制造低温温度计。

铊属高毒类。职业活动中暴露的含铊烟尘、蒸气或可溶性铊盐可通过消化道、皮肤和呼吸道吸收。铊可迅速分布到机体各组织中的细胞内,铊和钾类似,可稳定地和一些酶(如 Na^+-K^+-ATP 酶)结合,铊还可和巯基结合干扰细胞内呼吸和蛋白质合成,铊和核黄素结合可能是其神经毒性的原因。

急性中毒表现为胃肠道刺激症状,继而出现神经麻痹,精神障碍,甚至肢体瘫痪,肌肉萎缩。脱发是铊中毒的特殊表现(症状),常于急性中毒后 1~3 周出现。慢性中毒主要有毛发脱落及皮肤干燥,并伴疲劳和虚弱感,可发生失眠、行为障碍、精神异常,以及内分泌紊乱,包括阳痿和闭经。

严禁在接触铊的工作场所进食和吸烟,并佩戴防护口罩或防毒面具、手套,工作时穿防护服,工作后淋浴。误服者应催吐,用1%鞣酸或硫酸钠洗胃后用普鲁士蓝。对严重中毒病例,可考虑血液净化和肾上腺糖皮质激素疗法。

5. 钡(barium, Ba)　钡是银白色金属,熔点 725℃,沸点 1140℃。由于钡是活泼金属,金属活动性顺序位于钠、镁之间,与水剧烈反应,生成强碱氢氧化钡,放出氢气,加热下能与氢、硫、氮、碳作用。钡与卤素在室温下即可发生反应,生成卤化物。因此自然界中都以化合物的形式存在,种类繁多。钡在自然界主要以重晶石($BaSO_4$)和毒重石($BaCO_3$)的矿物形式存在。

钡可溶于酸,生成盐,硫酸钡和碳酸钡不溶于水。钡可还原若干金属的氧化物、卤化物和硫化物而获得相应的金属。由于钡易氧化,需浸于矿物油和液体石蜡中保存。

钡矿的开采和冶炼、各种钡化合物的生产和使用均是钡的职业暴露机会。金属钡可作消气剂和制造各种合金,工业上常用的有硫酸钡($BaSO_4$)、氯化钡($BaCl_2$)、碳酸钡(BaC_2)、氢氧化钡[$Ba(OH)_2$]、碳酸钡($BaCO_3$)、硫化钡(BaS)等。硫酸钡除可作白色颜料、医用造影剂外,还可作纺织、橡胶、肥皂、水泥、塑料的填充剂;氯化钡用于制造其他钡盐、钢材淬火等;碳酸钡用于陶瓷、搪瓷、玻璃工业等。

生活中常因误食而致钡中毒。曾有将氯化钡误作白矾,以及将碳酸钡误作熟石膏引起多人中毒。X 线造影用的硫酸钡不纯或以其他钡盐误作硫酸钡应用均可导致中毒事故。亦有误将实验室用的氯化钾(掺含钡盐)配制治疗用药静脉滴注导致中毒死亡的报道。职业性急性钡中毒多属生产和使用过程中的意外事故。生活性钡中毒大多由误食引起。

除难溶的硫酸钡外,所有钡的化合物都有毒。钡剂可以经过消化道、皮肤、呼吸道吸收。钡是一种肌肉毒,钡离子对骨骼肌、平滑肌、心肌等各种肌肉组织产生过度的刺激和兴奋作用。钡中毒时细胞膜上的 Na^+-K^+-ATP 酶继续活动,故细胞外液中的钾不断进入细胞,但钾从细胞内流出的通道被特异地阻断,因而发生低钾血症。

主要表现为胃肠道刺激症状和低钾综合征。早期钡中毒表现为头晕或头痛,咽干、恶心、轻度腹痛和腹泻等神经及消化系统症状。重者胸闷、心悸、肌无力或瘫痪,甚至呼吸肌麻痹,心电图异常及血清低钾,多伴有严重的心律失常、传导阻滞。

钡生产设备密闭化,安装通风除尘设备,佩戴职业病个人防护用品,一旦皮肤污染,立即冲洗。皮肤灼伤者用2%~5%硫酸钠彻底冲洗后再按灼伤常规处理,钡化合物粉尘经呼吸道和消化道进入者,漱口后,口服适量的硫酸钠,补充钾盐。

6. 铍（beryllium,Be） 铍是钢灰色金属,熔点1283℃,沸点2970℃,微溶于热水,可溶于稀盐酸、稀硫酸和氢氧化钾溶液。铍是原子能工业之宝,火箭、导弹、卫星、航空、宇航、电子以及冶金工业等均可暴露铍。

铍及其化合物为高毒物质,主要以粉尘、烟雾和蒸气经呼吸道吸入,破损皮肤易吸收引起皮炎或溃疡。难溶的氧化铍主要储存在肺部,可引起肺炎。可溶性的铍化合物主要储存在骨骼、肝脏、肾脏和淋巴结等处,它们可与血浆蛋白作用,生成蛋白复合物,引起脏器或组织的病变。急性铍中毒表现为化学性支气管炎和肺炎。慢性铍中毒引起以肺肉芽肿病变和肺间质纤维化为主的全身性疾病,又称铍病。

铍的生产工艺过程应做到密闭化、机械化,尽可能采用湿式作业,避免高温加工。工作时穿戴工作服和鞋帽,工作后淋浴,工作服用机器洗涤。慢性中毒者可用肾上腺皮质激素及依地酸二钠钙治疗。

7. 钒（vanadium,V） 钒呈银白色,比重6.1,熔点1919℃±2℃,沸点3000~3400℃。钒可加大钢的强度、韧性、抗腐蚀能力、耐磨能力、耐高温、抗奇寒的能力等。

钒矿石开采、粉碎及包装,催化剂制造、钒合金、特种钢制造,石油及其分馏后的重油中均含有钒。钒钢在汽车、航空、铁路、电子技术、国防工业等多见。

钒能分别以二、三、四、五价与氧结合,形成四种有毒的氧化物。钒进入细胞后具有广泛的生物学效应。

短时间内吸入高浓度含钒化合物的粉尘或烟雾引起急性钒中毒,以眼和呼吸道黏膜刺激症状为主。中毒症状一般较轻,重者亦可致心、肾、胃肠及中枢神经系统功能损害。

钒作业场所应通风除尘,劳动者佩戴过滤式呼吸器。驱钒可用大剂量维生素C,或依地酸二钠钙。口服氯化铵片可加速钒的排泄。有明显皮肤损害者,局部清水冲洗后,涂以肤轻松药膏,同时内服抗过敏药。

8. 锡（tin,stannum,Sn） 锡呈银白色,比重5.75,熔点232℃,沸点2270℃,溶于稀酸和强碱。锡矿的开采和冶炼、电路板焊接（焊锡膏）、锡合金、电镀等均可暴露锡,有机锡化合物可作合成橡胶的稳定剂。

锡及其无机化合物大多属微毒或低毒类,有机锡具中高度毒性。无机锡难于经消化道吸收,吸入的锡化合物主要滞留在肺。有机锡化合物可经呼吸道、消化道和皮肤吸收。锡主要经尿和粪排出。接触高浓度无机锡尘可引起眼、喉及呼吸道刺激症状,可引起肺部明显X线改变;接触锡烟可致金属烟雾热。某些烃基锡可引起脑白质水肿,表现为剧烈头痛、视力障碍,严重者可致死。有机锡对皮肤有强烈刺激作用,并可经皮肤吸收。

处理有机锡化合物要严加小心以免吸入和皮肤接触,皮肤一旦接触有机锡化合物,要用洗涤剂和清水彻底洗净。

9. 铝（aluminum,Al） 铝为银白色轻金属,有延性和展性。在潮湿空气中能形成一层防止金属腐蚀的氧化膜。易溶于稀硫酸、硝酸、盐酸、氢氧化钠和氢氧化钾溶液,不溶于水。相对密度

2.70,熔点660℃,沸点2327℃。航空、建筑、汽车三大重要工业的迅猛发展带动了铝业的繁荣。职业性铝接触主要是铝的冶炼和加工过程中铝烟尘和铝粉尘。

铝粉尘或烟尘可以通过呼吸道吸入,直接沉积在肺内。进入机体的铝以 $Al(H_2O)^{3+}$ 的形式与转铁蛋白、白蛋白或枸橼酸离子相结合,随血液分布于脑、肝、肾、骨、肺等组织中。铝可干扰中枢胆碱能系统功能、能量代谢、中枢单胺类系统和氨基酸能系统功能,增强脂质过氧化,影响钙代谢及其相关酶、线粒体和线粒体酶,导致神经细胞凋亡、神经元纤维变性,并对记忆有直接影响。职业性吸入铝尘可导致铝尘肺。铝作业劳动者的定量脑电图异常。铝与某些神经系统疾病如老年性痴呆、帕金森综合征等神经退行性疾病有相关关系。

第三节　刺激性气体中毒

一、概述

刺激性气体(irritant gases)指对眼、呼吸道黏膜和皮肤具有刺激作用,引起机体以急性炎症、肺水肿为主要病理改变的一类气态物质。包括在常态下气体以及在常态下虽非气体,但可以通过蒸发、升华或挥发后形成蒸气或气体的液体或固体物质。此类气态物质多具有腐蚀性,生产中常因不遵守操作规程,容器或管道等设备被腐蚀,发生跑、冒、滴、漏等污染作业环境,在化学工业生产中最容易发生。

（一）种类

刺激性气体种类较多,按其化学结构和理化特性,可分为以下几类。

酸:无机酸,如硫酸、盐酸、硝酸、铬酸;有机酸,如甲酸、丙酸、乙二酸、丙烯酸。

成酸氧化物:二氧化硫、三氧化硫、二氧化氮、铬酐等。

成酸氢化物:氯化氢、氟化氢、溴化氢。

卤族元素:氟、溴、碘。

无机氯化物:光气、氯化氢、二氧化氯、二氯化砜、四氯化硅、四氯化钛、三氯化锑、三氯化砷、三氯化磷、三氯化硼等。

卤烃类:溴甲烷、碘甲烷、二氟一氯甲烷、四氟乙烯及其聚合物、聚全氟乙丙烯。

酯类:硫酸二甲酯、二异氰酸甲苯酯、甲酸甲酯、氯甲酸甲酯、丙烯酸甲酯等。

醚类:氯甲基甲醚。

醛类:甲醛、乙醛、丙烯醛、三氯乙醛等。

酮类:乙烯酮、甲基丙烯酮。

氨胺类:氨、乙胺、乙二胺、丙胺、丙烯胺、环己胺。

强氧化剂:臭氧。

金属化合物:氧化银、硒化氢、羰基镍、五氧化二钒等。氧化镉、羰基镍、硒化氢。

按 GBZ 73—2009,刺激性气体可分为以下几类。

酸:无机酸,如硫酸、盐酸、硝酸、铬酸、氯磺酸;有机酸,如甲酸、乙酸、丙酸、丁酸。

氮的氧化物:一氧化氮、二氧化氮、五氧化二氮等。

氯及其他化合物:氯、氯化氢、二氧化氯、光气、双光气、氯化苦、二氯化枫、四氯化硅、三氯氢硅、四氯化钛、三氯化锑、三氯化砷、三氯化磷、三氯氧磷、五氯化磷、三氯化硼等,二氯亚砜。

硫的化合物:二氧化硫、三氧化硫、硫化氢等。

成碱氢化物:氨。

强氧化剂:臭氧。

酯类:硫酸二甲酯、二异氰酸甲苯酯、甲酸甲酯、氯甲酸甲酯等,丙烯酸甲酯。

金属化合物:氧化银、硒化氢、波基镍、五氧化二钒等,氧化镉、羰基镍、硒化氢。

醛类:甲醛、己醛、丙烯醛、三氯乙醛等。

氟代烃类:八氟异丁烯、氟光气、六氟丙烯、氟聚合物的裂解残液气和热解气等。

其他:二硼氢、氯甲甲醚、四氯化碳、一甲胺、二甲胺、环氧氯丙烷等。

军用毒气:氮芥气、亚当氏气、路易氏气等。

上述具有刺激作用的化学物质,常见的有氯、氨、氮氧化物、光气、氟化氢、二氧化硫和三氧化硫等。

（二）毒理

刺激性气体的毒性按其化学作用,主要是酸、碱和氧化剂,如成酸氧化物、卤素、卤化物、酯类遇水可形成酸或分解为酸。酸可从组织中吸出水分,凝固其蛋白质,使细胞坏死。氨胺类遇水形成碱,可由细胞中吸出水分并皂化脂肪,使细胞发生溶解性坏死。氧化剂如氧、臭氧、二氧化氮可直接或通过自由基氧化,导致细胞膜氧化损伤。刺激性气体通常以局部损害为主,其损害作用的共同特点是引起眼、呼吸道黏膜及皮肤不同程度的炎性病理反应,刺激作用过强时可引起喉头水肿、肺水肿以及全身反应。病变程度主要取决于吸入刺激性气体的浓度和持续接触时间。病变的部位与其水溶性有关,水溶性高的毒物易溶解附着在湿润的眼和上呼吸道黏膜局部,立即产生刺激作用,出现流泪、流涕、咽痒、呛咳等症状,如氯化氢、氨;中等水溶性的毒物,其作用部位与浓度有关,低浓度时只侵犯眼和上呼吸道,如氯、二氧化硫,而高浓度时则可侵犯全呼吸道。水溶性低的毒物,通过上呼吸道时溶解少,故对上呼吸道刺激性较小,如二氧化氮、光气,易进入呼吸道深部,对肺组织产生刺激和腐蚀,常引起化学性肺炎或肺水肿。液体刺激性气态物质直接接触皮肤黏膜或溅入眼内可引起皮肤灼伤及眼角膜损伤。

（三）毒作用表现

1. 急性刺激作用　眼和上呼吸道刺激性炎症,如流泪、畏光、结膜充血、流涕、喷嚏、咽疼、咽部充血、呛咳、胸闷等。吸入较高浓度的刺激性气体可引起中毒性咽喉炎、气管炎、支气管炎和肺炎。吸入高浓度的刺激性气体可引起喉头痉挛或水肿,严重者可窒息死亡。

2. 中毒性肺水肿（toxic pulmonary edema）　吸入高浓度刺激性气体后所引起的肺泡内及肺间质过量的体液潴留为特征的病理过程,最终可导致急性呼吸功能衰竭,是刺激性气体所致的最严重的危害和职业病常见的急症之一。中毒性肺水肿的发生主要决定于刺激性气体的毒性、浓度、作用时间、水溶性及机体的应激能力。易引起肺水肿较常见的刺激性气体有光气、二氧化氮、氨、氯、臭氧、硫酸二甲酯、羰基镍、氧化镉、溴甲烷、氯化苦、甲醛、丙烯醛等。

肺水肿是肺微血管通透性增加和肺部水运行失衡的结果。其发病机制主要有：

(1)肺泡壁通透性增加：①高浓度刺激性气体直接损伤肺泡上皮细胞，导致肺泡壁通透性增加，形成肺泡型肺水肿。刺激性气体可致肺泡膜上皮Ⅰ型细胞水肿、变性、细胞间连接部分开放；Ⅱ型细胞受损，肺泡表面活性物(AS)合成减少，活性降低，使肺泡气液面表面张力增加，肺泡塌陷，体液渗出增加，液体迅速进入肺泡。②刺激性气体引起炎症反应时，参与炎症的肺泡巨噬细胞及多形核细胞等在肺内大量积聚，并释放大量的细胞因子和炎性介质，主要有氧自由基等，可达正常水平的20倍，造成肺泡氧化损伤，导致通透功能障碍。

(2)肺毛细血管壁通透性增加：一方面高浓度刺激性气体直接损伤毛细血管内皮细胞，导致间隔毛细血管通透性增加，形成间质性肺水肿。刺激性气体直接破坏毛细血管内皮细胞，使内皮细胞胞浆突起回缩，裂隙增宽，液体渗出。另一方面，中毒使体内的血管活性物质如组织胺、5-羟色胺、缓激肽、前列腺素等大量释放，使肺毛细血管通透性增加。

(3)肺毛细血管渗出增加：上呼吸道炎症及肺水肿导致通气不足和弥散障碍，致使机体缺氧，通过神经体液反射，引起毛细血管痉挛，增加肺毛细血管压力和渗出，加重肺水肿。

(4)肺淋巴循环受阻：毛细血管渗出液的回收与淋巴循环有关。刺激性气体可使交感神经兴奋性增高，右淋巴总管痉挛；此外，肺内体液增多，使血管临近的淋巴管肿胀，阻力增加，淋巴回流障碍，促使肺水肿发生。

刺激性气体引起的肺水肿，临床过程可分为四期：

(1)刺激期：吸入刺激性气体后表现为气管-支气管黏膜的急性炎症。主要在短时间内出现呛咳、流涕、咽干、咽痛、胸闷及全身症状，如头痛、头晕、恶心、呕吐等症状。吸入水溶性低的刺激性气体后，该期症状较轻或不明显。

(2)潜伏期：刺激期后，自觉症状减轻或消失，病情相对稳定，但肺部的潜在病理变化仍在继续发展，经过一段时间发生肺水肿，实属"假象期"。潜伏期长短，主要取决于刺激性气体的溶解度、浓度和个体差异，水溶性大，浓度高，潜伏期短。一般为2~6小时，也有短至0.5小时者，水溶性小的刺激性气体可36~48小时，甚至72小时。在潜伏期症状不多，期末可出现轻度的胸闷、气短、肺部少许干性啰音，但胸部X线片可见肺纹理增多、模糊不清等。此期在防止或减轻肺水肿发生以及病情的转归上具有重要的作用。

(3)肺水肿期：潜伏期之后，突然出现加重的呼吸困难，烦躁不安、大汗淋漓、剧烈咳嗽、咳大量粉红色泡沫样痰。体检可见口唇明显发绀、两肺密布湿性啰音、严重时大中水泡音、血压下降、血液浓缩、白细胞可高达$(20~30)\times10^9$个/L，部分中毒者血氧分析可见低氧血症。胸部X线检查，早期可见肺纹理增粗紊乱或肺门影增浓模糊。随着肺水肿的形成和加重，两肺可见散在的1~10mm大小不等、密度均匀的点片状、斑片状阴影，边缘不清，有时出现由肺门向两侧肺野呈放射状的蝴蝶形阴影。此期病情在24小时内变化最剧烈，若控制不力，有可能进入急性呼吸窘迫综合征(acute respiratory distress syndrome, ARDS)期。

(4)恢复期:经正确治疗,如无严重并发症,肺水肿可在2~3天内得到控制,症状体征逐步消失一般3~5天,X线变化约在1周内消失,7~15天基本恢复,多无后遗症。二氟一氯甲烷引起的肺损害,可产生广泛的肺纤维化和支气管腺体肿瘤样增生,继而可引发呼吸功能衰竭。

3. **急性呼吸窘迫综合征（ARDS）** 刺激性气体中毒、创伤、休克、烧伤、感染等心源性以外的各种肺内外致病因素所导致的急性、进行性呼吸窘迫、缺氧性呼吸衰竭。主要病理特征为肺毛细血管通透性增高而导致的肺泡渗出液中富含蛋白质的肺水肿及透明膜形成,并伴有肺间质纤维化。本病死亡率可高达50%。刺激性气体所致中毒性肺水肿与ARDS之间的概念、致病机制、疾病严重程度以及治疗和预后存在着量变到质变的本质变化。

作用机制:发病机制错综复杂,至今仍未完全阐明。刺激性气体所致的ARDS可能是有毒物质的直接损伤或机体炎症反应过度表达的结果。目前认为主要是:①刺激性气体直接损伤毛细血管内皮细胞及肺泡上皮细胞,使毛细血管内皮及肺泡上皮的通透性增加;另一方面损伤肺泡Ⅱ型细胞,肺泡表面活性物质减少。②肺部刺激性炎症可释放大量的细胞因子和炎性介质,引起炎症的放大和损伤。介质释放可致血管收缩、渗出,特别是血小板活化因子可引起肺泡毛细血管膜的通透性增加;前列腺素F2α、血栓素所致肺内血小板凝聚、微血栓形成及内毒素性肺损伤。

急性呼吸窘迫综合征临床可分为四个阶段:①原发疾病症状。②潜伏期:大多数病人原发病后24~48小时,出现呼吸急促发绀;极易误认为原发病病情加剧,常失去早期诊断时机。③呼吸困难、呼吸频数加快是最早、最客观的表现,发绀是重要的体征之一。出现呼吸窘迫,肺部水泡音,X线胸片有散在浸润阴影。④呼吸窘迫加重,出现神志障碍,胸部X线有广泛毛玻璃样融合浸润阴影。ARDS的病程与化学性肺水肿大体相似,仅在疾病程度上更为严重,在临床上呈现严重进行性呼吸困难,呼吸频率大于28次/分,严重的低氧血症,$PaO_2 \leqslant 8kPa$（60mmHg）和（或）氧合指数（PaO_2/FiO_2）$\leqslant 40kPa$（300mmHg）。用一般氧疗难以奏效,预后较差。而刺激性气体所致ARDS病因明确,其对肺部的直接损伤所致ARDS在发病过程中较其他原发病有更重要的意义,因此,在肺部体征、X线表现、病理损害等方面更为明显。由于无其他原发病,所以在预后上较为良好。

4. **慢性影响** 长期接触低浓度刺激性气体,可能成为引起慢性结膜炎、鼻炎、咽炎、慢性支气管炎、支气管哮喘、肺气肿的综合因素之一。急性氯气中毒后可遗留慢性喘息性支气管炎。有的刺激性气体还具有致敏作用,如氯、甲苯二异氰酸酯等。

（四）诊断

1. **诊断原则** 依据GBZ 73—2009,根据短期内接触较大量化学物的职业史,急性呼吸系统损伤的临床表现,结合血气分析和其他检查所见,参考现场劳动卫生学调查资料,综合分析,排除其他病因所致类似疾病后,方可诊断。

2. **刺激反应** 出现一过性眼和上呼吸道刺激症状,胸部X线无异常表现者。

3. **诊断及分级标准**

(1)轻度中毒:有眼及上呼吸道刺激症状,如畏光、流泪、咽痛、呛咳、胸闷等,也可有咳嗽加剧、咯黏液性痰,偶有痰中带血。体征有眼结膜、咽部充血及水肿;两肺呼吸音粗糙,或可有散在性干、湿啰音;胸部X线表现为肺纹理增多、增粗、延伸,或边缘模糊。符合急性气管-支气管炎或支气管周围炎。

(2)中度中毒:凡具有下列情况之一者,可诊断为中度中毒。

1)呛咳、咳痰、气急、胸闷等;可有痰中带血、两肺有干、湿性啰音、常伴有轻度发绀;胸部 X 线表现为两中、下肺野可见点状或小斑片状阴影;符合急性支气管肺炎。

2)咳嗽、咳痰、胸闷和气急较严重,肺部两侧呼吸音减低,可无明显啰音,胸部 X 线表现为肺纹理增多、肺门阴影增宽、境界不清、两肺散在小点状阴影和网状阴影,肺野透明度减低,常可见水平裂增厚,有时可见支气管袖口征和(或)克氏 B 线。符合急性间质性肺水肿。

3)咳嗽、咳痰、痰量少到中等,气急、轻度发绀、肺部散在性湿啰音、胸部 X 线显示单个或少数局限性轮廓清楚、密度增高的类圆形阴影。符合急性局限性肺泡性肺水肿。

(3)重度中毒:凡有下列情况之一者,可诊断为重度中毒。

1)剧烈咳嗽、咯大量白色或粉红色泡沫痰,呼吸困难,明显发绀,两肺密布湿性啰音,胸部 X 线表现两肺野有大小不一、边缘模糊的粟粒小片状或云絮状阴影,有时可融合成大片状阴影,或呈蝶状形分布。血气分析 $PaO_2/FiO_2 \leqslant 40kPa(300mmHg)$。符合弥漫性肺泡性肺水肿或中央性肺泡性肺水肿。

2)上列情况更为严重,呼吸频数大于 28 次/分,或(和)有呼吸窘迫。胸部 X 线显示两肺广泛多数呈融合的大片状阴影,血气分析氧分压/氧浓度(PaO_2/FiO_2)$\leqslant 26.7kPa(200mmHg)$,符合急性呼吸窘迫综合征。

3)窒息。

4)并发严重气胸、纵隔气肿或严重心肌损害等。

5)猝死。

(五)防治原则

1. 预防与控制措施　大部分刺激性气体中毒因意外事故所致。建立经常性的设备检查、维修制度和严格执行安全操作规程,防止生产过程中的跑、冒、滴、漏,杜绝意外事故发生。预防与控制原则主要包括两方面:操作控制和管理控制。

(1)操作预防与控制:通过采取适当的措施,消除或降低作业场所正常操作过程中的刺激性气体的危害。

1)技术措施:采用耐腐蚀材料制造的生产设备并经常维修,防止生产工艺流程的跑、冒、滴、漏;生产和使用刺激性气体的工艺流程应进行密闭抽风;物料输送、搅拌采用自动化。

2)个人防护措施:选用有针对性的耐腐蚀防护用品(工作服、手套、眼镜、胶鞋、口罩等)。穿着聚氯乙烯、橡胶等制品的工作服;佩戴橡胶手套和防护眼镜;接触二氧化硫、氯化氢、酸雾等应佩戴碳酸钠饱和溶液及 10%甘油浸渍的纱布夹层口罩;接触氯气、光气时用碱石灰、活性炭作吸附剂的防毒口罩;接触氨时可佩戴硫酸铜或硫酸锌防毒口罩。接触氟化氢时使用碳酸钙或乳酸钙溶液浸过的纱布夹层口罩;防毒口罩应定期进行性能检查,以防失效。选用适宜的防护油膏防护皮肤和鼻黏膜污染,3%氧化锌油膏防酸性物质污染,5%硼酸油膏防碱性物质污染;防止牙齿酸蚀症可用 1%小苏打或白陶土溶液漱口。

（2）管理预防和控制:按照国家法律、法规和标准建立管理制度、程序和措施,是预防和控制作业场所中刺激性气体危害的一个重要方面。

1）职业安全管理预防和控制:加强刺激性气体在生产、贮存、运输、使用中的严格安全管理,严格按照有关规章制度执行。安全贮存,所有盛装刺激性物质的容器应防腐蚀、防渗漏、密封同时加贴安全标签;贮运过程应符合防爆、防火、防漏气的要求;作好废气的回收利用等。

2）职业卫生管理预防和控制:健康监护措施:执行工人就业前和定期体格检查制度,发现明显的呼吸系统疾病、明显的肝、肾疾病、明显的心血管疾病,应禁止从事刺激性气体作业以及早期不良影响,从而采取相应措施。

应急救援措施:设置报警装置,易发生事故的场所,应配备必要的现场急救设备,如防毒面具、冲洗器及冲洗液、应急撤离通道和必要的泄险区等。

环境监测措施:对作业场所进行定期空气中刺激性气体浓度监测,及时发现问题,采取相应维修或改革措施,确保工人的作业场所安全。

3）职业安全与卫生培训教育:培训教育工人正确使用安全标签和安全技术说明书,了解所使用化学品的易爆危害、健康危害和环境危害,掌握相应个体防护用品的选择、使用、维护和保养等,掌握特定设备和材料如急救、消防、溅出和泄漏控制设备的使用,掌握必要的自救、互救措施和应急处理方法。应根据岗位的变动或生产工艺的变化,及时对工人进行重新培训。

2. 处理原则　积极防治肺水肿和 ARDS 是抢救刺激性气体中毒的关键。

（1）现场处理

1）现场急救:迅速疏散可能接触者脱离有毒作业场所并对病情作出初步估计和诊断。病人应迅速移至通风良好的地方,脱去被污染的衣裤,注意保暖。处理灼伤及预防肺水肿:用水彻底冲洗污染处及双眼,吸氧、静卧、保持安静。对于出现肺水肿、呼吸困难或呼吸停止的病人,应尽快给氧,进行人工呼吸,心脏停搏者可给予心脏按压,有条件的可给予支气管扩张剂与激素。凡中毒严重者采取了上述抢救措施后,应及时送往医院抢救。

2）保护和控制现场、消除中毒因素。

3）按规定进行事故报告,组织事故调查。

4）对健康工人进行预防健康筛检。

（2）治疗原则

1）刺激性气道或肺部炎症:主要给以止咳、化痰、解痉药物,适当给以抗菌治疗。急性酸或碱性气体吸入后,应及时吸入不同的中和剂,如酸吸入后,应给予 4% 碳酸氢钠气雾吸入;而碱吸入后,应给予 2% 硼酸或醋酸雾化吸入。

2）中毒性肺水肿与 ARDS:迅速纠正缺氧,合理氧疗,早期轻症病人可用鼻导管或鼻塞给氧,氧浓度为 50%。肺水肿或 ARDS 出现严重缺氧时,机械通气（mechanical ventilation）治疗是纠正缺氧的主要措施。常用的通气模式为呼气末正压（positive end expiratory pressure, PEEP）,该种方法由于呼气时肺泡仍能维持正压,防止肺泡萎陷,改善肺内气体分布,增加氧弥散、促进 CO_2 排出、纠正通气/血流失调,改善换气功能,从而减少病死率。

降低肺毛细血管通透性,改善微循环:应尽早、足量、短期应用肾上腺皮质激素,常用大剂量地塞米松,以减轻肺部炎症反应,减少或阻止胶体、电解质及细胞液等向细胞外渗出,维持气道通畅;提高机体的应激能力。同时合理限制静脉补液量,ARDS 应严格控制输入液体量,保持体液负平衡。为减轻肺水肿,可酌情使用少量利尿剂等。

保持呼吸道通畅,改善和维持通气功能:可吸入去泡沫剂二甲硅酮,以降低肺内泡沫的表面张力,清除呼吸道中水泡,增加氧的吸入量和肺泡间隔的接触面积,改善弥散功能;还可适当加入支气管解痉药氢溴酸东莨菪碱,以松弛平滑肌,减少黏液分泌,改善微循环;可根据毒物的种类不同,尽早雾化吸入弱碱(4%碳酸氢钠)或弱酸(2%硼酸或醋酸),以中和毒物;必要时施行气管切开、吸痰。

3)积极预防与治疗并发症:根据病情可采取相应的治疗方法,并给予良好的护理及营养支持等,如继发性感染、酸中毒、气胸及内脏损伤等。

(3)其他处理:一般情况下,轻、中度中毒治愈后,可恢复原工作。重度中毒治愈后,原则上应调离刺激性气体作业。急性中毒后如有后遗症,结合实际情况,需妥善处理。

二、氯气

(一)理化特性

氯(chlorine,Cl_2)为黄绿色、具有异臭和强烈刺激性的气体。分子量 70.91,比重 2.488,沸点 −34.6℃。易溶于水和碱性溶液以及二硫化碳和四氯化碳等有机溶液。遇水可生成次氯酸和盐酸,次氯酸再分解为氯化氢和新生态氧。在高热条件下与一氧化碳作用,生产毒性更大的光气。在日光下与易燃气体混合时会发生燃烧爆炸。

(二)接触机会

电解食盐产生氯;使用氯气制造各种含氯化合物,如四氯化碳、漂白粉、聚氯乙烯、环氧树脂等;应用氯气作为强氧化剂和漂白剂,如制药业、皮革业、造纸业、印染业、油脂及兽骨加工过程中的漂白,医院、游泳池、自来水的消毒等。

(三)毒理

氯是一种强烈的刺激性气体,易溶于水。主要作用于气管、支气管、细支气管,也可作用于肺泡。氯气对人体的急性毒性与空气中氯气的浓度有关。氯的嗅阈和刺激阈在 0.06～5.80mg/m³ 范围内。低浓度(如 1.5～90.0mg/m³)时仅侵犯眼和上呼吸道,对局部黏膜有烧灼和刺激作用。高浓度或接触时间过长(如 120～180mg/m³ 时,接触 30～60 分钟),可侵入呼吸道深部。氯气吸入后与呼吸道黏膜的水作用生成次氯酸和盐酸,从而产生损害作用。因为生物体内不具备将次氯酸再分解为氯化氢和新生态氧的能力。氯化氢可使上呼吸道黏膜水肿、充血和坏死;次氯酸可透过细胞膜,破坏膜的完整性、通透性以及肺泡壁的气-血、气-液屏障,引起眼、呼吸道黏膜充血、炎性水肿、坏死,高浓度接触时可致呼吸道深部病变形成肺水肿。次氯酸还可与半胱氨酸的巯基起反应,抑制多种酶活性。吸入高浓度氯气(如 3000mg/m³)还可引起迷走神经反射性心脏停搏或喉痉挛,出现电击样死亡。

（四）临床表现

1. 急性中毒　常见于突发事故，急性中毒的表现有：

刺激反应：出现一过性眼和上呼吸道黏膜刺激症状，表现为畏光、流泪、咽痛、呛咳，肺部无阳性体征或偶有散在性干啰音，胸部 X 线无异常表现。

轻度中毒：表现为急性气管-支气管炎或支气管周围炎。此时出现呛咳、呛咳加重、可有少量痰、胸闷，两肺有散在性干、湿啰音或哮鸣音，胸部 X 线表现可无异常或可见下肺野有肺纹理增多、增粗、延伸、边缘模糊。

中度中毒：表现为支气管肺炎、间质性肺水肿或局限性肺泡性水肿或哮喘样发作。咳嗽加剧、气急、胸闷明显、胸骨后疼痛，有时咯粉红色泡沫痰或痰中带血，伴有头痛、头昏、烦躁、恶心、呕吐、上腹痛等神经系统症状和胃肠道反应。两肺可有干、湿性啰音或弥漫性哮鸣音。急性化学性支气管肺炎胸部 X 线可见两肺下部内带沿肺纹理分布呈不规则点状或小斑片状边界模糊、部分密集或相互融合的致密阴影。间质性肺水肿胸部 X 线表现肺纹理增多模糊，肺门阴影增宽境界不清，两肺散在点状阴影和网状阴影，肺野透亮度减低，常可见水平裂增厚，有时可见支气管袖口征及克氏 B 线。局限性肺泡性肺水肿胸部 X 线可见单个或多个局限性密度增高的阴影，哮喘样发作者胸部 X 线可无异常发现。

重度中毒：出现弥漫性肺泡性肺水肿或中央性肺泡性肺水肿；严重者出现急性呼吸窘迫综合征（ARDS）；吸入极高浓度氯气还可引起声门痉挛或水肿、支气管或反射性呼吸中枢抑制而致迅速窒息死亡或心脏停搏所致猝死；严重者可合并气胸或纵隔气肿等。

皮肤以及眼睛接触液氯或高浓度氯气可发生急性皮炎或皮肤及眼的灼伤。并发症主要有肺部感染、心肌损伤、上消化道出血以及气胸、纵隔气肿等。

2. 慢性作用　长期接触低浓度氯气可引起上呼吸道、眼结膜及皮肤刺激症状，慢性支气管炎、支气管哮喘、肺气肿等慢性非特异性呼吸系统疾病的发病率增高，对深部小气道功能可有一定影响。病人可有乏力、头晕等神经衰弱症状和胃肠功能紊乱，皮肤可发生痤疮样皮疹和疱疹，还可引起牙齿酸蚀症。

（五）诊断

诊断原则：诊断及分级标准依据 GBZ 65—2002。根据短期内吸入较大量氯气后迅速发病，结合临床症状、体征、胸部 X 线表现，参考现场劳动卫生学调查结果，综合分析，排除其他原因引起的呼吸系统疾病，方可诊断。

（六）处理原则

1. 治疗原则

（1）现场处理：立即脱离接触，置空气新鲜处，脱去被污染的衣服和鞋袜，静卧休息，保持安静及保暖。出现刺激反应者，严密观察至少 12 小时，并予以对症处理。

（2）合理氧疗：应卧床休息，以免活动后病情加重。可选择适当方法给氧，使动脉血氧分压维持在 8~10 kPa，吸入氧浓度不应超过 60%。如发生严重肺水肿或急性呼吸窘迫综合征，给予鼻面罩持续正压通气（CPAP）或气管切开呼气末正压通气（PEEP）疗法，呼气末压力宜在 0.5kPa 左右。也可用高频喷射通气疗法。

(3)应用糖皮质激素:应早期、足量、短程使用,以防治肺水肿。

(4)维持呼吸道通畅:可给予雾化吸入疗法、支气管解痉剂,去泡沫剂可用二甲基硅油,如有指征应及时施行气管切开术。

(5)控制液体入量:合理掌握输液量,避免输液量过多过快等诱发肺水肿等因素。慎用利尿剂,一般不用脱水剂。

(6)预防发生继发性感染:中、重度者应积极防治肺部感染,合理使用抗生素。

此外,支持和对症治疗也相当重要,如维持血压稳定,纠正酸碱和电解质紊乱;给予高热量、高蛋白、多维生素、易消化的饮食,提高中毒者的抵抗力等。

(7)眼和皮肤损伤:眼有刺激症状时应彻底冲洗、可用弱碱性溶液如2%碳酸氢钠结膜下注射;皮肤灼伤,按酸灼伤常规处理。氯痤疮可用4%碳酸氢钠软膏或地塞米松软膏涂患处。

2. 其他处理

(1)治愈标准:由于急性中毒所引起的症状、体征、胸部 X 线异常等基本恢复,病人健康状况达到中毒前水平。

(2)中毒病人治愈后,可恢复原工作。

(3)中毒后如常有哮喘样发作,应调离刺激性气体作业工作。

(七)预防

严格遵守安全操作规程,防止设备跑、冒、滴、漏,保持管道负压;加强局部通风和密闭操作;易跑、冒氯气的岗位可设氨水储槽和喷雾器用于中和氯气;含氯废气需经石灰净化处理再排放,检修时或现场抢救时必须戴滤毒罐式或供气式防毒面具。其余预防和控制原则同概述。工作场所空气中氯最高容许浓度为 $1mg/m^3$。

三、氮氧化物

(一)理化特性

氮氧化物(nitrogen oxide, NO_X)俗称硝烟,是氮和氧化合物的总称。主要有氧化亚氮(N_2O)俗称笑气、氧化氮(NO)、二氧化氮(NO_2)、三氧化二氮(N_2O_3)、四氧化二氮(N_2O_4)、五氧化二氮(N_2O_5)等。除 NO_2 外,其他氮氧化物均不稳定,遇光、湿、热变成 NO_2 及 NO,NO 又转化为 NO_2。作业环境中接触到的是几种氮氧化物气体的混合物,主要是 NO_2 和 NO,其中以 NO_2 为主。NO_2 是在21.1℃时为红棕色具有刺鼻气味气体,在21.1℃以下时呈暗褐色液体;在-11℃以下为无色固体,加压液体为 N_2O_4。NO_2 分子量46.01,沸点21.2℃,溶于碱、二硫化碳和氯仿,较难溶于水。性质较稳定。

(二)接触机会

1. 化工工业　制造硝酸、用硝酸浸洗金属时可释放大量硝烟;制造硝基化合物如硝基炸药、硝化纤维、苦味酸等可产生氮氧化物;苯氨染料的重氮化过程接触浓硝酸。

2. 作为燃料和爆破　卫星发射、火箭推进、汽车、内燃机排放尾气中及矿井、隧道用硝铵炸药爆炸时均含有或产生氮氧化物。

3. 焊接行业 电焊、气焊、气割及电弧发光时产生的高温能使空气中的氧和氮结合形成氮氧化物。

4. 农业（谷仓气体） 存放谷仓中的青饲料或谷物，因植物中含有硝酸钾，经缺氧条件下发酵，生成亚硝酸钾，与植物中的有机酸作用成为亚硝酸，当仓内温度升高时，亚硝酸分解成氮氧化物和水，造成"谷仓气体中毒"（silo-gas poisoning）。

（三）毒理

氮氧化物的毒作用主要取决于作业环境中 NO 和 NO_2 的存在。NO 不是刺激性气体，但极易氧化为 NO_2，而具有刺激作用。当 NO 大量存在时可产生高铁血红蛋白症及中枢神经系统损害。NO_2 生物活性大，毒性为 NO 的 4~5 倍，主要损害肺部终末细支气管和肺泡上皮，急性毒性主要引起肺水肿。NO 和 NO_2 同时存在时，毒性增强。人对 NO_2 嗅阈为 0.23~0.25mg/m^3；空气中 NO_2 浓度为 51.25~153.75mg/m^3 时可引起急性支气管炎或支气管肺炎；307.50~410.00mg/m^3 时可引起阻塞性毛细支气管炎；560.00~940.00mg/m^3 时可引起中毒性肺水肿和窒息；≥1460mg/m^3，可很快引起死亡。氮氧化物较难溶于水，故对眼和上呼吸道黏膜刺激作用亦小，主要进入呼吸道深部，逐渐与细支气管及肺泡上皮的水起作用，生成硝酸和亚硝酸对肺组织产生刺激和腐蚀作用，使肺泡及毛细血管通透性增加，导致肺水肿；氮氧化物被吸收入血后形成硝酸盐和亚硝酸盐。硝酸盐可引起血管扩张，血压下降；亚硝酸盐能使血红蛋白氧化为高铁血红蛋白，引起组织缺氧。

（四）临床表现

氮氧化物急性吸入可致化学性气管炎、化学性肺炎及化学性肺水肿。肺水肿恢复期还可出现迟发性阻塞性毛细血管支气管炎。依临床表现及 X 线改变可分为四级。

1. 观察对象 与氮氧化物有密切接触史者应注意严密观察。如在 100mg/m^3 以上氮氧化物染毒区停留 0.5~1 小时者，即使当时没有中毒症状，也要到医疗单位观察，如 72 小时内无肺水肿发生可结束观察。

2. 轻度中毒 一般在吸入氮氧化物经 6~72 小时的潜伏期后，出现胸闷、咳嗽、咳痰等，可伴有轻度头晕、头痛、无力、心悸、恶心等症状。胸部有散在的干啰音。X 线表现肺纹理增强或肺纹理边缘模糊。血气分析结果显示动脉血氧分压降低，低于预计值 1.33~2.67kPa（10~20mmHg）。

3. 中度中毒 除上述症状外，可有呼吸困难、胸部紧迫感，咳嗽加剧，咳痰或咳血丝痰，轻度发绀。两肺可闻干啰音或散在湿啰音。胸部 X 射线可见肺野透亮度减低，肺纹理增多、紊乱、模糊呈网状阴影或斑片状阴影，边缘模糊。血气分析常呈轻度至中度低氧血症：在吸入低浓度氧气（低于50%）时才能维持动脉血气分压大于 8kPa（60mmHg）。

4. 重度中毒 具有下列临床表现之一者可诊断为重度中毒。

（1）肺水肿：表现为明显的呼吸困难，剧烈咳嗽，咯大量白色或粉红色泡沫痰，明显发绀，两肺密布湿性啰音。胸部 X 线征象：两肺野有大小不等、边缘模糊的斑片状或云絮状阴影，有的可融合成大片状阴影。血气分析常呈重度低氧血症：在吸入高浓度氧气（高于50%）时，动脉血气分压小于 8kPa（60mmHg）。

（2）并发昏迷、窒息、急性呼吸窘迫综合征（ARDS）。

5. 迟发性阻塞性毛细支气管炎 迟发性阻塞性毛细支气管炎的临床特征是在肺水肿基本恢复

后 2 周左右,少数病例,在吸入氮氧化物气体后,可无明显急性中毒症状而在 2 周后,突然发生咳嗽、胸闷及进行性呼吸窘迫等症状,有明显发绀,两肺可闻干啰音或细湿啰音。X 线可见两肺满布粟粒状阴影。

（五）诊断

诊断原则:诊断及分级标准依据 GBZ 15—2002。根据短期内吸入较大量的氮氧化物的职业史,呼吸系统损害的临床表现和胸部 X 射线征象,结合血气分析及现场劳动卫生学调查资料,综合分析,并排除其他原因所致的类似疾病,方可诊断。

（六）处理原则

1. 治疗原则　治疗重点是防治肺水肿和迟发性阻塞性毛细支气管炎。

（1）现场处理:迅速、安全脱离中毒现场,保暖、静卧休息。

（2）注意病情变化,对密切接触氮氧化物者应视察 24~72 小时,观察期内应严格限制活动,卧床休息,保持安静,并给予对症治疗。

（3）积极防治肺水肿和迟发性阻塞性毛细支气管炎:保持呼吸道通畅,可给予雾化吸入、支气管解痉剂、去泡沫剂(如二甲基硅油),必要时给予气管切开;早期、足量、短程应用糖皮质激素,为防止迟发性阻塞性毛细支气管炎发生可酌情延长糖皮质激素的使用时间;限制液体输入量和输液速度等。

（4）合理氧疗。

（5）预防控制感染,防治并发症,注意维持水电解质及酸碱平衡。

（6）如出现高铁血红蛋白症,可给予亚甲蓝、维生素 C、葡萄糖液等治疗。

2. 其他处理（GBZ 15—2002）　急性轻、中度中毒,治愈后可恢复原工作;重度中毒病人视疾病恢复情况;应调离刺激性气体作业。如需劳动能力鉴定,按 GB/T 16180—2014 处理。

（七）预防

工作场所空气中二氧化氮时间加权平均容许浓度为 5mg/m³,短时间接触容许浓度 100mg/m³。患有明显的呼吸系统疾病,如慢性支气管炎、肺气肿、支气管炎、哮喘、支气管扩张、肺心病及明显的心血管系统疾病等,不宜从事接触氮氧化物作业。

四、氨

（一）理化特性

氨(ammonia,NH₃)常温常压下为无色、具有强烈辛辣刺激性臭味的气体。分子量为 17.04,密度为 0.5791g/L,比空气轻,易逸出。沸点-33.5℃,常温下加压可液化。极易溶于水而形成氨水(氢氧化铵),浓氨水约含氨 28%~29%,呈强碱性。易燃,自燃点为 651℃,能与空气混合形成爆炸性混合气体。

（二）接触机会

合成氨生产。氮肥工业:氨可用于制造硫胺、硝胺、氢氧化胺、尿素等多种化肥。液氨作制冷剂:人造冰、冷藏等。以氨为原料的各种化学工业:制造碱、炸药、医药、氢氟酸、氰化物和有机腈以及合成纤维、塑料、树脂、鞣皮、油漆、染料等生产有机会接触氨。

（三）毒理

氨极易溶解于水,对眼及上呼吸道具有明显的刺激和腐蚀作用;氨能碱化脂肪,使组织蛋白溶解变性,且分子量小,扩散速度快,能迅速通过细胞渗透到组织内,使病变向深部发展。氨对人体的毒性反应与空气中氨气浓度和接触时间不同而差异极大;可由闻到气味,出现刺激症状,到危及生命。低浓度时可使眼结膜、鼻咽部、呼吸道黏膜充血、水肿等;浓度增高时可造成组织溶解性坏死,致严重的眼及呼吸道灼伤、化学性肺炎及中毒性肺水肿,造成呼吸功能障碍,出现低氧血症,乃至急性呼吸窘迫综合征(ARDS)、心脑缺氧。高浓度氨吸入后,血氨增高,三羧酸循环受到障碍。脑氨增高,可致中枢神经系统兴奋性增强,出现兴奋,惊厥等,继而转入抑制,以至昏迷、死亡。亦可通过神经反射作用引起心跳和呼吸骤停。

（四）临床表现

根据接触浓度和接触时间及个人易感性的不同,临床表现轻重不一。轻者表现为一过性眼和上呼吸道黏膜刺激症状。轻度中毒以气管、支气管损害为主,表现为支气管炎或支气管周围炎,也可引起轻度喉头水肿。中度中毒表现为支气管肺炎或间质性肺水肿。重度中毒以肺部严重损害为主,可出现肺泡性肺水肿或急性呼吸窘迫综合征(ARDS),伴有明显的气胸或纵隔气肿等并发症。可出现中毒性肝、肾损害。可致角膜及皮肤灼伤。

（五）诊断原则及分级标准

诊断原则:诊断及分级标准依据 GBZ 14—2015。根据短时间内吸入高浓度氨气的职业史,以呼吸系统损害为主的临床表现,和胸部 X 射线影象,结合血气分析检查及现场劳动卫生学调查结果,综合分析,排除其他病因所致类似疾病,方可诊断。

眼或皮肤灼伤:轻、中、重度急性中毒均可伴有眼或皮肤灼伤,其诊断分级参照 GBZ 54—2002 或 GBZ 51—2009。

（六）处理原则

1. 治疗原则　防治肺水肿和肺部感染是治疗关键,同时积极处理眼灼伤,防止失明。治疗中强调"早"字,及早吸氧、及早雾化吸入中和剂、早期应用糖皮质激素、早期使用抗生素预防感染。

（1）现场处理:迅速、安全脱离中毒现场,保暖、静卧休息。彻底冲洗污染的眼和皮肤。氨气遇水形成"强氨水"可灼伤面部皮肤,故现场抢救时忌用湿毛巾捂面。

（2）保持呼吸道通畅:及时清除气道堵塞物,气道阻塞时应及时给予气管切开;可给予支气管解痉剂、去泡沫剂(如10%二甲基硅油)、雾化吸入疗法;如有呼吸抑制,可给予呼吸中枢兴奋剂等。

（3）早期防治肺水肿:早期、足量、短程应用糖皮质激素,莨菪碱类药物等,同时严格控制液体输入量,维持水、电解质及酸碱平衡。

（4）合理氧疗:采用鼻导管低流量吸氧法,或面罩给氧。

（5）积极预防控制感染:及时、足量、合理应用抗生素,早期给予广谱抗生素,也可联合用药,防治继发症。

（6）眼、皮肤灼伤治疗,参照 GBZ 54—2002 或 GBZ 51—2009。皮肤灼伤应迅速用3%硼酸液或清水冲洗,特别应注意腋窝、会阴等潮湿部位。眼灼伤时应及时彻底用3%硼酸液冲洗,12小时内每15~30分钟冲洗一次,每天剥离结膜囊,防止睑球粘连。

2. 其他处理　轻度中毒,治愈后可回原岗位工作。中、重度中毒,视疾病恢复情况,一般应调离接触刺激性气体的作业岗位。需劳动能力鉴定者,可参照 GB/T 16180—2014 处理。

（七）预防

工作场所空气中氨时间加权平均容许浓度为20mg/m³,短时间接触容许浓度30mg/m³。患有明显的呼吸系统疾病如慢性支气管炎、肺气肿、哮喘、肺心病、活动性肺结核及严重肝病等,不宜从事与氨有接触的作业。

五、光气

（一）理化特性

光气(phosgene,$COCl_2$)即碳酰氯,常温下为无色气体,具有霉变干草或腐烂水果气味。分子量98.91,比重3.41,熔点-118℃,沸点8.3℃。易溶于苯、氯仿等有机溶剂,微溶于水,遇水缓慢水解成二氧化碳和氯化氢。光气的化学性质较活泼,易与碱作用生产盐而被分解;与氨水作用生产氯化铵、二氧化碳和水;与醇类作用生产酯;与乌洛托品作用生成无毒的加成物。

（二）接触机会

光气制造。光气作为化工的基础原料用于多种有机合成:如合成橡胶、泡沫塑料、染料、制药、农药等。脂肪族氯代烃类燃烧:如氯仿、三氯乙烯、氯化苦以及聚氯乙烯塑料制品、含二氯甲烷的化学涂料、在通风不良的场所使用四氯化碳灭火机灭火等可产生光气。曾用作军事毒剂。由于光气输送管道或容器爆炸、设备故障等意外事故时有大量光气泄漏,污染车间及周围环境,引起群体发生急性光气中毒。

（三）毒理

光气水溶性较小,对眼及上呼吸道的刺激性较弱,吸入后可到达呼吸道深部和肺泡,迅速与肺组织细胞成分发生酰化、氯化反应和水解反应。毒性比氯气大10倍,属高毒类。人的嗅觉阈为0.4~4mg/m³;生产环境中浓度达5mg/m³可嗅出烂苹果味;8~20mg/m³可引起人眼和上呼吸道刺激反应;20~50mg/m³时,可引起急性中毒;100~300mg/m³时,接触15~30秒可引起重度中毒,甚至死亡。

光气发生肺水肿的毒理作用可能是光气分子中的羰基(C=O)与肺组织的蛋白质、酶及类脂中的功能基团等结合发生酰化反应,干扰细胞的正常代谢,破坏细胞膜以及肺泡上皮细胞,肺泡表面活性物质减少,肺泡萎陷,同时毛细血管内皮受损,通透性增加,从而导致化学性肺炎和肺水肿。近来研究表明,组织细胞损伤使细胞膜磷脂被分解生成花生四烯酸类化合物及自由基的产生,与光气所致肺水肿有密切关系。

光气除了引起急性肺损害外,还可直接刺激血管引起应激反应,使肺循环阻力升高,加重右心负荷致严重缺氧等因素而损害心肌。光气急性吸入可明显改变机体抗氧化酶系的活力,并且存在着一定程度的急性肝损害,而这种肝损伤与活性氧密切相关。

（四）临床表现

根据中毒的严重程度,临床表现分为刺激反应、轻度中毒、中度中毒与重度中毒。刺激反应是在吸入光气后48小时内,出现一过性眼及上呼吸道黏膜刺激症状,肺部无阳性体征、X线胸片无异常改变;轻度中毒者表现为支气管炎或支气管周围炎;中度中毒经一段“假愈期”后,常引起肺水肿;重度中毒“假愈期”持续较短,可迅速出现中毒性肺炎、非心源性肺水肿、难以纠正的低氧血症、进而发展至急性呼吸窘迫综合征(ARDS),并可出现气胸、纵隔及皮下气肿等并发症,恢复较慢,一般宜观察1~2周,病死率较高,可达20%以上。无慢性中毒报道。

（五）诊断

诊断及分级标准依据GBZ 29—2011。根据明确短期内接触光气职业史,急性呼吸系统损害的临床症状、体征,胸部X射线表现,结合血气分析等其他检查,参考现场劳动卫生学调查资料,综合分析,排除其他病因所致类似疾病,方可诊断。

（六）处理原则

1. 治疗原则

（1）现场救治:迅速脱离现场到空气新鲜处,立即脱去污染的衣物,体表沾有液态光气的部位用清水彻底冲洗净至少15分钟。保持安静,绝对卧床休息,注意保暖。对吸入极高浓度光气因窒息而心跳呼吸停止者,应迅速实施心肺复苏ABC急救术,开放气道(airway),人工呼吸(breathing),人工循环(circulation),采用胸外心脏按压。保持呼吸道通畅,早期给氧,给予药物雾化吸入,用支气管解痉剂、镇咳、镇静、强心、保肝等对症处理。凡吸入光气者应密切观察24~72小时,注意病情变化。

（2）防治肺水肿:早期、足量、短程应用糖皮质激素,控制液体输入,慎用利尿剂,禁用脱水剂。保持呼吸道通畅可以用气管解痉剂及消泡剂如二甲基硅油气雾剂吸入。早期合理给氧,吸入氧浓度(FiO_2)不宜超过60%。

（3）急性呼吸窘迫综合征治疗:参照本章节概述有关内容以及相关内科治疗原则。

2. 其他处理（GBZ 29—2011）　急性中毒病人治愈后,可恢复原工作。重度中毒病人,如X线胸片、血气分析或肺功能测定等仍有异常表现者,应调离刺激性气体作业。需劳动能力鉴定者,参照GB/T 16180—2014。

（七）预防

光气的制造和生产必须密闭,合成装置应安装自动控制系统,反应器和管道均应保持负压。光气作业区应安装自动连续监测和报警设备。产品采用密封包装,贮存在干燥、阴凉、通风处。在使用、接触本产品时,操作者应穿防护服,戴橡胶手套和氧气呼吸器或供氧式防毒面具,内装2/3苏打石灰颗粒和1/3活性炭的过滤式防毒面具。人员也尽可能在上风口。含有光气的废气应用氨水或碱液喷淋。废水可用碱性物质如干石灰或苏打灰等覆盖处理。避免四氯化碳与火焰、热金属接触,慎用四氯化碳进行灭火,以免产生光气。工作场所空气中最高容许浓度控制在0.5mg/m³以下。

六、氟化氢

(一)理化特性

氟化氢(hydrogen fluoride,HF)为无色有刺鼻恶臭和强烈刺激味的气体。分子量 20.01,密度 0.99g/L,沸点 19.5℃。极易溶于水而形成氢氟酸。无水氢氟酸及 40%氢氟酸可发生烟雾,两者均具有强腐蚀性。

(二)接触机会

无水氟化氢生产工业。无水氟化氢作为制造各种无机和有机氟化物的基础原料,如制造冷冻剂"氟利昂"、有机氟塑料、杀虫剂,电解法制氟等。作为乙醇、乙醛、乙醚的溶剂(液态氟化氢),聚合、烃化等反应的催化剂。某些金属如铍、铀等的冶炼、提炼。蚀刻玻璃及陶器的腐蚀剂以及电子工业、原子工业等硅洗涤剂。

(三)毒理

氢氟酸对水的亲和力强,有强烈腐蚀性,渗透作用强,易对眼和上呼吸道黏膜及皮肤产生刺激和腐蚀作用。吸入高浓度的氟化氢可引起支气管炎和肺炎,甚至产生反射性窒息;氟化氢吸收后可产生全身的毒作用,还可导致氟骨症。人的嗅觉阈值为 0.03mg/m³,在氟化氢 50mg/m³ 下感到皮肤刺痛、黏膜刺激,100mg/m³ 浓度下,能耐受 1 分钟左右,400~430mg/m³ 浓度下,可引起急性中毒致死。氟化氢直接作用于呼吸道细胞的蛋白质,有脱水及溶解作用,引起组织变性、液化、坏死并可向纵深发展产生血性溃疡和肺水肿。能抑制琥珀酸脱氢酶而影响细胞呼吸。

(四)临床表现

吸入较高浓度氟化氢气体或蒸气迅速出现眼、呼吸道黏膜的刺激症状,重者可发生支气管炎、肺炎和肺水肿等,有的也可引起喉头水肿致窒息。眼睛及皮肤接触者可出现灼伤。长期低浓度接触可引起鼻出血、嗅觉丧失、甚至鼻中隔穿孔以及牙齿及骨骼的损害。

(五)诊断

诊断原则:根据短期内吸入较大量氟化氢后迅速发病,结合临床症状、体征、胸部 X 线表现,参考现场劳动卫生学调查结果,综合分析,排除其他原因引起的呼吸系统疾病,方可诊断。

(六)处理原则

急性中毒参照酸性刺激性气体中毒处理,并积极治疗低钙血症。吸入中毒:迅速脱离现场至空气新鲜处,保持呼吸道通畅。给予 2%~4%碳酸氢钠溶液雾化吸入。呼吸停止时,立即进行人工呼吸。皮肤接触:脱去污染的衣着,立即用水冲洗至少 15 分钟,或用 2%碳酸氢钠溶液冲洗。眼睛接触:立即提起眼睑,用流动清水冲洗 10 分钟或用 2%碳酸氢钠溶液冲洗。

(七)预防

一般原则同概述。泄漏出来的液体氟化氢可用苏打水搅匀后用水冲洗,经稀释的液体可以放入废水系统。漏出来的气体要用排风机排送至水洗塔或与水洗塔相连的通风橱内。废气可用水吸收或用碱液中和。漏气容器不能再用,且要经过技术处理以清除可能剩下的气体。处理泄漏物必须戴好防毒面具、防护眼睛、手套和全身防护服。工作场所空气中氟化氢最高容许浓度(按氟计)为 2mg/m³。

第四节　窒息性气体中毒

一、概述

窒息性气体(asphyxiating gases)是指被机体吸入后,可使氧(oxygen,O_2)的供给、摄取、运输和利用发生障碍,使全身组织细胞得不到或不能利用氧,而导致组织细胞缺氧窒息的一类有害气体的总称。窒息性气体中毒常发生于局限空间作业场所。中毒后机体可表现为多个系统受损,但首先是神经系统受损且最为突出。

常见的窒息性气体有:一氧化碳(carbon monoxide,CO)、硫化氢(hydrogen sulfide,H_2S)、氰化氢(hydrogen cyanide,HCN)和甲烷(methane,CH_4)。

(一)分类

窒息性气体按其作用机制不同分为两大类。

1. 单纯窒息性气体　单纯窒息性气体本身无毒,或毒性很低,或为惰性气体,但由于它们的存在使空气中氧的比例和含量明显降低,相应地进入呼吸道、血液和组织细胞的氧含量也降低,导致机体缺氧、窒息的气体。如氮(nitrogen,N_2)、氢(hydrogen,H_2)、甲烷、乙烷(ethane,C_2H_6)、丙烷(propane,C_3H_8)、丁烷(butane,C_4H_{10})、乙烯(ethene,C_2H_4)、乙炔(ethyne,C_2H_2)、二氧化碳(carbon dioxide,CO_2)、水蒸气以及氦(helium,He)、氖(neon,Ne)、氩(argon,Ar)等惰性气体。

单纯窒息性气体所致危害与氧分压降低程度成正比,仅在高浓度时,尤其在局限空间内,才有危险性。在101.3kPa(760mmHg)大气压下,空气中氧含量为20.96%。若空气中氧含量低于16%,即可致机体缺氧、呼吸困难;若低于6%可迅速导致惊厥、昏迷甚至死亡。

二氧化碳主要起单纯窒息性气体作用,但当其浓度超过正常浓度的5~7倍时,可引起中毒性知觉丧失。

2. 化学窒息性气体　化学窒息性气体是指进入机体后可对血液或组织产生特殊化学作用,使血液对氧的运送、释放或组织利用氧的能力发生障碍,引起组织细胞缺氧窒息的气体。如一氧化碳、硫化氢、氰化氢、苯胺(aniline,$C_2H_5NH_2$)等。

根据毒作用环节不同,化学窒息性气体又分为以下两类。

(1)血液窒息性气体:阻止血红蛋白(Hb)与氧结合或妨碍 Hb 向组织释放氧,影响血液运输氧气的能力,造成组织供氧障碍而窒息的气体。如一氧化碳、一氧化氮,以及苯胺、硝基苯等苯的氨基、硝基化合物蒸气等。

(2)细胞窒息性气体:主要是抑制细胞内呼吸酶(respiratory enzymes)活性,阻碍细胞对氧的摄取和利用,发生细胞"内窒息"的气体。如硫化氢、氰化氢等。

窒息作用也可由麻醉剂和麻醉性化合物(如乙醚、氯仿、氧化亚氮、二硫化碳)所引起,它们对神经组织包括呼吸中枢均有影响,过量吸入可引起呼吸抑制、最终导致呼吸衰竭。

(二)接触机会

窒息性气体不仅在生产环境中常见,也是家庭生活中常见有毒气体之一。

一氧化碳在含碳物质氧化不全，以及以一氧化碳为原料的作业和环境中遇到，如炼焦、金属冶炼、窑炉、火灾现场、光气和合成氨制造、煤气发生炉，以及家庭生活用煤的不完全燃烧、煤气灶漏气等。

硫化氢多见于含硫矿物或硫化物的还原及动植物蛋白质腐败等有关的环境中，如石油提炼、化纤纺丝、皮革脱毛、合成橡胶及硫化染料等生产；皮革、造纸工业；制糖、酿酒、酱菜等食品加工；污物、垃圾清理和下水道疏通等作业。

氰化氢主要来源于氰化物，包括无机氰酸盐类和有机氰类化合物。在化学反应过程中，尤其在高温或与酸性物质作用时，能释放出氰化氢气体。常见于电镀、采矿、冶金和染料工业等；农业如熏蒸灭虫剂、灭鼠剂等；在军事上曾用作战争毒剂。

甲烷见于腐殖化环境和矿井。在化学工业生产过程中常被用作制造三氯甲烷等多种有机化合物的原料；在日常生活中，天然气、煤气、油田气和沼气中也存在大量的甲烷。

二氧化碳广泛应用于工业生产中，可以用作生产纯碱、化肥、无机盐及甲醇的原料，食品添加剂和防腐剂，也可以用于制造灭火剂；在酒池、地窖、矿井尾部和深井中含有大量的二氧化碳。

（三）毒理

不同种类窒息性气体的致病机制不同，但其主要致病环节都是引起机体组织细胞缺氧。

正常情况下，空气中的氧经呼吸道吸入到达肺泡，经过血气交换进入血液，与红细胞中的 Hb 结合形成氧合血红蛋白（HbO_2），再经血液循环输送至全身各组织器官，与组织中的气体交换进入细胞。在细胞内各种呼吸酶的作用下，参与糖、蛋白质、脂肪等营养物质的代谢转化，产生能量，并生成二氧化碳和水，以维持机体的生理活动。

上述过程中的任何一个环节被窒息性气体阻断，都会引起机体缺氧窒息。

一氧化碳可以与氧气竞争血红蛋白上的结合位点，形成碳氧血红蛋白（HbCO），使血液运输氧气的能力下降，导致组织细胞缺氧。

硫化氢进入机体后的作用是多方面的。主要是硫化氢与细胞色素氧化酶中的 Fe^{3+} 结合，抑制细胞呼吸酶的活性，导致组织细胞缺氧；硫化氢还可与谷胱甘肽（glutathione，GSH）的巯基（—SH）结合，使 GSH 失活，加重组织细胞缺氧；另外，高浓度硫化氢可通过对嗅神经、呼吸道黏膜神经及颈动脉窦和主动脉体的化学感受器的强烈刺激，导致呼吸麻痹，甚至猝死。

氰化氢进入机体后，氰离子（CN^-）直接作用于细胞色素氧化酶，使其失去传递电子能力，导致细胞不能摄取和利用氧，引起细胞内窒息。

甲烷本身对机体无明显毒性，其造成的组织细胞缺氧，是由于吸入气中氧的比例和浓度降低所致的缺氧性窒息。

（四）毒作用特点

1. 脑对缺氧极为敏感   轻度缺氧即可引起智力下降、注意力不集中、定向能力障碍等；缺氧较重时出现头痛、耳鸣、恶心、呕吐、乏力、嗜睡，甚至昏迷；进一步发展可出现脑水肿。

2. 不同窒息性气体中毒的机制不同   对其治疗须按中毒机制和条件选用相应的特效解毒剂。

3. 慢性中毒尚无定论   有学者认为慢性中毒只是反复急性轻度中毒的结果。长期反复接触低浓度 CO,可有明显的神经功能和循环系统影响,但缺乏客观体征,且可对 CO 产生耐受性;长期接触氰化氢,可出现慢性刺激症状、类神经症、自主神经功能紊乱、肌肉酸痛及甲状腺肥大等,但无特异指标,诊断尚有困难;硫化氢的慢性影响也类似。

（五）毒作用表现

1. 缺氧症状 缺氧是窒息性气体的共同致病环节,是窒息性气体中毒的共同表现。但不同种类的窒息性气体,因其独特毒性的干扰或掩盖,缺氧的临床表现并非完全相同。

2. 脑水肿 主要是颅压增高的表现,但早期颅内压增高往往不明显。

3. 其他 窒息性气体会损伤呼吸道,引起中毒性肺水肿,发生急性反应性喉痉挛和反应性延髓呼吸中枢麻痹。急性一氧化碳中毒时面颊部呈樱桃红色,色泽鲜艳而无明显青紫。急性氰化物中毒表现为无发绀性缺氧及末梢性呼吸困难,缺氧性心肌损害和肺水肿。

4. 实验室检查 急性一氧化碳中毒,可定性、定量测定血中 HbCO 水平;急性氰化物中毒,可测定尿中硫氰酸盐含量(正常参考值上限:不吸烟者 5mg/L,吸烟者 10mg/L);急性硫化氢中毒,可测定尿硫酸盐含量或检查血液中硫化血红蛋白。

（六）治疗

1. 治疗原则 窒息性气体中毒病情危急,应分秒必争进行抢救。有效的解毒剂治疗,及时纠正脑缺氧和积极防治脑水肿,是治疗窒息性气体中毒的关键。

2. 现场急救 窒息性气体中毒有明显剂量-效应关系,故特别强调尽快阻止毒物继续吸收,解除体内毒物毒性。抢救要重在现场,关键是及时。具体包括:①尽快脱离中毒现场,立即吸入新鲜空气。入院病人虽已脱离现场,仍应彻底清洗被污染的皮肤。②严密观察生命体征。危重者易发生中枢性呼吸循环衰竭;一旦发生,应立即进行心肺复苏;呼吸停止者,立即人工呼吸,给予呼吸兴奋剂。③并发肺水肿者,给予足量、短程糖皮质激素。

3. 氧疗法 是急性窒息性气体中毒急救的主要常规措施之一。采用各种方法给予较高浓度(40%~60%)的氧,以提高动脉血氧分压,增加组织细胞对氧的摄取能力,激活受抑制的细胞呼吸酶,改善脑组织缺氧,阻断脑水肿恶性循环,加速窒息性气体排出。

4. 尽快给予解毒剂

(1)单纯窒息性气体中毒:无特殊解毒剂,但二氧化碳中毒可给予呼吸兴奋剂,严重者用机械过度通气以促进二氧化碳排出,也可视作"解毒"措施。

(2)一氧化碳中毒:无特殊解毒药物,但高浓度氧吸入可加速 HbCO 解离,可视为"解毒"措施。

(3)硫化氢中毒:可应用小剂量亚甲蓝(20~120mg)。理论上也可给予 MtHb 形成剂,但硫化氢在体内转化速率甚快,且 MtHb 可降低血液携氧能力而加重缺氧。故除非在中毒后立即使用,否则可能弊大于利,必需慎用。

(4)急性氰化物中毒:可采用注射硫代硫酸钠或使用亚硝酸钠-硫代硫酸钠联合解毒疗法进行驱排。近年来有人采用高铁血红蛋白(MtHb)形成剂 10% 的 4-二甲氨基苯酚(4-DMAP),效果良好,作用快,血压下降等副作用小;重症者可同时静注 15% 硫代硫酸钠 50ml,以加强解毒效果。也可用亚甲蓝-硫代硫酸钠疗法,即采用亚甲蓝代替亚硝酸钠,但剂量应大。或用对氨基苯丙酮(PAPP)治疗。

（5）苯的氨基或硝基化合物中毒：可致高铁血红蛋白血症，应用小剂量亚甲蓝还原目前仍不失为最佳解毒治疗。

5. 积极防治脑水肿

（1）脑水肿是缺氧引起的最严重后果，也是窒息性气体中毒死亡的最主要原因。因此，防治脑水肿是急性窒息性气体中毒抢救成败的关键。应早期防治、力求脑水肿不发生或程度较轻。限水利尿一直是缺氧性脑水肿的经典治疗原则。

（2）除了防治缺氧性脑水肿的基础措施外，还应采取如下措施：①给予脑代谢复活剂：如 ATP、细胞色素 C、辅酶 A 及能量合剂、肌苷、谷氨酸钠、γ-氨酪酸、乙酰谷氨酰胺、胞二磷胆碱、二磷酸果糖、施普善（脑活素）等；②利尿脱水：常用药物为 20% 甘露醇或 25% 山梨醇，也可与利尿药交替使用；③糖皮质激素的应用：对急性中毒性脑水肿有一定效果，常用地塞米松，宜尽早使用，首日应用较大的冲击剂量。

6. 对症支持疗法

（1）谷胱甘肽：作为辅助解毒剂，加强细胞抗氧化作用，加速解毒。

（2）低温与冬眠疗法：可减少脑氧耗量，降低神经细胞膜通透性，并有降温作用，以保护脑细胞，减轻缺氧所致脑损害。

（3）二联抗生素：预防感染。

（4）抗氧化剂：对活性氧包括氧自由基及其损伤作用具有明显抵御清除效果。用维生素 E、大剂量维生素 C、β-胡萝卜素及小剂量微量元素硒等拮抗氧自由基。

（5）纳洛酮：特异性阿片受体拮抗剂、神经元保护剂，对一氧化碳中毒病人起到有效的治疗作用，并有可能抑制一氧化碳中毒后的大脑后脱髓鞘和细胞变性，减少一氧化碳中毒后迟发性脑病的发生率。

（6）苏醒药：常用的有乙胺硫脲（克脑迷、抗利痛）、甲氯芬酯（氯酯醒、遗尿丁）、胞二磷胆碱、吡拉西坦（脑复康）等，配合其他脑代谢复活药物，常可收到较好效果。

（7）钙通道阻滞剂：可阻止 Ca^{2+} 向细胞内转移，并可直接阻断血栓素的损伤作用，广泛用于各种缺血缺氧性疾患，可早期用药。常用药物有心可定（prenylamine）、维拉帕米（verapamil，异搏定）、硝苯地平（nifedipine）等。

（8）缺氧性损伤的细胞干预措施：缺氧性损伤的分子机制主要涉及活性氧生成及细胞内钙超载，目前的细胞干预措施主要针对这两点，目的在于将损伤阻遏于亚细胞层面，不使其进展为细胞及组织损伤。缺氧可以诱发大量自由基生成；而治疗过程中的给氧措施，可使机体出现"缺血-再灌注样效应"也会产生大量的自由基。大量的自由基可导致细胞脂质过氧化损伤，故以清除氧自由基为主的抗氧化治疗，已成为近年窒息性气体中毒治疗进展的重要标志。常用的自由基清除剂如巴比妥类、维生素 E 和 C，辅酶 Q、超氧化物歧化酶（SOD）、谷胱甘肽、糖皮质激素等。

（9）改善脑组织灌流：主要措施包括以下几点。①维持充足的脑灌注压：要点是使血压维持于正常或稍高水平，故任何原因的低血压均应及时纠正，但也应防止血压突然升高过多，以免颅内压骤增。紧急情况下可用 4～10℃ 生理盐水或低分子右旋糖酐（300～500ml/0.5h）经颈动脉直接快速灌注,以达降温、再通微循环的目的;②纠正颅内"盗血":可采用中度机械过度换气法。因动脉血二氧化碳分压($PaCO_2$)降低后,可使受缺氧影响较小的区域血管反射性收缩,血液得以重新向严重缺氧区灌注,达到改善脑内分流、纠正"盗血"的目的。一般将 $PaCO_2$ 维持在 4kPa(30mmHg)即可,$PaCO_2$ 过低可能导致脑血管过度收缩、加重脑缺氧;③改善微循环状况:低分子(MW2 万~4 万)右旋糖酐有助于提高血浆胶体渗透压、回收细胞外水分、降低血液黏稠度、预防和消除微血栓,且可以很快经肾小球排出而具有利尿作用;一般 24 小时内可投用 1000~1500ml。

(10)控制并发症:①早期、足量、短程应用激素,预防硫化氢中毒性肺水肿的发生发展;②高压氧治疗或面罩加压给氧,预防一氧化碳中毒迟发性神经精神后发症。

(11)其他对症处理:如对角膜溃疡等进行处理。

(七)预防措施

窒息性气体中毒事故的主要原因是:设备缺陷和使用中发生跑、冒、滴、漏;缺乏安全作业规程或违章操作;家庭室内采用煤炉取暖且通风不良。

中毒死亡多发生在现场或送院途中。现场死亡除窒息性气体浓度高外,主要由于不明发生窒息事故的原因,不作通风,缺乏急救的安全措施而致救者也窒息死亡;缺乏有效的防护面具;劳动组合不善,在窒息性气体环境单独操作而得不到及时发现与抢救,或窒息昏倒于水中溺死。据此,预防窒息性气体中毒的重点在于:

1. 严格管理制度,制订并严格执行安全操作规程。

2. 定期检修设备,防止跑、冒、滴、漏。

3. 窒息性气体环境设置警示标识,装置自动报警设备,如一氧化碳报警器等。

4. 加强卫生宣教,做好上岗前安全与健康教育,普及急救互救知识和技能训练。

5. 添置有效防护面具,并定期维修与检测效果。

6. 高浓度或通风不良的窒息性气体环境作业或抢救,应先进行有效的通风换气,通风量不少于环境容量的三倍,佩戴防护面具,并设置专人接应保护。高浓度硫化氢、氰化氢环境短期作业,可口服 4-DMAP 180mg 和 PAPP 90mg 进行预防,20 分钟即显效。4-DMAP 作用快、药效短;PAPP 作用慢,药效持久。

二、一氧化碳

(一)理化特性

一氧化碳(carbon monoxide,CO),俗称"煤气",是一种无色、无味、无臭、无刺激性的气体,分子量 28.01,密度 0.967g/L,熔点-205.0℃,沸点-190℃,微溶于水,易溶于氨水。易燃、易爆,在空气中含量达 12.5%时可发生爆炸。

(二)接触机会

CO 为分布广泛的窒息性气体,生产性和生活性原因引起的急性 CO 中毒均较常见。含碳物质不完全燃烧均可产生 CO,接触 CO 的作业存在于 70 余种工业中,如冶金工业的炼焦、金属冶炼等;机械工业的铸造、锻造;采矿爆破作业;CO 用作化工原料制造光气、甲醇、甲酸、甲醛,合成氨、丙酮等;

耐火材料、玻璃、陶瓷、建筑材料等工业使用的窑炉、煤气发生炉等。此外,家庭用煤炉、煤气灶、燃气热水器和汽车发动机尾气产生的 CO 也可在通风不良的情况下引起急性 CO 中毒。

（三）毒理

1. 吸收与排泄　CO 主要经呼吸道吸收,透过肺泡迅速弥散入血。入血后 80%～90% 与血红蛋白(Hb)可逆性结合,形成碳氧血红蛋白(HbCO),失去携氧功能。空气中 CO 浓度越高,肺泡气中 CO 分压越大,血液中 HbCO 的饱和度也越高。吸入 CO 的约 10%～15% 与血管外血红素蛋白如肌红蛋白、细胞色素氧化酶等结合。CO 还可透过胎盘屏障进入胎儿体内。

进入机体的 CO 绝大部分以原形随呼气排出,约 1% 转化为 CO_2 呼出。正常大气压下(氧分压为 0.21 绝对大气压),CO 的生物半排期平均为 320 分钟(128～409 分钟),吸入高浓度 CO 需 7～10 天方可完全排出,但提高空气中氧分压可显著缩短 CO 生物半排期。如吸入 1 个大气压纯氧,CO 生物半排期可缩短至 80 分钟;而吸入 3 个大气压纯氧则缩短至 23.5 分钟。

2. 毒作用机制

（1）与 Hb 结合形成 HbCO:这是急性 CO 中毒引起机体缺氧窒息最主要的机制,经呼吸道吸入的 CO 绝大部分与 Hb 分子中原卟啉Ⅸ的亚铁复合物发生紧密而可逆性结合,形成 HbCO 使 Hb 失去携氧能力,导致组织缺氧。

CO 与 Hb 的亲和力比 O_2 与 Hb 的亲和力大 300 倍,少量 CO 即可与 O_2 竞争,生成大量 HbCO;而且 HbCO 的解离速度比 HbO_2 慢 3600 倍;HbCO 不仅无携氧功能,还影响 HbO_2 的解离,阻碍氧的释放,故导致低氧血症和组织缺氧。CO 与 Hb 的结合具有可逆性,即 $HbO_2 + CO \leftrightarrows HbCO + O_2$。及时测定血中 HbCO 含量可作为反映 CO 中毒严重程度的参考指标。停止接触后,O_2 可缓慢地取代 CO,重新形成 HbO_2。高压氧疗可加速 HbCO 解离。

血液 HbCO 含量主要与空气 CO 浓度、接触时间及每分钟肺通气量有关,后者取决于接触者劳动强度,CO 的分压越高,则血液中 HbCO 饱和度越大,达到饱和的时间也越短(图 3-1)。

（2）与肌红蛋白结合形成碳氧肌红蛋白:影响氧从毛细血管向细胞线粒体弥散,损害线粒体功能。

（3）其他:CO 与线粒体细胞色素氧化酶可逆性结合,阻断电子传递链,抑制组织呼吸,导致细胞内窒息。CO 还可与一氧化氮合酶(NOS)、鸟苷酸环化酶等结合,干扰有关酶的活性。

机体缺氧可影响多个脏器系统,中枢神经系统(CNS)的组织细胞对缺氧最敏感。CO 的毒作用影响了 O_2 和能量供应,引起脑水肿,脑血液循环障碍,使大脑和基底神经节,尤其是苍白球和黑质,

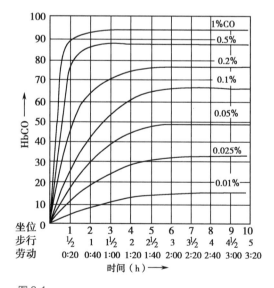

图 3-1
CO 空气浓度接触者血液中 HbCO 饱和度

因血管吻合支较少、血管水肿和结构不健全,而发生变性、软化、坏死,或白质广泛性脱髓鞘病变,由此出现以中枢神经系统损害为主伴有不同并发症的症状与体征,如颅压增高、帕金森综合征和一系列神经精神症状等。此外,因 HbCO 为鲜红色,故急性 CO 中毒病人的皮肤黏膜呈樱桃红色;还可引起心肌损害等。

(四)临床表现

1. **急性一氧化碳中毒**　是吸入较高浓度 CO 后引起的急性脑缺氧性疾病,起病急骤、潜伏期短,主要表现为急性脑缺氧引起的中枢神经损害。少数病人可有迟发性神经精神症状,部分病人也可有其他脏器的缺氧性改变。中毒程度与血中 HbCO 浓度有关。

(1)轻度中毒:以脑缺氧反应为主要表现。病人出现剧烈头痛、头昏、耳鸣、眼花、视物模糊、颞部血管压迫和搏动感,并有恶心、呕吐、心悸、胸闷、四肢无力和步态不稳等症状,可有意识模糊、嗜睡、短暂昏厥甚至谵妄状态等轻度至中度意识障碍,但无昏迷。血液 HbCO 浓度可高于 10%。经治疗,症状可迅速消失。

(2)中度中毒:除有上述症状外,皮肤、黏膜呈樱桃红色,意识障碍加重,表现为浅至中度昏迷,对疼痛刺激有反应,瞳孔对光反射和角膜反射迟钝,血液 HbCO 浓度可高于 30%。经抢救可较快清醒,恢复后一般无并发症和后遗症。

因 HbCO 为鲜红色,故病人皮肤黏膜在中毒之初呈樱桃红色,与其他缺氧不同,是其临床特点之一;再者全身乏力显著,即使病人尚清醒,却已难以行动,不能自救。

(3)重度中毒:上述症状进一步加重,因脑水肿而迅速进入深昏迷或去大脑皮层状态,昏迷可持续十几个小时,甚至几天;肤色因末梢循环不良而呈灰白或青紫色;呼吸、脉搏由弱、快变为慢而不规则,甚至停止,心音弱而低钝,血压下降;瞳孔缩小,瞳孔对光反射等各种反射迟钝或消失,可出现病理反射;初期肌张力增高、牙关紧闭、可出现阵发性抽搐或强直性全身痉挛,晚期肌张力显著降低,瞳孔散大,大小便失禁,可因呼吸麻痹而死亡。经抢救存活者可并发脑水肿、休克或严重的心肌损害、肺水肿、呼吸衰竭上消化道出血、锥体系或锥体外系损害等脑局灶损害症状。血液 HbCO 浓度可高于 50%。

2. **急性 CO 中毒迟发脑病(神经精神后发症)**　是指少数急性 CO 中毒意识障碍恢复后,经过 2~60 天的"假愈期",又出现严重的神经精神和意识障碍症状。包括:痴呆、谵妄或去大脑皮层状态;锥体外系神经障碍,出现帕金森综合征表现;锥体系损害,出现偏瘫、病理反射阳性或大小便失禁等;大脑皮层局灶性功能障碍如失语、失明等或出现继发性癫痫。重者生活不能自理甚至死亡。头颅 CT 检查可见脑部病理性密度减低区;脑电图可见中、高度异常。

约 10% 的病人可发生此病,部分病人经治疗后恢复,有些则留下严重后遗症。

迟发脑病的发生可能与 CO 中毒急性期病情重、昏迷时间长、苏醒后休息不够充分或治疗处理不当、高龄、有高血压病史、脑力劳动者、精神刺激等有关。

3. **慢性影响**　长期接触低浓度 CO 是否可引起慢性中毒尚有争论。有研究表明长期反复接触低浓度 CO 可出现神经和心血管系统损害,如头痛、头晕、耳鸣、无力、记忆力减退及睡眠障碍,以及心律失常、心肌损害和动脉粥样硬化等。

（五）实验室检查

1. 血液 HbCO 测定　血中 HbCO 含量与接触 CO 浓度和时间有密切的关系，因此，选用血中 HbCO 作为接触 CO 的生物监测指标，是诊断 CO 中毒的重要依据和特异性诊断指标之一。

血中 HbCO 生物半减期平均为 5 小时左右，脱离接触环境后可较快降低，并与临床表现程度有时可不平行，故超过 8 小时测定结果无临床意义。为使监测结果有可比性，职业接触 CO 的生物限值 WS/T 114—1999 规定采样时间为工作班末，即下班前 1 小时以内。方法：取病人和健康者血液各 20μl，分别滴入试管，各加 5% 氢氧化钠 2ml 混匀后观察，若病人样品为樱桃红色，则 HbCO 定性阳性。用双波长分光光度法有较高的灵敏度及准确度，快速简便［参见《职业性急性一氧化碳中毒诊断标准》（GBZ 23—2002）附录 B］。

血中 HbCO>10% 即提示有较高浓度 CO 接触史，对本病诊断及鉴别诊断有参考意义。该生物限值主要用于健康工人群体接触 CO 水平的评价，也可用于个体评价。不适用于有心血管疾患工人、怀孕女工、接触二氯甲烷工人和高原作业工人接触 CO 的评价。吸烟能使 HbCO 的本底值升高，因此，采样前 8 小时不宜吸烟，以尽可能排除吸烟对监测结果的影响。

2. 脑电图及诱发电位检查　多数急性 CO 中毒病人可出现异常脑电图；迟发脑病病人脑电图及诱发电位改变较临床表现出现更早。

3. 脑 CT 与磁共振（MRI）检查　有助于早期发现脑水肿；急性中毒症状消失后 CT 或 MRI 出现新的异常则提示有迟发脑病的可能。

4. 心肌酶学检查。

5. 心电图检查。

通过中毒后不同阶段的电生理学和脑 CT，尤其是 MRI 对比，可早期预测急性 CO 中毒迟发脑病的发生。早期进行心肌酶学及心电图检查动态观察，则有助于早期诊断和及时治疗急性 CO 中毒引起的心肌损害。

（六）诊断

1. 诊断依据　《职业性急性一氧化碳中毒诊断标准》（GBZ 23—2002）。

2. 诊断原则　根据吸入较高浓度 CO 的接触史和急性发生的中枢神经损害的症状和体征，结合血中碳氧血红蛋白（HbCO）及时测定的结果，现场卫生学调查及空气中 CO 浓度测定资料，并排除其他病因后，可诊断为急性一氧化碳中毒。

3. 接触时出现的反应　头痛、头昏、心悸、恶心等症状，吸入新鲜空气后症状可消失。

4. 诊断及分级标准　急性一氧化碳中毒以急性脑缺氧引起的中枢神经损害为主要临床表现，故不同程度的意识障碍是临床诊断和分级的重要依据。

（1）轻度中毒：具有以下任何一项表现者。

1）出现剧烈的头痛、头昏、四肢无力、恶心、呕吐。

2）轻度至中度意识障碍，但无昏迷者，血液碳氧血红蛋白浓度可高于 10%。

（2）中度中毒：除有上述症状外，意识障碍表现为浅至中度昏迷，经抢救后恢复且无明显并发症者。

血液碳氧血红蛋白浓度可高于30%。

（3）重度中毒:具备以下任何一项者。

1）意识障碍程度达深昏迷或去大脑皮层状态。

2）病人有意识障碍且并发有下列任何一项表现者:①脑水肿;②休克或严重的心肌损害;③肺水肿;④呼吸衰竭;⑤上消化道出血;⑥脑局灶损害如锥体系或锥体外系损害体征。

血液碳氧血红蛋白浓度可高于50%。

（4）急性一氧化碳中毒迟发脑病（神经精神后发症）:急性一氧化碳中毒意识障碍恢复后,经约2~60天的"假愈期",又出现下列临床表现之一者。

1）精神及意识障碍呈痴呆状态,谵妄状态或去大脑皮层状态。

2）锥体外系神经障碍出现帕金森综合征的表现。

3）锥体系神经损害（如偏瘫、病理反射阳性或小便失禁等）。

4）大脑皮层局灶性功能障碍如失语、失明等,或出现继发性癫痫。

头部CT检查可发现脑部有病理性密度减低区;脑电图检查可发现中度及高度异常。

5. 鉴别诊断　轻度急性CO中毒需与感冒、高血压、食物中毒等鉴别,中度及重度中毒者应注意与其他病因如脑外伤、脑膜炎、糖尿病酮症酸中毒昏迷、脑血管意外、氰化物或硫化氢中毒所致昏迷、安眠药中毒等引起的昏迷鉴别,对迟发脑病需与其他有类似症状的疾患进行鉴别。急性一氧化碳中毒迟发脑病应注意与精神病、脑血管性痴呆、帕金森病进行鉴别。根据毒物接触史、既往疾病史及中枢神经系统阳性体征,尤其是及时检测血HbCO及头颅CT检查有助于临床鉴别诊断。

（七）处理原则

1. 治疗原则

（1）迅速将病人移离中毒现场至通风处,松开衣领,注意保暖,保持安静,必要时吸氧,密切观察意识状态。

（2）及时进行急救与治疗。

1）轻度中毒者,可给予氧气吸入及对症治疗。

2）中度及重度中毒者应积极给予常压口罩吸氧治疗,有条件时应给予高压氧治疗。重度中毒者视病情应给予消除脑水肿、促进脑血液循环,维持呼吸循环功能及镇痉等对症及支持治疗。加强护理、积极防治并发症及预防迟发脑病。

（3）对迟发脑病者,可给予高压氧、糖皮质激素、血管扩张剂或抗帕金森病药物与其他对症与支持治疗。

中度及重度急性一氧化碳中毒病人昏迷清醒后,应观察2个月,观察期间宜暂时脱离一氧化碳作业。

2. 治疗措施

（1）急性一氧化碳中毒的治疗。

1）迅速脱离中毒现场:移至空气新鲜处,保持呼吸道通畅,静卧保暖,密切观察意识状态。

2）立即给予氧疗:以纠正缺氧并促进CO排出。有条件者尽早给予高压氧治疗。呼吸停止者及时人工呼吸或采用机械通气。

3)积极防治脑水肿:急性重度中毒病人,中毒后 2~4 小时即可出现脑水肿,2~48 小时达到高峰,并可持续 5~7 天。应及早应用脱水剂,目前最常用的是 20% 甘露醇溶液快速静脉滴注,2~3 天后颅内压增高情况好转可酌情减量;也可注射 50% 葡萄糖、呋塞米脱水,ATP、肾上腺皮质激素有助于缓解脑水肿,肾上腺皮质激素常用地塞米松,应早期、足量。

4)促进脑细胞代谢:应用能量合剂,如 ATP、辅酶 A、细胞色素 C、胞磷胆碱、施普善(脑活素)、吡拉西坦(脑复康)、大量维生素 C 等。

5)对症支持治疗:频繁抽搐惊厥、脑性高热者,可用地西泮(安定)10~20mg 静注,或应用苯巴比妥镇静,或施行冬眠疗法,控制肛温在 33~35℃ 左右;震颤性麻痹服苯海索(安坦)2~4mg,3 次/天;瘫痪者肌注氢溴酸加兰他敏 2.5~5mg,口服维生素 B 族和地巴唑,配合新针灸、按摩疗法;纠正水、电解质平衡紊乱;给予足够营养;给予抗生素治疗,预防并发感染;加强护理;积极防治并发症和后遗症。

6)苏醒后处理:应尽可能卧床休息,密切观察 2 周,一旦发生迟发脑病,应给予积极治疗。

(2)迟发脑病的治疗

目前尚无特效药物,现有治疗方法包括高压氧、糖皮质激素、血管扩张剂、改善脑微循环、促进神经细胞营养和代谢、抗帕金森病药物及其他对症与支持治疗。

近几年新的治疗方法有:大剂量烟酸;金纳多联合高压氧;施普善(脑活素)联合高压氧;阿米三嗪-萝巴新联合高压氧;纳洛酮联合高压氧;降纤酶联合高压氧;脑多肽联合高压氧;东莨菪碱联合高压氧;奥扎格雷钠与低分子肝素联合;氟桂利嗪(西比灵)与复方丹参注射液联合;针刺与高压氧联合;推拿按摩与高压氧联合;运动再学习方案等。

3. 其他处理

(1)轻度中毒者经治愈后仍可从事原工作。

(2)中度中毒者经治疗恢复后,应暂时脱离一氧化碳作业并定期复查,观察 2 个月如无迟发脑病出现,仍可从事原工作。

(3)重度中毒及出现迟发脑病者,虽经治疗恢复,皆应调离一氧化碳作业。

(4)因重度中毒或迟发脑病治疗半年仍遗留恢复不全的器质性神经损害时,应永远调离接触一氧化碳及其他神经毒物的作业。视病情安排治疗和休息。

(八)预防

1. 加强预防一氧化碳中毒的卫生宣教,普及自救、互救知识。

2. 对可能产生 CO 的场所,应加强自然通风和局部通风。

3. 经常检修煤气发生炉和管道等设备,以防漏气。

4. 加强对空气中 CO 的监测,设立 CO 报警器。

5. 认真执行安全生产制度和操作规程。

6. 加强个人防护,进入高浓度 CO 的环境工作时,要佩戴特制的 CO 防毒面具,两人同时工作,以便监护和互助。

7. 我国职业卫生标准规定　一般地区工作场所空气中 CO 的时间加权平均容许浓度(PC-TWA)为 $20mg/m^3$,短时间接触容许浓度(PC-STEL)为 $30mg/m^3$;高原海拔 $2000\sim3000m$ 工作场所空气中 CO 的最高容许浓度(MAC)为 $20mg/m^3$,海拔$>3000m$ 的 MAC 为 $15mg/m^3$。车间空气卫生标准规定的 MAC 为 $30mg/m^3$。

三、硫化氢

(一)理化特性

硫化氢(hydrogen sulfide,H_2S)是一种易燃、无色并具有强烈腐败臭鸡蛋气味的气体,分子量 34.08,熔点$-82.9℃$,沸点$-60.7℃$。气体的相对密度为 1.19,易积聚在低洼处。H_2S 易溶于水生成氢硫酸,也易溶于乙醇、汽油、煤油和原油等。呈酸性反应,能与大部分金属反应形成黑色硫酸盐。

(二)接触机会

工业生产中很少使用 H_2S,接触的 H_2S 一般是工业生产或生活中产生的废气,或是某些化学反应产物,或以杂质形式存在,或由蛋白质自然分解或其他有机物腐败产生。H_2S 中毒多由于含有 H_2S 介质的设备损坏,输送含有 H_2S 介质的管道和阀门漏气,违反操作规程、生产故障以及各种原因引起的 H_2S 大量生成或逸出,含 H_2S 的废气、废液排放不当,无适当个人防护情况下疏通下水道、粪池、污水池等密闭空间作业,H_2S 中毒事故时盲目施救等所致。接触 H_2S 较多的行业有石油天然气开采业、石油加工业、煤化工业、造纸及纸制品业、煤矿采选业、化学肥料制造业、有色金属采选业、有机化工原料制造业、皮革、皮毛及其制品业、污水处理(化粪池)、食品制造业(腌制业、酿酒业)、渔业、城建环卫等。

(三)毒理

1. 吸收与排泄　H_2S 主要经呼吸道吸收,皮肤也可吸收很少一部分。入血后可与血红蛋白结合为硫血红蛋白。体内的 H_2S 代谢迅速,大部分被氧化为无毒的硫酸盐和硫代硫酸盐,随尿排出,小部分以原形态随呼气排出,无蓄积作用。

2. 毒作用机理　H_2S 易溶于水,接触到湿润的眼结膜和呼吸道黏膜以及潮湿的皮肤时迅速溶解,形成氢硫酸,并与黏膜表面的钠离子结合生成碱性的硫化钠,氢硫酸和硫化钠具有刺激和腐蚀作用,可引起眼和上呼吸道炎症,严重者可导致角膜溃疡、化学性肺炎和化学性肺水肿,或皮肤充血、糜烂、湿疹。

由于 H_2S 与金属离子具有很强的亲和力,进入体内未及时被氧化分解的 H_2S,可与氧化型细胞色素氧化酶的 Fe^{3+} 结合,使其失去传递电子的能力,造成组织缺氧,导致细胞"内窒息"。H_2S 还可与体内的二硫键结合,从而抑制三磷酸腺苷酶、过氧化氢酶、谷胱甘肽等的活性,干扰细胞内的生物氧化还原过程和能量供应,加重细胞内窒息。对神经系统尤为敏感。

H_2S 的强烈刺激,可作用于嗅神经、呼吸道黏膜末梢神经以及颈动脉窦和主动脉体的化学感受器,反射性引起中枢兴奋。但 H_2S 浓度过高则很快由兴奋转入超限抑制,还可直接作用于延髓的呼吸及血管运动中枢,使呼吸抑制、麻痹、昏迷,导致"电击样"死亡。

H_2S 刺激阈低,人接触 H_2S 浓度为 $4\sim7mg/m^3$ 的空气时即可闻到中等强度难闻臭味。但高浓度的 H_2S 可致嗅神经麻痹,故不能依靠其气味强烈与否来判断环境中 H_2S 的危险程度。

（四）临床表现

1. 急性中毒　H_2S 具有刺激作用、窒息作用和神经毒作用,按病情发展程度可分级如下。

（1）轻度中毒:眼胀痛、异物感、畏光、流泪,鼻咽部干燥、灼热感,咳嗽、咳痰、胸闷,头痛、头晕、乏力、恶心、呕吐等症状,可有轻至中度意识障碍。检查可见眼结膜充血、水肿,肺部呼吸音粗糙,可闻及散在干、湿啰音。X 线胸片显示肺纹理增强。

（2）中度中毒:立即出现明显的头痛、头晕、乏力、恶心、呕吐、共济失调等症状,意识障碍明显,表现为浅至中度昏迷。同时有明显的眼和呼吸道黏膜刺激症状,出现咳嗽、胸闷、痰中带血、轻度发绀和视物模糊、结膜充血、水肿、角膜糜烂、溃疡等。肺部可闻及较多干、湿啰音,X 线胸片显示两肺纹理模糊,肺野透亮度降低或有片状密度增高阴影。心电图显示心肌损害。经抢救多数短时间内意识可恢复正常。

（3）重度中毒:见于吸入高浓度 H_2S 后,迅速出现头晕、心悸、呼吸困难、行动迟钝等明显的中枢神经系统症状,继而呕吐、腹泻、腹痛、烦躁和抽搐,意识障碍达深昏迷或呈植物状态,可并发化学性肺水肿、休克等心、肝、肾多脏器衰竭,最后可因呼吸麻痹而死亡。接触极高浓度 H_2S,可在数秒内突然倒下,呼吸停止,发生所谓的"电击样"死亡。

2. 慢性危害　长期接触低浓度 H_2S 可引起眼及呼吸道慢性炎症,如慢性结膜炎、角膜炎、鼻炎、咽炎、气管炎和嗅觉减退,甚至角膜糜烂或点状角膜炎等。全身症状可有类神经征、自主神经功能紊乱,如头痛、头晕、乏力、睡眠障碍、记忆力减退和多汗、皮肤划痕症阳性等表现,也可损害周围神经。

（五）诊断

1. 诊断依据　职业性急性硫化氢中毒诊断标准（GBZ 31—2002）。

2. 诊断原则　根据短期内吸入较大量 H_2S 的职业接触史,出现中枢神经系统和呼吸系统损害为主的临床表现,参考现场职业卫生学调查,综合分析,并排除其他类似表现的疾病,方可诊断。

3. 接触反应　接触 H_2S 后出现眼刺痛、畏光、流泪、结膜充血、咽部灼热感、咳嗽等眼和上呼吸道刺激表现,或有头痛、头晕、乏力、恶心等神经系统症状,脱离接触后在短时间内消失者。

4. 诊断及分级标准

（1）轻度中毒:具有下列情况之一者:①明显的头痛、头晕、乏力等症状并出现轻度至中度意识障碍;②急性气管-支气管炎或支气管周围炎。

（2）中度中毒:具有下列情况之一者:①意识障碍表现为浅至中度昏迷;②急性支气管肺炎。

（3）重度中毒:具有下列情况之一者:①意识障碍程度达深昏迷或呈植物状态;②肺水肿;③猝死;④多脏器衰竭。

（六）处理原则

1. 急救和治疗

（1）现场急救:迅速脱离中毒现场,移至空气新鲜处,保持呼吸道通畅,对症抢救,有条件者吸氧,严密观察,注意病情变化。

（2）氧疗：及时给氧，对中、重度中毒病人，特别是昏迷者，应尽早给予高压氧疗，纠正脑及重要器官缺氧。

（3）积极防治脑水肿和肺水肿：宜早期、足量、短程应用肾上腺皮质激素，如地塞米松。也可给予脱水剂、利尿剂合剂等治疗。

（4）复苏治疗：对呼吸、心脏停搏者，立即进行心、肺复苏，做人工呼吸，吸氧，注射强心剂和兴奋剂，待呼吸、心跳恢复后，尽快高压氧疗。

（5）眼部刺激处理：眼部受损害者，用自来水或生理盐水彻底冲洗至少 15 分钟，应用抗生素眼膏，可起到预防感染、润滑、隔离睑、球结膜和角膜防止粘连。

（6）其他对症及支持疗法：严密监护，抗生素预防感染，维持水、电解质平衡，给予营养支持药物，防治休克，保护脑、心、肺、肝、肾等重要脏器，防治多器官功能衰竭。

2. 其他处理

轻、中度中毒病人经治愈后可恢复原工作，重度中毒者经治疗恢复后应调离原工作岗位。对神经系统损害恢复不全的病人，则应安排治疗和休息。需要进行劳动能力鉴定者按《劳动能力鉴定职工工伤与职业病致残等级》（GB/T 16180—2014）处理。

（七）预防

1. 加强安全管理，制订并严格遵守安全操作规程和各项安全生产制度，杜绝意外事故发生。

2. 定期检修生产设备，防止跑、冒、滴、漏。

3. 做好作业环境监测，设置毒物超标自动报警器和警示标识。

4. 凡进入存在 H_2S 的工作场所，应事先充分通风排毒，携带个人防护用品及便携式 H_2S 检测报警仪。在事故抢险或故障抢修时，应佩戴好防毒面具。

5. 加强 H_2S 中毒预防、自救、互救相关知识的教育和技能培训，增强自我保护意识。

6. 做好职业健康监护工作，排除职业禁忌证。

7. 认真执行职业卫生标准规定，工作场所空气中 H_2S 的最高容许浓度（MAC）为 $10mg/m^3$。

具体指导意见、实施方法可参见《硫化氢职业危害防护导则》（GBZ/T 259—2014）。

四、氰化氢

（一）理化特性

氰化氢（hydrogen cyanide，HCN），分子量 27.03，熔点 -13.2℃，沸点 25.7℃；常温常压下为无色气体或液体，有苦杏仁味；易溶于水、乙醇和乙醚。其水溶液呈酸性，称为氢氰酸（hydrocyanic）；易燃，明火、高热能引起燃烧爆炸；其蒸气与空气可形成爆炸性混合物，空气中含量达 5.6%～12.8%（V/V）时即可引发爆炸。

（二）接触机会

氰化物种类很多，包括无机氰酸盐类和有机氰类化合物。在化学反应过程中，尤其在高温或与酸性物质作用时，能放出氰化氢气体。主要接触作业有：

1. 电镀、采矿冶金工业　如铜镀、镀金、镀银，氰化法富集铅、锌、金、银等贵重金属提取，钢的淬火,金属表面渗碳。

2. 含氰化合物的生产　如氢氰酸生产,制造其他氰化物、药物、合成纤维、塑料、橡胶、有机玻璃、油漆等。

3. 化学工业　制造各种树脂单体如丙烯酸树脂、甲基丙烯酸树脂、乙二胺、丙烯腈和其他腈类的原料。

4. 染料工业　活性染料中间体三聚氯氰的合成。

5. 摄影　摄影加工废液中含有铁氰化物。

6. 农业　如熏蒸灭虫剂、灭鼠剂等。

7. 军事　用作战争毒剂。

8. 某些植物:如苦杏仁、木薯、白果等也含有氰化物,大量接触可引起严重中毒,甚至死亡。

（三）毒理

氰化氢主要经呼吸道吸入,高浓度蒸气和氢氰酸液体可直接经皮肤吸收,氢氰酸也可经消化道吸收。进入体内的氰化氢,部分以原形经呼吸道随呼气排出,大部分在硫氰酸酶的作用下,与胱氨酸、半胱氨酸、谷胱甘肽等巯基化合物结合,转化为无毒的硫氰酸盐,最后随尿排出。但此过程可被硫氰酸氧化酶缓慢逆转,故在解毒早期,偶可见到中毒症状的复现。其中少部分转化为 CO_2 和 NH_3,还可生成氰钴胺参与维生素 B_{12} 的代谢。氰基可转化为甲酸盐,进一步参与一碳单位的代谢过程。

氰化氢及其他氰化物的毒性,主要是其在体内解离出的氰离子（ CN^- ）引起。CN^- 可影响 40 余种酶的活性,其中以细胞色素氧化酶最为敏感,与细胞呼吸酶的亲和力最大,能迅速与细胞色素氧化酶的 Fe^{3+} 结合,抑制该酶活性,使细胞色素失去传递电子的能力,阻断呼吸链,使组织不能摄取和利用氧,造成“细胞内窒息”。氰化物引起的窒息表现出的特点是:虽然血液为氧所饱和,但不能被组织利用。动静脉血氧差由正常的 4.0%~5.0% 降至 1.0%~1.5%,静脉血呈动脉血的鲜红色。因此,氰化物中毒时,皮肤、黏膜呈樱桃红色。

另外,CN^- 能与血液中约 2.0% 正常存在的高铁血红蛋白结合,因此,氰化物中毒时,血液中的高铁血红蛋白增加,对细胞色素可起到保护作用。

CN^- 还可选择性结合某些酶中的金属,或与酶的辅基和底物中羰基结合,使二硫键断裂,从而抑制多种酶的活性,也可导致组织细胞缺氧窒息。

氰化氢属于剧毒类毒物,成人致死剂量约为 60mg（ 0.7~3.5mg/kg ）,人吸入 20~40mg/m³ 数小时即可出现轻度中毒,150mg/m³ 接触 30 分钟后死亡,吸入 300mg/m³ 可无任何先兆突然昏倒,发生“电击样”死亡。口服氢氰酸的致死剂量为 50~100mg。

（四）临床表现

氰化物对人体的危害分为急性中毒和慢性中毒两方面。

1. 急性中毒

（1）接触反应:接触后出现头痛、头昏、乏力、流泪、流涕、咽干、喉痒等表现,脱离接触后短时间内恢复。

（2）轻度中毒:头痛、头昏加重,上腹不适、恶心、呕吐、口中有苦杏仁味,手足麻木、震颤,胸闷、呼吸困难,眼及上呼吸道刺激症状,如流泪、流涕、口唇及咽部麻木不适等,意识模糊或嗜睡,皮肤和黏膜红润。可有血清转氨酶升高心电图或心肌酶谱异常,尿蛋白阳性。脱离接触后经治疗,2~3天可逐步恢复。

(3)中度中毒:上述症状加剧,呼吸急促、胸前区疼痛、血压下降、皮肤呈鲜红色。

(4)重度中毒:站立不稳、剧烈头痛、胸闷、呼吸困难、视力和听力下降。心率加快、心律失常、血压下降、瞳孔散大、烦躁不安、恐惧感、抽搐、角弓反张、昏迷、大小便失禁,皮肤黏膜呈樱桃红色,逐渐转为发绀。化验可见血浆氰含量、血和尿中硫氰酸盐含量增高。动静脉血氧差减小。高浓度或大剂量摄入,可引起呼吸和心脏停搏,发生"电击样"死亡。

临床经过可分为4期:①前驱期:病人呼出气中有苦杏仁味。主要表现为眼、咽部及上呼吸道黏膜刺激症状,继而可有恶心、呕吐、震颤,且伴逐渐加重的全身症状。查体神志尚清,眼及咽部充血,脉快律齐,血压偏高,呼吸深快,腱反射常亢进,无病理反射。此期一般较短暂;②呼吸困难期:皮肤黏膜呈樱桃红色。表现为极度呼吸困难和节律失调,其频率随中毒深度而变化。血压升高,脉搏加快,瞳孔散大、眼球突出、冷汗淋漓,病人常有恐怖感;③惊厥期:病人意识丧失,出现强直性和阵发性抽搐,甚至角弓反张;呼吸浅而不规则,发绀,心跳慢而无力,心律失常,血压下降,大小便失禁,常并发肺水肿和呼吸衰竭;④麻痹期:病人深度昏迷,全身痉挛停止,肌肉松弛,各种反射消失,血压明显下降,脉弱律不齐,呼吸浅慢且不规则,随时可能停止,但心跳在呼吸停止后常可维持2~3分钟,随后心脏停搏而死亡。

由于病情进展快,各期之间并非十分明显,个体间也有一定的差异。

2. 慢性中毒　长期吸入较低浓度的氰化氢的作业者可出现眼和上呼吸道刺激症状,如眼结膜炎、上呼吸道炎、嗅觉及味觉异常。还可见神经衰弱综合征,表现为如头晕、头痛、乏力、胸部压迫感、腹痛、肌肉疼痛等,甚至强直发僵、活动受限。有不少文献报道可引起不同程度的甲状腺肿大。皮肤长期接触后可引起皮炎,表现为斑疹、丘疹、极痒。

(五)诊断

根据氰化物接触史,以中枢神经系统损害为主的临床表现,结合现场职业卫生学调查,排除其他类似疾病,综合分析,作出诊断。实验室检查中毒者血中氰含量增高,或尿中硫氰酸盐增高,吸烟者尿液中硫氰酸盐水平约为不吸烟者的两倍,注意鉴别。诊断标准参见《职业性急性氰化物中毒诊断标准》(GBZ 209—2008)。需要注意的是急性氰化物中毒诊断的相关指标对慢性氰化物中毒的诊断意义不大,因此,由于慢性中毒缺乏特异性指标,诊断应谨慎。

(六)处理原则

基本原则是立即脱离现场至空气新鲜处,快速实施治疗,尽早提供氧疗。脱去污染衣物,用清水或5%硫代硫酸钠清洗被污染的皮肤,静卧保暖;经消化道摄入者立即催吐,用1∶5000高锰酸钾或5%硫代硫酸钠溶液洗胃;眼部污染者立即用大量流动清水或生理盐水冲洗;皮肤灼伤用0.01%高锰酸钾冲洗。同时就地应用解毒剂。呼吸、心脏停搏者,按心脏复苏方案治疗。

1. 解毒剂的应用　解毒剂的解毒原理是应用适量的高铁血红蛋白生成剂使体内形成一定量的高铁血红蛋白,利用高铁血红蛋白的 Fe^{3+} 与血液中的 CN^- 络合成不太稳定的氰化高铁血红蛋白。血中的 CN⁻ 被结合后,组织与血液间的 CN⁻ 含量平衡破坏,组织中高浓度的 CN⁻ 又回到血液中,继续被高铁血红蛋白结合,使组织中细胞色素氧化酶逐渐恢复活性。在体内硫氰酸酶的作用下,使氰离子转变为硫氰酸盐,经尿排出。其代谢过程的反应式为:

$$Na_2S_2O_3 + NaCN + O_2 = NaSCN + Na_2SO_4$$

因此,解毒剂应首选高铁血红蛋白形成剂和供硫剂,以亚硫酸盐-硫代硫酸钠为氰化物中毒首选解毒药物组合,疗效可靠。

具体方法有:

(1)亚硝酸钠-硫代硫酸钠"疗法:立即将亚硝酸异戊酯 1~2 支包在手帕或纱布内打碎,给病人吸入 15~30 秒,每隔 3 分钟重复应用 1 支(一般最多用 6 支),直至使用亚硝酸钠为止。接着静脉缓慢注射 3% 亚硝酸钠 10~15ml,约 2~3ml/min,注射时应密切观察血压,防止血压下降,必要时可隔 0.5~1 小时重复 1 次。随即用同一针头缓慢静脉注射 25% 硫代硫酸钠溶液 50~60ml。用药 30 分钟后病情未缓解时,可按半量或全量再给亚硝酸钠和硫代硫酸钠,并可持续 3~4 天。伴有休克或血压偏低者,使用亚硝酸钠可能会加重休克和血压下降,不利于抢救,此时可单用硫代硫酸钠,但用量要足,疗程要长。治疗同时给高压氧治疗有良好效果。

(2)4-二甲基氨基苯酚(4-DMAP)的应用:为新型高铁血红蛋白生成剂,形成高铁血红蛋白的速度比亚硝酸钠快,对平滑肌无扩张作用,不引起血压下降,且给药方便。使用本药后严禁再用亚硝酸类药物,防止形成高铁血红蛋白过度症。急性中毒立即肌内注射 10% 4-DMAP 2ml,如症状严重,可配以缓慢静脉注射 50% 硫代硫酸钠 20ml,必要时 1 小时后重复半量。

其他解毒剂:有文献报道,在氰化物解毒的过程中亚甲蓝可替代亚硝酸盐。亚甲蓝的解毒机制为:6-磷酸葡萄糖脱氢过程中的氢离子经还原型辅酶Ⅱ(三磷酸毗啶核苷)传递给亚甲蓝,使之转变为白色亚甲蓝。白色亚甲蓝能迅速将高铁血红蛋白还原为正常血红蛋白,而白色亚甲蓝本身又被氧化成亚甲蓝,如此反复。

此外,使用胱氨酸、半胱氨酸、谷胱甘肽及硫代乙醇胺也有一定解毒作用,因其在体内可提供少量硫与氰离子结合形成硫氰酸盐排出体外。

2. 氧疗　尽早给予高浓度氧(>60%),有条件者使用高压氧治疗。高浓度氧可使氰化物与细胞色素氧化酶的结合逆转,并促进氰化物与硫代硫酸钠结合生成低毒的硫氰酸盐。纯氧治疗不宜超过 24 小时。

3. 对症支持治疗　可用细胞色素 C、三磷酸腺苷、辅酶 A、维生素 C、复合维生素 B 等药物辅助解毒治疗。

重度中毒病人常出现呼吸停止、心力衰竭、肺水肿、脑水肿,需严密监护,及时对症处理;心脏停搏者紧急复苏治疗;抽搐者给予地西泮、巴比妥类;积极防治脑水肿十分重要,可使用脑细胞营养药物(如能量合剂、胞二磷胆碱等)、肾上腺皮质激素、利尿脱水、抗凝溶栓等方法对症处理,并可应用自由基清除剂、钙离子通道拮抗剂等。

轻度中毒病人治愈后可恢复原工作;重度中毒病人,应调离原作业,需要进行劳动能力鉴定者,按 GB/T 16180—2014 处理。

（七）预防措施

1. 改革生产工艺，以无毒代有毒。

2. 革新生产设备，实行密闭化、机械化、自动化生产，保持负压状态，杜绝跑、冒、滴、漏。

3. 严格规章制度，强化监督管理，严格遵守安全操作流程。

4. 加强密闭通风排毒加净化，控制车间空气中氰化氢浓度不超过国家卫生标准（MAC 0.3mg/m³），安装毒物超标自动报警系统。含氰废气、废水应经处理后方可排放，国内常用氯碱法净化，其原理是将含氰化氢的废气或废水循环通入4%氢氧化钠碱液吸收槽，即生成氰化钠与水，然后加氯，氧化分解氰根，最后形成 CO_2、N_2 和 Cl_2 排出，余下的是氯化钠溶液。

5. 加强个人防护，进入有毒场所处理事故及现场抢救时，应有切实可行的防护装备，如戴防毒面具、送风面罩等。

6. 加强防毒知识的宣传、加强对有关人员的岗前及定期培训，普及防毒知识和急救知识。

7. 严格施行职业健康监护，禁止硫代硫酸钠过敏者、严重甲状腺、肾脏等慢性疾病及精神抑郁者从事氰化氢及氢氰酸作业。

五、甲烷

（一）理化特性

甲烷（methane，CH_4），又称沼气，为无色、无味的易燃性气体，化学性质稳定。分子量16.06，比重0.55，沸点-161℃，饱和蒸气压53.32kPa（-168.8℃）。微溶于水，溶于乙醇、乙醚。遇热源和明火有燃烧爆炸的危险，与空气混合达5%~15%（V/V）即能形成爆炸性混合物。液化的甲烷只有在高压的环境中（通常是4~5大气压力）才会燃烧。

（二）接触机会

1. 化学工业　主要用于制造乙炔、氢气、合成氨、炭黑、硝基甲烷、一氯甲烷、二氯甲烷、三氯甲烷、二硫化碳、四氯化碳、氢氰酸、甲醇和其他许多有机化合物的原料。在生产和使用过程中都可能造成人体的甲烷暴露。

2. 天然气、煤气、煤矿内的废气和沼气等职业接触和用作燃料　甲烷是天然气（natural gas）、油田气、煤气、煤矿废气和沼气的主要成分，并存在于淤泥池塘和密闭窖井和煤库中。有机废物的分解以及生物物质缺氧加热或燃烧都是环境中甲烷的重要来源。当环境空气中甲烷浓度高，氧含量低，再加上通风不良或防护不当可导致中毒，引起窒息，甚至死亡。近年来小煤矿增加，常因缺乏防护而发生急性中毒。甲烷常是煤矿发生爆炸的原因，是甲烷酿成的最大职业性灾害。

（三）毒理

甲烷是单纯窒息性气体，其本身属微毒类。空气甲烷浓度增高则氧含量降低，导致机体缺氧。经呼吸道吸入，大部分以原形随呼气排出。因其无色、无臭，高浓度吸入时不易被觉察。当空气中甲烷浓度达25%~30%时，人即出现头痛、头晕、呼吸增快、脉速、乏力、注意力不集中等缺氧症状；其浓度达45%~50%时即可因严重缺氧而出现呼吸困难，心动过速、昏迷甚至窒息死亡。

甲烷在天然气中的含量可达87%，家用天然气的特殊气味是为了安全人为添加了甲硫醇或乙硫醇所致,以保证在有泄漏时及时发现。

（四）临床表现

主要为缺氧引起的中枢神经系统和心血管系统表现。轻者有头痛、头晕、注意力不集中、乏力、恶心、呕吐、呼吸、心率加快等症状,脱离接触吸入新鲜空气后可迅速恢复。严重者出现烦躁、咳嗽、胸痛、胸闷、呼吸急促、呼吸困难、发绀、心悸、心律失常、抽搐、共济失调、意识障碍、以致昏迷,若不及时脱离接触和治疗,可窒息死亡。部分病例可出现精神症状。可有脑水肿、肺水肿、心肌炎、肺炎等并发症。

中、重度中毒病人中约 16.5% 的病人可留有后遗症,主要表现为神经系统症状,如头痛、头昏、乏力、多梦、失眠、反应迟钝、记忆力下降,个别有阵发性肌颤、失语、偏瘫,经过合理治疗可以恢复正常。后遗症一般为可逆性。皮肤接触液化甲烷,可引起冻伤。

长期接触天然气,主要表现为类神经征,头晕、头痛、失眠、记忆力减退、恶心、乏力、食欲缺乏等。目前我国还未制定甲烷中毒的诊断标准。

（五）治疗原则

1. 现场急救　迅速脱离中毒现场,呼吸新鲜空气或吸氧,静卧保温,间歇给氧,必要时高压氧疗。抢救人员应佩戴自给式正压呼吸器。

2. 积极防治脑水肿　给予甘露醇、呋塞米等脱水利尿剂。

3. 对症处理　呼吸、心脏停搏时,应立即予以复苏,人工呼吸,必要时做气管插管,应用呼吸兴奋剂。早期、足量、短程应用地塞米松,并给予能量合剂等治疗。忌用吗啡等抑制呼吸中枢的药物。

4. 尽早防治并发症和后遗症。

（六）预防措施

1. 加强管理,操作人员必须进行岗前培训,制定并严格遵守安全操作规程,杜绝意外事故发生。

2. 实行密闭化生产,定期检修生产设备,防止跑、冒、滴、漏现象。

3. 加强生产场所通风排毒措施。

4. 认真执行空气甲烷浓度预警。若环境空气甲烷浓度达 2% 时,作业人员即应立即撤离。我国还没有职业接触限值规定;美国政府工业卫生学家会议（ACGIH）制定的生产环境化学物质阈限值中直链烃化合物 $C_1 \sim C_4$ 为 1000ppm;前苏联车间空气中甲烷的最高容许浓度 300mg/m³。做好生产环境监测,特别是矿井瓦斯浓度监测,发现问题及时解决,消除安全隐患。

5. 需进入下水道、沼气池等可能产生甲烷的场所工作时,需先经充分通风,并有专人监护方可进入。

6. 加强个人防护用品的应用,进入高浓度甲烷工作场所时,应佩戴防毒面具。

7. 加强职业安全卫生宣教,增强自我防护意识,普及自救、互救知识与技能,定期组织演练。

第五节　有机溶剂中毒

有机溶剂在工农业生产中应用广泛,自 19 世纪 40 年代开始应用于工业生产以来,已有 30 000

余种,常用的近500种。近年来,随着我国工农业生产的迅速发展,有机溶剂中毒事件占职业性化学中毒的比例明显增长,已成为引发职业中毒的重要因素。

一、概述

(一)理化特性与毒作用特点

有机溶剂常用于工业生产中清洗、去污、稀释、萃取等过程,也是化学合成的常用中间体。常温常压下呈液态。有机溶剂具有的理化特性和毒作用特点,概述如下。

1. 挥发性、可溶性和易燃性　有机溶剂多易挥发,故接触途径以吸入为主。脂溶性是有机溶剂的重要特性,进入体内易与神经组织亲和而具麻醉作用;又兼具水溶性,故易经皮肤吸收进入体内。大多具有可燃性,如汽油、乙醇等,可用作燃料;但有些则属非可燃物而用作灭火剂,如卤代烃类化合物。

2. 化学结构　按其化学结构特征可分为芳香烃类、脂肪烃类、脂环烃类、卤代烃类、醇类、醚类、脂类、酮类和其他类别。同类者毒性相似,例如氯代烃类多具有肝脏毒性,醛类具有刺激性等。

3. 吸收与分布　有机溶剂经呼吸道吸入后经肺泡-毛细血管膜(alveolar-capilary membrane)吸收,有40%~80%在肺内滞留;体力劳动时,经肺摄入量增加2~3倍。摄入后分布于富含脂肪的组织,包括神经系统、肝脏等;由于血-组织膜屏障富含脂肪,有机溶剂可分布于血流充足的骨骼和肌肉组织;肥胖者接触有机溶剂后,机体吸收、蓄积增多,排出慢。大多数有机溶剂可通过胎盘,亦可经母乳排出,从而影响胎儿和乳儿健康。

4. 生物转化与排出　不同个体的生物转化能力有差异,对不同溶剂的代谢速率各异,代谢转化与有机溶剂的毒作用密切相关,例如,正己烷的毒性与其主要代谢物2,5-己二酮有关;三氯乙烯的代谢与乙醇相似,可由于有限的醇和醛脱氢酶的竞争,而产生毒性的协同作用。有机溶剂主要以原形物经呼出气排出,少量以代谢物形式经尿排出。多数有机溶剂的生物半减期较短,一般从数分钟至数天,故对大多数有机溶剂来说,生物蓄积不是影响毒作用的主要因素。

(二)有机溶剂对健康影响

1. 皮肤　由有机溶剂所致的职业性皮炎,约占总例数的20%。通常对皮肤有脱脂、溶脂作用和刺激性。典型溶剂皮炎具有急性刺激性皮炎的特征,如红斑和水肿,亦可见慢性裂纹性湿疹。有些工业溶剂能引起过敏性接触性皮炎;三氯乙烯等少数有机溶剂甚至可诱发严重的剥脱性皮炎。

2. 中枢神经系统　几乎全部易挥发的脂溶性有机溶剂都能引起中枢神经系统的抑制,多属非特异性的抑制或全身麻醉。有机溶剂的麻醉效能与脂溶性密切相关,麻醉效能还与化学物结构有关,如碳链长短,有无卤基或乙醇基取代,是否具有不饱和(双)碳键等。

急性有机溶剂中毒时出现的中枢神经系统抑制症状可表现为头痛、恶心、呕吐、眩晕、倦怠、言语不清、步态不稳、兴奋不安、抑郁等,严重时可引起狂躁、抽搐、惊厥昏迷,甚至因心律失常、呼吸抑制而死亡。这些影响与神经系统内化学物浓度有关。虽然大多数工业溶剂的生物半减期较短,24小时内症状大都缓解,但因常同时接触多种有机溶剂,它们可呈相加作用甚至增强作用。接触半减期长、代谢率低的化学物时,则易产生对急性作用的耐受性;严重过量接触后中枢神经系统出现持续脑功能不全,并伴发昏迷,以至脑水肿。

慢性接触有机溶剂可导致慢性神经行为障碍,如性格或情感改变(抑郁、焦虑)、智力功能失调(短期记忆丧失、注意力不集中)等;还可因小脑受累导致前庭-动眼失调。此外,有时接触低浓度溶剂蒸气后,虽前庭试验正常,但仍出现眩晕、恶心和衰弱,称为获得性有机溶剂超耐量综合征。

3. 周围神经和脑神经   有机溶剂可引起周围神经损害,甚至有少数溶剂对周围神经系统呈特异毒性。如二硫化碳、正己烷和甲基正-丁酮能使远端轴突受累,引起感觉运动神经的对称性混合损害,主要表现为:手套、袜子样分布的肢端末梢神经炎,感觉异常及衰弱感;有时疼痛和肌肉抽搐,而远端反射则多表现为抑制。三氯乙烯能引起三叉神经麻痹,因而三叉神经支配区域的感觉功能丧失。

4. 呼吸系统   有机溶剂对呼吸道均有一定程度的刺激作用;高浓度的醇、酮和醛类还会使蛋白变性而致呼吸道损伤。溶剂引起呼吸道刺激的部位通常在上呼吸道,接触溶解度高、刺激性强的溶剂如甲醛类,尤为明显。过量接触溶解度低、对上呼吸道刺激性较弱的溶剂,可在抵达呼吸道深部时,引起急性肺水肿如光气。长期接触刺激性较强的溶剂还可致慢性支气管炎。

5. 心脏   有机溶剂对心脏的主要影响是心肌对内源性肾上腺素的敏感性增强。曾报道健康工人过量接触工业溶剂后发生心律不齐,如发生心室颤动,可致猝死。

6. 肝脏   在接触剂量大、时间长的情况下,任何有机溶剂均可导致肝细胞损害。某些具有卤素或硝基功能团的有机溶剂,其肝毒性尤为明显。芳香烃(如苯及其同系物),对肝毒性较弱。丙酮本身无直接肝脏毒性,但能加重乙醇对肝脏的作用。作业工人短期内过量接触四氯化碳可产生急性肝损害;而长期较低浓度接触可出现慢性肝病。

7. 肾脏   四氯化碳急性中毒时,常出现肾小管坏死性急性肾衰竭。多种溶剂或混合溶剂慢性接触可致肾小管性功能不全,出现蛋白尿、尿酶尿(溶菌酶、β-葡萄糖苷酸酶、氨基葡萄糖苷酶的排出增高)。溶剂接触还可能与原发性肾小球性肾炎有关。

8. 血液   苯可损害造血系统,导致白细胞减少甚至全血细胞减少症,以至再生障碍性贫血和白血病。某些乙二醇醚类能引起溶血性贫血(渗透脆性增加)或骨髓抑制性再生障碍性贫血。

9. 致癌   在常用溶剂中,苯是经确定的人类致癌物质,可引起急性或慢性白血病,应采取措施进行原始级预防,如控制将苯作为溶剂和稀释剂的用量。

10. 生殖系统   大多数溶剂容易通过胎盘屏障,还可进入睾丸。某些溶剂如二硫化碳对女性生殖功能和胎儿的神经系统发育均有不良影响。

二、苯及其苯系物

(一)苯(C_6H_6)

1. 理化特性   苯(benzene)是最简单的芳香族有机化合物,常温下为带特殊芳香味的无色液体,分子量78,沸点80.1℃,极易挥发,蒸气比重为2.77。燃点为562.22℃,爆炸极限为1.4%~8%。易燃。微溶于水,易与乙醇、氯仿、乙醚、丙酮、二硫化碳等有机溶剂互溶。

2. 接触机会   苯广泛应用于工农业生产中:①作为有机化学合成中常用的原料,如制造苯乙烯、苯酚、药物、农药、合成橡胶、塑料、染料、合成纤维等;②作为溶剂、萃取剂和稀释剂,用于制药、印刷、树脂、人造革、粘胶和油漆等制造;③煤焦油的分馏或石油裂解生产苯;④用作燃料,如工业汽油中苯的含量可高达10%以上。我国苯作业工作绝大多数接触苯及其同系物甲苯和二甲苯,属混苯作业。

3. 毒理

(1)吸收、分布和代谢:苯在生产环境中以蒸气形式主要由呼吸道进入人体,经皮肤吸收量很少,虽经消化道完全吸收,但实际意义不大。苯进入体内后,主要分布在含类脂质较多的组织和器官中,骨髓中含量最多,约为血液中的20倍。一次大量吸入高浓度的苯,大脑、肾上腺与血液中的含量最高;中等量或少量长期吸入时,骨髓、脂肪和脑组织中含量较多。吸收入体内的苯,40%~60%以原形经呼气排出,经肾排出极少。主要在肝内代谢,约30%的苯氧化成酚,并与硫酸、葡萄糖酸结合随尿排出,极少量以酚或酮等形式经肾排出。肝微粒体上的细胞色素P450(CYP)至少有6种同工酶,其中2E1和2B2与苯代谢有关。在CYP的作用下苯被氧化成环氧化苯,环氧化苯与它的重排产物氧杂环庚三烯存在平衡,是苯代谢过程中产生的有毒中间体。通过非酶性重排,环氧化苯可生成苯酚,再经羟化形成氢醌(hydroquinone,HQ)或儿茶酚(catechol,CAT);环氧化苯在环氧化物水解酶(mEH)作用下也可生成CAT。氢醌与儿茶酚进一步羟化则形成1,2,4-三羟基苯(1,2,4-BT)。在谷胱甘肽S-转移酶的催化下,环氧化苯还可与谷胱甘肽结合形成苯巯基尿酸(S-phenylmercapturic acid,S-PMA),而通过羟化作用形成二氢二醇苯则进一步转化成反-反式黏糠酸(t,t-MA)。苯的代谢产物HQ被输送到骨髓后,经骨髓过氧化物酶(myeloperoxidase,MPO)氧化生成苯醌(p-benzoquinone,p-BQ)。酚类代谢产物可与硫酸盐或葡萄糖醛酸结合后自肾脏排出,故接触苯后,尿酚排出量增加。有时候中间产物可快速氧化生成反-反式粘糠酸,最后氧化成二氧化碳而被呼出(图3-2)。环境中空气苯浓度为0.1~10ppm时,苯接触者尿中苯代谢产物70%~85%为苯酚,HQ、t,t-MA与CAT分别占5%~10%,S-PMA含量最低,不超过1%。尿中苯的代谢产物水平与空气中苯浓度存在相关性。因此,尿酚、HQ、t,t-MA及S-PMA等均可作为苯的接触标志,其中S-PMA在体内的本底值很低,且具有较好的特异性和半衰期,被认为是低浓度苯接触时的最佳生物标志,但吸烟可影响其测定值。

(2)毒作用机制:苯属于中等毒性。急性毒作用主要表现为抑制中枢神经系统,慢性毒作用主要是影响骨髓造血功能。小鼠吸入苯蒸气的LC_{50}为31.7g/($m^3 \cdot 8h$),经皮LD_{50}为26.5g/kg,腹腔注射LD_{50}为10.11g/kg;大鼠吸入苯蒸气LC_{50}为51g/m^3/4h,经口LD_{50}为3.8g/kg。急性中毒动物,初期表现为中枢神经系统刺激兴奋症状,随后进入麻醉状态,最后因呼吸中枢麻痹或者心肌衰竭而死亡。高浓度苯蒸气对眼和呼吸道黏膜和皮肤有刺激作用,空气中苯浓度达2%时,人吸入后在5~10分钟内致死。此外,成人摄入约15ml苯可引起虚脱、支气管炎及肺炎。

目前认为苯的血液毒性和遗传毒性主要是由其代谢产物引起,氢醌和苯醌在其中发挥较为重要的作用。苯的毒作用机制仍未完全阐明,目前认为主要涉及:①干扰细胞因子对骨髓造血干细胞的生长和分化的调节作用。苯代谢物以骨髓为靶部位,降低造血正调控因子白介素IL-1和IL-2的水平;活化骨髓成熟白细胞,产生高水平的造血负调控因子肿瘤坏死因子(TNF-α);②氢醌与纺锤体纤维蛋白共价结合,抑制细胞增殖;③苯的活性代谢物与DNA共价结合形成加合物或代谢产物氧化产生的活性氧对 DNA 造成氧化性损伤,诱发突变或染色体的损伤,引起再生障碍性贫血或因骨髓增生不良,最终导致急性髓性白血病;④癌基因的激活。苯致急性髓性白血病可能与 *ras*、*c-fos*、*c-myc* 等癌基因的激活有关。

此外,慢性接触苯的健康危害程度还与个体的遗传易感性如毒物代谢酶基因多态、DNA 修复基因多态等有关。

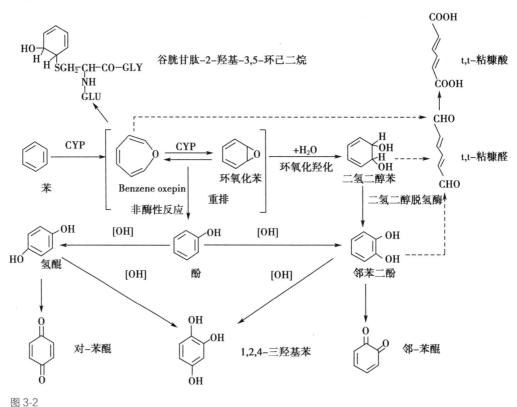

图 3-2
苯在体内的生物转化过程

4. 临床表现

(1)急性中毒:急性苯中毒是由于短时间吸入大量苯蒸气引起。主要表现为中枢神经系统症状。轻者出现兴奋、欣快感、步态不稳,以及头晕、头痛、恶心、呕吐等。重者出现剧烈头痛、复视、嗜睡、幻觉、肌肉痉挛、强直性抽搐、昏迷、心律失常、呼吸和循环衰竭。实验室检查可发现尿酚和血苯增高。常有肝、肾损害表现和心电图异常。

(2)慢性中毒:长期接触低浓度苯可引起慢性中毒,其主要临床表现如下。

1)神经系统:常为非特异性神经衰弱综合征表现,多有头痛、头昏、失眠、记忆力减退等,有的伴有自主神经系统功能紊乱,如心动过速或过缓,皮肤划痕反应阳性,个别病例有肢体痛、触觉减退或麻木表现。

2)造血系统:慢性苯中毒主要损害造血系统。有近 5% 的轻度中毒者无自觉症状,但血象检查发现异常。重度中毒者常因感染而发热,齿龈、鼻腔、黏膜与皮下常见出血,眼底检查可见视网膜出血。最早和最常见的血象异常表现是持续性白细胞计数减少,主要是中性粒细胞减少,白细胞分类中淋巴细胞相对值可增加到 40% 左右。血液涂片可见白细胞有较多的毒性颗粒、空泡、破碎细胞等。

电镜检查可见血小板形态异常。中度中毒者可见红细胞计数偏低或减少;重度中毒者红细胞计数、血红蛋白、白细胞(主要是中性粒细胞)、血小板、网织细胞都明显减少,淋巴细胞百分比相对增高。严重中毒者骨髓造血系统明显受损,甚至出现再生障碍性贫血、骨髓增生异常综合征(MDS),少数可转化为白血病。

慢性苯中毒的骨髓象主要表现为:①不同程度的生成降低,前期细胞明显减少;轻者限于粒细胞系列,较重者涉及巨核细胞,重者三个系列都减低,骨髓有核细胞计数明显减少,呈再生障碍性贫血表现;②形态异常,粒细胞见到毒性颗粒、空泡、核质疏松、核浆发育不平衡,中性粒细胞分叶过多、破碎细胞较多等;红细胞有嗜碱性颗粒、嗜碱性红细胞、核浆疏松、核浆发育不平衡等;巨核细胞减少或消失,成堆血小板稀少;③分叶中性粒细胞由正常的10%增加到20%~30%,结合外周血液中性粒细胞减少,表明骨的释放功能障碍。此外,约有15%的中毒病人,一次骨髓检查呈不同程度的局灶性增生活跃。

苯可引起各种类型的白血病,以急性粒细胞白血病(急性髓性白血病)为多,其次为红白血病、急性淋巴细胞白血病和单核细胞性白血病,慢性粒细胞白血病则很少见。国际癌症研究中心(IARC)已确认苯为人类致癌物。

3)其他:经常接触苯,皮肤可脱脂,变干燥、脱屑以至皲裂,有的出现过敏性湿疹、脱脂性皮炎。苯还可损害生殖系统,对青春期妇女影响明显,可引起女工月经血量增多、经期延长,自然流产胎儿畸形率增高;苯对免疫系统也有影响,接触苯工人血 IgG、IgA 明显降低,而 IgM 增高。此外,职业性苯接触工人染色体畸变率可明显增高。

5. 诊断　参见《职业性苯中毒的诊断》(GBZ 68—2013)。

(1)急性中毒:根据短期内吸入大量苯蒸气职业史,以意识障碍为主的临床表现,结合现场职业卫生学调查,参考实验室检测指标,进行综合分析,并排除其他疾病引起的中枢神经系统损害,方可诊断。

1)轻度中毒:短期内吸入大量苯蒸气后出现头晕、头痛、恶心、呕吐、黏膜刺激症状,伴有轻度意识障碍。

2)重度中毒:吸入大量苯蒸气后出现下列临床表现之一者:①中、重度意识障碍;②呼吸循环衰竭;③猝死。

(2)慢性中毒:根据较长时期密切接触苯的职业史,以造血系统损害为主的临床表现,结合现场职业卫生学调查,参考实验室检测指标,进行综合分析,并排除其他原因引起的血象、骨髓象改变,方可诊断。

1)轻度中毒:有较长时间密切接触苯的职业史,可伴有头晕、头痛、乏力、失眠、记忆力减退、易感染等症状。在 3 个月内每 2 周复查一次血常规,具备下列条件之一者:①白细胞计数大多低于 $4\times10^9/L$ 或中性粒细胞低于 $2\times10^9/L$;②血小板计数大多低于 $80\times10^9/L$。

2)中度中毒:多有慢性轻度中毒症状,并有易感染和(或)出血倾向。具备下列条件之一者:①白细胞计数低于 $4\times10^9/L$ 或中性粒细胞低于 $2\times10^9/L$,伴血小板计数低于 $80\times10^9/L$;②白细胞计数低于 $3\times10^9/L$ 或中性粒细胞低于 $1.5\times10^9/L$;③血小板计数低于 $60\times10^9/L$。

3）重度中毒：在慢性中毒基础上，具备下列表现之一者：①全血细胞减少症；②再生障碍性贫血；③骨髓增生异常综合征；④白血病。

其中，在诊断慢性重度苯中毒（白血病）时执行 GBZ 94—2014。

6. 处理原则

（1）急性中毒：应迅速将中毒病人移至空气新鲜处，立即脱去受污染的衣服，用肥皂水清洗被污染的皮肤，注意保暖。急性期应卧床休息。急救原则与内科相同，可用葡萄糖醛酸，忌用肾上腺素。病情恢复后，轻度中毒一般休息 3~7 天即可工作。重度中毒的休息时间，应按病情恢复程度而定。

（2）慢性中毒：无特效解毒药。可用有助于造血功能恢复的药物，并给予对症治疗。经确诊患病的员工，即应调离接触苯及其他有毒物质作业，接受临床规范治疗。

7. 预防　由于苯是肯定的人类致癌物，应予以严格管理，以做到原始级预防。制造苯和苯用作化学合成原料应控制在大型企业，避免苯外流到中小企业，以限制作为溶剂和稀释剂的使用。此外，还应加强：

（1）生产工艺改革和通风排毒：生产过程密闭化、自动化和程序化；安装有充分效果的局部抽风排毒设备，定期维修，使空气中苯的浓度保持低于国家卫生标准（6mg/m³，TWA；10mg/m³，PC-STEL）。

（2）以无毒或低毒的物质取代苯：如在油漆及制鞋工业中，以汽油、二乙醇缩甲醛、环己烷等作为稀薄剂或粘胶剂；以乙醇等作为有机溶剂或萃取剂。

（3）卫生保健措施：对苯作业现场进行定期劳动卫生学调查，监测空气中苯的浓度。作业工人应加强个人防护，进行就业前和定期体检。女工怀孕期及哺乳期必须调离苯作业，以免对胎儿产生不良影响。

（4）职业禁忌证：血象指标低于或接近正常值下限者；各种血液病；严重的全身性皮肤病；月经过多或功能性子宫出血。

（二）甲苯（$C_6H_5CH_3$）、二甲苯 [$C_6H_4(CH_3)_2$]

1. 理化特性　甲苯（toluene）、二甲苯（xylene）均为无色透明，带芳香气味、易挥发的液体。甲苯分子量 92.1，沸点 110.4℃，蒸气比重 3.90。二甲苯分子量 106.2，有邻位、间位和对位三种异构体，其理化特性相近；沸点 138.4~144.4℃，蒸气比重 3.66。两者均不溶于水，可溶于乙醇、丙酮和氯仿等有机溶剂。

2. 接触机会　用作化工生产的中间体，作为溶剂或稀释剂用于油漆、橡胶、皮革等工业，也可作为汽车和航空汽油中的掺加成分。

3. 毒理　甲苯、二甲苯可经呼吸道、皮肤和消化道吸收。主要分布在含脂丰富的组织，以脂肪组织、肾上腺最多，其次为骨髓、脑和肝脏。

甲苯 80%~90% 氧化成苯甲酸，并与甘氨酸结合生成马尿酸，少量（10%~20%）为苯甲酸，可与葡萄糖醛酸结合，均易随尿排出。二甲苯 60%~80% 在肝内氧化，主要产物为甲基苯甲酸、二甲基苯酚和羟基苯甲酸等；其中，甲基苯甲酸与甘氨酸结合为甲基马尿酸，随尿排出。甲苯以原形经呼吸道呼出，一般占吸入量的 3.8%~24.8%，而二甲苯经呼吸道呼出的比例较甲苯小。

高浓度甲苯、二甲苯主要对中枢神经系统产生麻醉作用;对皮肤黏膜的刺激作用较苯为强,皮肤接触可引起皮肤红斑、干燥、脱脂及皲裂等,甚或出现结膜炎和角膜炎症状;纯甲苯、二甲苯对血液系统无明显影响。

4. 临床表现

(1)急性中毒:短时间吸入高浓度甲苯和二甲苯可出现中枢神经系统功能障碍和皮肤黏膜刺激症状。轻者表现头痛、头晕、步态蹒跚、兴奋,轻度呼吸道和眼结膜的刺激症状。严重者出现恶心、呕吐、意识模糊、躁动、抽搐,以至昏迷,呼吸道和眼结膜出现明显刺激症状。

(2)慢性中毒:长期接触中低浓度甲苯和二甲苯可出现不同程度的头晕、头痛、乏力、睡眠障碍和记忆力减退等症状。末梢血象可出现轻度、暂时性改变,脱离接触后可恢复正常。皮肤接触可致慢性皮炎、皮肤皲裂等。

5. 诊断　根据甲苯或二甲苯职业接触史,结合以神经系统损害为主的临床表现及劳动卫生学调查,综合分析,排除其他类似疾病,方可诊断。我国甲苯中毒诊断标准为(GBZ 16—2014)。

(1)接触反应:短期内接触甲苯后出现头晕、头痛、恶心、呕吐、胸闷、心悸、颜面潮红、结膜充血等,脱离接触后72小时内明显减轻或消失。

(2)轻度中毒:短期内接触大量甲苯后出现明显头晕、头痛、恶心、呕吐、胸闷、心悸、乏力、步态不稳,并具有下列表现之一者。

1)轻度意识障碍。

2)哭笑无常等精神症状。

(3)中度中毒:在轻度中毒的基础上,具有下列表现之一者。

1)中度意识障碍。

2)妄想、精神运动性兴奋、幻听、幻视等精神症状。

(4)重度中毒:在中度中毒的基础上,具有下列表现之一者。

1)重度意识障碍。

2)猝死。

6. 处理原则

(1)急性中毒:迅速将中毒者移至空气新鲜处,急救同内科处理原则。可给葡萄糖醛酸或硫代硫酸钠以促进甲苯的排泄。一般痊愈后可恢复原工作。

(2)慢性中毒:主要是对症治疗。轻度中毒病人治愈后可恢复原工作;重度中毒病人应调离原工作岗位,并根据病情恢复情况安排休息或工作。

7. 预防

(1)降低空气中的浓度:通过工艺改革和密闭通风措施,将空气中甲苯、二甲苯浓度控制在国家卫生标准以下(二者均为 $50mg/m^3$,TWA;$100mg/m^3$,PC-STEL)。

(2)加强对作业工人的健康监护:做好就业前和定期健康检查工作。

(3)卫生保健措施:同苯。

(4)职业禁忌证:神经系统器质性疾病;明显的神经衰弱综合征;肝脏疾病。

三、二氯乙烷

（一）理化特性

二氯乙烷（dichloroethane），化学式 $C_2H_4Cl_2$，分子量 98.97。

室温下为无色液体，易挥发，有氯仿样气味。有两种同分异构体：1,2-二氯乙烷（对称异构体）和 1,1-二氯乙烷（不对称异构体）。1,2-二氯乙烷的沸点 83.5℃，在空气中的爆炸极限为 6.2% ~ 15.9%，1,1-二氯乙烷的沸点 57.3℃；蒸气比重均为 3.40。难溶于水，可溶于乙醇和乙醚等有机溶剂，是脂肪、橡胶、树脂等的良好溶剂。遇热、明火、氧化剂易燃、易爆，加热分解可产生光气和氯化氢。

（二）接触机会

二氯乙烷在工农业上的应用历史悠久，目前主要用于制造氯乙烯单体、乙二胺等化学合成的原料、工业溶剂和黏合剂，还用作纺织、石油、电子工业的脱脂剂，金属部件的清洁剂等。二氯乙烷主要的职业暴露人群是生产氯乙烯的工人，其次是从事化工、服装、纺织、石油及煤制品行业的工人。

（三）毒理

二氯乙烷两种异构体常以不同比例共存，1,2-二氯乙烷属高毒类；1,1-二氯乙烷属微毒类。1,2-二氯乙烷易经呼吸道、消化道和皮肤吸收，职业接触主要经呼吸道吸入，进入机体后主要分布在肝脏、肾脏、心脏、脊髓、延髓、小脑等靶器官。其代谢主要有两条途径：①通过细胞色素 P450 介导的微粒体氧化，产物为 2-氯乙醇和 2-氯乙醛，随后与谷胱甘肽结合；②直接与谷胱甘肽结合形成 S-(2-氯乙基)-谷胱甘肽，随后被转化成谷胱甘肽环硫化离子（glutathione episulfonium ion），可与蛋白质、DNA 或 RNA 形成加合物。1,2-二氯乙烷在血液中的生物半减期为 88 分钟。尿中主要代谢物为硫二乙酸和硫二乙酸亚砜（thiodiacetic acid sulfoxide）。1,1-二氯乙烷在体内的生物转运和转化目前尚不清楚。

二氯乙烷对中枢神经系统的麻醉和抑制作用突出，可引起中毒性脑病，甚至导致死亡。初步研究结果显示，中毒性脑病的病理基础是脑水肿，与兴奋性氨基酸的神经毒性作用以及脑细胞能量代谢障碍有关。1,2-二氯乙烷还具有心脏、免疫和遗传毒性。1,1-二氯乙烷的毒性仅是对称体的1/10，吸入一定浓度可引起肾损害，反复吸入也可致肝损害。1,1-二氯乙烷的毒作用机制尚不清楚。

（四）临床表现

二氯乙烷中毒事故的发生多数由于吸入 1,2-二氯乙烷所致，单独由 1,1-二氯乙烷引起的中毒还未见报道。

1. 急性中毒　急性二氯乙烷中毒是由于短期接触较高浓度的二氯乙烷后引起的以中枢神经系统损害为主的全身性疾病。潜伏期短，一般为数分钟至数十分钟。病人出现头晕、头痛、烦躁不安、乏力、步态蹒跚、颜面潮红、意识模糊，有时伴有恶心、呕吐、腹痛、腹泻等胃肠症状。重者可突发脑水肿，出现剧烈头痛、频繁呕吐、谵妄、抽搐、浅反射消失、病理反射出现阳性体征、昏迷等。临床死因多为脑水肿并发脑疝。临床上病人病情会出现反复，病人昏迷后清醒，可再度出现昏迷、抽搐甚至死亡,应引起重视。病人数天后会出现肝、肾损伤。

2. 亚急性中毒　见于较长时间、接触较高浓度二氯乙烷的中毒病人,是我国近年来主要的发病形式。其临床特点是潜伏期较长,多为数天甚至十余天。临床表现为中毒性脑病,肝、肾损害少见;多呈散发性;起病隐匿,病情可突然恶化。

3. 慢性中毒　长期吸入低浓度的二氯乙烷可出现乏力、头晕、失眠等神经衰弱综合征表现,也有恶心、腹泻、呼吸道刺激及肝、肾损害表现。皮肤接触可引起干燥、脱屑和皮炎。

4. 致癌、致畸、致突变作用　国际化学品安全规划署(IPCS)公布的资料显示,1,2-二氯乙烷摄入可增加大鼠及小鼠血管肉瘤、胃癌、乳腺癌、肝癌、肺癌以及子宫肌瘤的发生率。原核生物、真菌和哺乳类(包括人类)细胞体外实验证实,1,2-二氯乙烷具有遗传毒性,能诱导基因突变、非程序DNA 合成,以及生成 DNA 加合物,致畸作用不明显。

（五）诊断

根据短期接触较高浓度二氯乙烷的职业史和以中枢神经系统损害为主的临床表现,结合现场劳动卫生学调查,综合分析,排除其他病因所引起的类似疾病,方可诊断。诊断标准为《职业性急性1,2-二氯乙烷中毒诊断标准》(GBZ 39—2002)。

（六）处理原则

1. 现场处理应迅速将中毒者脱离现场,移至新鲜空气处,更换被污染的衣物,冲洗污染皮肤,注意保暖,并严密观察,防止病情反复。

2. 接触反应者应密切观察,并给予对症处理。

3. 急性中毒以防治中毒性脑病为重点,治疗成功的关键在于早期明确诊断,积极治疗脑水肿,降低颅内压。目前尚无特效解毒剂,治疗原则和护理原则与神经科、内科相同。轻度中毒者痊愈后可恢复原工作。重度中毒者恢复后应调离二氯乙烷作业。

4. 慢性中毒病人主要是补充多种维生素、葡萄糖醛酸、三磷酸腺苷、肌苷等药物以及适当的对症治疗。

（七）预防措施

1. 降低空气中 1,2-二氯乙烷的浓度　加强密闭、通风,严格控制作业场所空气中浓度低于国家卫生标准($7mg/m^3$,PC-TWA;$15mg/m^3$,PC-STEL),加强生产环境中毒物浓度的日常监测。

2. 加强作业人员的健康监护和健康教育　重视接触工人的健康监护并对作业工人进行职业健康促进教育。

3. 职业禁忌证　神经系统器质性疾病;精神病;肝、肾器质性疾病;全身性皮肤疾病。

四、正己烷

（一）理化性质

正己烷(n-hexane),是己烷(C_6H_{14})主要的异构体之一,化学式 $CH_3(CH_2)_4CH_3$,分子量86.18。常温下为微有异臭的液体。易挥发,蒸气比重为 2.97。沸点 68.74℃,自燃点为 225℃。几乎不溶于水,易溶于氯仿、乙醚、乙醇。商品正己烷常含有一定量的苯或其他烃类。

（二）接触机会

正己烷常用于橡胶、制药、制鞋、皮革、纺织、家具、油漆等生产过程。近年来正己烷作为稀释剂用于黏合剂生产，或作为有机清洁剂大量使用，由此也成为我国群体职业性正己烷中毒事件的重要原因。

（三）毒理

正己烷在作业环境中易经呼吸道吸入而造成职业中毒。人体肺对正己烷的清除率约为吸收量的20%~30%。正己烷可分布于全身，主要分布于血液、神经系统、肾脏、脾脏等，在体内具有一定的蓄积作用。

主要在肝脏代谢，在微粒体混合功能氧化酶系的参与下，通过(ω-1)-氧化，生成一系列代谢产物，如2-己醇、2-己酮、2,5-己二醇、5-羟基-2-己酮、2,5-己二酮等，其中尤以2,5-己二酮重要。生物转化过程（图3-3）。上述代谢产物主要与葡萄糖醛酸结合，结合产物随尿排出。妊娠大鼠吸入正己烷后，可在胎仔体内检测到正己烷及其部分代谢产物。

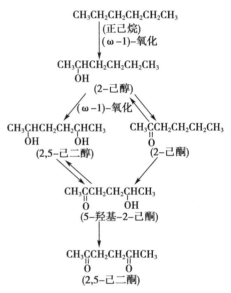

图3-3
正己烷在体内的生物转化

正己烷在体内的代谢受其他化学物的影响较大，如甲苯可减慢正己烷的代谢；丙酮、甲基乙基酮和异丙醇可加速其代谢。

正己烷急性毒性属低毒类。小鼠吸入LC_{50}为120~150g/m³，大鼠经口LD_{50}为24~29ml/kg。主要为麻醉作用和对皮肤、黏膜的刺激作用。高浓度可引起可逆的中枢神经系统功能抑制。长期接触正己烷，对周围神经系统具有抑制作用，手指及脚趾有麻木或刺痛感、困倦、肌肉痉挛、手足无力、食欲缺乏、腹痛、体重减轻等。同时引起皮肤干燥、红、痒等皮肤炎表现。在1500~4500mg/m³下暴露5年以上，会导致视觉异常、眼色素变化，同时产生轻微贫血。

正己烷中毒机制还不清楚。它可影响全身多个系统，且主要与其代谢产物2,5-己二酮有关。关于正己烷引起的多发性周围神经病变的机制研究主要有以下几种假说：①轴索肿胀变性假说：2,5-己二酮可与神经丝蛋白中赖氨酰残基的ε基氨基形成2,5-二甲基吡咯加合物，该加合物为亲电子剂，可与NF肽链上的亲和剂发生亲核取代反应，引起轴索内神经微丝聚积，从而导致远端轴索发生退行性样改变。也有研究认为2,5-己二酮通过影响轴突能量生成，导致正常轴浆转运出现异常，使得局部神经微丝聚积，进一步加重轴浆转运障碍；②轴索萎缩假说：2,5-己二酮可与神经纤维内线粒体的糖酵解酶结合，使其失去活性，引起神经纤维能量代谢发生障碍，从而导致轴索变性、脱髓鞘等，出现中毒性周围神经病变；③神经生长因子信号转导异常假说：研究认为轴索萎缩不是导致正己烷神经毒性作用机制的直接原因，2,5-己二酮阻断靶源性神经营养信号，引起神经生长因子信号转导异常，从而导致神经毒性作用，才是正己烷中毒机制的主要原因。

（四）临床表现

1. 急性中毒　急性吸入高浓度的正己烷可出现头晕、头痛、胸闷、眼和上呼吸道黏膜刺激及麻醉症状，甚至意识障碍。经口中毒，可出现恶心、呕吐、胃肠道及呼吸道刺激症状，也可出现中枢神经抑制及急性呼吸道损害等。

2. 慢性中毒　长期职业性接触，主要累及以下系统。

（1）神经系统：以多发性周围神经病变最为重要，其特点为起病隐匿且进展缓慢。四肢远端有程度和范围不等的痛触觉减退，多在肘及膝关节以下，一般呈手套袜子型分布；腱反射减退或消失；感觉和运动神经传导速度减慢。较重者可累及运动神经，常伴四肢无力、食欲减退和体重减轻；肌肉痉挛样疼痛，肌力下降，部分有肌萎缩，以四肢远端较为明显。神经肌电图检查显示不同程度的神经元损害。严重者视觉和记忆功能缺损。停止接触毒物后，一般轻、中度病例运动神经功能可以改善，而感觉神经功能则难以完全恢复。近年发现，正己烷暴露与帕金森病有关联。

（2）心血管系统：表现为心律不齐，特别是心室颤动，心肌细胞受损。

（3）生殖系统：可表现为男性性功能障碍，精子数目减少，活动能力下降。对女性生殖系统的影响研究较少。

（4）其他：血清免疫球蛋白 IgG、IgM、IgA 的水平受到抑制。皮肤黏膜可因长期接触正己烷而出现红肿、水疱、皮肤粗糙等。

（五）诊断

根据接触正己烷的职业史及临床表现，结合实验室检查及作业场所卫生学调查，综合分析，排除其他原因所致类似疾病后，方可诊断。职业性慢性正己烷中毒国家诊断标准为 GBZ 84—2002。

1. 观察对象　长期接触正己烷后无周围神经损害体征，但具有以下一项者：①肢体远端麻木、疼痛，下肢沉重感，可伴有手足发凉多汗。食欲减退、体重减轻、头昏、头痛等；②神经-肌电图显示可疑的神经源性损害。

2. 轻度中毒　上述症状加重，并具有以下一项者：①肢体远端出现对称性分布的痛觉、触觉或音叉振动觉障碍，同时伴有跟腱反射减弱；②神经-肌电图显示有肯定的神经源性损害。

3. 中度中毒　在轻度中毒的基础上，具有以下一项者：①跟腱反射消失；②下肢肌力 4 度；③神经-肌电图显示神经源性损害，并有较多的自发性失神经电位。

4. 重度中毒　在中度中毒的基础上，具有以下一项者：①下肢肌力 3 度或以下；②四肢远端肌肉明显萎缩，并影响运动功能。

（六）处理原则

1. 急性正己烷中毒　应立即脱离接触，移至空气新鲜处，用肥皂水清洗皮肤污染物，并作对症处理。正己烷无特殊解毒剂。

2. 慢性正己烷中毒　有多发性周围神经病变，应尽早脱离接触，并予以对症和支持治疗，如充分休息，给予维生素 B_1、B_6、B_{12} 和能量合剂等；神经生长因子有助于病情康复，可早期使用。同时可进行中西医综合疗法，辅以针灸、理疗和四肢运动功能锻炼等。

轻度中毒者痊愈后可重返原工作岗位，中度及重度病人治愈后不宜再从事相关岗位工作。

（七）预防

1. 控制接触浓度　通过工艺改革,减少正己烷的直接接触与使用量,加强局部密闭通风等措施,降低空气中正己烷浓度。我国正己烷职业卫生标准为 100mg/m³(TWA);180mg/m³(PC-STEL)。

2. 加强个人防护与健康监护　应戴防护口罩、穿防护服,严禁用正己烷洗手。建立就业前和定期体检制度,对患有神经系统和心血管系统疾病的作业工人,应密切观察。定期体检,应特别注意周围神经系统的检查。可考虑将尿中的 2-己醇(0.2mg/g Cr)、2,5-己二酮(5.3mg/g Cr)、血中正己烷(150μg/L)、呼出气正己烷(180mg/m³)等作为生物监测指标和参考的生物接触限值。

3. 完善管理　提高防患意识,完善职业卫生管理制度,加强健康教育,加强职业卫生监督,健全法律法规。

五、二硫化碳

（一）理化特性

二硫化碳(carbon disulfide,CS_2),分子量:76.14。常温下为液体。纯品无色,具芳香气味,工业品为浅黄色,有烂萝卜气味。沸点46.5℃,蒸气比重2.62,易燃,易挥发,与空气形成易爆混合物,二硫化碳含量在 4%~8%(V/V)时,爆炸威力最大。几乎不溶于水,可与苯、乙醇、醚及其他有机溶剂混溶,腐蚀性强。

（二）接触机会

CS_2 是重要的化工原料,主要应用于生产黏胶纤维、玻璃纸和橡胶硫化等工业。此外也用于矿石浮选、制造四氯化碳、防水胶、谷物熏蒸、精制石蜡、石油以及作为溶剂用于溶解脂肪、清漆、树脂等。在作业环境中主要经呼吸道吸入造成职业中毒。

（三）毒理

CS_2 主要经呼吸道进入体内,吸入的 CS_2 有 40% 被吸收。被吸收的 CS_2 有 10%~30% 以原形从呼气中排出,此类病人不足1%,也有少量从母乳、唾液和汗液中排出;70%~90% 在体内转化,以代谢产物形式从尿中排出。其中,2-硫代噻唑烷-4-羧酸(2-thio thiazolidine-4-carboxylic acid,TTCA)是 CS_2 经 P450 活化与还原型谷胱甘肽结合所形成的特异性代谢产物,与接触 CS_2 浓度有良好的相关关系,可作为 CS_2 的生物学监测指标,反映近期暴露情况。CS_2 可透过胎盘屏障。在 CS_2 接触女工胎儿脐带血中和乳母乳汁中可检测出 CS_2。

CS_2 是以神经系统损伤为主的全身性毒物。急性毒性以神经系统抑制为主,CS_2 可选择性地损害中枢神经及周围神经,特别是脑干和小脑,引发急性血管痉挛。慢性中毒主要表现为周围神经病。动物实验结果显示,CS_2 小鼠(灌胃)LD_{50} 为 24.83mg/kg,吸入(2 小时)LC_{50} 为 28.379g/m³。尚未发现其致癌性和诱变性。

CS_2 的毒作用机制尚不清楚。主要研究结果有:①CS_2 在体内生物转化的氧化脱硫反应中生成的氧硫化碳(COS)可进一步释出高活性的硫原子,其对靶细胞具有氧化应激效应。②CS_2 可抑制体内许多重要的代谢酶的活性进而产生多种毒作用。可通过与铜、锌、钴等离子络合反应而抑制多巴胺-β-羟化酶活性,体内多巴胺增加,去甲肾上腺素减少,出现儿茶酚胺代谢紊乱,进而导致锥体外系的损害。③CS_2能直接与轴索中的骨架蛋白作用,导致神经丝蛋白分子内和分子间的交叉联接(cross-linking),从而破坏轴索的骨架结构,引起神经元轴索肿胀变性,破坏细胞能量代谢,导致轴浆运输障碍。④CS_2可抑制单胺氧化酶活性,引起脑中 5-羟色胺堆积,这可能是 CS_2 引起精神行为障碍的机制。⑤CS_2 可以干扰维生素 B_6 的代谢,进而影响维生素 B_6 依赖酶的活性,这可能与多发性神经病、自主神经功能失调及神经轴索脱髓鞘改变有关联。⑥CS_2 还可能通过损伤垂体促性腺激素细胞以及睾丸和卵巢的结构、功能等而导致生殖毒性。亦可能通过影响体内脂质代谢平衡状态,尤其是干扰脂质的清除等而促进全身小动脉硬化的形成。

（四）临床表现

1. 急性中毒　一般是突发性生产事故所致。急性中毒时主要造成中枢神经系统损伤,精神失常症状是特征性表现。短时间吸入高浓度($3000 \sim 50\ 000\text{mg/m}^3$)$CS_2$,可出现明显的神经精神症状和体征,如明显的情绪异常改变,出现谵妄、躁狂、易激怒、幻觉妄想、自杀倾向,以及记忆障碍、胃肠功能紊乱等,可进展为强直痉挛样抽搐、昏迷。

2. 慢性中毒

（1）神经系统:包括中枢和外周神经损伤,毒作用表现多样,轻者表现为易疲劳、嗜睡、记忆力减退,严重者出现神经精神障碍;外周神经病变以感觉运动功能障碍为主,常由远及近、由外至内进行性发展,表现为感觉缺失、肌张力减退、行走困难、肌肉萎缩等。中枢神经病变常同时存在。CT 或MRI 检查可显示有局部和弥漫性脑萎缩表现,肌电图检测可见外周神经病变,神经传导速度减慢。神经行为测试可见,警觉力、智力活动、情绪控制能力、运动速度及运动功能方面的障碍。

（2）心血管系统:有资料报道,CS_2 接触者中冠心病死亡率增高;与中毒性心肌炎、心肌梗死间可能存在联系等。

（3）视觉系统:CS_2 对视觉的影响早在十九世纪就有报道。可见眼底形态学改变,灶性出血、渗出性改变、视神经萎缩、球后视神经炎、微血管动脉瘤和血管硬化。同时,色觉、暗适应、视敏度,以及眼睑、眼球能动性等均有改变。眼部病变可以作为慢性 CS_2 毒作用的早期检测指标。

（4）生殖系统:女性月经周期异常,出现经期延长、周期紊乱、排卵功能障碍、流产或先兆流产等。

此外,CS_2 对消化、内分泌等其他系统也有一定影响。

（五）诊断

CS_2 中毒的诊断主要根据接触 CS_2 的职业史以及典型的神经精神症状和体征,经综合分析,排出其他病因引起的类似疾病,方可诊断。我国现行诊断标准执行《职业性慢性二硫化碳中毒诊断标准》(GBZ 4—2002)。

1. 观察对象　具有以下任何一项者。

（1）头痛、头昏、乏力、睡眠障碍、记忆力减退,或下肢无力、四肢发麻等症状。

（2）眼底出现视网膜微动脉瘤。

（3）神经-肌电图显示有可疑的神经源性损害而无周围神经损害的典型症状及体征。

2. 诊断及分级标准

（1）轻度中毒：具有以下任何一项者。

1）四肢对称性手套、袜套样分布的痛觉、触觉或音叉振动觉障碍，同时有跟腱反射减弱。

2）上述体征轻微或不明显，但神经-肌电图显示有神经源性损害。

（2）重度中毒：具有以下任何一项者。

1）四肢远端感觉障碍、跟腱反射消失，伴四肢肌力明显减退，或四肢远端肌肉萎缩者；肌电图显示神经源性损害，伴神经传导速度明显减慢或诱发电位明显降低。

2）中毒性脑病。

（3）中毒性精神病。

（六）处理原则

对急性中毒病人应立即脱离接触，积极防治脑水肿，控制精神症状。确诊慢性中毒者应调离原岗位。若及时发现和处理，预后良好；一旦出现多发性神经炎或中枢性神经受损征象，则病程迁延，恢复较慢。观察对象一般可不调离，但应半年复查一次神经-肌电图检查；慢性轻度中毒病人应调离，经治疗恢复后，可从事其他工作，并定期复查；慢性重度中毒经治疗后，应调离相关岗位。

对 CS_2 中毒尚无特效解毒药，主要是对症处理。重度中毒同时加强支持疗法。

（七）预防措施

1. 严格执行我国车间空气中 CS_2 职业卫生标准（5mg/m³，PC-TWA；10mg/m³，PC-STEL）。粘胶纤维生产过程应加强生产设备的密闭，并采用吸风装置，加强环境监测。

2. 特别注意管道、设备的检修，防止跑、冒、滴、漏发生。

3. 做好就业前体检和定期健康检查，完善健康档案，加强岗位安全教育，提高工人自我保护意识。

第六节　苯的氨基和硝基化合物中毒

一、概述

（一）概念

苯或其同系物（如甲苯、二甲苯、酚）苯环上的氢原子被一个或几个氨基（—NH₂）或硝基（—NO₂）取代后，即形成芳香族氨基或硝基化合物，又称为苯的氨基和硝基化合物。因苯环不同位置上的氢可由不同数量的氨基或硝基、卤素或烷基取代，故可形成种类繁多的衍生物，比较常见的有苯胺、苯二胺、联苯胺、二硝基苯、三硝基甲苯、硝基氯苯等，其主要代表为苯胺（aniline，C₆H₅NH₂）和硝基苯（nitrobenzene，C₆H₅NO₂）等。

（二）理化特性

此类化合物多具有沸点高、挥发性低，常温下呈固体或液体状态，多难溶或不溶于水，而易溶于脂肪、醇、醚、氯仿及其他有机溶剂等理化性质。如苯胺的沸点为 184.4℃，硝基苯为 210.9℃，联苯胺高达 410.3℃。

（三）接触机会

广泛应用于制药、染料、油漆、印刷、橡胶、炸药、农药、香料、油墨及塑料等生产工艺过程中。如苯胺常用于制造染料和作为橡胶促进剂、抗氧化剂，光学白涂剂，照相显影剂等；联苯胺是染料工业的重要中间体，主要用于制造偶氮染料和橡胶硬化剂，也用来制造塑料薄膜等；对苯二胺作为一种化工原料，在合成染料、合成树脂、橡胶防老化剂、环氧树脂固化剂、石油产品添加剂、阻燃剂、染发剂，炭黑处理剂等方面有着极广泛的用途；三硝基甲苯主要在国防工业、采矿、筑路等工业生产中使用较多；硝基氯苯是生产染料、颜料、医药、农药、橡胶助剂中间体等重要的有机化工原料。

（四）毒理

在生产条件下，主要以粉尘或蒸气或液体的形态存在，可经呼吸道和完整皮肤吸收。也可经消化道吸收，但职业卫生意义不大。液态化合物，经皮肤吸收途径更为重要。在生产过程中劳动者常因热料喷洒到身上，或在搬运及装卸过程中，外溢的液体经浸湿的衣服、鞋袜沾染皮肤而吸收中毒。

该类化合物吸收进入体内后，在肝脏代谢，经氧化还原代谢后，大部分最终代谢产物从肾脏随尿排出体外（图 3-4）。但是，苯胺的转化快，而硝基苯转化慢。

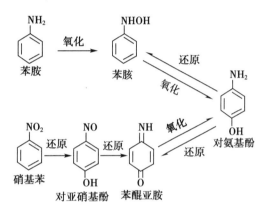

图 3-4
苯胺、硝基苯在体内的代谢

（五）毒作用特点

该类化合物主要引起血液及肝、肾等损害，由于各类衍生物结构不同，其毒性也不尽相同。如在芳香族苯环上，不同异构体的毒性也有差异，一般认为 3 种异构体的毒性次序为：对位>间位>邻位。在基团取代上，一般取代的氨基或硝基的数目越多，其毒性越大。烷基、羧基、磺基取代或乙酰化可使毒性大大减弱。氨基的毒性大于硝基，带卤族元素基团的毒性大。虽然如此，该类化合物的主要毒作用仍有不少共同或相似之处。

1. 血液损害

（1）高铁血红蛋白（MetHb）形成：在正常生理情况下，红细胞内血红蛋白（Hb）中的铁离子呈亚铁（Fe^{2+}）状态，能与氧结合或分离。当 Hb 中的 Fe^{2+} 被氧化成高价铁（Fe^{3+}）时，即形成高铁血红蛋白（MetHb），这种 Hb 不能与氧结合。Hb 中 4 个 Fe^{2+} 只要有一个被氧化成 Fe^{3+}，则不仅其本身，而且还可影响其他的 Fe^{2+} 与 O_2 的结合或分离。

正常生理条件下，体内只有少量血红蛋白被氧化成 MetHb，约占血红蛋白总量的 0.5%～2%。红细胞内有可使高铁血红蛋白还原的酶还原系统和非酶还原系统。酶还原系统包括：①还原型辅酶 I（NADH）-高铁血红蛋白还原酶系统，该系统是生理情况下使少量高铁血红蛋白还原的主要途径；②还原型辅酶 II（NADPH）-高铁血红蛋白还原酶系统，该系统仅在中毒解毒过程中，在外来电子传递物如亚甲蓝存在时才发挥作用，在解毒时具有重要意义。非酶还原系统包括还原型谷胱甘肽（GSH）

和维生素 C。由于体内有酶和非酶高铁血红蛋白还原系统,正常情况下保持体内血红蛋白与高铁血红蛋白的平衡。若大量生成高铁血红蛋白,超过了生理还原能力,即发生高铁血红蛋白血症。

高铁血红蛋白的形成剂可分为直接和间接作用两类。前者有亚硝酸盐、苯肼、硝化甘油、苯醌等。而大多数苯的氨基硝基化合物属间接作用类,该类化合物经体内代谢后产生的苯胺和苯醌亚胺,这两种物质为强氧化剂,具有很强的形成高铁血红蛋白的能力。也有些苯的氨基硝基化合物不形成高铁血红蛋白,如二硝基酚、联苯胺等。

苯的氨基硝基类化合物致高铁血红蛋白的能力也强弱不等。下述化合物高铁血红蛋白的形成能力强弱依序为:对硝基苯>间位二硝基苯>苯胺>邻位二硝基苯>硝基苯。

(2)硫血红蛋白形成:若每个血红蛋白中含一个或以上的硫原子,即为硫血红蛋白。正常情况下,硫血红蛋白约占<2%。苯的氨基硝基类化合物大量吸收也可致血中硫血红蛋白升高。通常,硫血红蛋白含量>0.5g%时即可出现发绀。一般认为,可致高铁血红蛋白形成者,多可致硫血红蛋白形成,但形成能力低得多,故较少见。硫血红蛋白的形成不可逆,故因其引起的发绀症状可持续数月之久(红细胞寿命多为 120 天)。

(3)溶血作用:GSH 具有维持红细胞膜的正常功能,与还原型辅酶Ⅱ一起,防止红细胞内血红蛋白氧化,或促使高铁血红蛋白还原,并可使红细胞内产生的过氧化物分解,从而起到解毒作用。红细胞的存活需要不断供给 GSH。苯的氨基硝基化合物经生物转化产生的中间产物,如苯基羟胺可使红细胞内的还原型谷胱甘肽减少,这样红细胞膜失去保护,发生破裂,产生溶血作用。特别是有先天性葡萄糖 6-磷酸脱氢酶(G-6-PD)缺陷者,更容易引起溶血。此类化合物形成的红细胞珠蛋白变性,致使红细胞膜脆性增加和功能变化等,也可能是其引起溶血的机制之一。

(4)形成变性珠蛋白小体:又名赫恩滋小体(Heinz body)。苯的氨基硝基化合物在体内经代谢转化产生的中间代谢物,除作用于血红蛋白的铁原子和红细胞的 GSH 外,还可直接作用于珠蛋白分子中的巯基(—SH),使球蛋白变性。初期仅 2 个巯基被结合变性,其变性是可逆的;到后期,4 个巯基均与毒物结合,变性的珠蛋白在红细胞内形成沉着物,即形成赫恩滋小体。

赫恩滋小体呈圆形,或椭圆形,直径 0.3~2μm,具有折光性,多为 1~2 个,位于细胞边缘或附着于红细胞膜上,有赫恩滋小体的红细胞极易破裂,引起溶血。赫恩滋小体的形成略迟于高铁血红蛋白,中毒后约 2~4 天可达高峰,1~2 周左右才消失。

溶血作用和高铁血红蛋白形成虽然两者关系密切,但程度上不呈平行关系,溶血的轻重程度与产生的赫恩滋小体的量也不平行。另外,高铁血红蛋白形成和消失的速度,与赫恩滋小体的形成和消失也不相平行。

(5)引起贫血:长期较高浓度的接触(如 2,4,6-三硝基甲苯等)可能致贫血,出现点彩红细胞、网织红细胞增多,骨髓象显示增生不良,呈进行性发展,甚至出现再生障碍性贫血。

2. 肝肾损害　某些苯的氨基硝基化合物可直接损害肝细胞,引起中毒性肝炎及肝脂肪变性。以硝基化合物所致肝脏损害较为常见,如三硝基甲苯、硝基苯、二硝基苯及 2-甲基苯胺、4-硝基苯胺等。肝脏病理改变主要为肝实质改变,早期出现脂肪变性,晚期可发展为肝硬化。严重的可发生急性、亚急性黄色肝萎缩。某些苯的氨基和硝基化合物本身及其代谢产物直接作用于肾脏,引起肾实质性损害,出现肾小球及肾小管上皮细胞发生变性、坏死。中毒性肝损害或肾损害亦可由于大量红细胞破坏,血红蛋白及其分解产物沉积于肝脏或肾脏,而引起继发性肝细胞损害或肾脏损害,此种损害一般恢复较快。

3. 神经系损害　该类化合物难溶于水,易溶于脂肪,进入人体后易与含大量类脂质的神经细胞发生作用,引起神经系统的损害。重度中毒病人可有神经细胞脂肪变性,视神经区可受损害,发生视神经炎、视神经周围炎等。

4. 皮肤损害及致敏作用　有些化合物对皮肤有强烈的刺激作用和致敏作用,一般在接触后数日至数周后发病,脱离接触并进行适当治疗后皮损可痊愈。个别过敏体质者,还可发生支气管哮喘,临床表现与一般哮喘相似。

5. 晶体损害　有些化合物,如三硝基甲苯、二硝基酚、二硝基邻甲酚可引起眼晶状体浑浊,最后发展为白内障。中毒性白内障多发生于慢性职业接触者,一旦发生,即使脱离接触,多数病人病变仍可继续发展。中毒性白内障的发病机制仍然不清楚,曾有以下几种看法:氨基($-NH_2$)或硝基($-NO_2$)与晶状体组织或细胞成分结合和反应的结果;高铁血红蛋白血症形成后,因缺氧促使眼局部糖酵解增多、晶状体乳糖堆积而致;自由基的形成或机体还原性物质的耗竭导致眼晶状体细胞氧化损伤。

6. 致癌作用　目前公认能引起职业性膀胱癌的主要毒物为4-氨基联苯、联苯胺和β-萘胺等。

(六)诊断

我国现行职业性苯的氨基和硝基化合物急性中毒诊断标准:GBZ 30—2015进行诊断及分级。尚无统一的职业性苯的氨基和硝基化合物慢性中毒诊断标准。

(七)治疗原则

根据国家职业性急性苯的氨基、硝基化合物中毒诊断标准(GBZ 30—2015)进行治疗。

1. 急性中毒处理

(1)迅速脱离现场,脱去污染的衣服、鞋、袜。皮肤污染者可用5%醋酸溶液清洗皮肤,再用大量肥皂水或清水冲洗;眼部受污染,可用大量生理盐水冲洗。

(2)注意维持呼吸、循环功能;给予吸氧,必要时可辅以人工呼吸,给予呼吸中枢兴奋药及强心、升压药物等。

(3)高铁血红蛋白血症的处理

1)5%~10%葡萄糖溶液500ml加维生素C 5.0g静脉滴注,或50%葡萄糖溶液80~100ml加维生素C 2.0g静脉注射。适用于轻度中毒病人。

2)亚甲蓝(methylene blue,美蓝)的应用:常用1%亚甲蓝溶液5~10ml(1~2mg/kg)加入10%~25%葡萄糖液20ml中静注,1~2小时可重复使用,一般用1~2次。

亚甲蓝作为还原剂可促进MetHb还原,其作用机制是亚甲蓝能作为中间电子传递体加快正常红细胞MetHb的酶还原系统的作用速度,促进NADPH还原MetHb(图3-5)。

亚甲蓝的副作用是注射过快或一次应用剂量过大易出现恶心、呕吐、腹痛,甚至抽搐、惊厥等。

3)甲苯胺蓝和硫堇:甲苯胺蓝(toluidine blue)和硫堇(thionine)也可使MetHb还原,加快还原速度。常用4%甲苯胺蓝溶液10mg/kg,缓慢静脉注射,每3~4小时一次。0.2%硫堇溶液10ml,静脉注

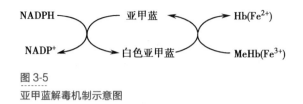

图 3-5
亚甲蓝解毒机制示意图

射或肌内注射,每 30 分钟一次。

4)10%~25%硫代硫酸钠 10~30ml 静脉注射。

(4)溶血性贫血的治疗:可根据病情严重程度采取综合治疗措施。糖皮质激素治疗为首选方法,一般应大剂量静脉快速给药。严重者可采用置换血浆疗法和血液净化疗法。

(5)中毒性肝损害的处理:除给予高糖、高蛋白、低脂肪、富维生素饮食外,应积极采取"护肝"治疗。

(6)化学性膀胱炎,主要碱化尿液,应用适量肾上腺糖皮质激素,防治继发感染。并可给予解痉剂及支持治疗。

(7)其他:对症和支持治疗,如有高热,可用物理降温法或用人工冬眠药物并加强护理工作,包括心理护理等。

其他处理:轻、中度中毒治愈后,可恢复原工作。重度中毒视疾病恢复情况可考虑调离原工作岗位。

2. 慢性中毒处理　慢性中毒病人应调离岗位,避免进一步的接触,并积极治疗。治疗主要是对症处理,如有类神经症可给予谷维素、安神补脑液、地西泮(安定)等。慢性肝病的治疗根据病情可选用葡萄糖醛酸内酯 0.1g,每日 3 次;联苯双酯 25mg,每日 3 次,口服。维生素 C 2.5g 加 10%葡萄糖液 500ml,静脉滴注,每日 1 次。白内障的治疗目前无特效药物,可用氨肽碘、砒诺辛钠等眼药水滴眼。

(八)预防和控制

1. 改善生产设备,改革工艺流程　加强生产操作过程中的密闭化、连续化,采用计算机等自动化控制设备。如苯胺生产,用抽气泵加料代替手工操作,以免工人直接接触。以无毒或低毒物质代替剧毒物,如染化行业中用固相反应法代替使用硝基苯作热载体的液相反应;用硝基苯加氢法代替还原法生产苯胺等工艺。

2. 重视检修制度,遵守操作规程　工厂应定期进行设备检修,防止跑、冒、滴、漏现象发生。在检修过程中应严格遵守各项安全操作规程,同时要做好个人防护,检修时要戴防毒面具,穿紧袖工作服、长筒胶鞋,戴胶手套等。

3. 改善车间生产环境　加强通风、排毒设施的检查和维修,保证这些设备有效的工作;对车间的建筑及地面可用清水冲洗。定期进行车间毒物浓度监测,保证车间毒物浓度在国家最高容许浓度以下。

4. 增强个人防护意识　开展多种形式的安全健康教育,在车间内不吸烟,不吃食物,工作前后不饮酒,及时更换工作服、手套,污染毒物的物品不能随意丢弃,应妥善处理。接触 TNT 的工人,工作后应用温水彻底淋浴,可用 10% 亚硫酸钾肥皂洗浴、洗手,该品遇 TNT 变为红色,将红色全部洗净,表示皮肤污染已去除。也可用浸过 9:1 的酒精氢氧化钠溶液的棉球擦手,如不出现黄色,则表示 TNT 污染已清除。

5. 做好就业前体检和定期体检工作　就业前发现血液病、肝病、内分泌紊乱、心血管疾病、严重皮肤病、红细胞葡萄糖-6-磷酸脱氢酶缺乏症、眼晶状体浑浊或白内障病人,不能从事接触此类化合物的工作。每年定期体检一次,体检时,特别注意肝(包括肝功能)、血液系统及眼晶状体的检查。

二、苯胺

(一)理化特性

苯胺(aminobenzene)又称阿尼林(aniline)、氨基苯(aminobenzene)等。化学式 $C_6H_5NH_2$,分子量93.1。纯品为无色油状液体,易挥发,具有特殊气味,久置颜色可变为棕色。熔点 $-6.2℃$,沸点184.3℃,蒸气密度 3.22g/L,苯胺微溶于水,能溶于苯、乙醇、乙醚、氯仿等有机溶剂。

(二)接触机会

工业生产中以下途径可接触到苯胺。

1. 苯胺合成　工业所用的苯胺均由人工合成,硝酸作用于苯合成硝基苯,再还原成苯胺。

2. 苯胺的应用　广泛用于印染、染料制造、橡胶(硫化时的硫化剂及促进剂)、照相显影剂、塑料、离子交换树脂、香水、药物合成等化工厂业。

3. 在自然界少量存在于煤焦油中。

(三)毒理

1. 毒理　苯胺可经呼吸道、皮肤和消化道进入人体,经皮吸收是引起中毒的主要原因。其液态及其蒸气都可经皮吸收,吸收率随室温和相对湿度的升高而增加。经呼吸道吸入的苯胺,少量(<5%)以原形由呼吸道排出,约有 1% 以原形经尿直接排出,90% 滞留在体内。苯胺入血后经氧化先形成毒性更大的中间代谢产物——苯基羟胺(苯胲),然后再氧化生成对氨基酚,与硫酸、葡萄糖醛酸结合后,经尿排出。吸收量的 13%~56% 可经此途径排出体外。随苯胺吸收量的增加,其代谢物对氨基酚也相应增加,故暴露苯胺者,尿液中对氨基酚含量常与血液中高铁血红蛋白的含量呈平行关系。

2. 毒性与毒作用　苯胺的主要毒性作用是其中间代谢产物苯胲,它有很强的形成高铁血红蛋白的能力,使血红蛋白失去携氧功能,造成机体组织缺氧,引起中枢神经系统、心血管系统及其他脏器的一系列损伤。另外红细胞内的珠蛋白变性形成赫恩滋小体,红细胞脆性增加,容易产生溶血性贫血,继发肝、肾损伤。还可引起皮肤损伤。

苯胺的急性毒性:大鼠吸入 4 小时 LC_{50} 为 774.2mg/m³,小鼠 LC_{50} 为 1120mg/m³,人经口 MLD 估计为 4g。苯胺具有一定的致癌作用。

(四)临床表现

1. 急性中毒　短时间内吸收大量苯胺,可引起急性中毒,在夏季为多见,主要引起高铁血红蛋白血症。早期表现为发绀,最先见于口唇、指端及耳垂等部位,其色调与一般缺氧所见的发绀不同,呈蓝灰色,称为化学性发绀。当血液中高铁血红蛋白含量大于血红蛋白总量的 15% 时,即可出现明显发绀,但此时可无自觉症状。当高铁血红蛋白含量增高至 30% 以上时,出现头昏、头痛、乏力、恶心、手指麻木及视力模糊等症状。高铁血红蛋白含量增加至 50% 时,出现心悸、胸闷、呼吸困难、精神恍惚、恶心、呕吐、抽搐等症状;严重者可发生心律失常、休克,甚至昏迷、瞳孔散大、反应消失。

较严重的中毒者,在中毒 3~4 天后可出现不同程度的溶血性贫血,并继发黄疸、中毒性肝病和膀胱刺激症状等。肾脏受损时,出现少尿、蛋白尿、血尿等,严重者可发生急性肾衰竭。少数见心肌损害。眼部接触可引起结膜炎、角膜炎。

2. 慢性中毒　长期慢性接触苯胺可出现类神经症,如头晕、头痛、倦乏无力、失眠、记忆力减退、食欲缺乏等症状,并出现轻度发绀、贫血和肝脾肿大等体征,红细胞中可出现赫恩滋小体。皮肤经常接触苯胺蒸气后,可引起湿疹、皮炎等。

（五）临床诊断

1. 诊断原则　有明确的苯胺职业暴露史,出现相应的以高铁血红蛋白血症为主的临床表现,并结合现场劳动卫生学调查,参考实验室检查结果(高铁血红蛋白增高、红细胞内赫恩滋小体、尿中对氨基酚增高),排除其他因素引起的类似疾病(如亚硝酸盐中毒),方可诊断。

2. 诊断分级标准　急性中毒根据国家《职业性急性苯的氨基、硝基化合物中毒诊断标准》(GBZ 30—2015)进行诊断及分级。

慢性中毒目前尚无诊断标准,主要依据血液、肝脏及神经系统的改变进行诊断。

（六）预防与控制措施

参见本节概述。

三、三硝基甲苯

（一）理化特性

三硝基甲苯(trinitrotoluene),化学式 $C_6H_2CH_3(NO_2)_3$,分子量 227.13,有 6 种同分异构体,通常所指的是 α-异构体,即 2,4,6 - 三硝基甲苯,简称 TNT。其为灰黄色结晶,又称黄色炸药。熔点 80.65℃,比重 1.65,沸点 240℃(爆炸)。本品极难溶于水,易溶于丙酮、苯、醋酸甲酯、甲苯、氯仿、乙醚等。受热容易引起爆炸。

（二）接触机会

工业生产中以下途径可接触到三硝基甲苯。

1. 制造　甲苯被硝化剂(硝酸和硫酸的混合酸)逐级硝化成一硝基甲苯、二硝基甲苯、TNT。在化学合成、粉碎、过筛、配料、包装生产过程可产生 TNT 粉尘及蒸气;

2. 使用　TNT 作为炸药,广泛应用于国防、采矿、开凿隧道等方面。TNT 还用作照相、药品和染料的中间体。

（三）毒理

1. 毒理　三硝基甲苯可经皮肤、呼吸道及消化道进入人体。在生产过程中,主要经皮肤和呼吸道吸收。TNT 有较强的亲脂性,很容易从皮肤吸收,尤其气温高时,经皮吸收的可能性更大。在生产硝胺炸药时,由于硝酸胺具有吸湿性,一旦污染皮肤,就能使皮肤保持湿润,更易加速皮肤的吸收。

进入机体内的三硝基甲苯(TNT)一部分以原形经尿排出体外,主要转化途径是在肝微粒体和线粒体的参与下,通过氧化、还原、结合等途径进行代谢,其多种代谢产物与葡萄糖醛酸结合后经尿液排出体外。接触TNT工人的尿液中可以检出10余种TNT的代谢产物,如4-氨基-2,6-二硝基甲苯(4-A)、2-氨基-4,6-二硝基甲苯(2-A)、原形TNT以及2,4和2,6-二氨基硝基苯(2,4-DA和2,6-DA)以及其他代谢物。工人尿液中4-A含量最多,也存在一定量的原形TNT。因此,尿4-A和原形TNT含量可作为职业接触的生物监测指标。

2. 毒性与毒作用

(1)晶体:晶体损害以中毒性白内障为主要表现。TNT白内障的发病特点为:①发病缓慢:一般需接触TNT 2~3年后发病;②病变范围从周边到中央:初期主要表现为晶状体周边部出现散在点状浑浊,逐渐形成尖向中心底向外的楔形浑浊体,进而多数楔形浑浊体融合而聚集成环形暗影。随病情进展,除晶状体周边浑浊外,其中央部也出现环形或盘状浑浊,裂隙灯下可见浑浊为多数浅棕色小点聚积而成,多位于前皮质和成人核之间。整个皮质部透明度降低。环的大小近于瞳孔直径,此时视力可减退,若再发展则周边浑浊与中央浑浊融合,视力明显减退;③低浓度可发病:在低TNT浓度下可发生晶状体损伤,甚至空气浓度相当低或低于最高容许浓度时仍可发病,发病随接触工龄增长而增多,且损害加重;④病变的持续进展性:一般认为晶状体损害一旦形成,虽脱离接触仍可继续发展(可能是晶状体对TNT及代谢物的排除极缓慢)。

有关白内障形成的机制尚不清楚,体外试验,TNT与动物晶体匀浆一起孵育,可以检出TNT硝基阴离子自由基与活性氧。目前认为TNT在体内还原为TNT硝基阴离子自由基,并可形成大量活性氧,可能与白内障的形成有关。也有人认为白内障的形成可能与TNT所致的MetHb沉积于晶体或TNT代谢产物沉积于晶体有关。

(2)肝脏:肝脏是TNT毒作用的主要靶器官,接触TNT工人早期体征为肝大和(或)脾大。肝大程度与肝损伤严重性并不平行,约25%TNT中毒性肝硬化病人,肝大在1.0cm以内。如果继续接触TNT,则除肝大外,肝脏质地变硬,脾大一般在肝大之后,严重者可导致肝硬化、萎缩,平均工龄10年左右可诊断出。

对肝脏损害的病理特点是:急性改变主要是肝细胞坏死和脂肪变性;慢性改变主要是肝细胞再生和纤维增生。

肝脏损害机制可能与TNT硝基阴离子自由基有关,它可形成大量活性氧,致使脂质过氧化与细胞内钙稳态失调;也可能是TNT与体内氨基酸结合,导致氨基酸缺乏,致使肝细胞营养不良所致。国内调查表明肝大检出率与TNT白内障的病变程度之间并无平行关系。

大量动物实验显示,TNT具有明显致畸、致突变、致癌作用。另外接触人群中肝癌高发的报道日渐增多,近年我国流行病学调查证实,接触作业者肝癌发病与工龄、工种以及接触TNT程度关系明确,值得重视和进一步探讨。

(3)血液系统:TNT可引起血红蛋白、中性粒细胞及血小板减少;也可出现赫恩滋小体。长期高浓度TNT接触可导致再生障碍性贫血,近年我国的调查显示,在目前TNT生产条件下,较少发生血液方面的改变。

（4）其他：调查发现接触 TNT 男工出现性功能异常、精液质量差、男工血清睾酮降低，女工出现月经异常等生殖系统损伤；TNT 暴露者出现尿蛋白含量增高等肾脏损害表现；长期暴露 TNT 的劳动者，类神经综合征发生率增高，并伴有自主神经功能紊乱；部分病人可出现心肌损害。

3. 毒作用机制　有关 TNT 毒作用机制还未完全明了，近年的研究表明，三硝基甲苯可在体内多种器官和组织内（肝、肾、脑、晶体、睾丸、红细胞等）接受来自还原型辅酶Ⅱ的一个电子，被还原活化为 TNT 硝基阴离子自由基，并在组织内产生大量的活性氧，使体内还原性物质如还原型谷胱甘肽、还原型辅酶Ⅱ明显降低，进一步可影响蛋白质巯基的含量。另外 TNT 硝基阴离子自由基、活性氧可诱发脂质过氧化，与生物大分子共价结合并引起细胞内钙稳态紊乱，导致细胞膜结构与功能破坏，细胞内代谢紊乱甚至死亡，从而对机体产生损伤作用。

（四）临床表现

1. 急性中毒　在生产环境中发生急性中毒的情况较少见。一般只有接触高浓度三硝基甲苯粉尘或蒸气，才可引起急性中毒。

轻度急性中毒时，病人可有头晕、头痛、恶心、呕吐、食欲缺乏。上腹部及右季肋部痛，口唇呈蓝紫色，发绀可扩展到鼻尖、耳壳、指（趾）端等部位。重度者，除上述症状加重以外，尚有神志不清，呼吸浅表、频速，偶有惊厥，甚至大小便失禁，瞳孔散大，对光反应消失，角膜及腱反射消失。严重者可因呼吸麻痹死亡。

2. 慢性中毒　长期接触 TNT 引起慢性中毒，主要表现出肝、眼晶体、血液等损害。

（1）肝损害：病人出现乏力、食欲减退、恶心、肝区疼痛与传染性肝炎相似。体检时肝大多在肋下 1.0~1.5cm 左右，有压痛、叩痛，多数无黄疸。随着病情进展，肝质地由软变韧，可出现脾肿大，严重者可导致肝硬化。肝功能试验可出现异常，其中包括血清丙氨酸氨基转移酶（ALT）、天门冬氨酸氨基转移酶（AST）、血清肝胆酸（CG）、血清转铁蛋白（TF）和前白蛋白（PA）、色氨酸耐量试验（ITTT）、吲哚氰绿滞留试验（ICG）等。TNT 对肝和晶体的损害不完全一致，据全国普查，TNT 引起的肝损害早于晶体损害。

（2）白内障：慢性中毒病人出现白内障是常见而且具有特征性的体征，一般接触 2~3 年发病，工龄越长发病率越高，10 年以上工龄为 78.5%，15 年以上工龄为 83.65%。开始于双眼晶状体周边部呈环形浑浊，环为多数尖向内，底向外的楔形浑浊融合而成，进一步晶体中央部出现盘状浑浊。

中毒性白内障病人可伴有肝大，但亦可在无肝损伤情况下单独存在。

（3）血液系统：TNT 可引起血红蛋白、中性粒细胞及血小板减少，出现贫血，也可出现赫恩滋小体，严重者可出现再生障碍性贫血，但在目前生产条件下，发生血液方面的改变较少。

（4）皮肤：有的接触 TNT 工人出现"TNT 面容"，表现为面色苍白，口唇耳廓青紫色。另外手、前臂、颈部等裸露部位皮肤产生过敏性皮炎，黄染，严重时呈鳞状脱屑。

（5）生殖功能：接触 TNT 男工可能引起性功能低下，如性欲低下、早泄与阳痿等。精液检查发现精液量显著减少，精子活动率<60% 者显著增多，精子形态异常率增高。接触者血清单酮含量显著降低。女工则表现为月经周期异常，月经量过多或过少，痛经等。

（6）其他：长期接触 TNT 工人，神经衰弱综合征发生率较高，可伴有自主神经功能紊乱。部分可出现心肌及肾损害,尿蛋白含量及某些酶增高。

（五）临床诊断

1. 诊断原则　根据长期三硝基甲苯职业接触史,出现肝脏、血液及神经等器官或者系统功能损害的临床表现,结合职业卫生学调查资料和实验室检查结果,综合分析,排除其他病因所致的类似疾病,方可诊断。

2. 诊断分级标准　慢性 TNT 中毒根据国家《职业性慢性三硝基甲苯中毒的诊断》（GBZ 69—2011）诊断及分级标准。

（六）治疗原则

慢性 TNT 中毒的治疗原则为:

1. 宜食用清淡而富有营养的饮食,禁止饮酒和服用产生肝功能损害的药物。

2. 保肝降酶。

3. 重症病人出现肝功能衰竭时,建议进行专科对症治疗。

4. 其他治疗原则与内科相同。

（七）预防与控制措施

见本节概述。

第七节　高分子化合物中毒

一、概述

高分子化合物（high molecular compound）是指分子量高达几千至几百万,化学组成简单,由一种或几种单体（monomer）,经聚合或缩聚而成的化合物,故又称聚合物（polymer）。聚合是指许多单体连接起来形成高分子化合物的过程,此过程中不析出任何副产品,例如许多单体乙烯分子聚合形成聚乙烯;缩聚是指单体间首先缩合析出一分子的水、氨、氯化氢或醇以后,再聚合为高分子化合物的过程,例如苯酚与甲醛缩聚形成酚醛树脂。

（一）来源与分类

高分子化合物就其来源可分为天然高分子化合物和合成高分子化合物。天然高分子化合物是指蛋白质、核酸、纤维素、羊毛、棉、丝、天然橡胶、淀粉等;合成高分子化合物是指合成橡胶、合成纤维、合成树脂等。通常所说高分子化合物主要指合成高分子化合物,按其骨架和主链的成分,又分为有机高分子化合物和无机高分子化合物。有机高分子化合物的骨架以碳为主,间有氧（如聚酯）或氮（如尼龙）等。无机高分子化合物的骨架以除碳以外的其他元素为主,如聚硅烷骨架全部由硅构成。

（二）性质与用途

高分子化合物具有机械、力学、热学、声学、光学、电学等许多方面的优异性能,表现为强度高、质量轻、隔热、隔音、透光、绝缘性能好、耐腐蚀、成品无毒或毒性很小等特性。半个世纪以来,高分子化学工业在数量上和品种上迅速增加,主要包括五大类:塑料（plastics）、合成纤维（synthetic fiber）、合成橡胶(synthetic rubber)、涂料(coatings)和胶粘(adhesives)等,广泛应用于工业、农业、化工、建筑、通信、国防、日常生活用品等方面,也广泛应用于医学领域,如一次性注射器、输液器、各种纤维导管、血浆增容剂、人工肾、人工心脏瓣膜等。特别是在功能高分子材料,如光导纤维、感光高分子材料、高分子分离膜、高分子液晶、超电导高分子材料、仿生高分子材料和医用高分子材料等方面的应用、研究、开发日益活跃。

（三）生产原料

高分子化合物的基本生产原料有:煤焦油、天然气、石油裂解气和少数农副产品等。以石油裂解气应用最多,主要有不饱和烯烃和芳香烃类化合物,如乙烯、丙烯、丁二烯、苯、甲苯、二甲苯等。常用的单体多为不饱和烯烃、芳香烃及其卤代化合物、氰类、二醇和二胺类化合物,这些化合物多数对人体健康可产生不良影响。

（四）生产助剂

在单体生产和聚合过程中,需要各种助剂(添加剂),包括催化剂、引发剂(促使聚合反应开始)、调聚剂(调节聚合物的分子量达一定数值)、凝聚剂(使聚合形成的微小胶粒凝聚成粗粒或小块)等。在聚合物树脂加工塑制为成品的成型加工过程中,为了改善聚合物的外观和性能,也要加入各种助剂,如稳定剂(增加聚合物对光、热、紫外线的稳定性)、增塑剂(改善聚合物的流动性和延展性)、固化剂(使聚合物变为固体)、润滑剂、着色剂、发泡剂、填充剂等。

（五）生产过程

高分子化合物的生产过程,可分为四个部分:①生产基本的化工原料;②合成单体;③单体聚合或缩聚;④聚合物树脂的加工塑制和制品的应用。例如,腈纶的生产过程,先由石油裂解气丙烯与氨作用,生成丙烯腈单体,然后聚合为聚丙烯腈,经纺丝制成腈纶纤维,再织成各种织物;又如,聚氯乙烯塑料的生产过程,先由石油裂解气乙烯与氯气作用生成二氯乙烯,再裂解生成氯乙烯,然后经聚合成为聚氯乙烯树脂,再将树脂加工为成品,如薄膜、管道、日用品等。

（六）生产过程对健康的影响

在高分子化合物生产过程的每个阶段,作业者均可接触到不同类型的毒物。高分子化合物本身无毒或毒性很小,但某些高分子化合物粉尘,可致上呼吸道黏膜刺激症状;酚醛树脂、环氧树脂等对皮肤有原发性刺激或致敏作用;聚氯乙烯等高分子化合物粉尘对肺组织具有轻度致纤维化作用。

高分子化合物对健康的影响主要来自三个方面:①制造化工原料、合成单体的生产过程;②生产中的助剂;③高分子化合物在加工、受热时产生的毒物。

1. 制造化工原料、合成单体对健康的影响 如氯乙烯、丙烯腈对接触者可致急、慢性中毒,甚至引起职业性肿瘤。氯乙烯单体是 IARC 公布的确认致癌物,可引起肝血管肉瘤。对某些与氯乙烯化学结构类似的单体和一些如环氧氯丙烷、有机氟等高分子化合物生产中的其他毒物,对人是否具有致癌作用等远期效应,须加强动物实验、临床观察和流行病学调查研究。

2. 生产中的助剂对健康的影响 除了在单体生产和聚合或缩聚过程中可接触各种助剂外,由于助剂与聚合物分子大多数只是机械结合,因此很容易从聚合物内部逐渐移行至表面,进而与人体接触或污染水和食物等,影响人体健康。例如,含铅助剂的聚氯乙烯塑料在使用中可析出铅,因而不能用做储存食品或食品包装。助剂的种类繁多,在生产高分子化合物中一般接触量较少,其危害没有生产助剂时严重。助剂中的氯化汞、无机铅盐、磷酸二甲苯酯、二月桂酸二丁锡、偶氮二异丁腈等毒性较高;碳酸酯、邻苯二甲酸酯、硬脂酸盐类等毒性较低;有的助剂如顺丁烯二酸酐、六次甲基四胺、有机铝、有机硅等对皮肤黏膜有强烈的刺激作用。

3. 高分子化合物在加工、受热时产生的有害因素对健康的影响　高分子化合物与空气中的氧接触,并受热、紫外线和机械作用,可被氧化。加工、受热时产生的裂解气和烟雾毒性较大,吸入后可致急性肺水肿和化学性肺炎。高分子化合物在燃烧过程中受到破坏,热分解时产生各种有毒气体,吸入后可引起急性中毒。

二、氯乙烯

(一)理化特性

氯乙烯(vinyl chloride,VC)化学式 $H_2C=CHCl$,分子量 62.50。常温常压下为无色气体,略带芳香味,加压冷凝易液化成液体。沸点 $-13.9℃$。蒸气压 403.5kPa(25.7℃),蒸气密度 2.15g/L。易燃、易爆,与空气混合时的爆炸极限为 3.6%~26.4%(容积百分)。微溶于水,溶于醇和醚、四氯化碳等。热解时有光气、氯化氢、一氧化碳等释出。

(二)接触机会

氯乙烯主要用于生产聚氯乙烯的单体,也能与丙烯腈、醋酸乙烯酯、丙烯酸酯、偏二氯乙烯等共聚制得各种树脂,还可用于合成三氯乙烷及二氯乙烯等。氯乙烯合成过程中,在转化器、分馏塔、贮槽、压缩机及聚合反应的聚合釜、离心机处都可能接触到氯乙烯单体,特别是进入聚合釜内清洗或抢修和意外事故时,接触浓度最高。

(三)毒理

小鼠吸入 10 分钟的最低麻醉浓度为 199.7~286.7g/m³(7.8%~11.2%),最低致死浓度(MLC) 573.4~691.2g/m³(22.4%~27%)。人的麻醉阈浓度为 182g/m³。

1. 吸收、分布与排泄　氯乙烯主要通过呼吸道吸入其蒸气而进入人体,液体氯乙烯污染皮肤时可部分经皮肤吸收。经呼吸道吸入的氯乙烯主要分布于肝、肾,其次为皮肤、血浆,脂肪最少。其代谢物大部分随尿排出。

2. 代谢　氯乙烯代谢与浓度有关。低浓度吸入后,主要经醇脱氢酶途径在肝脏代谢,先水解为 2-氯乙醇,再形成氯乙醛和氯乙酸;吸入高浓度氯乙烯时,在醇脱氢酶的代谢途径达到饱和后,主要经肝微粒体细胞色素 P450 酶的作用而环氧化,生成高活性的中间代谢物环氧化物-氧化氯乙烯 (chloroethylene oxide,CEO),后者不稳定,可自发重排(或经氧化)形成氯乙醛(chloroacetaldehyde, CAO),这些中间活性产物在谷胱甘肽-S-转移酶催化下,与谷胱甘肽(GSH)结合形成 S-甲酰甲基谷胱甘肽(S-formyl methyl glutathione),随后进一步经水解或氧化生成 S-甲基甲酰半胱氨酸和 N-乙酰-S-(2-羟乙基)半胱氨酸由尿排出。氯乙醛则在醛脱氢酶作用下生成氯乙酸经尿排出。

(四)临床表现

1. 急性中毒　检修设备或意外事故大量吸入氯乙烯所致,多见于聚合釜清釜过程和泄漏事故。

主要是对中枢神经系统呈现麻醉作用。轻度中毒者有眩晕、头痛、乏力、恶心、胸闷、嗜睡、步态蹒跚等。及时脱离接触,吸入新鲜空气,症状可减轻或消失。重度中毒可出现意识障碍,可有急性肺损伤(ALI)甚至脑水肿的表现,严重病人可持续昏迷甚至死亡。皮肤接触氯乙烯液体可引起局部损害,表现为麻木、红斑、水肿以及组织坏死等。

2. 慢性中毒　长期接触氯乙烯,对人体健康可产生多系统不同程度的影响,如神经衰弱综合征、雷诺综合征、周围神经病、肢端溶骨征、肝脏肿大、肝功能异常、血小板减少等。有人将这些症状称为"氯乙烯病"或"氯乙烯综合征"。

(1)神经系统:以类神经症和自主神经功能紊乱为主,其中以睡眠障碍、多梦、手掌多汗为常见。有学者认为,神经、精神症状是慢性氯乙烯中毒的早期症状,精神方面主要表现为抑郁。清釜工可见皮肤瘙痒、烧灼感、手足发冷发热等多发性神经炎表现,有时还可见手指、舌或眼球震颤。神经传导和肌电图可见异常。

(2)消化系统:有食欲减退、恶心、腹胀、便秘或腹泻等症状。可有肝、脾不同程度肿大,也可有单纯肝功能异常。后期肝脏明显肿大、肝功异常,并有黄疸、腹水等。一般肝功能指标改变不敏感,而静脉色氨酸耐量试验(ITTT)、肝胆酸(CG)、γ-谷氨酰转肽酶(γ-GT)、前白蛋白(PA)相对较为敏感。此临床表现对诊断慢性氯乙烯中毒极有意义。

(3)肢端溶骨症(acroosteolysis,AOL):多发生于工龄较长的清釜工,发病工龄最短者仅一年。早期表现为雷诺综合征:手指麻木、疼痛、肿胀、变白或发绀等。随后逐渐出现末节指骨骨质溶解性损害。X线常见一指或多指末节指骨粗隆边缘呈半月状缺损,伴有骨皮质硬化,最后发展至指骨变粗变短,外形似鼓槌(杵状指)。手指动脉造影可见管腔狭窄、部分或全部阻塞。局部皮肤(手及前臂)局限性增厚、僵硬,呈硬皮病样损害,活动受限。目前认为,肢端溶骨征是氯乙烯所致全身性改变在指端局部的一种表现。肢端溶骨症的发生常伴有肝、脾大,对诊断有辅助意义。

(4)血液系统:有溶血和贫血倾向,嗜酸性粒细胞增多,部分病人可有轻度血小板减少,凝血障碍等。这种现象与病人肝硬化和脾功能亢进有关。

(5)皮肤:经常接触氯乙烯可有皮肤干燥、皲裂、丘疹、粉刺或手掌皮肤角化、指甲变薄等症状,有的可发生湿疹样皮炎或过敏性皮炎,可能与增塑剂和稳定剂有关。少数接触者可有脱发。

(6)肿瘤:1974年Creech首次报道氯乙烯作业工人患肝血管肉瘤(hepatic angiosarcoma),国内首例报道于1991年。肝血管肉瘤较为罕见,其发病率约为0.014/10万。英国调查证实职业性接触氯乙烯工人原发性肝癌和肝硬化的发病危险性增高。另外,还发现氯乙烯所致肝损害似与乙型肝炎病毒具有协同作用;国内调查发现,氯乙烯作业男工的肝癌发病率、死亡率明显高于对照组,发病年龄较对照组显著提前,且与作业工龄相关,并具有剂量-效应关系,说明了氯乙烯的致肝癌作用。国内外另有报道,氯乙烯作业者造血系统、胃、呼吸系统、脑、淋巴组织等部位的肿瘤发病率增高,值得重视,但对此问题尚需进一步研究。

(7)生殖系统:氯乙烯作业女工和作业男工配偶的流产率增高,胎儿中枢畸形的发生率也有增高,作业女工妊娠并发症的发病率也明显高于对照组,提示氯乙烯具有一定的生殖毒性。

(8)其他:对呼吸系统主要可引起上呼吸道刺激症状;对内分泌系统的作用表现为暂时性性功

能障碍;部分病人可致甲状腺功能受损。

（五）诊断

参见 GBZ 90—2002 职业性氯乙烯中毒诊断标准。

（六）处理原则

1. 治疗原则

（1）急性中毒:应迅速将中毒者移至空气新鲜处,立即脱去被污染的衣服,用清水清洗被污染的皮肤,注意保暖,卧床休息。急救措施和对症治疗原则与内科相同。

（2）慢性中毒:可给予保肝及对症治疗。符合外科手术指征者,可行脾脏切除术。肢端溶骨症病人应尽早脱离接触。

2. 其他处理

（1）急性中毒

1）轻度中毒者治愈后,可返回原岗位工作。

2）重度中毒者治愈后,应调离有毒作业岗位。

（2）慢性中毒

1）轻度中毒者和中度中毒者治愈后,一般应调离有害作业岗位。

2）重度中毒者应调离有毒有害作业岗位,应予以适当的治疗和长期休息。如需职业病伤残程度鉴定,按 GB/T 16180—2006 处理。

（七）预防

1. 加强生产设备及管道的密闭和通风,将车间空气中氯乙烯的浓度控制在职业接触限值（PC-TWA 10mg/m³）以内。

2. 进釜出料和清洗之前,先应通风换气,或用高压水或无害溶剂冲洗,经测定釜内温度和氯乙烯浓度合格后,佩戴防护服和送风式防毒面罩,并在他人监督下,方可入釜清洗。

3. 加强健康监护,每年 1 次体检,接触浓度高者每 1~2 年作手指 X 线检查,并查肝功能。精神、神经系统疾病、肝肾疾病及慢性皮肤病病人禁止从事氯乙烯作业。

三、丙烯腈

（一）理化特性

丙烯腈（acrylonitrile,AN）亦称乙烯基氰（vinyl cyanide）,化学式 $H_2C=CHCN$,分子量 53.06。常温常压下为无色、易燃、易挥发性液体,具有特殊的苦杏仁气味。沸点 77.3℃,25℃时蒸气压 14.6~15.3kPa,蒸气密度 1.9kg/m³。微溶于水,易溶于丙酮、乙醇等有机溶剂。易聚合。爆炸极限 3.05%~17%。

（二）接触机会

丙烯腈为有机合成工业中的单体,在合成纤维、合成橡胶、合成树脂等高分子材料中占有重要地位。我国丙烯腈生产量大,2014 年产量约 155.7 万吨（占世界 22%）,因而也是备受关注的工业毒物和环境污染物。从事丙烯腈生产和以丙烯腈为主要原料生产腈纶纤维、丁腈橡胶、ABS/AS 塑料等作业劳动者均有机会接触其蒸气或液体,可引起急性丙烯腈中毒或慢性健康损害。

（三）毒理

丙烯腈属高毒类。大鼠经口 LD_{50} 为 78～93mg/kg。小鼠经口 LD_{50} 为 20～102mg/kg,小鼠吸入 2小时 LC_{50} 571mg/m³,经皮 LD_{50} 为 35～70mg/kg。人口服致死剂量 50～500mg/kg,吸入致死浓度 1000mg/m³(1～2 小时)。

丙烯腈可经呼吸道、消化道和完整皮肤吸收。少量以原形随呼气排出;或以原形、硫氰酸盐(SCN^-)形式随尿排出。最主要的排出途径是 AN 与谷胱甘肽及其他巯基化合物反应,生成低毒的氰乙基硫醇尿酸从尿排出,其量可占 AN 总进入量的 55% 左右。AN 的蓄积性不强。

约 20% 的丙烯腈在肝微粒体混合功能氧化酶作用下,氧化为环氧丙烯腈(CEO)。后者活性明显增强,可与体内谷胱甘肽、巯基蛋白结合后水解或排出;还可进一步生成氰醇并水解为二醇醛和氢氰酸,故 AN 中毒后可在血中检出大量 CN^- 及氰化高铁血红蛋白;丙烯腈及代谢中间产物可与红细胞或其他大分子亲核物质如 DNA、RNA、类脂质等结合,与 DNA 形成加合物被认为可能诱发致突变和致癌作用。

（四）临床表现

1. 急性中毒　中毒表现与氢氰酸中毒相似,但起病较缓,潜伏期较长,一般为 1～2 小时,有的长达 24 小时后发病。以头痛、头昏、胸闷、呼吸困难、上腹部不适、恶心、呕吐、手足发麻等较多见,可有咽干、结膜及鼻咽部充血等黏膜刺激症状。随接触浓度增高和接触时间延长,中毒表现加重,可见面色苍白、心悸、脉搏弱慢、血压下降、口唇及四肢末端发绀、呼吸浅慢而不规则,嗜睡状态或意识模糊,甚或昏迷、大小便失禁、全身抽搐,吸入高浓度的 AN 可发生中毒性肺水肿,病人常因呼吸骤停而死亡。

接触丙烯腈后 24 小时,尿中 SCN^- 明显增高,尿中氰酸盐测定可作为丙烯腈的接触生物标志物,仅供诊断参考,无诊断分级意义。部分病人可出现血清转氨酶升高,但数周内可恢复正常。

部分急性丙烯腈中毒者经治疗后可遗留神经衰弱症状,但多数可在数月内恢复。亦有部分病人可出现感觉型多发性神经炎、肌萎缩或肌肉震颤等神经系统弥漫性损害症状。

2. 慢性影响　长期接触 AN 者,可出现神经衰弱症状,还可有颤抖、不自主运动、工作效率低等神经症样症状。神经行为功能方面主要表现为消极情绪增加,短期记忆力下降、手部运动速度减慢,且短期记忆力下降和心理运动功能改变有明显接触工龄效应关系。另有认为有低血压倾向,部分接触劳动者甲状腺摄碘率偏低,由于多属非特异性表现,故确诊较为困难。还有部分劳动者直接接触其液体后可致变应性接触性皮炎,皮肤斑贴试验有助于检出此类病人。有关 AN 的致癌、致突、致畸作用仍需进一步研究。

（五）诊断

急性丙烯腈中毒诊断参见国家职业卫生标准《职业性急性丙烯腈中毒诊断标准》(GBZ 13—2002)。根据短时间内接触大量的丙烯腈职业史,以中枢神经系统损害为主要临床表现,结合现场劳动卫生学调查结果综合分析,排除其他原因所引起的类似疾病,方可诊断;诊断分为:轻度中毒和重度中毒。

（六）处理原则

1. 治疗原则

（1）迅速脱离现场,脱去被污染的衣物,皮肤污染部位用清水彻底冲洗。

（2）接触反应者应严密观察,症状较重者对症治疗;轻度中毒者可静脉注射硫代硫酸钠;重度中毒者使用高铁血红蛋白形成剂和硫代硫酸钠,硫代硫酸钠根据病情可重复应用。

（3）给氧:可根据病情采用高压氧治疗。

（4）对症治疗:如出现脑水肿可应用糖皮质激素及脱水剂、利尿剂等处理。

2. 其他处理

（1）轻度中毒者经治疗后适当休息可恢复原工作。

（2）重度中毒者如神经系统症状、体征恢复不全,应调离原作业,并根据病情恢复情况需继续休息或安排轻工作。如需劳动能力鉴定者按《劳动能力鉴定职工工伤与职业病致残等级》（GB/T 16180—2014）处理。

（七）预防

1. 加强生产设备及管道的密闭和通风,将车间空气中丙烯腈的浓度控制在职业接触限值（PC-TWA 1mg/m^3,PC-STEL 2mg/m^3）以内。

2. 下班后或皮肤被污染时应立即用温水和肥皂水彻底清洁。

3. 心血管和神经系统疾病、肝肾疾病和经常发作的过敏性皮肤病病人禁忌从事丙烯腈作业。

四、含氟塑料

（一）理化特性

含氟塑料多为白色晶体、颗粒或粉末,一般由有机氟化合物经聚合而成,如聚四氟乙烯、四氟乙烯和六氟乙烯共聚物（F$_{46}$）、聚三氟乙烯（F$_3$）等。目前国内以生产聚四氟乙烯为主。氟塑料化学性能稳定,250℃以下基本不分解,但若加温裂解,可产生多种有毒的裂解物,有的甚至是高毒物质。含氟塑料具有耐高温、低温,耐腐蚀、抗酸、防辐射、摩擦系数小等优异特性。因而广泛应用于化工、电子、航空、火箭以及日常生活。医学上用来制造各种导管、心脏瓣膜等。

（二）接触机会

聚四氟乙烯占氟塑料总产量的85%~90%,其次是聚全氟乙丙烯和聚三氟氯乙烯。有毒物质主要来自单体的制备过程和聚合物的加工烧结过程。例如,用二氟一氯甲烷（F$_{22}$）高温裂解制备四氟乙烯单体时,可生产四氟乙烯及裂解产物（六氟丙烯、八氟正丁烯、三氟氯乙烯、八氟环丁烷、八氟异丁烯和其他未知组分等多种有机氟气体）,污染作业环境;F$_{22}$裂解提取四氟乙烯后的残液中仍含有八氟环丁烷、四氟一氯乙烯、八氟异丁烯等多种有机氟化合物,处理不当常可致严重中毒事故。聚四氟乙烯等氟聚合物在烧结、热加工以及电焊、高温切割,以及含氟塑料涂层的管道、阀门、垫圈等焊接操作过程中还有可能接触到氟聚合物热解物,如八氟异丁烯、氟光气和氟化氢等。

（三）毒理

有机氟聚合物本身无毒或基本无毒,但某些单体、单体制备中的裂解气、残液气及聚合物的热裂解产物具有一定毒性,有的为剧毒物。其可通过多种途径进入机体,工业生产中以呼吸道吸入为主。有机氟化合物进入机体后,可与血浆蛋白、糖脂、磷脂和中性脂肪结合,主要分布在肺、肝、肾,动物实验发现其可通过脑脊液进入脑实质。在体内主要经肝脏代谢,在还原性辅酶Ⅱ和氧的参与下进行脱氢反应,生成氟乙醇或氟乙醛,再经辅酶Ⅰ转化生成氟乙酸;或与葡萄糖醛酸、硫酸结合。主要经呼吸道和肾脏排出。

生产中产生的氟烯烃类等化合物化学性质不稳定,其分子中含氟原子数目越多,毒性就越大,如八氟异丁烯>六氟丙烯>四氟乙烯>三氟氯乙烯>二氟乙烯>氟乙烯。还有人认为此类化合物的毒性与对亲核剂(nucleophilic agent)反应的敏感性有关,敏感性越高,越容易干扰机体代谢,毒性越大。

裂解气、残液气和聚合物热解物中含有多种氟烷烃和氟烯烃,属刺激性毒物,主要靶器官是肺。其可直接刺激呼吸道和肺泡产生毒性作用,八氟异丁烯的毒性最大,其次是氟光气、氟化氢和八氟异丁烯、二氟化氢。其他组分除三氟氯乙烯有肾毒性外,大多为低毒性。有学者认为,裂解气、残液气及聚合物热解产物中有一些强氧化物质,通过脂质过氧化作用产生大量过氧化氢破坏细胞亚微结构,导致细胞坏死,使肺泡壁通透性增高,血浆渗出,形成急性间质性肺水肿;同时可造成支气管坏死,管壁充血水肿,大量炎性细胞浸润,支气管黏膜坏死、脱落,连同黏液、炎症细胞、红细胞等凝成团块,栓塞支气管腔,形成"阻塞性支气管炎",引起支气管及细支气管坏死及随后的纤维性变,影响肺通气功能,有的可引起心肌损害。还有学者认为中毒时迅速形成肺广泛而严重的羟脯氨酸纤维化可能与免疫机制参与有关。残液气中毒时由于肺间质和肺泡水肿形成低氧血症,而缺氧可激活羟脯氨酸酶并导致纤维细胞增生,使胶原纤维含量增高,因而形成肺纤维化;同时由于肺间质化学性炎症反应,巨噬细胞、中性粒细胞和淋巴细胞等免疫细胞对肺泡壁及其间质大量聚集和浸润,加上免疫球蛋白的反应从而加速了肺纤维化。国内报告肺羟脯氨酸纤维化病死率高达31%~68%,美国报告病死率为22.4%~70%。人长期低浓度接触有机氟尚可引起骨骼改变、骨密度增高、骨纹增粗等。

（四）临床表现

1. 急性中毒   短时、过量吸入有机氟裂解气,裂解残液气和聚合物热裂解物均可引起急性中毒。临床表现以呼吸系统损害为主,亦可见一过性轻度肝、肾损害。其潜伏期随吸入气中有机氟的种类和量而异,一般为0.5~24小时,以2~8小时最多,个别可长达72小时发病。可分为轻、中、重度中毒三种临床类型。

（1）轻度中毒:主要表现为头晕、头痛、咽痛、咳嗽、胸闷、乏力等症状。查体可见咽充血、体温升高、呼吸音粗糙、有散在干或湿啰音。X线检查可见两肺纹理增多、增粗或紊乱。

（2）中度中毒:上述症状加重,出现胸部紧束感、胸痛、心悸,活动后轻度发绀,两肺有较多干、湿啰音,呼吸音减弱。X线检查肺野可见网状纹理或毛玻璃状改变。

（3）重度中毒:中度中毒临床表现加重,出现肺水肿表现,有发绀、胸闷、呼吸困难、吐粉红色泡沫痰。两肺呼吸音降低或有弥漫性湿啰音。X线呈现肺纹理增强紊乱,肺野透亮度降低,双肺广泛散布有大小不等密度较高的片块状模糊阴影。

更严重病人可见急性呼吸窘迫综合征(ARDS);也可出现头昏、头痛、嗜睡、意识减退等神经系统症状。心脏也可受损,表现为心音低钝、心律失常、心电图S-T段异常,或有心功能不全的临床表现。还可见肝、肾功能及血气分析异常。

2. 氟聚合物烟尘热（fluoropolymer fume fever） 通常发生在聚四氟乙烯、聚全氟丙烯热加工成型时,烧结温度在350~380℃左右,作业劳动者吸入氟聚合物热解物微粒所致,病程经过与金属烟雾热样症状相似。表现为畏寒、发热、寒颤、乏力、头昏、肌肉酸痛等,并伴有头痛、恶心、呕吐、呛咳、胸部紧束感、眼及咽喉干燥等。发热多在吸入后0.5小时至数小时发生,体温37.5~39.5℃,持续约4~12小时。检查可见眼及咽部充血,或扁桃腺肿大,白细胞总数及中性粒细胞增多,一般1~2天自愈。

3. 慢性影响 长期接触低浓度有机氟的劳动者可出现不同程度的类神经症以及骨密度增高、骨纹理增粗等骨骼改变。

（五）诊断

依照国家职业卫生标准《职业性急性有机氟中毒诊断标准》（GBZ 66—2002）,根据有确切的短时、过量有机氟吸入史,结合临床表现、X线胸片以及心电图等有关结果,综合分析,排除其他疾病后方可诊断。

（六）处理原则

1. 治疗原则

（1）凡有确切的有机氟气体意外吸入史者,不论有无自觉症状,必须立即离开现场,绝对卧床休息,进行必要的医学检查和预防性治疗,并观察72小时。

（2）早期给氧,氧浓度一般控制在50%~60%以内,慎用纯氧及高压氧。急性呼吸窘迫综合征时可应用较低压力的呼气末正压呼吸（PEEP 0.5kPa左右）。

（3）尽早、足量、短程应用糖皮质激素。强调对所有观察对象及中毒病人就地给予糖皮质激素静注等预防性治疗。中毒病人根据病情轻重,在中毒后第1天可适当加大剂量,以后足量短程静脉给药。中度以上中毒病人,为防治肺纤维化,可在急性期后继续小剂量间歇应用糖皮质激素。

（4）维持呼吸道畅通,可给予支气管解痉剂等超声雾化吸入。咯大量泡沫痰者宜早期使用去泡沫剂二甲硅油（消泡净）。出现呼吸困难经采用内科治疗措施无效后可行气管切开术。

（5）出现中毒性心肌炎及其他临床征象时,治疗原则一般与内科相同。

（6）合理选用抗生素,防治继发性感染。

（7）氟聚合物烟尘热,一般给予对症治疗。凡反复发病者,应给予防治肺纤维化的治疗。

2. 其他处理

（1）治愈标准:急性中毒所致的临床表现消失,胸部X线等有关检查结果基本恢复正常者为治愈。

（2）中毒病人治愈后,可恢复原工作;如病人中毒后遗留肺、心功能减退者,应调离原工作岗位,并定期复查。

（七）预防

1. 加强设备及管道的密闭、通风和维修保养,防止跑、冒、滴、漏;严格掌握聚合物烧结温度,防止超过450℃,以避免或减少剧毒物质产生;烧结炉应与一般操作室隔开,并安装排毒装置,防止热解气外逸。

2. 对含氟残液进行焚烧处理　残液贮罐要密闭,防止暴晒;含有机氟化合物的瓶罐,未经处理不得随意开放。对用聚四氟乙烯薄膜包裹的垫圈、管道、阀门等,如需焊接或高温切割时,应将聚四氟乙烯薄膜去除后方可操作。

3. 加强作业场所空气中毒物浓度监测,将车间空气中有机氟的浓度控制在职业接触限值(如八氟异丁烯 MAC 0.08mg/m³,六氟丙烯 PC-TWA 4mg/m³,PC-STEL 10mg/m³)以内。

4. 注意个人防护,保持良好卫生习惯,在采样、检修或处理残液时须佩戴供氧式防毒面具。

5. 就业前健康检查和在岗期间定期体检,凡有慢性阻塞性肺部疾病、支气管哮喘、慢性间质性肺病和心肌病,均不宜从事接触有机氟的工作。

五、二异氰酸甲苯酯

(一)理化特性

二异氰酸甲苯酯(toluene diisocyanate, TDI),化学式 $CH_3C_6H_3(NCO)_2$。分子量 174.2。有两种异构体,即 2,4 和 2,6-二异氰酸甲苯酯。工业应用常为 80% 2,4-TDI 和 20% 2,6-TDI。常温常压下 TDI 为乳白色液体或结晶,存放后成浅黄色,具有强烈刺激性。密度 1.21g/cm³(28℃),沸点 250℃,蒸气压 0.133kPa(80℃),蒸气密度 6.0kg/m³。不溶于水,溶于丙酮、乙醚、苯,四氯化碳和煤油等。

(二)接触机会

TDI 主要用于制造聚氨酯树脂及其泡沫塑料。在使用和制造 TDI,尤其是蒸馏、配料、发泡、喷涂、浇铸及烧割操作时,可接触到较高浓度 TDI;成品聚氨酯树脂和塑料遇热时有 TDI 释出;使用聚氨酯清漆、粘胶剂、密封剂,或聚氨酯产品在高温下热解时,有较多量 TDI 释出,污染作业环境,吸入高浓度 TDI 蒸气或皮肤被污染可引起急、慢性中毒。

(三)毒理

TDI 属低毒类。大鼠经口 LD_{50} 为 6120mg/kg,吸入 6 小时 LC_{50} 4274mg/m³。但小鼠吸入 4 小时 LC_{50} 69.84mg/m³。TDI 难经完整皮肤吸收,呼吸道是职业中毒的主要途径。其对皮肤黏膜有刺激作用,高浓度吸入可致化学性肺水肿;并具有致敏作用,多次接触可致过敏性皮炎和支气管哮喘。

(四)临床表现

1. 急性中毒　吸入高浓度 TDI 主要表现为眼及呼吸道黏膜刺激症状,咽喉干燥、疼痛、剧咳、气急、胸闷、胸骨后不适或疼痛、呼吸困难等,往往伴有恶心、呕吐、腹痛等胃肠症状。严重中毒者可见喘息性支气管炎、化学性肺炎和肺水肿等。

2. 支气管哮喘　部分劳动者反复多次接触 TDI 后,再次接触时可诱发过敏性哮喘。即使微量接触也可诱发典型过敏性支气管哮喘,患病率大约 10%。哮喘发作可在接触 TDI 数分钟至 1 小时内发生,也有迟至接触后 2~8 小时发病者。因此可在工作期间或晚间突然发作。主要表现为剧烈咳嗽,伴有胸闷、呼吸困难和喘息,不能平卧。肺部可闻及哮鸣音。部分劳动者血清可检出抗 TDI 的特异性抗体 IgE。哮喘发作程度与接触 TDI 关系密切。脱离接触或节假日后,症状改善或消失,再次接触,哮喘又发作。TDI 哮喘可并发自发气胸、纵隔气胸,皮下气肿。反复发作者可继发慢性支气管炎、肺气肿和肺功能不全。职业性 TDI 哮喘病人在脱离接触后大多能恢复。

3. 皮肤病变　TDI 对皮肤有原发刺激作用和致敏作用,接触者可发生荨麻疹、接触性皮炎和过敏性接触性皮炎。

（五）诊断

1. 急性中毒　参见国家《职业性急性化学物中毒性呼吸系统疾病诊断标准》（GBZ 73—2009）。

2. 职业性 TDI 哮喘的诊断　参见《职业性哮喘诊断标准》（GBZ 57—2008）,根据确切的 TDI 接触史和哮喘病史及临床表现,结合特异性变应原试验结果,参考现场职业卫生学调查资料,进行综合分析,排除其他病因所致的哮喘或呼吸系统疾患后,方可诊断。

（六）处理原则

1. 急性中毒　应立即脱离现场转移至新鲜空气处;应用清水彻底冲洗被污染的皮肤和眼部。吸入 TDI 有黏膜刺激症状者应密切观察;早期吸氧,对症处理,给予糖皮质激素,限制水量,合理使用抗生素,注意肺水肿预防和处理。

2. 职业性 TDI 哮喘　急性发作时应尽快脱离作业现场,并给予对症治疗。可应用平喘药异丙基肾上腺素（喘息定）、氨茶碱、二羟丙茶碱（喘定）等平喘。重者可使用激素（如地塞米松）及抗过敏药物。哮喘反复发作者尚需给予支持治疗,并及时调离 TDI 作业。

（七）预防

1. 用沸点较高、蒸气压较小的二苯基甲烷二异氰酸酯（MDI）或萘二异氰酸酯（NDI）替代 TDI。

2. 加强生产设备及管道的密闭、通风和维修保养,防止跑、冒、滴、漏,将车间空气中 TDI 的浓度控制在职业接触限值（PC-TWA $0.1mg/m^3$,PC-STEL $0.2mg/m^3$）以内。

3. 喷涂聚氨酯油漆时,操作者应戴送气式防毒面具。凡有致喘物过敏、支气管哮喘和伴肺功能损害的心血管及呼吸系统疾病者禁忌从事 TDI 作业。

第八节　农药中毒

一、概述

农药（pesticides）是指用于防止、控制或消灭一切虫害的化学物质或化合物。《中华人民共和国农药管理条例》明确,农药是用于预防、消灭或者控制危害农业、林业的病、虫、草和其他有害生物以及有目的地调节植物、昆虫生长的化学合成或者来源于生物、其他天然物质的一种或者几种物质的混合物及其制剂。

农药是一类特别的化学品,它既能防治农林病虫害,也会对人畜产生危害。农药的接触非常广泛,既有大量从事生产、运输、保存、使用的职业接触人群,也有通过污染的产品、水体、土壤等环境接触的社会人群。在职业接触人群中,与其他工业品明显不同,有广泛的使用者是其主要特征之一。在农村,由于容易获得,农药已经是自杀性中毒的主要工具。因此,针对农药的管理有特别要求。

（一）农药分类

1. 根据用途　常把农药分为:①杀虫剂（insecticides）:包括杀螨剂（miticides or acarides）,如吡虫啉、

毒死蜱、高效氯氰菊酯、异丙威等,在标签上用"杀虫剂"或"杀螨剂"字样和红色带表示。有机磷酸酯类(organophosphates)、氨基甲酸酯类(carbamates)、拟除虫菊酯类(pyrethroids)、沙蚕毒素类(nereistoxin derivatives)、有机氯类(organochlorides)均属此类;②杀菌剂(fungicides):如多菌灵、代森锰锌、井冈霉素等,在标签上用"杀菌剂"字样和黑色带表示。常包括有机硫类(organosulfur)、有机砷(胂)类(organic arsenates)、有机磷类、取代苯类、有机杂环类及抗菌素类杀菌剂;③除草剂(herbicides):如草甘膦、百草枯、莠去津、烯禾啶、敌稗等,在标签上用"除草剂"字样和绿色带表示。常包括季铵类、苯氧羧酸类、三氮苯类、二苯醚类、苯氨类、酰胺类、氨基甲酸酯类、取代脲类等化合物;④植物生长调节剂(growth regulators):如芸苔素内酯、多效唑、赤霉素等,在标签上用"植物生长调节剂"字样和深黄色带表示。⑤杀鼠剂(rodenticides):如杀鼠醚、溴敌隆等,在标签上用"杀鼠剂"字样和蓝色带表示。此外还有生物化学农药、微生物农药、植物源农药、转基因生物、天敌生物等特殊农药。

2. **按照对靶生物的作用方式**　分为触杀剂(contact Poison)、胃毒剂(stomach Poison)、熏蒸剂毒剂(fumigant Poison)、内吸毒剂(systematic Poison)等。这一分类方式,有利于指导实际使用,避免因药效时间未到而加大用量造成危害。

3. **按化学结构**　分为无机化学农药和有机化学农药。目前无机化学农药品种极少,有机化学农药大致可分为有机氯类、有机磷类、拟除虫菊酯类、氨基甲酸酯类、有机氮类、有机硫类、酚类、酸类、醚类、苯氧羧酸类、脲类、磺酰脲类、三氮苯类、胁类、有机金属类以及多种杂环类。

4. **按其成分**　分为原药和制剂。原药是指产生生物活性的有效成分。制剂是指除活性成分外的溶剂、助剂以及如颜料、催吐剂和杂质等其他成分。制剂有不同的剂型,如乳油(emulsifiable concentrate,EC)、悬浮剂(suspension Concentrate,SC)、水乳剂(即浓乳剂,emulsion in water,EW)、微乳剂(microemulsion,ME)、可湿性粉剂(wettable powder,WP)、水性化(又称水基化)剂型及水分散粒剂(WDG)、微胶囊等。按单、混剂分类,单独使用时称农药单剂,将两种以上农药混合配制或混合使用则称为农药混剂。

在我国混配农药使用非常普遍。杀虫剂混剂中,一般都含有机磷。混配农药的毒性大多呈相加作用,少数有协同作用。混配农药对人体健康危害更大,也对中毒原因的识别提出了更高的要求。有时因只觉察出一种农药,忽视了另外一种农药的存在,而耽误治疗。

5. **依据农药的大鼠急性毒性大小**　农药的毒性相差悬殊,在我国,依据农药的大鼠急性毒性大小,将农药分为剧毒、高毒、中等毒、低毒和微毒五类(表 3-2)。不同的毒性分级农药,在登记时其应用范围有严格的限制。

表 3-2　我国农药的急性毒性分级标准

毒性分级	经口 LD_{50}(mg/kg)	经皮 LD_{50}(mg/kg)	吸入 LD_{50}(mg/m³)2hr
剧毒	<5	<20	<20
高毒	5~50	20~200	20~200
中等毒	50~500	200~2000	200~2000
低毒	500~5000	2000~5000	2000~5000
微毒	>5000	>5000	>5000

（二）农药中毒的预防措施

农药对人体的影响主要包括急性中毒和长期接触后的不良健康效应。急性中毒危害主要取决于农药的急性毒性大小和人群短时间内的接触量。农药的长期健康危害问题比较复杂，有报告说一些农药可以引起致癌、生殖发育和免疫功能损伤等危害，如新近被 IARC 认定为 2A 类的草甘膦。有时农药的活性成分毒性不大，但所用的溶剂或助剂的毒性成为罪魁祸首。如家庭卫生杀虫剂常用的增效剂八氯二丙醚（octachlorodipropyl ether），被列为可疑致癌物和持久性有机污染物，其两步合成中间体和分解产物为二氯甲醚，二氯甲醚已列入已知人类致癌物。此外，农药生产过程中使用的原料、中间体的毒性可能对生产工人产生健康影响。

职业性急性农药中毒主要发生在农药厂工人以及农药施用人员。农药生产过程中出现跑、冒、滴、漏；农药包装时，徒手操作；运输和销售农药时发生包装破损，药液溢漏；使用农药时，违反安全操作规程；配药及施药时缺乏个人防护，配制农药浓度过高，施药器械溢漏，徒手或用口吹方式处理喷管故障，逆风喷洒，未遵守隔行施药，以及衣服和皮肤污染农药后未及时清洗等，都容易出现职业性中毒。职业性急性中毒，除事故性以外，通常程度较轻，如能及时救治，都能恢复健康。农村地区夏季使用农药普遍，在高温季节农药轻度中毒常与中暑合并或混淆，在治疗时应该给予重视。目前国内农药中毒的另一个重要原因是生活性中毒，构成了对人民群众健康的严重威胁。

农药中毒的预防措施与其他化工产品的原则基本相同，但要考虑农药有广泛应用的特性。除《中华人民共和国农药管理条例》外，国家或有关主管部门颁发了《农药安全使用规定》和《农药合理使用准则》以及农村农药中毒卫生管理办法等法规。预防农药中毒的关键是加强管理和普及安全用药知识。

1. 严格执行农药管理规定　生产农药，必须进行产品登记和申领生产许可，农药经营必须实行专营制度，避免农药的扩散和随意购买。限制或禁止使用对人、畜危害性大的农药，鼓励发展高效低毒的农药，逐步淘汰高毒类农药。农药容器的标签必须符合国家规定，有明确的成分标识、毒性分级和意外时的急救措施等。

2. 积极向有关人员宣传、落实预防农药中毒管理办法　严格执行农药登记的使用范围限制，剧毒农药绝不可用于蔬菜和收获前的粮食作物及果树等。开展安全使用农药的教育，提高防毒知识与个人卫生防护能力。

3. 改进农药生产工艺及施药器械　防止跑、冒、滴、漏；加强通风排毒措施，用机械化包装替代手工包装。

4. 遵守安全操作规程　农药运输应专人、专车，不与粮食、日用品等混装、混堆。被污染的地面、包装材料、运输工具要正确清洗。配药、拌种应有专门的容器和工具，严格按照说明书要求正确掌握配制的浓度。容器、工具用毕后，要在指定的地点清洗，防止污染水源等。喷药时遵守操作规程，防止农药污染皮肤和吸入中毒。一些行之有效的经验，如站在上风向、倒退行走喷洒、禁止在炎热或大风时施药。施药员要穿长衣长裤，使用塑料薄膜围裙、裤套或鞋套。工作时不吸烟或吃食物。污染的皮肤、工作服应及时清洗。施药工具要注意保管、维修，防止发生泄漏。严禁用嘴吹、吸喷头和滤网等。使用过农药的区域要竖立标志，在一定时间内避免进入。

5. 医疗保健、预防措施

(1)生产工人要进行就业前和定期体检,可针对接触的农药增加有关指标,如有机磷农药接触工人的全血胆碱酯酶活性。妊娠期和哺乳期的妇女、患有神经系统疾病及明显肝肾疾病的病人,要调离接触农药的岗位。

(2)施药人员要给予健康指导。农药使用有季节性,且使用者多为农民。告知他们每次施药时间不要过长,连续施药 3~5 天后休息 1~2 天,不在炎热时喷洒农药等。患病时,不去从事施药作业。

6. 指导农民不要乱放农药　购买回来的农药切莫与粮食、化肥、种子等混放在一起,也不能存放在人、畜经常出入的地方。应贮放在阴凉、通风干燥,特别是小孩不能找到的隐蔽地方。随意将农药瓶和农药塑料丢弃不但破坏环境,而且容易造成人畜中毒,可采取在野外挖坑深埋的方法处理,防患于未然。

7. 其他措施　鼓励组成专业队伍开展施药工作,减少接触农药的人数,避免农药流失。积极研制低毒或无毒类农药。在高毒类农药中加入警告色或恶臭剂等,避免错误的用途等。

二、有机磷酸酯类农药

有机磷酸酯类农药(organophosphorus pesticides)是我国目前生产和使用最多的一类农药,除单剂外,也是许多多元混剂的主要成分,在农药的职业健康危害中占重要地位。

有机磷农药的品种较多,除用于杀虫剂外,少数品种还用于杀菌剂、杀鼠剂、除草剂和植物生长调节剂,个别还用作战争毒剂。

(一)理化特性

有机磷农药的基本化学结构如下:

$$\begin{array}{c} R_1 \\ \diagdown \\ P \\ \diagup \quad \diagdown \\ R_2 \qquad X \end{array} \quad O\,(or\ S)$$

粗略分为磷酸酯类(P=O)和硫代磷酸酯类(P=S)二大类。再根据 X 的结构特征分为磷酸酯类、硫代磷酸酯类、磷酰胺及硫代磷酰胺、焦磷酸酯、硫代焦磷酸酯和焦磷酰胺类等。

1. 磷酸酯类　磷酸是一个三元酸,即其中有三个可被置换的氢原子,这些氢原子被有机基团置换而形成磷酸酯,如敌敌畏(dichlorvos,DDVP)、敌百虫(trichlorfon)、磷胺(phosphamidon,已禁止)、百治磷(dicrotophos)等。

2. 硫代磷酸酯类　磷酸分子中的氧原子被硫原子置换即称为硫代磷酸酯,常见的有对硫磷(parathion,已禁止)、甲基对硫磷(methyl parathion,已禁止)、杀螟松(fenitrothion)、内吸磷(demeton)、辛硫磷(phoxim)、二嗪农(diazinon)、稻瘟净(kitazin)、倍硫磷(fenthion)等硫代磷酸酯类和乐果(dimethoate)、马拉硫磷(malathion)、甲拌磷(phorate)等二硫代磷酸酯类。

3. 磷酰胺及硫代磷酰胺类　磷酸分子中一个羟基被氨基取代后称磷酰胺,氧原子若被硫原子取代叫硫代磷酰胺。国内有甲胺磷(methamidophos,已禁止)及乙酰甲胺磷(acephate)等少数品种。

4. 焦磷酸酯、硫代焦磷酸酯和焦磷酰胺　两个磷酸分子脱去一分子水即形成焦磷酸,焦磷酸中的氢、氧和羟基可分别由有机基、硫原子和氨基取代。国内现有治螟磷(sulfotep)、双硫磷(temephos)等。

有机磷农药纯品一般为白色结晶,工业品为淡黄色或棕色油状液体,除敌敌畏等少数品种外,大多有类似大蒜或韭菜的特殊臭味。沸点较高且均不耐热,加热到200℃以下即发生分解,甚至爆炸。比重多大于1。常具有较高的折光率。在常温下的蒸气压力较低,但无论液体或固体,在常温下都有蒸气逸出,可造成中毒。一般难溶于水,易溶于芳烃、乙醇、丙酮、氯仿等有机溶剂,而难溶于石油醚和脂肪烃类。

（二）毒理

有机磷农药的毒性高低不一,与其化学结构中取代基团有关。如结构式中R基团为乙氧基时,毒性较甲氧基大,因为后者容易分解;X基团为强酸根时,毒性较弱酸根大,因为前者能使磷原子的趋电性增强,使得该化合物对胆碱酯酶亲和力增高。

有机磷农药可经胃肠道、呼吸道以及完好的皮肤或黏膜吸收。经呼吸道或胃肠道进入人体时,吸收较为迅速而完全。皮肤吸收是急性职业性中毒的主要途径。吸收后迅速随血液及淋巴循环分布到全身各器官组织,其中以肝脏含量最高,肾、肺、脾次之,具有氟、氰等基团的有机磷,可通过血脑屏障。有的还能通过胎盘屏障到达胎儿体内。脂溶性高的有机磷农药能少量储存于脂肪组织中延期释放。

有机磷农药在体内的代谢途径及代谢速率因种属而异,并且取决于联结在其基本结构上的替代化学基团种类。其通用的代谢反应式为:

$$\begin{array}{c} R \\ R \end{array}\!\!>\!\!\overset{\overset{O}{\parallel}}{P}\!\!-\!\!O(S)\!\!-\!\!X \longrightarrow \begin{array}{c} R \\ R \end{array}\!\!>\!\!P\!\!-\!\!OH + HO(S)\!\!-\!\!X$$

Organophosphorus ester　　　　　　Alkylphosphate　+　Alcohol

X= Alkyl group

有机磷农药在生物体内的代谢反应过程参见下图(图3-6),体内代谢主要为氧化及水解两种形式,一般氧化产物毒性增强,水解产物毒性降低。例如,对硫磷在体内经肝细胞微粒体氧化酶的作用下,先被氧化为毒性较大的对氧磷,后者被磷酸三酯水解酶水解成对硝基酚等随尿排出。马拉硫磷在体内可被氧化为马拉氧磷,毒性增加,也可被羧酸酯水解酶水解失去活性。哺乳动物体内含丰富的羧酸酯酶,对马拉硫磷的水解作用超过氧化作用,而昆虫相反,因而马拉硫磷是高效、对人畜低毒的杀虫剂。乐果在体内被氧化成毒性更大的氧化乐果,同时可由肝脏的酰胺酶将其水解为乐果酸,经进一步代谢转变成无毒产物由尿排出。因昆虫酰胺酶的降解能力有限,其杀虫效果较好。

由于有机磷农药结构的相似性,经过上述的生物转化反应,其最终都代谢为下列六种二烷基磷酸酯的一种或几种(图3-7),并大部分随尿排出。常见有机磷农药相应的代谢产物见(表3-3)。有机磷在体内经代谢转化后排泄很快。一般数日内可排完。主要通过肾脏排出,少部分随粪便排出。

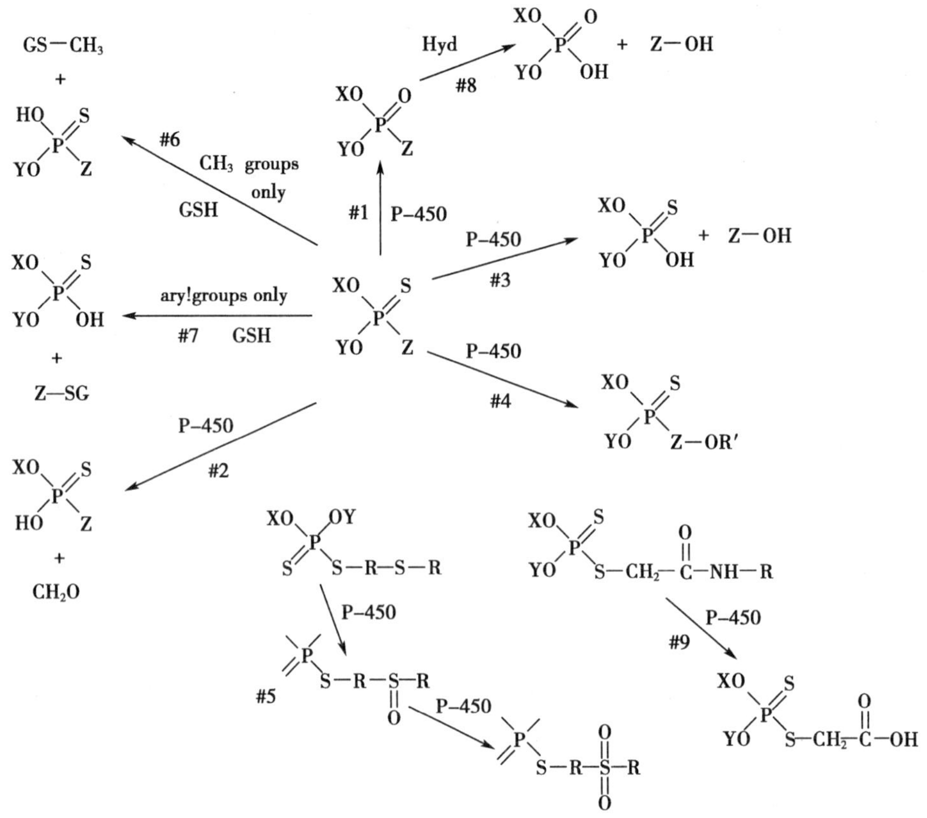

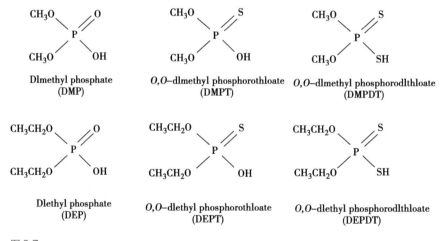

图 3-6
- - - - - - - -
有机磷的主要代谢途径

CH₃O、O
    P
CH₃O   OH

Dlmethyl phosphate
(DMP)

CH₃O、S
    P
CH₃O   OH

O,O–dlmethyl phosphorothloate
(DMPT)

CH₃O、S
    P
CH₃O   SH

O,O–dlmethyl phosphorodlthloate
(DMPDT)

CH₃CH₂O、O
    P
CH₃CH₂O   OH

Dlethyl phosphate
(DEP)

CH₃CH₂O、S
    P
CH₃CH₂O   OH

O,O–dlethyl phosphorothloate
(DEPT)

CH₃CH₂O、S
    P
CH₃CH₂O   SH

O,O–dlethyl phosphorodlthloate
(DEPDT)

图 3-7
- - - - - - - -
有机磷的六种代谢产物

表 3-3　尿中可检测的有机磷农药的六种代谢产物及其母体化合物

代谢产物	主要母体化合物
二甲基磷酸酯 dimethylphosphate（DMP）	敌敌畏、敌百虫、速灭磷、马拉氧磷、乐果、皮蝇磷
二乙基磷酸酯 diethylphosphate（DEP）	特普、对氧磷、内吸氧磷、二嗪氧磷,除线磷

续表

代谢产物	主要母体化合物
二甲基硫代磷酸酯 dimethylthiophosphate（DMTP）	杀螟硫磷、皮蝇磷、马拉硫磷、乐果
二乙基硫代磷酸酯 diethylthiophosphate（DETP）	二嗪农、内吸磷、对硫磷、皮蝇磷
二甲基二硫代磷酸酯 dimethyldithiophosphate（DMDTP）	马拉硫磷、乐果、谷硫磷
二乙基二硫代磷酸酯 diethyldithiophosphate（DEDTP）	乙拌磷、甲拌磷

参与体内有机磷代谢的酶主要有 P450 系统和酯酶。根据酯酶与有机磷的相互作用特点,酯酶分为两类,即能水解有机磷酸酯的酶称 A 酯酶(如对氧磷酶)和被有机磷酸酯抑制的酶称 B 酯酶(如羧酸酯酶和胆碱酯酶)。但以后的研究发现,被称为 B 酯酶的一类酶不仅仅被简单的抑制也可以参与代谢有机磷酸酯,并可以被诱导。酯酶包括硫酯酶、磷酸酶和羧基酯酶等。其中研究最多的是羧基酯酶,它包括对氧磷酶(paraoxonase)、羧酸酯酶(carboxylesterase)。目前,已经发现对氧磷酶(系统名为芳香基二烷基磷酸酯酶 aryldialkylphosphatase,E. C. 3. 1. 8. 1)在人群中有多态现象,7 号染色体 q21-22 点基因位点不同,编码此酶 55 位和 192 位氨基酸的基因分别存在 ATG/TTG 和 CAA/CGA 多态性。这种酶多态现象可以影响机体对有机磷农药毒作用的易感性和耐受性。

有机磷农药急性毒作用的主要机制是抑制胆碱酯酶(cholinesterase,ChE)活性,使之失去分解乙酰胆碱(acetylcholine,ACh)的能力,导致乙酰胆碱在体内聚集,而产生相应的功能紊乱。

乙酰胆碱是胆碱能神经递质,胆碱能神经包括大部分中枢神经纤维、交感与副交感神经的节前纤维、全部副交感神经的节后纤维、运动神经、小部分交感神经节后纤维。当胆碱能神经兴奋时,其末梢释放乙酰胆碱,作用于效应器。按其作用部位可分为两种情况:①毒蕈碱样作用(M 样作用),即因兴奋乙酰胆碱 M 受体,其效应与刺激副交感神经节后纤维所产生的作用类似。如心血管抑制,腺体分泌增加,平滑肌痉挛,瞳孔缩小,膀胱及子宫收缩及肛门括约肌松弛等;②烟碱样作用(N 样作用),即在自主神经节、肾上腺髓质和横纹肌的运动终板上,乙酰胆碱的 N 受体受到兴奋,作用与烟碱相似,小剂量兴奋,大剂量抑制、麻痹。中枢神经内神经细胞之间的突触联系,大部分属于胆碱能纤维。

胆碱酯酶是一类能在体内迅速水解乙酰胆碱的酶。正常生理条件下,当胆碱能神经受刺激时,其末梢部位立即释放乙酰胆碱,将神经冲动向其次一级神经元或效应器传递。同时,乙酰胆碱迅速被突触间隙处的胆碱酯酶分解失效而解除冲动,以保证神经生理功能的正常活动。

体内有两类胆碱酯酶,一类称为乙酰胆碱酯酶(AChE),主要分布于神经系统及红细胞表面(由神经细胞及幼稚红细胞合成)。具有水解乙酰胆碱的特殊功能。亦称真性胆碱酯酶。另一类为丁酰胆碱酯酶(BuChE),存在于血清、唾液腺及肝脏中(在肝脏中合成),分解丁酰胆碱的作用较强,分解丙酰胆碱及乙酰胆碱的作用较弱。因此其生理功能还不太清楚,也称假性胆碱酯酶。有机磷中毒时,两类胆碱酯酶都可被抑制,但对神经传导起作用的是真性胆碱酯酶。

乙酰胆碱酯酶具有两个活性中心,即阴离子部位和酶解部位。阴离子部位能与乙酰胆碱中带有阳电荷的氮(N)结合。同时酶解部位与乙酰胆碱中的乙酰基中的碳原子(C)结合形成复合物,进而形成胆碱和乙酰化胆碱酯酶。最后,乙酰化胆碱酯酶在乙酰水解酶的作用下,在千分之几秒内迅速水解,使乙酰基形成醋酸,而胆碱酯酶恢复原来状态。

有机磷化合物进入体内后,迅速与体内胆碱酯酶结合,形成磷酰化胆碱酯酶,使之失去分解乙酰胆碱的作用,以致胆碱能神经末梢部位所释放的乙酰胆碱不能迅速被其周围的胆碱酯酶所水解,造成乙酰胆碱大量蓄积,引起胆碱能神经过度兴奋相似的症状,产生强烈的毒蕈碱样症状、烟碱样症状和中枢神经系统症状。

有机磷化合物抑制胆碱酯酶的速度,与其化学结构有一定关系。磷酸酯类如对氧磷、敌敌畏等,在体内能直接抑制胆碱酯酶;而硫代磷酸酯类如对硫磷、乐果、马拉硫磷等,必须在体内经过活化(如氧化)作用后才能抑制胆碱酯酶(间接抑制剂),故其对胆碱酯酶的抑制作用较慢,持续时间相对较长。

随着中毒时间延长,磷酰化胆碱酯酶可失去重新活化的能力,成为"老化酶"。老化是有机磷酸酯类化学物抑制乙酰胆碱酯酶后的一种变化,是指中毒酶从可以重活化状态到不能重活化状态,其实质是一种自动催化的脱烷基反应(dealkylation)。此时使用复能剂,亦难以恢复其活性,其恢复主要靠再生。

胆碱酯酶活性抑制是有机磷农药急性毒作用的主要机制,但不是唯一机制。如兴奋性氨基酸、抑制性氨基酸、单胺类递质等非胆碱能机制也涉及。有机磷农药可以直接作用于胆碱能受体,可以抑制其他的酯酶,也可以直接作用于心肌细胞造成心肌损伤。一些农药,如敌百虫、敌敌畏、马拉硫磷、甲胺磷、对溴磷、三甲苯磷、丙硫磷等,还可以引起迟发性神经病变(organophosphate induced delayed neuropathy,OPIDN)。OPIDN 主要病变为周围神经及脊髓长束的轴索变性,轴索内聚集管囊样物继发脱髓鞘改变。长而粗的轴索最易受损害,且以远端为重,符合中枢-周围远端型轴索病。OPIDN 的发病机制尚未完全明了,目前认为与神经病靶酯酶(neuropathy target esterase,NTE)抑制以及靶神经轴索内的钙离子/钙调蛋白激酶 B 受干扰,使神经轴突内钙稳态失调,骨架蛋白分解,导致轴突变性有关。还有一些农药,如乐果、氧乐果、敌敌畏、甲胺磷、倍硫磷等中毒后,在出现胆碱能危象后和出现 OPIDN 前,出现中间肌无力综合征(intermediate myasthenia syndrome,IMS)。中间肌无力综合征表现以肢体近端肌肉、颅神经支配的肌肉以及呼吸肌的无力为特征,发病机制尚未阐明,主要假设有神经-肌接头传导阻滞、横纹肌坏死、乙酰胆碱酯酶持续抑制、血清钾离子水平下降、氧自由基损伤等。有机磷农药急性毒作用的主要机制概括如图 3-8 所示。

(三)临床表现

1. 急性中毒　潜伏期长短与接触有机磷农药的品种、剂量、侵入途径及人体健康状况等因素有关。经皮吸收中毒者潜伏期较长,可在 12 小时内发病,但多在 2~6 小时开始出现症状。呼吸道吸收中毒时潜伏期较短,但往往是在连续工作下逐渐发病,通常发病越快,病情越重。

急性中毒的症状体征(表 3-4,图 3-9)可分下列几方面。

(1)毒蕈碱样症状:早期就可出现,主要表现为:①腺体分泌亢进;②平滑肌痉挛;③瞳孔缩小;

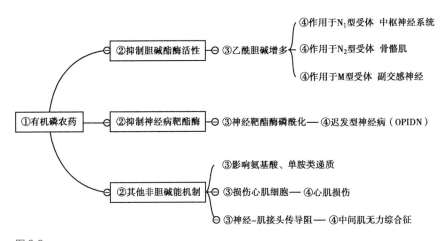

图 3-8
有机磷农药急性毒作用的主要机制

因动眼神经末梢 ACh 堆积引起虹膜括约肌收缩使瞳孔缩小;④心血管抑制。常被烟碱样作用所掩盖。

(2)烟碱样症状:出现的血压升高及心动过速,可掩盖毒蕈碱样作用下的血压偏低及心动过缓。运动神经兴奋时,表现肌束震颤、肌肉痉挛,进而由兴奋转为抑制,出现肌无力、肌肉麻痹等。

(3)中枢神经系统症状:早期出现头晕、头痛、倦怠、乏力等,随后可出现烦躁不安、言语不清及不同程度的意识障碍。严重者可发生脑水肿,出现癫痫样抽搐、瞳孔不等大等。甚至呼吸中枢麻痹死亡。

(4)其他症状:严重者可出现许多并发症状,如中毒性肝病、急性坏死性胰腺炎、脑水肿等。一些重症病人可出现中毒性心肌损害。少数病人主要在急性中毒后第 1~4 天左右,胆碱能危象症状基本消失后,出现中间肌无力综合征。部分病人在急性中毒恢复期出现迟发性神经病变。

表 3-4 急性有机磷中毒的主要症状和体征

系统	受体类型	器官	症状或体征
副交感神经	毒蕈碱	眼,虹膜和睫状肌	瞳孔缩小
交感神经		腺体:泪腺,唾液腺,呼吸道,消化道,汗腺	流泪,流涎,支气管黏液,肺分泌物,恶心,呕吐,腹泻,尿频,多汗
		心脏:窦房结,房室结	心动过缓,心律失常,传导阻滞
		平滑肌:支气管,胃肠道	支气管收缩,痉挛,呕吐,腹泻
		膀胱	尿频,尿失禁
神经肌肉组织	烟碱	骨骼肌	震颤,痉挛,反射消失和瘫痪
中枢神经系统		脑	头痛,头昏,全身乏力,精神错乱,抽搐,直至意识丧失

2. 慢性中毒 症状较轻,主要有类神经症,部分出现毒蕈碱样症状,偶有肌束颤动、瞳孔变化、神经肌电图和脑电图变化。长期接触对健康的影响主要表现为免疫系统功能、生殖功能的不良作用。

3. 致敏作用和皮肤损害 有些有机磷农药可引起支气管哮喘、过敏性皮炎等。

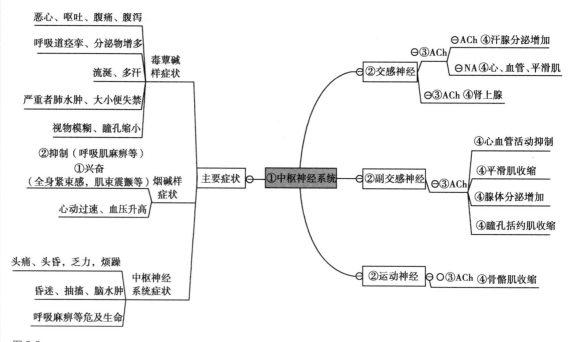

图 3-9
急性有机磷中毒的主要症状和体征

（四）诊断

正确诊断是有机磷农药中毒抢救成功与否的关键。并且随时观察病情变化，根据病情调整用药。此外，必须注意接触混配农药时其他农药中毒的识别。《职业性急性有机磷杀虫剂中毒诊断标准》（GBZ 8—2002）规定了有关原则和分级标准。

1. 诊断依据   根据短时间接触大量有机磷杀虫剂的职业史，以自主神经、中枢神经和周围神经系统症状为主的临床表现，结合全血胆碱酯酶活性测定，参考劳动卫生调查资料，排除其他类似疾病后作出诊断。

2. 接触反应   具有下列表现之一：①无明显临床表现，全血或红细胞胆碱酯酶活性低于 70%；②有轻度的毒蕈碱样自主神经症状和（或）中枢神经系统症状，全血胆碱酯酶活性高于 70%。

3. 急性中毒分级标准   根据短时间大量接触史，结合相应的临床症状体征、全血胆碱酯酶活性，分为轻、中、重度中毒及中间肌无力综合征和迟发性神经病。

4. 慢性中毒   长时间接触史结合下列情况之一，可诊断为慢性中毒：①有神经症状、轻度毒蕈碱样症状和烟碱样症状中两项，胆碱酯酶活性在 50% 以下，并在脱离接触后一周内连续 3 次检查仍在 50% 以下；②出现上述症状一项，胆碱酯酶活性在 30% 以下，并在脱离接触后一周内连续 3 次检查仍在 50% 以下。

（五）处理原则

1. 急性中毒

（1）清除毒物：立即使病人脱离中毒现场，脱去污染衣服，用肥皂水（忌用热水）彻底清洗污染的皮肤、头发、指甲；眼部如受污染，应迅速用清水或 2% 碳酸氢钠溶液冲洗。

（2）特效解毒药：迅速给予解毒药物。轻度中毒者可单独给予阿托品；中度或重度中毒者，需要阿托品及胆碱酯酶复能剂(如氯磷定、解磷定)两者并用。合并使用时,有协同作用,剂量应适当减少。敌敌畏、乐果等中毒时,使用胆碱酯酶复能剂的效果较差,治疗应以阿托品为主。注意阿托品化(瞳孔扩大、颜面潮红、皮肤无汗、口干、心率加速),但要防止阿托品过量、中毒。

(3)对症治疗:处理原则同内科。治疗过程中注意保持呼吸道通畅。出现呼吸衰竭或呼吸麻痹时,立即给予机械通气。必要时做气管插管或切开。出现呼吸暂停时,不要轻易放弃治疗。急性中毒病人临床表现消失后仍应继续观察 2~3 天;乐果、马拉硫磷、久效磷中毒者,应延长治疗观察时间,重度中毒病人避免过早活动,防止病情突变。

(4)劳动能力鉴定:

1)观察对象:应暂时调离有机磷作业 1~2 周,并复查全血胆碱酯酶活性,有症状者可适当对症处理。

2)急性中毒:治愈后三个月内不宜接触有机磷农药。有迟发性神经病变者,应调离有机磷作业。

2. 慢性中毒　应脱离接触,进行治疗。主要采取对症和支持疗法。在症状、体征基本消失,血液胆碱酯酶活性恢复正常 1~3 月后,可安排原来工作。如屡次发生或病情加重,应调离有机磷农药接触岗位。

（六）预防原则

见概述。在健康监护时,就业前体检检查全血胆碱酯酶活性;定期体检应将全血胆碱酯酶活性检查列入常规,必要时进行神经-肌电图检查。

三、拟除虫菊酯类农药

拟除虫菊酯类农药(synthetic pyrethroids)是人工合成的结构上类似于天然除虫菊素(pyrethrin)的一类农药,其分子由菊酸和醇两部分组成。按结构、活性和稳定性等特点分为一代和二代,一代由菊酸(chrysanthemic acid)和带有呋喃环和末端链的醇所形成的酯,二代在一代基础上由 3-苯氧苄醇衍生物取代了醇部位。二代拟除虫菊酯由于稳定性好、活性高而被广泛使用。常用的拟除虫菊酯类农药包括溴氰菊酯(敌杀死)、氰戊菊酯(速灭杀丁)、氯氰菊酯、甲醚菊酯、甲氰菊酯、氟氰菊酯、氟胺氰菊酯、氯氟氰菊酯、氯烯炔菊酯、三氟氯氰菊酯、联苯菊酯等。

其作用机制是扰乱昆虫神经的正常生理,使之由兴奋、痉挛到麻痹而死亡。对昆虫具有强烈的触杀作用,有些品种兼具胃毒或熏蒸作用,但都没有内吸作用。因在环境中残留低,对人畜毒性低而大量应用。其缺点主要是对鱼毒性高(可被用于非法捕鱼),对某些益虫也有伤害,长期重复使用会导致害虫产生抗药性。近年来拟除虫菊酯类农药与有机磷混配的复剂较多。一些低毒的拟除虫菊酯类农药用于家庭卫生杀虫剂。因为普遍使用,其长期接触的健康风险受到关注,如生殖发育异常、内分泌干扰作用。

（一）理化特性

大多数为黏稠状液体,呈黄色或黄褐色,少数为白色结晶如溴氰菊酯,一般配成乳油制剂使用。多数品种难溶于水,易溶于甲苯、二甲苯及丙酮。大多不易挥发,在酸性条件下稳定,遇碱易分解。用于杀虫的拟除虫菊酯类农药多为含氰基的化合物(Ⅱ型),用于卫生杀虫剂则多不含氰基(Ⅰ型),常配制成气雾或电烤杀蚊剂。

（二）毒理

拟除虫菊酯类农药多为中等毒性（Ⅱ型）和低毒类（Ⅰ型）。可经呼吸道、皮肤及消化道吸收。在田间施药时，因为这类农药亲脂性强，皮肤吸收尤为重要。

拟除虫菊酯类农药在哺乳动物体内被肝脏的酶水解及氧化。顺式异构体的解毒主要靠氧化反应。反式异构体的代谢主要靠水解反应，且排泄较快，所以毒性较低。生物降解主要通过酯的水解和在芳基及反式甲基上发生羟化两个途径。排出的代谢物中若为酯类，多以游离形式排出；若为酸类则以结合物的形式（主要与葡萄糖醛酸结合）排出，一些未经代谢的溴氰菊酯可经粪便排出。一些拟除虫菊酯类化合物本身有多个异构体，水解后的代谢物较复杂。拟除虫菊酯类化合物的水解可被有机磷杀虫剂在体内或体外所抑制，因此先后或同用这两种杀虫剂能协同增强杀虫的效果及其急性毒性。

拟除虫菊酯类农药在人体内的半衰期约为 6 小时，体内一相反应首先是酯键断裂形成菊酸和醇，醇继续氧化为酸，二相反应是与体内葡萄糖醛酸形成结合型的酯。二代拟除虫菊酯的代谢物主要为 3-苯氧基苯甲酸（简称 3-PBA）、顺式-3-（2,2-二氯乙烯基）-2,2-二甲基环丙烷-1-羧酸、反式-3-（2,2-二氯乙烯基）-2,2-二甲基环丙烷-1-羧酸，这些代谢物主要通过粪便和尿液排出体外。因此可以用于接触评估，总体描述二代拟除虫菊酯类化学物接触水平。

拟除虫菊酯类农药属于神经毒物，毒作用机制未完全阐明。其Ⅰ型化合物不含有 α-氰基，可使中毒动物出现震颤、过度兴奋、共济失调、抽搐和瘫痪等；其Ⅱ型化合物含有 α-氰基，可使中毒动物产生流涎、舞蹈与手足徐动、易激惹兴奋，最终瘫痪等。两型拟除虫菊酯都选择性地作用于神经细胞膜的钠离子通道，使其去极化后的钠离子通道 M 闸门关闭延缓，钠通道开放延长，从而产生一系列兴奋症状。除神经毒性外，拟除虫菊酯类农药还具有生殖毒性，对大鼠甲状腺素分泌及免疫系统功能也具有影响。人群资料的报道主要是对男性生殖系统的影响，如影响男性生殖激素水平，影响精子活力等，此外也有拟免疫毒性的报道。

（三）临床表现

1. 急性中毒　职业性中毒多为经皮和呼吸道吸收引起，症状一般较轻，表现为皮肤黏膜刺激和一些全身症状。首发症状在接触 4~6 小时出现，多为面部皮肤灼痒感、眼部刺激症状或头昏。全身症状最迟 48 小时后出现。中毒者约半数出现面部异常感觉，自述为烧灼感、针刺感或发麻、蚁走感，常于出汗或热水洗脸后加重，停止接触数小时后即可消失。少数病人出现低热，瞳孔一般正常，个别皮肤出现红色丘疹伴痒感。轻度中毒者全身症状为头痛、头晕、乏力、恶心、呕吐、食欲缺乏、精神萎靡或肌束震颤，部分病人口腔分泌物增多，多于 1 周内恢复。

中毒程度重者（如大量口服）很快出现症状如上腹部灼痛、恶心或呕吐等。此外，有胸闷、肢端发麻、心慌及视物模糊、多汗等症状。部分病人四肢大块肌肉出现肌束震颤。严重者出现肺水肿、意识模糊或昏迷，伴阵发性抽搐，各种镇静解痉剂疗效常不满意。

拟除虫菊酯类与有机磷类二元混配农药中毒时，临床表现为有机磷农药和拟除虫菊酯农药中毒的双重特点，以有机磷中毒特征为主，但症状更重。

2. 变态反应　溴氰菊酯可以引起类枯草热症状、过敏性哮喘。

（四）诊断

《职业性急性拟除虫菊酯中毒诊断标准及处理原则》（GBZ 43—2002）规定了基本原则。

1. 诊断原则　根据短期内接触史，及神经系统兴奋性异常为主的临床表现，结合现场调查，在排除其他有类似临床表现的疾病后作出诊断。尿中拟除虫菊酯原型或代谢产物可作为接触指标。

2. 诊断分级

（1）观察对象：接触后出现面部异常感觉，如烧灼感、针刺感或紧麻感，皮肤、黏膜刺激症状，无明显全身症状。

（2）轻度中毒：出现明显全身症状，包括头痛、头晕、乏力、食欲缺乏以及恶心，并有精神萎靡、呕吐、口腔分泌物增多或肌束震颤。

（3）重度中毒：除上述临床表现外，具有下列一项表现：①阵发性抽搐；②意识障碍；③肺水肿。

（五）处理原则

立即脱离中毒现场，彻底清洗污染皮肤。迄今无特效解毒剂，以对症及支持疗法为主。出现抽搐者可给予抗惊厥剂。如为拟除虫菊酯类与有机磷类混配农药的急性中毒，临床表现常以有机磷中毒为主，治疗上也应先解救有机磷农药中毒，切忌引起阿托品中毒，再辅以对症治疗。

（六）预防

见概述。凡有神经系统器质性疾患、严重皮肤病或过敏性皮肤病者不易从事拟除虫菊酯类农药的作业。

四、氨基甲酸酯类农药

氨基甲酸酯因速效、内吸、触杀、残留期短及对人畜毒性较有机磷低的优点，被广泛使用。常用的有呋喃丹、西维因、速灭威、混灭威、叶蝉散、涕灭威、灭多威、残杀威、兹克威、异索威、猛杀威、虫草灵等。国内主要以呋喃丹为主，因生态毒性问题，其安全性受到关注。

（一）理化性质

氨基甲酸酯是氨基甲酸的 N 位上被甲基或其他基团取代酯类。其基本结构为：

$$
\begin{array}{c}
R_1 \\
\ \overset{\displaystyle O}{\underset{\displaystyle \|}{}} \\
N-C-X \\
R_2
\end{array}
$$

R_2 多为芳香烃、脂肪族链或其他环烃。如 R_1 为甲基，则此类 N-甲基氨基甲酸酯具有杀虫剂作用；如 R_1 为芳香族基团，则多为除草剂；如 R_1 为苯并咪唑时，则为杀菌剂。碳位上氧被硫原子取代称硫代（或二硫代）氨基甲酸酯，大多数作为除草剂或杀菌剂。

大多数氨基甲酸酯农药为白色结晶，无特殊气味。熔点多在 50~150℃。蒸气压一般在 0.04~15MPa，普遍较低。大多数品种易溶于有机溶剂，难溶于水。在酸性溶液中分解缓慢、相对稳定，遇碱易分解。温度升高降解速度加快。

（二）毒理

大部分品种经口毒性属中等毒性，经皮毒性属低毒类。可通过呼吸道和胃肠道吸收，经皮吸收缓慢、吸收量低。进入机体后,很快分布到全身各组织器官,如肝、肾、脑、脂肪和肌肉等。代谢迅速,一般在体内无蓄积,主要从尿中排出,少量经肠道排出。呋喃丹的代谢主要在肝内进行,其水解的主要产物是酚类,氧化代谢产物主要是三羟基呋喃丹,其水解的速率比氧化快3倍,结合则主要是与葡萄糖醛酸或硫酸与水解后的酚类结合成酯。呋喃丹的水解与结合具有解毒作用,而氧化生成的3-羟基呋喃丹与呋喃丹的毒性相当。

氨基甲酸酯类农药的急性毒作用机制是直接抑制体内的乙酰胆碱酯酶。即以整个分子与酶形成疏松复合物。氨基甲酸酯与乙酰胆碱酯酶的结合是可逆的,疏松的复合物既可解离,释放出游离的胆碱酯酶,也可进一步形成一个稳定的氨基甲酰化胆碱酯酶和一个脱离基团(酚、苯酚等)。而氨基甲酰化胆碱酯酶可再水解(在水存在下)释放出游离的、有活性的酶。

有些动物实验提示,西维因具有麻醉作用、生殖系统毒作用、致畸作用和肾脏损害。

（三）诊断

《职业性急性氨基甲酸酯杀虫剂中毒诊断标准》(GBZ 52—2002)规定了基本原则。

1. 诊断原则　根据短时间内大量接触史,相应的临床表现,结合全血胆碱酯酶活性测定结果,参考现场劳动卫生学调查资料,排除其他病因后作出诊断。

2. 诊断分级

(1)轻度中毒:短期密切接触氨基甲酸酯后,出现较轻的毒蕈碱样和中枢神经系统症状,如头晕、头痛、乏力、视物模糊、恶心、呕吐、流涎、多汗、瞳孔缩小等,有的伴有肌束震颤等烟碱样症状,一般在24小时以内恢复正常。全血胆碱酯酶活性往往在70%以下。

(2)重度中毒:除上述症状加重外,并具有以下任何一种表现:①肺水肿;②昏迷或脑水肿。全血胆碱酯酶活性一般在30%以下。

（四）临床表现

其中毒的临床表现与有机磷农药中毒相似,一般在接触后2~4小时发病,口服中毒更快。一般病情较轻,以毒蕈碱样症状为主,血液胆碱酯酶活性轻度下降。重症病人可出现肺水肿、脑水肿、昏迷及呼吸抑制等危及生命。有些品种可引起接触性皮炎,如残杀威。

（五）处理原则

病人脱离现场、迅速彻底清理污染部位。阿托品是治疗的首选药物。但要注意,轻度中毒不必阿托品化;重度中毒者,通过静脉注射阿托品尽快达阿托品化,但总剂量远比有机磷中毒时少。一般认为单纯氨基甲酸酯杀虫剂中毒不宜用肟类复能剂,因其可增加氨基甲酸酯的毒性,并降低阿托品疗效。但目前的临床经验提示,适当使用肟类复能剂是有助于治疗的。

（六）预防

见概述。

五、百草枯

百草枯(paraquat)又名对草快、克草王、克草灵等,为联吡啶类化合物。它是一种速效触杀型灭生性除草剂,喷洒后能很快发挥作用,接触土壤后迅速失活,因此在土壤中无残留,不会损害植物根部。相比其他除草剂,百草枯具有两个显著优点,一是快速起效,使用30秒后即起效;二是遇土钝化。遇土钝化的特性使之成为浅根作物用药、快速复种作物用药的首选,在杀死杂草的同时不杀根,有利地于水土保持,固土保墒。广泛用于园林除草、作物及蔬菜行间除草、草原更新、非耕地化学除草,还可用于棉花、向日葵、大豆、扁豆等作物催枯。因此接触机会明显增多,其危害受到关注。目前,我国已经禁止百草枯水剂的生产销售。

(一)理化特性

百草枯为1,1'-二甲基-4,4'-联吡啶阳离子二氯化物,分子式$C_{12}-H_{14}-N_2-Cl_2$,分子量257.2。纯品为白色粉末,不易挥发,易溶于水,稍溶于丙酮和乙醇,在酸性及中性溶液中稳定,在碱性介质中不稳定,遇紫外线分解。惰性黏土和阴离子表面活性能使其钝化。其商品为紫蓝色溶液,有的已经加入催吐剂或恶臭剂。

(二)毒理

百草枯大鼠经口LD_{50}为110~150mg/kg,急性毒性属中等毒性类。可经胃肠道、皮肤和呼吸道吸收,因其无挥发性,一般不易经吸入发生中毒。皮肤若长时间接触百草枯,或短时接触高浓度百草枯,特别是破损的皮肤或阴囊、会阴部均可导致全身中毒。口服是严重中毒的主要途径,口服吸收率为5%~15%,吸收后2小时达到血浆浓度峰值,并迅速分布到肺、肾脏、肝、肌肉、甲状腺等,其中肺含量较高,存留时间较久。百草枯在体内可部分降解,大部分在2日内以原形经肾脏随尿排出,少量亦可从粪便排出。

百草枯中毒的机制目前尚不完全清楚,其与超氧阴离子的产生有关。一般认为百草枯是一电子受体,作用于细胞内的氧化还原反应,生成大量活性自由基,引起细胞膜脂质过氧化,造成组织细胞的氧化性损害,由于肺泡细胞对百草枯具有主动摄取和蓄积特性,故肺脏损伤为最突出表现。

(三)临床表现

职业接触者经皮肤或呼吸道吸收所致中毒一般症状较轻。口服中毒较重,且常表现为多脏器功能损伤或衰竭,其中肺的损害常见而突出。

1. 消化系统 口服中毒者有口腔烧灼感,唇、舌、咽黏膜糜烂、溃疡,吞咽困难、恶心、呕吐、腹痛、腹泻,甚至出现呕血、便血、胃穿孔。部分病人于中毒后2~3日出现中毒性肝病,表现肝区疼痛、肝脏肿大、黄疸、肝功能异常。

2. 呼吸系统 表现为咳嗽、咳痰、胸闷、胸痛、呼吸困难、发绀、双肺闻及干、湿啰音。大剂量服毒者可在24~48小时出现肺水肿,出血,常在1~3日内因急性呼吸窘迫综合征(ARDS)死亡。经抢救存活者,经1~2周后可发生肺间质纤维化,呈进行性呼吸困难,导致呼吸衰竭死亡。非大量吸收者开始肺部症状可不明显,但于1~2周内因发生肺纤维化而逐渐出现肺部症状,肺功能障碍导致顽固性低氧血症。

3. 肾脏 于中毒后2~3天可出现尿蛋白、管型、血尿、少尿,血肌酐及尿素氮升高,严重者发生急性肾衰竭。

4. 中枢神经系统 表现为头晕、头痛、幻觉、昏迷、抽搐。

5. 皮肤与黏膜 皮肤接触后,可发生红斑、水疱、溃疡等。高浓度百草枯液接触指甲后,可致指甲脱色、断裂,甚至脱落。眼部接触本品后可引起结膜及角膜水肿、灼伤、溃疡。

6. 其他　可有发热、心肌损害、纵隔及皮下气肿、鼻出血、贫血等。

（四）诊断

根据百草枯的接触史或服毒史,以肺损害为主的多脏器功能损伤的临床表现,参考尿、血或胃内容物中百草枯的测定,一般可明确诊断。

（五）处理原则

本病无特效解毒剂,中毒早期采取一切行之有效的手段可控制病情发展、阻止肺纤维化的发生,降低死亡率。

1. 阻止毒物继续吸收　彻底清洗污染部位,时间不少于 15 分钟。经口中毒者给予催吐、碱性液洗胃,同时加用吸附剂（活性炭或 15% 漂白土）,继之甘露醇或硫酸镁导泻。由于百草枯有腐蚀性,洗胃时要小心。

2. 加速毒物排泄　除常规输液、使用利尿剂外,最好在中毒 24 小时内进行血液透析、灌流、置换或换血等疗法,血液灌流对毒物的清除率是血液透析的 5~7 倍。

3. 防止肺纤维化　及早给予自由基清除剂,如维生素 C、E,SOD 等。有实验报告谷胱甘肽、茶多酚能提高机体抗氧化能力,对百草枯中毒有改善作用。应避免高浓度氧气吸入,它的吸入可增加活性氧形成,加重肺组织损害。仅在氧分压<5.3kPa（40mmHg）或出现 ARDS 时才用>21%浓度的氧气吸入,或用呼气末正压呼吸给氧。此外,中毒早期应用肾上腺糖皮质激素及免疫抑制剂（环磷酰胺、硫唑嘌呤）可能对病人有效。但一旦肺损伤出现则无明显作用。

4. 对症与支持疗法　保护肝、肾、心功能,防治肺水肿、加强对口腔溃疡、炎症的护理,积极控制感染。

百草枯中毒病人,如出现肺部损害,预后往往不好,死亡率高,故对中毒病人要密切观察肺部症状、体征,动态观察胸部 X 线及血气分析,以有助于早期确定肺部病变。

（六）预防

见概述。禁止皮肤破损者从事接触百草枯的作业。由于百草枯口服中毒后死亡比例高,不少人呼吁政府应禁止生产百草枯,以斩断"获得"中毒机会,西方一些国家已经批准,我国也已经禁止百草枯水剂的生产销售。

（牛　侨　于素芳　骆文静　孙鲜策　吴永会　林忠宁　刘继文　尹立红　刘宝英

汤乃军　胡建安　周志俊　杨惠芳）

【思考题】
1. 金属和类金属中毒毒作用特点有哪些?
2. 慢性汞中毒的临床表现有哪些?
3. 试述工业用有机溶剂的理化特征和毒作用特点。
4. 试述含氟塑料生产过程毒物的来源、对人体健康危害及预防措施。
5. 简述急性有机磷农药中毒的临床表现有哪些?

第四章

生产性粉尘与职业性肺部疾患

第一节　概述

一、生产性粉尘

生产性粉尘指在生产活动中产生的能够较长时间漂浮于生产环境中的固体颗粒物,是污染作业环境、损害劳动者健康的重要职业性有害因素,可引起包括尘肺病在内的多种职业性肺部疾患。

（一）生产性粉尘的来源与分类

1. 生产性粉尘的来源　产生和存在生产性粉尘的行业和岗位众多,如矿山开采的凿岩、爆破、破碎、运输等;冶金和机械制造工业中的原材料准备、粉碎、筛分、配料等;皮毛、纺织工业的原料处理等。如果防尘措施不够完善,均可产生大量粉尘。

2. 生产性粉尘的分类　按粉尘的性质可概括为两大类。

（1）无机粉尘（inorganic dust）:无机粉尘包括矿物性粉尘如石英、石棉、滑石、煤、稀土等;金属性粉尘如铅、锰、铁、铍等及其化合物;人工无机粉尘如金刚砂、水泥、玻璃纤维等。

（2）有机粉尘（organic dust）:有机粉尘包括动物性粉尘如皮毛、丝、骨、角质粉尘等;植物性粉尘如棉、麻、谷物、甘蔗、烟草、木尘等;人工有机粉尘如合成树脂、橡胶、人造有机纤维粉尘等。

（3）混合性粉尘（mixed dust）:在生产环境中,多数情况下为两种以上粉尘混合存在,如煤矿工人接触的煤矽尘、金属制品加工研磨时的金属和磨料粉尘、皮毛加工的皮毛和土壤粉尘等混合性粉尘。

（二）生产性粉尘的理化特性及其卫生学意义

根据生产性粉尘来源、分类及其理化特性可初步判断其对人体的危害性质和程度。从卫生学角度出发,主要应考虑的粉尘理化特性如下。

1. 粉尘的化学成分、浓度和接触时间　工作场所空气中粉尘的化学成分和浓度直接决定其对人体危害性质和严重程度。不同化学成分的粉尘可导致纤维化、刺激、中毒和致敏作用等。如含游离二氧化硅粉尘致纤维化,某些金属（如铅及其化合物）粉尘通过肺组织吸收,引起中毒,另一些金属（如铍、铝等）粉尘可导致过敏性哮喘或肺炎。同一种粉尘,作业环境空气中浓度越高,暴露时间越长,对人体危害越严重。

2. 粉尘的分散度　分散度指粉尘颗粒大小的组成,以粉尘粒径大小的数量或质量组成百分比来表示,前者称为粒子分散度,后者称为质量分散度,粒径或质量小的颗粒越多,分散度越高。粉尘粒子分散度越高,其在空气中飘浮的时间越长,沉降速度越慢,被人体吸入的机会就越多;而且,分散度越高,比表面积越大,越易参与理化反应,对人体危害越大。

不同种类的粉尘由于粉尘的密度和形状不同,同一粒径的粉尘在空气中的沉降速度不同,为了互相比较,引入空气动力学直径。尘粒的空气动力学直径(aerodynamic equivalent diameter, AED)是指某一种类的粉尘粒子,不论其形状、大小和密度如何,如果它在空气中的沉降速度与一种密度为1的球形粒子的沉降速度一样时,则这种球形粒子的直径即为该种粉尘粒子的空气动力学直径。粉尘粒子投影直径(dp)换算成 AED 的公式为:

$$AED(\mu m) = dp\sqrt{Q}$$

式中,dp:光镜下投影直径,μm;Q:粉尘比重。

同一空气动力学直径的尘粒,在空气中具有相同的沉降速度和悬浮时间,并趋向于沉降在人体呼吸道内的相同区域。一般认为,AED 小于 15μm 的粒子可进入呼吸道,其中 10~15μm 的粒子主要沉积在上呼吸道,因此把直径小于 15μm 的尘粒称为可吸入性粉尘(inhalable dust);5μm 以下的粒子可到达呼吸道深部和肺泡区,称之为呼吸性粉尘(respirable dust)。

3. 粉尘的硬度　粒径较大、外形不规则、坚硬的尘粒可能引起呼吸道黏膜机械损伤;而进入肺泡的尘粒,由于质量小,肺泡环境湿润,并受肺泡表面活性物质影响,对肺泡的机械损伤作用可能并不明显。

4. 粉尘的溶解度　某些如含有铅、砷等的有毒粉尘可在上呼吸道溶解吸收,其溶解度越高,对人体毒作用越强;相对无毒的粉尘如面粉,其溶解度越大,其毒作用越弱;石英粉尘等很难溶解,在体内持续产生危害作用。

5. 粉尘的荷电性　物质在粉碎过程和流动中相互摩擦或吸附空气中离子而带电。尘粒的荷电量除取决于其粒径大小、比重外,还与作业环境温度和湿度有关。飘浮在空气中的粒子 90%~95% 荷正电或负电。同性电荷相斥增强了空气中粒子的稳定程度,异性电荷相吸使尘粒撞击、聚集并沉降。一般来说,荷电尘粒在呼吸道内易被阻留。

6. 粉尘的爆炸性　可氧化的粉尘如煤、面粉、糖、亚麻、硫黄、铝等,在适宜的浓度下(如煤尘 35g/m³;面粉、铝、硫黄 7g/m³;糖 10.3g/m³)一旦遇到明火、电火花和放电时,可发生爆炸。

7. 粉尘的放射性　稀土的职业性放射性危害来自原料和产品中的少量天然放射性钍(^{232}Th),天然钍属于低毒性放射性核素,^{232}Th 的半衰期为 1.4×10^{10}年,放射 α 粒子。

（三）生产性粉尘在体内的转归

1. 粉尘在呼吸道的沉积　粉尘粒子随气流进入呼吸道后,主要通过撞击、截留、重力沉积、静电沉积、布朗运动而发生沉降。粒径较大的尘粒在大气道分岔处可发生撞击沉积;纤维状粉尘主要通过截留作用沉积。直径大于 1μm 的粒子大部分通过撞击和重力沉降而沉积,沉降率与粒子的密度和直径的平方成正比;直径小于 0.5μm 的粒子主要通过空气分子的布朗运动沉积于小气道和肺泡壁。

2. 人体对粉尘的防御和清除　人体对吸入的粉尘具备有效的防御和清除作用,一般认为有三道防线。

（1）鼻腔、喉、气管支气管树的阻留作用：大量粉尘粒子随气流吸入时通过撞击、截留、重力沉积、静电沉积作用阻留于呼吸道表面。气道平滑肌对异物的反应性收缩可使气道截面积缩小，减少含尘气流的进入，增大粉尘截留，并可启动咳嗽和喷嚏反射，排出粉尘。

（2）呼吸道上皮黏液纤毛系统的排出作用：呼吸道上皮细胞表面的纤毛和覆盖其上的黏液组成"黏液纤毛系统"。在正常情况下，阻留在气道内的粉尘黏附在气道表面的黏液层上，纤毛向咽喉方向有规律地摆动，将黏液层中的粉尘移出。但如果长期大量吸入粉尘，黏液纤毛系统的功能和结构会遭到严重损害，其粉尘清除能力极大降低，从而导致粉尘在呼吸道滞留。

（3）肺泡巨噬细胞的吞噬作用：进入肺泡的粉尘黏附在肺泡腔表面，被肺泡巨噬细胞吞噬，形成尘细胞。大部分尘细胞通过自身阿米巴样运动及肺泡的舒张转移至纤毛上皮表面，再通过纤毛运动而清除。小部分尘细胞因粉尘作用受损、坏死、崩解，尘粒游离后再被巨噬细胞吞噬，如此循环往复。此外，尘细胞和尘粒可以进入淋巴系统，沉积于肺门和支气管淋巴结，经淋巴循环进入血液循环到达其他脏器。

呼吸系统通过上述作用可使进入呼吸道粉尘的绝大部分在 24 小时内被排出。人体通过各种清除功能，可排出进入呼吸道的 97%~99% 的粉尘，约 1%~3% 的尘粒沉积在体内。如果长期吸入粉尘可削弱上述各项清除功能，导致粉尘过量沉积，造成肺组织病变。

二、生产性粉尘对健康的影响

所有粉尘颗粒对身体都是有害的，不同特性的生产性粉尘，可能引起机体不同部位和程度的损害。如可溶性有毒粉尘进入呼吸道后，能很快被吸收进入血液，引起中毒；某些硬质粉尘可机械性损伤角膜及结膜，引起角膜浑浊和结膜炎等；粉尘堵塞皮脂腺和机械性刺激皮肤时，可引起粉刺、毛囊炎、脓皮病及皮肤皲裂等；粉尘进入外耳道混在皮脂中，可形成耳垢等。

生产性粉尘对机体的损害是多方面的，直接的健康损害以呼吸系统损害为主，局部以刺激和炎性作用为主。

（一）对呼吸系统的影响

机体影响最大的是呼吸系统损害，包括尘肺、粉尘沉着症、呼吸道炎症和呼吸系统肿瘤等疾病。

1. 肺尘埃沉着病（pneumoconiosis）　肺尘埃沉着病（俗称尘肺）是由于在生产环境中长期吸入生产性粉尘而引起的以肺组织纤维化为主的疾病。肺尘埃沉着病是职业性疾病中影响面最广、危害最严重的一类疾病。据统计，尘肺病例约占我国职业病总人数的 80% 以上。

根据多年临床观察，X 线胸片检查，病理解剖和实验研究的资料，我国按病因将肺尘埃沉着病分为五类。

（1）矽肺（silicosis）：由于长期吸入游离二氧化硅含量较高的粉尘引起。

（2）硅酸盐肺（silicatosis）：由于长期吸入含有结合二氧化硅的粉尘如石棉、滑石、云母等引起。

（3）炭尘肺（carbon pneumoconiosis）：由于长期吸入煤、石墨、碳黑、活性炭等粉尘引起。

（4）混合性尘肺（mixed dust pneumoconiosis）：由于长期吸入含游离二氧化硅粉尘和其他粉尘如煤尘等引起。

（5）金属尘肺（metallic pneumoconiosis）：由于长期吸入某些致纤维化的金属粉尘如铝尘引起。

我国 2013 年公布实施的《职业病分类和目录》中，规定了十二种肺尘埃沉着病名单，即矽肺、石棉肺、煤工尘肺、石墨尘肺、炭黑尘肺、滑石尘肺、水泥尘肺、云母尘肺、陶工尘肺、铝尘肺、电焊工尘肺及铸工尘肺。此外根据《职业性尘肺病的诊断》（GBZ 70—2015）和《职业性尘肺病的病理诊断》（GBZ 25—2014）可以诊断的其他尘肺列为第十三种尘肺。

2. 有机粉尘引起的肺部病变   有机粉尘的生物学作用不同于无机粉尘，如吸入棉、亚麻或大麻尘引起的棉尘病，常表现为休息后第一天上班末出现胸闷、气急和（或）咳嗽症状，可有急性肺通气功能改变；吸入带有霉菌孢子的植物性粉尘、如草料尘、粮谷尘、蔗渣尘等，或者吸入被细菌或血清蛋白污染的有机粉尘可引起过敏性肺炎。

3. 金属及其化合物粉尘肺沉着病和硬金属肺病   有些生产性粉尘如锡、铁、锑、钡等金属及其化合物粉尘吸入后，主要沉积于肺组织中，呈现异物反应，这类病变又称金属及其化合物粉尘肺沉着病；接触硬金属钨、钛、钴等，可引起硬金属肺病。

4. 其他呼吸系统疾患   在粉尘进入的部位积聚大量的巨噬细胞，导致炎性反应，引起粉尘性气管炎、支气管炎、肺炎、哮喘性鼻炎和支气管哮喘等疾病。由于粉尘诱发的纤维化、粉尘肺沉积和炎症作用，还常引起肺通气功能的改变，表现为阻塞性肺病；刺激性化学物所致慢性阻塞性肺疾病也是粉尘接触作业人员常见疾病。在尘肺病人中还常并发肺气肿、肺心病等疾病。长期的粉尘接触还常引起机体抵抗功能下降，容易发生肺部非特异性感染，肺结核也是粉尘接触人员易患疾病。

（二）局部作用

粉尘作用于呼吸道黏膜，早期引起其功能亢进、黏膜下毛细血管扩张、充血，黏液腺分泌增加，以阻留更多的粉尘，长期则形成黏膜肥大性病变，然后由于黏膜上皮细胞营养不足，造成萎缩性病变，呼吸道抵御功能下降。皮肤长期接触粉尘可导致阻塞性皮脂炎、粉刺、毛囊炎、脓皮病。金属粉尘还可引起角膜损伤、浑浊。沥青粉尘可引起光感性皮炎。

（三）中毒作用

粉尘吸附或者含有的可溶性有毒物质如含铅、砷、锰等，可在呼吸道黏膜很快溶解吸收，呈现出相应毒物的急性中毒症状。粉尘颗粒粒径越小，其表面积越大，吸附的化学物质越多，可能引起更大的健康危害。

（四）致癌作用

某些粉尘本身是或者含有人类肯定致癌物，如石棉、游离二氧化硅、镍、铬、砷等是国际癌症研究中心提出的人类肯定致癌物，含有这些物质的粉尘就可能引发呼吸和其他系统肿瘤。此外，放射性粉尘也能引起呼吸系统肿瘤。

三、生产性粉尘的控制与防护

无论发达国家还是发展中家，生产性粉尘的危害是十分普遍的，尤以发展中国家为甚，我国政府对粉尘控制工作一直给予高度重视，在防止粉尘危害和预防尘肺发生方面做了大量的工作。我们的综合防尘和降尘措施可以概括为"革、水、密、风、护、管、教、查"八字方针，对控制粉尘危害具有指导意义。

具体地说:①革,改革生产工艺和革新生产设备,这是消除粉尘危害的根本途径;②水,即湿式作业,可降低环境粉尘浓度;③密,将尘源密闭;④风,加强通风及抽风除尘;⑤护,即个人防护;⑥管,经常性地维修和管理工作;⑦教,加强宣传教育;⑧查,定期检查环境空气中粉尘浓度和接触者的定期体格检查。

实际工作中,生产性粉尘控制应从下述几方面着手。

（一）法律措施是保障

新中国成立以来,我国政府陆续颁布了一系列的政策、法令和条例来防止粉尘危害。如1956年国务院颁布了《关于防止厂、矿企业中的矽尘危害的决定》,1987年2月颁布了《中华人民共和国尘肺防治条例》和修订的《粉尘作业工人医疗预防措施实施办法》,使尘肺防治工作纳入了法制管理的轨道;2002年5月1日开始实施《中华人民共和国职业病防治法》,于2011年12月及2016年7月对该防治法进行修订,修订后的法律更加充分体现了职业病预防为主的方针,为控制粉尘危害和防治尘肺病提供了明确的法律依据。

我国还从卫生标准上逐步制订、修订和完善了生产场所粉尘的职业接触限值,明确地确立了防尘工作的基本目标。2007年修订的《工作场所有害因素职业接触限值 第1部分:化学有害因素》（GBZ 2.1—2007）列出47种粉尘的8小时时间加权容许浓度,用超限倍数来限定短时间粉尘接触水平。

（二）采取技术措施控制粉尘

各行各业需根据其粉尘产生的特点,通过技术措施控制粉尘浓度,防尘和降尘措施概括起来主要体现在:

1. 改革工艺过程,革新生产设备　是消除粉尘危害的主要途径,如使用遥控操纵、计算机控制、隔室监控等措施避免工人接触粉尘。在可能的情况下,使用含石英低的原材料代替石英原料,用人工石棉替代天然石棉等。

2. 湿式作业、通风除尘和抽风除尘　除尘和降尘的方法很多,既可使用除尘器,也可采用喷雾洒水、通风和负压吸尘等经济而简单实用的方法,降低作业场地的粉尘浓度。后者在露天开采和地下矿山应用较为普遍。对不能采取湿式作业的场所,可以使用密闭抽风除尘的方法。采用密闭尘源和局部抽风相结合,抽出的空气经过除尘处理后排入大气。

（三）个体防护措施

个人防护是防止粉尘进入呼吸系统的最后一道防线,也是技术防尘措施的必要补救。在作业现场防、降尘措施难以使粉尘浓度降至国家卫生标准所要求的水平时,如井下开采的盲端,必须使用个人防护用品。工人防尘防护用品包括:防尘口罩、防尘眼镜、防尘安全帽、防尘衣、防尘鞋等。

粉尘接触作业人员还应注意个人卫生,作业点不吸烟,杜绝将粉尘污染的工作服带回家,经常进行体育锻炼,加强营养,增强个人体质。

（四）健康监护

包括粉尘作业人员就业前、在岗期间及离岗时的医学检查以及职业健康信息管理。根据《粉尘作业工人医疗预防措施实施办法》的规定,从事粉尘作业工人必须进行就业前、在岗期间、离岗时的医学检查以及退休后的跟踪健康检查。

第二节　游离二氧化硅粉尘与矽肺

矽肺(silicosis)是由于在生产过程中长期吸入游离二氧化硅(silicon dioxide, SiO_2)粉尘而引起的以肺部弥漫性纤维化为主的全身性疾病。我国矽肺病例占尘肺总病例的40%左右,位居第二,是尘肺中危害最严重的一种。

在自然界中,游离二氧化硅分布很广,在16km以内的地壳内约占5%,在95%的矿石中均含有数量不等的游离SiO_2。游离SiO_2粉尘,俗称为矽尘,石英(quartz)中的游离二氧化硅达99%,故常以石英尘作为矽尘的代表。游离SiO_2按晶体结构分为结晶型(crystalline)、隐晶型(crypto crystalline)和无定型(amorphous)三种。结晶型SiO_2的硅氧四面体排列规则,如石英、鳞石英,存在于石英石、花岗岩或夹杂于其他矿物内的硅石;隐晶型SiO_2的硅氧四面体排列不规则,主要有玛瑙、火石和石英玻璃;无定型SiO_2主要存在于硅藻土、硅胶和蛋白石、石英熔炼产生的二氧化硅蒸气和在空气中凝结的气溶胶中。

游离SiO_2在不同温度和压力下,硅氧四面体形成多种同素异构体,随着稳定温度的升高,硅氧四面体依次为:石英、鳞石英、方石英、柯石英、超石英和人工合成的凯石英。正是由于这种特性,在工业生产热加工时,其晶体结构会发生改变。制造硅砖时,石英经高温焙烧转化为方石英和鳞石英,以硅酸盐为原料制造瓷器和黏土砖,焙烧后可含有石英、方石英和鳞石英。硅藻土焙烧后部分转化为方石英。

一、接触游离二氧化硅粉尘的主要作业

接触游离SiO_2粉尘的作业非常广泛,遍及许多领域。如:各种金属、非金属、煤炭等矿山,采掘作业中的凿岩、掘进、爆破、运输等;修建公路、铁路、水利电力工程开挖隧道,采石、建筑、交通运输等行业和作业;冶金、制造、加工业等,如冶炼厂、石粉厂、玻璃厂、耐火材料厂生产过程中的原料破碎、研磨、筛分、配料等工序,机械制造业铸造车间的原料粉碎、配料、铸型、打箱、清砂、喷砂等生产过程,陶瓷厂原料准备,珠宝加工,石器加工等均能产生大量含游离SiO_2粉尘。通常将接触含有10%以上游离SiO_2粉尘的作业,称为矽尘作业。

二、影响矽肺发病的主要因素

矽肺发病与下列因素有关:粉尘中游离SiO_2含量、SiO_2类型、粉尘浓度、分散度、接尘工龄、防护措施、接触者个体因素。

粉尘中游离SiO_2含量越高,发病时间越短,病变越严重。各种不同石英变体的致纤维化能力依次为鳞石英>方石英>石英>柯石英>超石英;晶体结构不同,致纤维化能力各异,依次为结晶型>隐晶型>无定型。

矽肺的发生发展及病变程度还与肺内粉尘蓄积量有关。肺内粉尘蓄积量主要取决于粉尘浓度、

分散度、接尘时间和防护措施等。空气中粉尘浓度越高，分散度越大，接尘工龄越长，再加上防护措施差，吸入并蓄积在肺内的粉尘量就越大，越易发生矽肺，病情越严重。

工人的个体因素如年龄、营养、遗传、个体易感性、个人卫生习惯以及呼吸系统疾患对矽肺的发生也起一定作用。既往患有肺结核，尤其是接尘期间患有活动性肺结核，及其他慢性呼吸系统疾病者易罹患矽肺。

矽肺发病一般比较缓慢，接触较低浓度游离 SiO_2 粉尘多在 15~20 年后才发病。但发病后，即使脱离粉尘作业，病变仍可继续发展。少数由于持续吸入高浓度、高游离 SiO_2 含量的粉尘，经 1~2 年即发病者，称为"速发型矽肺"（acute silicosis）。还有些接尘者，虽接触较高浓度矽尘，但在脱离粉尘作业时 X 线胸片未发现明显异常，或发现异常但尚不能诊断为矽肺，在脱离接尘作业若干年后被诊断为矽肺，称为"晚发型矽肺"（delayed silicosis）。

三、矽肺发病机制

石英如何引起肺纤维化，至今未完全明了，学者们提出多种假说，如机械刺激学说、硅酸聚合学说、表面活性学说等：①石英直接损害巨噬细胞膜，改变细胞膜通透性，促使细胞外钙离子内流，当其内流超过 Ca^{2+}/Mg^{2+}-ATP 酶及其他途径排钙能力时，细胞内钙离子浓度升高，也可造成巨噬细胞损伤及功能改变；②石英尘粒表面的羟基活性基团，即硅烷醇基团，可与肺泡巨噬细胞膜构成氢键，产生氢的交换和电子传递，造成细胞膜通透性增高、流动性降低，功能改变；③尘细胞可释放活性氧（ROS），激活白细胞产生活性氧自由基，参与生物膜脂质过氧化反应，引起细胞膜的损伤；④肺泡 I 型上皮细胞在矽尘作用下，变性肿胀，脱落，当肺泡 II 型上皮细胞不能及时修补时，基底膜受损，暴露间质，激活成纤维细胞增生；⑤巨噬细胞损伤或凋亡释放脂蛋白等，可成为自身抗原，刺激产生抗体，抗原抗体复合物沉积于胶原纤维上发生透明变性。但这些假说均不能圆满解释其发病过程。

矽肺纤维化发病的分子机制研究有了一定的进展。矽尘进入肺内激活或损伤淋巴细胞、上皮细胞、巨噬细胞、成纤维细胞等效应细胞，分泌多种细胞因子、趋化因子及细胞外基质等。尘粒、效应细胞、活性分子等相互作用，构成复杂的细胞-细胞因子网络，通过多种信号传导途径，激活胞内转录因子，调控肺纤维化进程：①矽尘可通过直接和间接途径激活炎症小体 NLRP3，进而活化 caspase-1，激活下游的 IL-1β 和 IL-18，发挥促炎作用。在矽尘导致巨噬细胞凋亡过程中可释放趋化因子，募集新的炎症细胞，进一步放大炎症反应。②Th1 型细胞因子在肺损伤早期激活淋巴细胞，参与组织炎症反应过程。Th2 型细胞因子促进成纤维细胞增生、活化，启动纤维化的进程。矽尘促进调节性 T 淋巴细胞调控 Th1 向 Th2 型反应极化，诱导 TGF-β$_1$ 分泌增加，进而促进成纤维细胞增生及胶原蛋白等的合成与分泌。③肌成纤维细胞在矽肺发病中起重要作用，其来源于肺内的成纤维细胞直接分化、上皮细胞转化和循环及骨髓源性细胞的分化。这些不同来源的肌成纤维细胞最终导致过多的细胞外基质沉积，主要有 I 型和 III 型胶原蛋白、弹性蛋白、纤维粘连蛋白、黏多糖等。④矽尘可使肺泡巨噬细胞溶酶体产生应激，导致自噬体增加，细胞自噬降解抑制，促使死亡受体、线粒体和内质网信号通路介导各种肺部效应细胞的凋亡，从而促进肺纤维化的进程。

四、矽肺病理改变

矽肺病例尸检肉眼观察,可见肺体积增大,晚期肺体积缩小,一般含气量减少,色灰白或黑白,呈花岗岩样。肺重量增加,入水下沉。触及表面有散在、孤立的结节如砂粒状,肺弹性丧失,融合团块处质硬似橡皮。可见胸膜粘连、增厚。肺门和支气管分叉处淋巴结肿大,色灰黑,背景夹杂玉白色条纹或斑点。

矽肺的基本病理改变是矽结节形成和弥漫性间质纤维化,矽结节是矽肺的特征性病理改变。矽肺病理形态可分为结节型、弥漫性间质纤维化型、矽性蛋白沉积和团块型。

(一)结节型矽肺

由于长期吸入游离 SiO_2 含量较高的粉尘而引起的肺组织纤维化,典型病变为矽结节(silicotic nodule)。肉眼观,矽结节稍隆起于肺表面呈半球状,在肺切面多见于胸膜下和肺组织内,大小约为 $1\sim5mm$。镜下观,可见不同发育阶段和类型的矽结节。早期矽结节胶原纤维细且排列疏松,间有大量尘细胞和成纤维细胞。结节越成熟,胶原纤维越粗大密集,细胞越少,终至胶原纤维发生透明性变,中心管腔受压,成为典型矽结节。典型矽结节横断面以葱头状,外周是多层紧密排列呈同心圆状的胶原纤维,中心或偏侧为一闭塞的小血管或小支气管。有的矽结节以缠绕成团的胶原纤维为核心,周围是呈漩涡状排列的尘细胞、尘粒及纤维性结缔组织。粉尘中游离 SiO_2 含量越高,矽结节形成时间越长,结节越成熟、典型。有的矽结节直径虽很小,但很成熟,出现中心钙盐沉着,多见于长期吸入低浓度高游离 SiO_2 含量粉尘进展缓慢的病例,淋巴结内也可见矽结节。

(二)弥漫性间质纤维化型矽肺

见于长期吸入的粉尘中游离 SiO_2 含量较低,或虽游离 SiO_2 含量较高,但吸入量较少的病例。病变进展缓慢,特点是在肺泡、肺小叶间隔及小血管和呼吸性细气管周围,纤维组织呈弥漫性增生,相互连接呈放射状、星芒状,肺泡容积缩小,有时形成大块纤维化,其间夹杂粉尘颗粒和尘细胞。

(三)矽性蛋白沉积

病理特征为肺泡腔内有大量乳白色的蛋白分泌物,称之为矽性蛋白;随后可伴有纤维增生,形成小纤维灶乃至矽结节。多见于短期内接触高浓度、高分散度的游离 SiO_2 粉尘的年轻工人,又称急性矽肺。

(四)团块型矽肺

由上述类型矽肺进一步发展,病灶融合而成。矽结节增多、增大、融合,其间继发纤维化病变,融合扩展而形成团块状。该型多见于两肺上叶后段和下叶背段。肉眼观,病灶为黑或灰黑色,索条状,呈圆锥、梭状或不规则形,界限清晰,质地坚硬;切面可见原结节轮廓、索条状纤维束、薄壁空洞等病变。镜下除可观察到结节型、弥漫性间质纤维化型病变、大量胶原纤维增生及透明性变外,还可见被压神经、血管及所造成的营养不良性坏死,薄壁空洞及钙化病灶;萎缩的肺泡组织泡腔内充满尘细胞和粉尘,周围肺泡壁破裂呈代偿性肺气肿,贴近胸壁形成肺大泡;胸膜增厚,广泛粘连。病灶如被结核菌感染,形成矽肺结核病灶。

矽肺结核的病理特点是既有矽肺又有结核病变。镜下观,中心为干酪样坏死物,在其边缘有数量不多的淋巴细胞、上皮样细胞和不典型的结核巨细胞,外层为环形排列的多层胶原纤维和粉尘。

也可见到以纤维团为结节的核心,外周为干酪样坏死物和结核性肉芽组织。坏死物中可见大量胆固醇结晶和钙盐颗粒,多见于矽肺结核空洞,呈岩洞状,壁厚不规则。

多数矽肺病例,由于长期吸入混合性粉尘,兼有结节型和弥漫间质纤维化型病变,难分主次,称混合型矽肺;有些严重病例兼有团块型病变。

五、矽肺的临床表现与诊断

(一)临床表现

1. 症状与体征 肺的代偿功能很强,矽肺病人可在相当长时间内无明显自觉症状,但 X 线胸片上已呈现较显著的矽肺影像改变。随着病情的进展,或有合并症时,可出现胸闷、气短、胸痛、咳嗽、咳痰等症状和体征,无特异性,虽可逐渐加重,但与胸片改变并不一定平行。

2. X 线胸片表现 矽肺 X 线胸片影像是肺组织矽肺病理形态在 X 线胸片的反映,是"形"和"影"的关系,与肺内粉尘蓄积、肺组织纤维化的病变程度有一定相关关系,但由于多种原因的影响,并非完全一致。这种 X 线胸片改变表现为 X 射线通过病变组织和正常组织对 X 线吸收率的变化,呈现发"白"的圆形或不规则形小阴影,作为矽肺诊断依据。X 线胸片上其他影像,如肺门变化、肺气肿、肺纹理和胸膜变化,对矽肺诊断也有参考价值。

(1)圆形小阴影:是矽肺最常见和最重要的一种 X 线表现形态,其病理基础以结节型矽肺为主,呈圆或近似圆形,边缘整齐或不整齐,直径小于 10mm,按直径大小分为 p(<1.5mm)、q(1.5~3.0mm)、r(3.0~10mm)三种类型。p 类小阴影主要是不太成熟的矽结节或非结节性纤维化灶的影像,q、r 类小阴影主要是成熟和较成熟的矽结节,或为若干个小矽结节的影像重叠。圆形小阴影早期多分布在两肺中下区,随病变进展,数量增多,直径增大,密集度增加,波及两上肺区。

(2)不规则形小阴影:多为接触游离 SiO_2 含量较低的粉尘所致,病理基础主要是肺间质纤维化。表现为粗细、长短、形态不一的致密阴影。阴影之间可互不相连,或杂乱无章的交织在一起,呈网状或蜂窝状;致密度多持久不变或缓慢增高。按其宽度可分为 s(<1.5mm)、t(1.5~3.0mm)、u(3.0~10mm)三种类型。早期也多见于两肺中下区,弥漫分布,随病情进展而逐渐波及肺上区。

(3)大阴影:指长径超过 10mm 的阴影,为晚期矽肺的重要 X 线表现,形状有长条形、圆形、椭圆形、或不规则形,病理基础是团块状纤维化。大阴影的发展可由圆形小阴影增多、聚集,或不规则小阴影增粗、靠拢、重叠形成;多在两肺上区出现,逐渐融合成边缘较清楚、密度均匀一致的大阴影,常对称,形态多样,呈八字形等,也有先在一侧出现;大阴影周围一般有肺气肿带的 X 线表现。

(4)胸膜变化:胸膜粘连增厚,先在肺底部出现,可见肋膈角变钝或消失;晚期膈面粗糙,由于肺纤维组织收缩和膈胸膜粘连,呈"天幕状"阴影。

(5)肺气肿:多为弥漫性、局限性、灶周性和泡性肺气肿,严重者可见肺大泡。

(6)肺门和肺纹理变化:早期肺门阴影扩大、密度增高、边缘模糊不清,有时可见淋巴结增大,包膜下钙质沉着呈蛋壳样钙化,肺纹理增多或增粗变形;晚期肺门上举外移,肺纹理减少或消失。矽性蛋白沉积 X 线表现为双肺弥漫性细小的羽毛状或结节状浸润影,边界模糊,并可见支气管充气征;高分辨 CT(HRCT)可呈毛玻璃状和(或)网状及斑片状阴影,可为对称或不对称性,有时可见支气管充气征。

3. 肺功能变化　矽肺早期即有肺功能损害,但由于肺脏的代偿功能很强,临床肺功能检查多属正常。随着病变进展,肺组织纤维化进一步加重,肺弹性下降,则可出现肺活量及肺总量降低;伴肺气肿和慢性炎症时,时间肺活量降低,最大通气量减少,所以矽肺病人的肺功能以混合性通气功能障碍多见;当肺泡大量损害、毛细血管壁增厚时,可出现弥散功能障碍。

（二）并发症

矽肺常见并发症有肺结核、肺及支气管感染、自发性气胸、肺心病等。一旦出现并发症,病情进展加剧,甚至死亡。其中,最为常见和危害最大的是肺结核。矽肺如果合并肺结核,矽肺的病情恶化,结核难以控制,矽肺合并肺结核是病人死亡的最常见原因。

（三）诊断

1. 诊断原则和方法　根据可靠的生产性粉尘接触史、现场劳动卫生学调查资料,以技术质量合格的 X 线高仟伏或数字化摄影（DR）后前位胸片表现作为主要依据,结合工作场所职业卫生学、尘肺流行病学调查资料和职业健康监护资料,参考临床表现和实验室检查,排除其他肺部类似疾病后,对照尘肺诊断标准片作出尘肺病的诊断和 X 线分期。劳动者临床表现和 X 线胸片检查符合尘肺病的特征,在没有证据否定其与接触粉尘之间存在必然联系的情况下,可由有诊断资质的诊断组诊断为尘肺病。

在诊断时应注意与下述疾病鉴别:急性和亚急性血行播散型肺结核、浸润型肺结核、肺含铁血黄素沉着症、肺癌、特发性肺间质纤维化、变态反应性肺泡炎、肺真菌病、肺泡微石症等。

对于少数生前有较长时间接尘职业史,未被诊断为尘肺者,根据本人遗愿或死后家属提出申请,进行尸体解剖。根据详细可靠的职业史,由具有尘肺病理诊断资质的病理专业人员按照《尘肺病病理诊断标准》（GBZ 25—2014）提出尘肺的病理诊断报告,病人历次 X 线胸片、病例摘要或死亡日志及现场劳动卫生学资料是诊断的必需参考条件。该诊断可作为享受职业病待遇的依据。

2. 尘肺诊断标准　2015 年,我国重新修订的《职业性尘肺病的诊断》（GBZ 70—2015）如下。

（1）尘肺一期:有下列表现之一者,①有总体密集度 1 级的小阴影,分布范围至少达到 2 个肺区;②接触石棉粉尘,有总体密集度 1 级的小阴影,分布范围只有 1 个肺区,同时出现胸膜斑;③接触石棉粉尘,小阴影总体密集度为 0,但至少有两个肺区小阴影密集度为 0/1,同时出现胸膜斑。

（2）尘肺二期:有下列表现之一者,①有总体密集度 2 级的小阴影,分布范围超过 4 个肺区;②有总体密集度 3 级的小阴影,分布范围达到 4 个肺区;③接触石棉粉尘,有总体密集度 1 级的小阴影,分布范围超过 4 个肺区,同时出现胸膜斑并已累及部分心缘或膈面;④接触石棉粉尘,有总体密集度 2 级的小阴影,分布范围达到 4 个肺区,同时出现胸膜斑并已累及部分心缘或膈面。

（3）尘肺三期:有下列表现之一者,①有大阴影出现,其长径不小于 20mm,短径大于 10mm;②有总体密集度 3 级的小阴影,分布范围超过 4 个肺区并有小阴影聚集;③有总体密集度 3 级的小阴影,分布范围超过 4 个肺区并有大阴影;④接触石棉粉尘,有总体密集度 3 级的小阴影,分布范围超过 4 个肺区,同时单个或两侧多个胸膜斑长度之和超过单侧胸壁长度的二分之一或累及心缘使其部分显示蓬乱。

六、尘肺病人的处理

（一）治疗

目前尚无根治办法。我国学者多年来研究了数种治疗矽肺药物,在动物模型上具有一定的抑制胶原纤维增生等作用,临床试用中有某种程度上的减轻症状、延缓病情进展的疗效,但有待继续观察和评估。大容量肺泡灌洗术是目前尘肺治疗的一种探索性方法,可排出一定数量的沉积于呼吸道和肺泡中的粉尘及尘细胞,一定程度上缓解病人的临床症状,延长尘肺病的进展,但由于存在术中及术后并发症,因而存在一定的治疗风险,远期疗效也有待于继续观察研究。尘肺病人应根据病情需要进行综合治疗,积极预防和治疗肺结核及其他并发症,以期减轻症状、延缓病情进展、提高病人寿命、提高病人生活质量。

1. 保健康复治疗　及时脱离接尘作业环境,定期复查、随访,积极预防呼吸道感染等并发症的发生;进行适当的体育锻炼,加强营养,提高机体抵抗力,进行呼吸肌功能锻炼;养成良好的生活习惯,饮食、起居规律,戒掉不良的生活习惯,如吸烟、酗酒等,提高家庭护理质量。

2. 对症治疗　镇咳,可选用适当的镇咳药治疗,但病人痰量较多时慎用,应采用先祛痰后镇咳的治疗原则;通畅呼吸道,解痉、平喘;清除积痰(侧卧叩背、吸痰、湿化呼吸道、应用祛痰药);氧疗,根据实际情况可采取间断或持续低流量吸氧以纠正缺氧状态,改善肺通气功能和缓解呼吸肌疲劳。

3. 并发症治疗

(1)积极控制呼吸系统感染:尘肺病人的机体抵抗力降低,尤其呼吸系统的清除自净能力下降,呼吸系统炎症,特别是肺内感染(包括肺结核)是尘肺病人最常见的、最频发的并发症,而肺内感染又是促进尘肺病进展的重要因素,因而尽快尽早控制肺内感染对于尘肺病病人来说尤为重要。抗感染治疗时,应避免滥用抗生素,并密切关注长期使用抗生素后引发真菌感染的可能。

(2)慢性肺源性心脏病的治疗:应用强心剂(如洋地黄)、利尿剂(如选用氢氯噻嗪)、血管扩张剂(如选用酚妥拉明、硝普钠)等措施对症处理。

(3)呼吸衰竭的治疗:可采用氧疗、通畅呼吸道(解痉、平喘、祛痰等措施)、抗炎、纠正电解质紊乱和酸碱平衡失调等措施综合治疗。

（二）尘肺病致残程度鉴定

1. 尘肺病伤残程度分级　尘肺病人确诊后,应依据其 X 线诊断尘肺期、肺功能损伤程度和呼吸困难程度,进行职业病致残程度鉴定。按《劳动能力鉴定　职工工伤与职业病致残等级》(GB/T 16180—2014),尘肺致残程度共分为 7 级,由重到轻依次为:

(1)一级:尘肺三期伴肺功能重度损伤及(或)重度低氧血症〔$PO_2 < 53$ kPa(40mmHg)〕。

(2)二级:具备下列 3 种情况之一,①尘肺三期伴肺功能中度损伤及(或)中度低氧血症;②尘肺二期伴肺功能重度损伤及(或)重度低氧血症〔$PO_2 < 53$ kPa(40mmHg)〕;③尘肺三期伴活动性肺结核。

(3)三级:具备下列 3 种情况之一,①尘肺三期;②尘肺二期伴肺功能中度损伤及(或)中度低氧血症;③尘肺二期合并活动性肺结核。

（4）四级：具备下列 2 种情况之一，①尘肺二期；②尘肺一期伴肺功能中度损伤或中度低氧血症；③尘肺一期伴活动性肺结核。

（5）六级：尘肺一期伴肺功能轻度损伤及（或）轻度低氧血症。

（6）七级：尘肺一期，肺功能正常。

2. 病人安置原则

（1）尘肺一经确诊，不论期别，均应及时调离接尘作业。不能及时调离的，必须报告当地劳动、卫生行政主管部门，设法尽早调离。

（2）伤残程度轻者（六级、七级），可安排在非接尘作业岗位从事劳动强度不大的工作。

（3）伤残程度中等者（四级），可安排在非接尘作业岗位做些力所能及的工作，或在医务人员的指导下，从事康复活动。

（4）伤残程度重者（二级、三级），不担负任何工作，在医务人员指导下从事康复活动。

第三节　硅酸盐尘与硅酸盐尘肺

硅酸盐（silicates）是指由 SiO_2、金属氧化物和结晶水组成的无机物，按其来源分天然和人造两种。天然硅酸盐广泛分布于自然界中，是地壳的主要构成成分，由 SiO_2 与钾、铝、铁、镁和钙等元素以不同结合形式组成，如石棉、滑石、云母等。人造硅酸盐是由石英和碱类物质焙烧化合而成，如玻璃纤维、水泥等。硅酸盐有纤维状和非纤维状两类。纤维是指纵横径之比大于 3 : 1 的粉尘。直径<$3\mu m$、长度≥$5\mu m$ 的纤维称可吸入性纤维（respirable fibers），直径≥$3\mu m$、长度≥$5\mu m$ 的纤维称非可吸入性纤维（non-respirable fibers）。

长期吸入硅酸盐尘所致的尘肺，统称硅酸盐尘肺。硅酸盐尘肺具有以下共同特点。

1. 病理改变主要表现为肺间质弥漫性纤维化，组织切片中可见含铁小体。

2. 胸部 X 线改变以不规则形小阴影为主。

3. 自觉症状和体征一般较明显，肺功能改变出现较早，早期为气道阻塞和肺活量下降，晚期出现"限制性综合征"，气体交换功能障碍。

4. 气管炎、肺部感染和胸膜炎等并发症多见，肺结核合并率较矽肺低。

一、石棉肺

石棉肺（asbestosis）是在生产过程中长期吸入石棉粉尘所引起的以肺组织弥漫性纤维化为主的疾病。其特点是全肺弥漫性纤维化，是弥漫性纤维化型尘肺的典型代表，不出现或极少出现结节性损害。石棉肺是硅酸盐尘肺中最常见、危害最严重的一种。

（一）石棉的种类

石棉（asbestos）是天然的纤维状的硅酸盐类矿物质的总称，可分为蛇纹石类和闪石类两种类型。蛇纹石类主要有温石棉，为银白色片状结构，并形成中空的管状纤维丝，柔软、可弯曲，具有可织性。温石棉使用量占世界全部石棉产量的 95% 以上，主要产于加拿大、俄罗斯和中国；闪石类为硅酸盐的链状结构,共有 5 种(青石棉、铁石棉、直闪石、透闪石、阳起石),质硬而脆,其中以青石棉和铁石棉的开采和使用量最大,主要产于南非、澳大利亚和芬兰等地。

（二）石棉的理化特性及其在发病学上的意义

石棉具有耐酸、耐碱、耐热、坚固、拉力强度大、抗腐蚀、绝缘等良好的物理和工艺性能,在工业上广泛应用。石棉纤维粗细随品种而异,其直径大小依次为直闪石>铁石棉>温石棉>青石棉。粒径愈小则沉积在肺内的量越多,对肺组织的穿透力也越强,故青石棉致纤维化和致癌作用都最强,而且出现病变早,形成石棉小体多。温石棉富含氧化镁,在肺内易溶解,因而在肺内清除比青石棉和铁石棉快。动物实验发现,不同粉尘的细胞毒性依次为石英>青石棉>温石棉。

（三）接触作业

接触石棉的主要作业是采矿、加工和使用,如石棉采矿、选矿、纺织、建筑、绝缘、造船、造炉、电焊、耐火材料、石棉制品检修、保温材料制造和使用等工人。

（四）石棉的吸入与归宿

石棉纤维粉尘进入呼吸道后,多通过截留方式沉积,较长的纤维易在支气管分叉处被截留,直径小于 $3\mu m$ 的纤维才易进入肺泡。进入肺泡的石棉纤维大多被巨噬细胞吞噬,小于 $5\mu m$ 的纤维可以完全被吞噬。一根长纤维可由两个或多个细胞同时吞噬。吞噬后大部分由黏液纤毛系统排出,部分经由淋巴系统廓清,有部分滞留于肺内,还有部分直而硬的纤维可穿过肺组织到达胸膜。

（五）影响石棉肺发病的因素

石棉种类、石棉纤维长度、石棉纤维尘浓度、接触石棉时间和接触者个体差异等均可影响石棉肺发病。较柔软而易弯曲的温石棉纤维易被阻留于细支气管上部气道并清除,直而硬的闪石类纤维,如青石棉和铁石棉纤维可穿透肺组织,并可达到胸膜,导致胸膜疾患;过去认为只有长的石棉纤维,即 $>20\mu m$ 才有致纤维化作用,现已证实 $<5\mu m$ 的石棉纤维均能引起肺纤维化;粉尘中含石棉纤维量越高,接触时间越长,吸入肺内纤维越多,越易引起肺纤维化。脱离粉尘作业后仍可发生石棉肺。此外,接触者个体差异及其生活习性,如吸烟等均与石棉肺发病有关。

（六）石棉肺的病理改变与发病机制

1. 病理改变　　石棉肺的病变特点是肺间质弥漫性纤维化,石棉小体形成及脏层胸膜肥厚,壁层胸膜形成胸膜斑。肉眼观察,早期仅两肺胸膜轻度增厚,并丧失光泽。随着病变进展,两肺切面出现粗细不等的灰黑白色弥漫性纤维化索条和网架,为石棉肺的典型特征。晚期病理,两肺明显缩小、变硬,切面为典型的弥漫性纤维化伴蜂房样变。

镜下,石棉纤维主要沉积于呼吸性细支气管及其相邻的部位,诱发呼吸性细支气管肺泡炎,表现为大量中性粒细胞渗出,伴有浆液纤维素进入肺泡腔内,基底膜肿胀或裸露,上皮细胞坏死脱落。病变过渡到修复和纤维化阶段后,肺泡腔内巨噬细胞大量集结与成纤维细胞共同形成肉芽肿,逐渐产生网状纤维和胶原纤维,导致呼吸性细支气管肺泡结构破坏。病变进展至中期时,纤维化纵深扩延超出小叶范围,致使小叶间隔和胸膜以及血管支气管周围形成纤维肥厚或索条,相邻病灶融合连接构成网架,以两肺下叶为主。疾病晚期,胸膜下区大块纤维化广泛严重伴蜂房状改变。石棉肺大块纤维化的显著特点在于,几乎全部由弥漫性纤维组织、残存的肺泡小岛和集中靠拢的粗大血管、支气管所构成,与主要由矽结节密集融合所形成的矽肺块的结构完全不同。

石棉小体(asbestos bodies)系石棉纤维被巨噬细胞吞噬后,由一层含铁蛋白颗粒和酸性黏多糖包裹沉积于石棉纤维之上所形成。铁反应阳性,故又称含铁小体(ferruginous bodies)。石棉小体长10~300μm,粗1~5μm,金黄色,典型者呈哑铃状、鼓槌状、分节或念珠样结构。石棉小体数量多少与肺纤维化程度不一定平行。

胸膜对石棉的反应包括胸膜斑、胸膜渗出和弥漫性胸膜增厚。胸膜斑(plaque)是指厚度>5mm的局限性胸膜增厚,典型胸膜斑主要在壁层形成,常位于两侧中、下胸壁,高出表面,乳白色或象牙色,表面光滑与周围胸膜分界清楚。镜下,胸膜斑由玻璃样变的粗大胶原纤维束构成,相对无血管、无细胞,有时可见钙盐沉着。胸膜斑也被看作是接触石棉的一个病理学和放射学标志,它可以是接触石棉者的唯一病变,可不伴有石棉肺。

2. 发病机制　石棉肺的发病机制目前尚不清楚,根据近年来的研究报道,将石棉损伤细胞和致肺纤维化的发病机制归纳为几个方面。

(1)物理特性:石棉的致纤维化作用可能与其所共有的物理特性,即纤维性、坚韧性和多丝结构有关。石棉纤维的长短与纤维化的关系已讨论多年,倾向性的看法认为,长纤维石棉(>10μm)致纤维化能力更强。但不少研究证实,短纤维(<5μm)石棉因其具有更强的穿透力而大量进入肺深部,甚至远及胸膜,因而不仅有致弥漫性纤维化潜能,而且能引起胸膜斑、胸膜积液或间皮瘤等胸膜病变。

(2)细胞毒性作用:有研究发现温石棉纤维的细胞毒性作用强于闪石类纤维。当温石棉纤维与细胞膜相接触时,其表面的镁离子及其正电荷与巨噬细胞的膜性结构相互作用,致膜上的糖蛋白特别是唾液酸基团丧失活性,形成离子通道,钾钠泵功能失调,使细胞膜的通透性增高和溶酶体酶释放,进而细胞肿胀、崩解。

(3)自由基介导损伤:石棉纤维可诱导刺激肺泡巨噬细胞产生活性氧自由基(ROS),包括O_2^-、H_2O_2和·OH等,过量的ROS引起生物膜氧化损伤,导致生物膜大分子不饱和脂肪酸过氧化,释放氧化物、生长因子和细胞因子等,ROS损伤细胞抗氧化系统,引起上皮细胞损伤凋亡,并导致基底膜损伤和细胞因子的释放,招募成纤维细胞到损伤部位,继而促进肌成纤维细胞增殖和胶原蛋白沉积,最终导致肺组织纤维化。

(七)临床表现和诊断

1. 症状和体征　病人自觉症状出现比矽肺早,主要是咳嗽和呼吸困难。咳嗽一般为干咳或少许黏液性痰,难于咳出。呼吸困难早期出现于体力活动时,晚期病人在静息时也发生气急。若有持续性胸痛,首先要考虑的是肺癌和恶性间皮瘤。

石棉肺特征性的体征是双下肺出现捻发音,随病情加重,捻发音可扩展至中、上肺区,其声音也由细小变粗糙。晚期病人可有杵状指(趾)等体征,伴肺源性心脏病者,可有心肺功能不全症状和体征。

2. 肺功能　石棉肺病人由于肺间质弥漫性纤维化,严重损害肺功能。早期肺功能损害是由于弥漫性纤维化后,肺脏硬化,从而导致肺顺应性降低,表现为肺活量渐进性下降,这是石棉肺肺功能损害的特征。弥散量改变是发现早期石棉肺的最敏感指标之一,有报道认为它的下降早于肺活量。如果同时伴有肺气肿,则残气量和肺总量可能正常或稍高。随着病情加重,多数石棉肺病人肺功能改变主要表现为肺活量、用力肺活量、肺总量下降,而第一秒用力呼气容积/用力肺活量变化不大,预示肺纤维化进行性加重,呈限制性肺功能损害的特征。

3. X线胸片变化　　主要表现为不规则形小阴影和胸膜改变。不规则形小阴影是石棉肺 X 线表现的特征,也是石棉肺诊断分期的主要依据。早期多在两肺下区出现密集度较低的不规则形阴影,随病变进展而增粗增多,呈网状并逐渐扩展到两肺中、上肺区。

胸膜改变包括胸膜斑、胸膜增厚和胸膜钙化。胸膜斑是我国石棉肺诊断分期的指标之一。胸膜斑分布多在双下肺侧胸壁 6~10 肋间,不累及肺尖和肋膈角,不发生粘连。斑影外缘与肋骨重合,内缘清晰,呈致密条状或不规则阴影。胸膜斑较少见于膈胸膜和心包膜。弥漫性胸膜增厚呈不规则阴影,中、下肺区明显,有时可见到条、片或点状密度增高的胸膜钙化影。晚期石棉肺可因纵隔胸膜增厚并与心包膜和肺组织纤维化交叉重叠导致心缘轮廓不清,形成"篷发状心"(shaggy heart),此为诊断三期石棉肺的重要依据之一。

4. 并发症　　晚期石棉肺病人并发呼吸道及肺部感染较矽肺多见,但合并结核者比矽肺少,由于反复感染,往往可致心力衰竭。石棉肺病人并发肺心病的概率较矽肺病人多,且较为严重。肺癌和恶性间皮瘤是石棉肺的严重并发症。

5. 诊断　　石棉肺按《职业性尘肺病的诊断》(GBZ 70—2015)进行诊断和分期。

（八）石棉粉尘与肿瘤

石棉是公认的致癌物,石棉纤维在肺中沉积可导致肺癌和恶性间皮瘤。石棉不仅危害接尘工人,而且因其使用广泛而污染大气和水源,危害广大居民。

1. 肺癌　　石棉可致肺癌已由国际癌症研究中心(IARC)确认。石棉接触者或石棉肺病人肺癌发生率显著增高。影响肺癌发生的因素是多方面的,如石棉粉尘接触量、石棉纤维类型、工种、吸烟习惯和肺内纤维化存在与否等。石棉诱发肺癌发病潜伏期一般是 15~20 年。不同类型石棉致癌作用不同,一般认为青石棉的致癌作用最强,其次是温石棉,铁石棉;肺癌的组织学类型以外周型腺癌为多,且常见于两肺下叶的纤维化区域。石棉的致癌作用被归因于:①石棉纤维的特殊物理性能;②吸附于石棉纤维的多环芳烃物质;③石棉中所混杂的某些稀有金属或放射性物质;④吸烟的协同作用。

2. 间皮瘤　　间皮瘤分良性和恶性两类,石棉接触与恶性间皮瘤有关,间皮瘤可发生于胸、腹膜,以胸膜最多见。间皮瘤的潜伏期多数为 15~40 年。恶性间皮瘤发生与接触石棉类型有关,致恶性间皮瘤强弱顺序为:青石棉>铁石棉>温石棉。关于石棉纤维诱发恶性间皮瘤的机制,一般认为主要是物理作用而非化学致癌,石棉纤维的粒径最为重要。石棉具有较强的致恶性间皮瘤潜能,可能与其纤维性状和多丝结构,容易断裂成巨大数量的微小纤维富集于胸膜有关。此外石棉纤维的耐久性和表面活性也是致癌的重要因素。

（九）预防

预防石棉肺及其有关疾病的关键在于从源头上消除石棉粉尘的危害,近年来一些发达国家已禁止使用石棉,并组织研制石棉代用品,发展中国家尽可能安全生产和使用温石棉。同时,对石棉作业工人要加强宣传吸烟的危害,说服他们戒烟。坚决贯彻执行国家有关加强防止石棉纤维粉尘危害的规定。

二、其他硅酸盐尘肺

我国现行法定职业病名单中除了有石棉肺外,还有滑石尘肺、水泥尘肺和云母尘肺,如表4-1。

表 4-1　其他硅酸盐尘肺

	理化性质、接触机会	临床表现	X 线胸片表现
滑石尘肺	滑石为含镁的硅酸盐或碳酸盐矿物。具有润滑性、耐热、耐水、耐酸碱、耐腐蚀、不易导电、吸附性强等性能。用于橡胶、建筑、纺织、造纸、涂料、陶瓷、雕刻、高级绝缘材料、医药及化妆品等工业部门	发病工龄为 10~35 年,早期无明显症状,随病情进展可出现咳嗽、咳痰、胸痛、气急等症状	X 线表现由于接触的滑石粉尘中所含杂质不同,其病变类型不同,可有不规则形的 s 型、t 型小阴影,也可有 p 型、q 型圆形小阴影,晚期病例可见大阴影
水泥尘肺	水泥是人工合成的无定型硅酸盐,所用原料因种类不同各异,主要包括石灰石、黏土、铁粉、矿渣、石膏、沸石等原料	发病工龄多在 20 年以上。主要症状为气短、咳嗽,咳痰和慢性鼻炎等,体征多不明显	X 线表现不规则形小阴影和圆形小阴影同时存在
云母尘肺	云母为天然的铝硅酸盐,成分复杂,种类繁多,其晶体结构均含有硅氧层。云母具有耐酸、隔热、绝缘等性能,广泛用于电器材料和国防工业	发病工龄,采矿工 11~38 年,加工云母工 20 年以上。临床表现与其他硅酸盐尘肺相似,进展缓慢	X 线表现以不规则形小阴影(s 型)为主,也可见边缘模糊的圆形小阴影(p 型)。胸膜改变不明显

第四节　煤矿粉尘与煤工尘肺

煤是主要能源和化工原料之一,可分为褐煤、烟煤和无烟煤。随着采煤机械化程度的提高,煤的粉碎程度提高,粉尘产生量及分散度也随之增大。煤尘和煤矽尘是仅次于矽尘的对工人健康造成明显危害的煤矿粉尘。我国报告的尘肺病多发于煤矿企业,大约占尘肺病总数的50%以上,位居第一。

一、煤矿粉尘

在煤矿生产和建设过程中所产生的各种岩矿微粒统称为煤矿粉尘,主要是岩尘和煤尘,但由于地质构造复杂多变,煤层和岩层常交错存在,所以在采煤过程中常产生大量煤岩混合尘,称为煤矽尘。

(一)煤矿粉尘的来源

煤矿地下开采过程中的凿岩、爆破、装载、喷浆砌碹、运输、支柱、井下通风等均可产生粉尘,主要是矽尘、煤尘、水泥尘等。岩石掘进过程中,使用风钻打眼、机械割煤和放炮产生的粉尘量最大,在无防护措施的情况下,空气中粉尘浓度在 1000mg/m³ 以上;使用电钻打眼和装车时次之。露天开采在剥离岩层和采掘煤层过程中都会产生大量的粉尘,剥离岩层、煤炭装卸、破碎、筛选或跳汰、水洗、浮选、设备维护岗位存在生产性粉尘。

（二）煤矿粉尘的理化特性

煤矿粉尘的化学成分与沉积岩层密切相关。煤矿粉尘是一种混合物,含有碳、各种黏土矿物和含量不等的石英。不同的岩石类型使不同煤矿和同一煤矿不同部位的粉尘成分也不相同。煤矿粉尘的主要化学成分有:SiO_2、三氧化二铝、三氧化二铁、氧化钙、氧化镁、氧化钠、氧化钾、二氧化硫、二氧化铁、碳、氢、氮及氧等。煤本身的游离 SiO_2 含量较低,通常低于 10%,但可能有少量伴生矿物。

煤矿粉尘的物理特性与矽尘相同,分散度愈高,单位体积总表面积越大,理化活性越高,易于与空气中的氧气发生反应而引起粉尘的自燃或爆炸。煤矿粉尘可吸附氡及其子体,引起肺癌或加强粉尘的致纤维化作用。采掘工作面的新鲜粉尘较回风巷中的粉尘容易荷电。煤的炭化程度越低,挥发分越高,煤尘的爆炸性就越强。无烟煤的挥发分小于 10%,无爆炸性;贫煤挥发分为 10%~20%,弱爆炸性;烟煤挥发分大于 20%,强爆炸性。一般煤尘的爆炸下限为 $30~50g/m^3$。

二、煤工尘肺

煤工尘肺(coal worker pneumoconiosis,CWP)是指煤矿作业工人长期吸入生产性粉尘所引起的尘肺的总称。煤矿生产的工种和工序比较多,岩石掘进工人接触岩石粉尘(粉尘中游离 SiO_2 含量都在 10% 以上),其所患尘肺为矽肺,发病工龄 10~15 年,病变进展快,危害严重,约占煤矿尘肺病人总数的 20%~30%。采煤工作面的工人主要接触单纯性煤尘(煤尘中游离 SiO_2 含量在 5% 以下),其所患尘肺为煤肺(anthracosis),发病工龄多在 20~30 年以上,病情进展缓慢,危害较轻。既在岩石掘进工作面也在采煤工作面工作过的工人,他们接触煤矽尘或既接触矽尘又接触过煤尘,这类尘肺称为煤矽肺(anthracosilicosis),是我国煤工尘肺最常见的类型,发病工龄多在 15~20 年左右,病情发展较快,危害较重。

（一）接触机会

煤田勘探、煤矿建设和生产的各工种,煤炭加工、运输和使用过程中均接触煤矿粉尘。煤田地质勘探过程中的钻孔、坑探、物探、采样分析等岗位;地下开采过程中的凿岩、爆破、装载、出矸推车、喷浆砌碹、掘进、打眼、采煤、运输、支柱、井下通风等岗位;露天开采的钻孔、爆破、挖掘、采装、运输、排土等岗位;洗煤厂的煤炭装卸、破碎、筛选或跳汰、水洗、浮选、设备维护岗位可接触不同类型的煤矿粉尘。此外煤球制造工、车站和码头煤炭装卸工可接触煤尘。

（二）病理改变

煤工尘肺的病理改变随吸入的矽尘与煤尘的比例不同而有所差异,除了凿岩工所患矽肺外,基本上属混合型,多兼有间质性弥漫纤维化和结节型两者特征。主要病理改变有:

1. 煤斑　又称煤尘灶,是煤工尘肺最常见的原发性特征性病变,是病理诊断的基础指标。肉眼观察呈灶状,色黑,质软,直径 2~5mm,圆或不规则形,境界不清,多在肺小叶间隔和胸膜交角处,呈网状或条索状分布。镜下所见:肉眼看到的煤斑,在显微镜下是由很多的煤尘细胞灶和煤尘纤维灶组成。煤尘细胞灶是由数量不等的煤尘以及吞噬了煤尘的巨噬细胞,聚集于肺泡、肺泡壁、细小支气管和血管周围形成的,特别是在二级呼吸性小支气管的管壁及其周围肺泡最为常见。根据细胞和纤维成分的多少,又分别称为煤尘细胞灶和煤尘纤维灶,后者由前者进展而来。随着病灶的发生发展出现纤维化,早期以网状纤维为主,后期可有少量的胶原纤维交织其中,构成煤尘纤维灶。

2. 灶周肺气肿　是煤工尘肺病理的又一特征。煤工尘肺常见的肺气肿有两种:一种是局限性肺气肿,为散在分布于煤斑旁的扩大气腔,与煤斑共存;另一种是小叶中心性肺气肿,在煤斑的中心或煤尘灶的周边,有扩张的气腔,居小叶中心,称为小叶中心性肺气肿,这是由于煤尘和尘细胞在二级呼吸性细支气管周围堆积,使管壁平滑肌等结构受损,从而导致灶周肺气肿的形成。如果病变进一步发展,向肺泡道、肺泡管及肺泡扩展,即波及全小叶形成全小叶肺气肿。

3. 煤矽结节　肉眼观察呈圆形或不规则形,大小为 2~5mm 或稍大,色黑,质坚实。在肺切面上稍向表面凸起。镜下观察可见到两种类型,典型煤矽结节其中心部由漩涡样排列的胶原纤维构成,可发生透明样变,胶原纤维之间有明显煤尘沉着,周边则有大量煤尘细胞、成纤维细胞、网状纤维和少量的胶原纤维,向四周延伸呈放射状;非典型煤矽结节无胶原纤维核心,胶原纤维束排列不规则并较为松散,尘细胞分散于纤维束之间。吸入粉尘中含游离二氧化硅高者,也可见部分典型矽结节。

4. 弥漫性纤维化　在肺泡间隔、小叶间隔、小血管和细支气管周围和胸膜下,出现程度不同的间质细胞和纤维增生,并有煤尘和尘细胞沉着,间质增宽变厚,晚期形成粗细不等的条索和弥漫性纤维网架,肺间质纤维增生。

5. 大块纤维化　又称之为进行性块状纤维化(progressive massive fibrosis,PMF),是煤工尘肺晚期的一种表现,但不是晚期煤工尘肺的必然结果。肺组织出现 2cm×2cm×1cm 的一致性致密的黑色块状病变,多分布在两肺上部和后部,右肺多于左肺。病灶呈长梭形、不整形,少数似圆形,边界清楚,也就是通常 X 线所谓的融合块状阴影。镜下观察,其组织结构有两种类型,一种为弥漫性纤维化,在大块纤维组织中和大块病灶周围有很多煤尘和煤尘细胞,而见不到结节改变;另一种为大块纤维化病灶中可见煤矽结节,但间质纤维化和煤尘仍为主要病变。煤工尘肺的大块纤维化与矽肺融合团块不同,在矽肺融合团块中结节较多,间质纤维化相对较少。有时在团块病灶中见到空洞形成,洞内积储墨汁样物质,周围可见明显代偿性肺气肿,在肺的边缘也可发生边缘性肺气肿。

另外,胸膜呈轻度至中等度增厚,在脏层胸膜下,特别是与小叶间隔相连处有数量不等的煤尘、煤斑、煤矽结节等。肺门和支气管旁淋巴结多肿大,色黑质硬,镜下可见煤尘、煤尘细胞灶和煤矽结节。

6. 含铁小体　煤矿工人尸检肺组织中可见含铁小体,检出率为 83.8%。光镜下含铁小体普鲁士蓝铁染色呈阳性,在肺内分布广泛,多游离存在。无尘肺者含铁小体检出率与平均数明显低于尘肺者,且随着尘性病变加重,含铁小体的数量有增加的趋势。含铁小体主要以 Al、Si、K、S、Ca、Fe 为主,其构成与尘肺肺组织的灰分元素一致,也称煤小体。在煤矿粉尘游离 SiO_2 含量相近的情况下,含铁小体越多,引起的病变越重。

(三)临床表现、诊断与治疗

1. 临床表现　病人早期一般无症状,当病变进展,尤其发展为大块纤维化或合并支气管或肺部感染时才会出现呼吸系统症状和体征,从事稍重劳动或爬坡时,气短加重;煤工尘肺病人由于广泛的肺纤维化,呼吸道狭窄,特别是由于肺气肿导致肺泡大量破坏,才会出现通气功能、弥散功能和气体交换功能都有减退或障碍。

煤工尘肺 X 线表现以圆形小阴影为主者较为多见,多为 p 类和 q 类圆形小阴影。圆形小阴影的形态、数量和大小往往与病人长期从事的工种即与接触粉尘的性质和浓度有关。纯掘进工病人可为典型矽肺表现;以掘进作业为主,接触含游离 SiO_2 较多的混合性粉尘病人,以典型的小阴影居多;以采煤作业为主的工人主要接触煤尘并混有少量岩尘,所患尘肺胸片上圆形小阴影多不太典型,边缘不整齐,呈星芒状,密集度低。圆形小阴影最早出现在右中肺区,其次为左中、右下肺区,左下及两上肺区出现的较晚。煤肺病人胸片主要以小型类圆形阴影为多见。

不规则形小阴影较圆形小阴影少见。多呈网状,有的密集呈蜂窝状,致密度不高。其病理基础为煤尘灶、弥漫性间质纤维化、细支气管扩张、肺小叶中心性肺气肿。

矽肺和煤矽肺病人胸片上可见到大阴影,胸片动态观察可看到大阴影多由小阴影增大、聚集、融合而形成;也可由少量斑片、条索状阴影逐渐相连并融合呈条带状。周边肺气肿比较明显,形成边缘清楚、密度较浓、均匀一致的大阴影。多在两肺上、中区出现,左右对称。煤肺病人晚期罕见大阴影。

此外,煤工尘肺的肺气肿多为弥漫性、局限性和泡性肺气肿。泡性肺气肿表现为成堆小泡状阴影,直径为 $1\sim5mm$,即所谓“白圈黑点”,晚期可见到肺大泡。肺门阴影增大,密度增高,有时还可见到淋巴结蛋壳样钙化或桑葚样钙化阴影。胸膜增厚、钙化改变者较少见,但常可见到肋膈角闭锁及粘连。

2. 诊断　煤工尘肺按《职业性尘肺病的诊断》(GBZ 70—2015)进行诊断和分期。

（四）预防

2015 年国家煤矿安全监察局在《煤矿作业场所职业危害防治规定(第 73 号)》中将煤矿粉尘的职业接触限值定为:游离 SiO_2 含量≤10%的煤尘,呼吸性粉尘浓度为 $2.5mg/m^3$;游离 SiO_2 含量分别为 $10\%\sim50\%$、$50\%\sim80\%$、≥80%的岩尘,呼吸性粉尘浓度分别为 $0.7mg/m^3$、$0.3mg/m^3$、$0.2mg/m^3$。

附:类风湿性尘肺结节(Caplan 综合征)

类风湿性尘肺结节是指煤矿工人中类风湿性关节炎的病人,在 X 线胸片中出现密度高而均匀、边缘清晰的圆形块状阴影,是煤矿工人尘肺的并发症之一。1953 年英国的 Caplan 发现患尘肺的煤矿工人合并有类风湿关节炎者可有特异性肺阴影,后人将该病称为 Caplan 综合征。国外报道,类风湿性尘肺结节在煤矿尘肺病人中占 $2.3\%\sim6.2\%$,国内报告 3.76%的煤工尘肺病人合并类风湿性关节炎,比普通人群高出 $7\sim9$ 倍。病因尚不十分清楚,但与类风湿性关节炎有较密切的关系,两者病因可能是一致的。

类风湿性尘肺结节的肺部病理特征是在轻度尘肺的基础上出现类风湿性尘肺结节,其早期为胶原纤维增生,很快转为特殊性坏死,围绕坏死的核心发生成纤维细胞炎性反应而形成类风湿肉芽肿。大结节一般由数个小结节组成,结节直径在 $3\sim20mm$ 之间,融合可达 50mm 以上。结节切面呈一种特殊的明暗相间的多层同心圆排列。浅色区多为活动性炎症,而暗区则为坏死带,较暗区多是煤尘蓄积带。免疫学检查 65%的病例类风湿因子阳性。血清白蛋白降低,α_2 及 γ 球蛋白升高,β-球蛋白随病情发展而升高,IgG、IgM 升高。

病人临床症状和体征较少,只有少数病例肺功能具有不同程度损害。胸部 X 线检查有特征性阴影,其病灶可单发,也可多发,为圆形或椭圆形致密影,边缘较清楚,大小不等,直径为 0.5~1.5cm,偶见 3~5cm 者,常在中下肺野的中外带。多发性病灶颇似转移瘤,但中央坏死形成薄壁的空洞,其内一般无液平,少数可有钙化。注意与结核球、转移性肺癌、三期尘肺等病鉴别。病人可并发咯血、呼吸困难、胸痛、肺动脉高压、右室肥大及右心衰竭等。

做好劳动防护,加强身体锻炼,提高自身免疫功能,及时有效地控制感染是预防类风湿性尘肺结节的重要手段。该病目前尚无根治措施,治疗的原则是在药物控制疼痛的情况下,对关节进行有计划的功能锻炼,防止关节畸形和肌肉萎缩。

第五节　其他粉尘与尘肺

多种无机粉尘和金属粉尘可导致尘肺。我国现行的法定职业病名单中,尘肺病除前述几种外,还有石墨尘肺、碳黑尘肺、铝尘肺、电焊工尘肺、铸工尘肺、陶工尘肺等。

一、石墨尘肺

石墨尘肺(graphite pneumoconiosis)是长期吸入较高浓度的生产性石墨粉尘并在肺内潴留而引起的以肺组织弥漫性纤维化为主的全身性疾病。

(一)理化特性、接触机会

石墨是自然界存在的单质碳,呈银灰色,具有金属光泽。比重约 2.1~2.3,排列为四层六角形的层状晶体结构。石墨分为天然和人工合成(又称高温石墨)两种。天然石墨是混有各种矿物质的结晶碳元素,石墨矿石中石墨含量一般为 4%~20%,游离 SiO_2 的含量有很大差异:石墨矿含 13.5%~25.9%,中碳石墨含 0.5%~5.0%。天然石墨粉尘在肺组织引起的肉芽肿和间质纤维化,是由石墨本身引起的,而不是其中少量的 SiO_2 所致。由于采矿工人接触岩石粉尘,因此可能患矽肺。人工合成石墨是用无烟煤、焦炭、沥青等为原料,在 3000℃高温电炉中处理制成,人工合成石墨几乎为纯净的结晶碳,游离 SiO_2 含量极低,多在 0.1%以下。

石墨是一种用途很广的非金属矿物,具有耐酸碱、耐高温、导电、导热、润滑、可塑、黏着力强、抗腐蚀等优良特性。在石墨矿的开采、碎矿、浮选、烘干、筛粉和包装各工序;以石墨为原料制造各种石墨制品,如坩埚、电极、电刷、耐腐蚀管材等;石墨用作钢锭涂复剂,铸模涂料,原子反应堆的减速剂等使用过程中也产生石墨粉尘;合成石墨的生产过程中,可产生大量的粉尘,特别是石墨成品包装工序,粉尘浓度较高,尘粒很细、质轻,空气中悬浮的粉尘几乎都是可吸入粉,对人体的危害极大。石墨尘肺可分为两类:SiO_2 含量在 5%以下的石墨粉尘所致的尘肺为石墨肺;SiO_2 含量超过 5%以上的石墨粉尘所致的尘肺为石墨矽肺。

石墨粉尘时间加权平均容许浓度总尘为 4mg/m³,呼吸性粉尘为 2mg/m³。

（二）病理改变

石墨尘肺病理类型属尘斑型尘肺，酷似煤肺。肉眼观察胸膜表面有密集的、大小不等的灰黑色至黑色斑点，触摸有颗粒感，但不硬。肺门淋巴结呈黑色，轻度增大和变硬。肺切面可见 0.3~3mm 大小的石墨尘斑，镜下可见早期在细支气管、肺泡、肺小支气管周围有石墨尘和含尘细胞聚集，形成石墨粉尘细胞灶及灶性肺气肿。

（三）临床表现

石墨尘肺发病工龄一般在 15~30 年之间，平均 20 年。病人的症状轻微，体征较少，且病情进展缓慢。部分病人早期以口腔、鼻咽部干燥为主，多有咳嗽、咯黑色痰，但痰量不多。劳动后有胸闷、气短等症状。晚期特别是合并肺气肿后，症状比较明显。少数病例有通气功能减退，以阻塞性通气障碍为主。石墨尘肺病人的胸部 X 线表现与煤肺相似，以"p"小阴影为主，有时可见"q"小阴影，肺纹理增多。常同时伴有不规则阴影存在。如看到较粗大的"r"小阴影，大多与病人接触游离二氧化硅含量较高的岩石粉尘有关。约有半数石墨尘肺病人肺门阴影密度增高，少数病人有轻微肺气肿、肋膈角变钝和胸膜增厚改变。石黑尘肺常见并发或继发症有慢性支气管炎、肺结核、支气管扩张、肺气肿等。严重者可出现心肺功能不全。

二、炭黑尘肺

生产和使用炭黑的工人长期吸入较高浓度炭黑粉尘所引起的尘肺称为炭黑尘肺（carbon black pneumoconiosis）。

（一）理化特性、接触机会

炭黑是气态或液态碳氢化合物，是工业炭素中的主要族类，用途极广。一般多用石油、沥青、天然气、焦炭为原料，经不完全燃烧和加热降解制取。碳成分占 90%~95%，含游离 SiO_2 0.5%~1.5%。炭黑粉尘质量轻，颗粒细小，直径一般在 0.04~1.04μm 之间，极易飞扬且长时间悬浮于空气中。炭黑广泛应用于橡胶、塑料、油漆、油墨、染料、纸张及干电池等工业，为一种补强剂和着色剂。发生炭黑尘肺的主要工种是炭黑厂的筛粉、包装工，其次是使用炭黑制品工人，如电极厂配料、成型工，橡胶轮胎厂投料工。

碳黑粉尘总尘的时间加权平均容许浓度为 $4mg/m^3$。

（二）病理改变

炭黑尘肺的病理改变与石墨尘肺、煤肺极为相似。两肺显著变黑；肺表面及肺切面可见 0.5~3mm 的黑色尘斑，斑点呈多角形、质软且境界不清；有小叶中心性肺气肿。镜下见粉尘病变多在肺间质的血管周围，炭黑尘灶由聚集成堆的吞噬炭黑的尘细胞、炭黑尘及数量不等的胶原纤维组成，直径 0.5~1.5mm；呼吸性细支气管周围可见灶性肺气肿。

（三）临床表现

炭黑尘肺发病工龄最短 15 年，最长 25 年以上，平均 24 年。病人临床症状主要有咳嗽、咳痰、气短，但不明显。少数病人肺功能有不同程度减退，以阻塞性通气障碍为主。多数病人无阳性体征，尚能参加正常生产劳动。病程极为缓慢，预后较好。

炭黑尘肺 X 线改变亦与石墨尘肺、煤肺相似。早期可见肺纹理明显增多,以中、下肺区较为明显。病变进展至肺野可见到"p"小阴影,有时能见到少许"s"小阴影,整个肺区呈毛玻璃感。偶能见到程度不等的肺气肿及轻度胸膜增厚、粘连改变,很少见到大阴影。

三、铝尘肺

铝尘肺(aluminosis)是因长期吸入较高浓度金属铝尘或氧化铝粉尘所致的尘肺。

(一)理化特性、接触机会

铝系银白色轻金属,分布广泛,地壳表面含铝量约为 3%,主要分布在未分化的岩石和硅酸铝黏土中。冶炼铝和生产铝粉等过程中可产生金属铝粉和氧化铝粉尘,金属铝粉分为粒状铝粉和片状铝粉,其铝含量分别为 96% 和 89%~94%。铝尘除动力作用外,由于带电性相同,粉尘之间相互排斥,能长时间悬浮于空气中。金属铝及其合金比重轻、强度大,作为轻型结构材料广泛用于航空、船舶、建筑材料和电器等工业部门。金属铝粉用于制造炸药、导火剂等。用氧化铝经电炉熔融成的聚晶体(白刚玉)可制成磨料粉和磨具等,还用于制造冰晶石和氟化铝,并可用于生产电器绝缘制品。氧化铝的致纤维化作用远较金属铝更轻。

铝及铝合金粉尘总粉尘时间加权平均容许浓度为 $3mg/m^3$,氧化铝总粉尘时间加权平均容许浓度为 $4mg/m^3$。

(二)病理改变

铝尘肺的病理改变主要为肺部弥漫性间质纤维化。肉眼观察两肺大小正常或略缩小,表面呈灰黑色,质硬,胸膜可广泛增厚,切面见散在、境界不清的灰黑色纤维块、纤维索条、黑色斑点和尘灶。镜下可见弥漫性肺间质纤维化,铝尘大量沉着于终末细支气管壁、呼吸性细支气管及其所属肺泡间隔,形成大量圆形、椭圆形或星芒状小尘灶和小叶中心性肺气肿。肺泡内有大量粉尘及尘细胞沉积,粉尘沉着部位有程度不同的纤维化,管腔和所属的肺泡腔扩张,形成小叶中心性肺气肿。总之,弥漫性肺间质纤维化和严重的肺气肿是铝尘肺的主要病理表现。

(三)临床表现

铝尘肺发病工龄多为 10~32 年,平均 24 年,早期症状一般较轻,表现为咳嗽、气短、胸闷伴全身乏力。合并支气管和肺部感染时,咳痰、发热,肺部可闻及干湿啰音。铝尘长期对鼻黏膜产生机械性和化学性刺激,可引起鼻腔干燥、鼻毛脱落、鼻黏膜和咽部充血,鼻甲肥大。早期对肺功能损伤较轻,以阻塞型或限制型通气功能障碍为主,晚期由于肺容积的缩小,以限制型或混合型通气功能障碍为主,伴有换气功能障碍,严重时引起肺内反复感染,导致呼吸衰竭死亡。

X 线胸片可见较细的不规则形小阴影,多出现在两肺中下区,呈网状或蜂窝状,为比较均匀、广泛的弥漫性小阴影,网格宽度均在 1.5mm 以下。亦可见到密度较低的圆形小阴影,多为"p"形阴影,境界不十分清晰。随着病情进展,小阴影增多,可全肺分布,但无融合影出现。肺纹理紊乱,扭曲变形。Ⅲ期病人在上、中肺野可见大阴影。

四、电焊工尘肺

电焊工尘肺(welder's pneumoconiosis)是长期吸入高浓度的电焊烟尘而引起的以慢性肺组织纤

维增生损害为主的一种尘肺。

（一）理化特性、接触机会

电焊粉尘主要来自焊接烟尘。电焊时产生烟、尘取决于焊条种类和金属母材以及被焊金属。焊条是由焊芯和药皮组成，其中焊芯含有大量铁粉，还含有碳、锰、硅、铬、镍、硫和磷等。药皮主要由大理石、萤石、茨石、石英、长石、锰铁、硅铁、钛铁、白云石、云母和纯碱等组成。电焊作业时在电弧高温（2000~6000℃）作用下，焊芯、药皮、焊接母材发生复杂的冶金反应，生成大部分为氧化铁，并可含 SiO_2、氧化锰、氟化物、臭氧、各种微量金属和氮氧化物的混合物烟尘或气溶胶，逸散在作业环境中。电焊烟尘粒径很小，多在 $0.4~0.5\mu m$。电焊作业在建筑、机械加工、造船、国防等工业部门广泛存在。锅炉、油罐或船体装备等通风不良以及密闭的容器内进行电焊作业时，接触电焊烟尘浓度较高。

电焊烟尘总尘的时间加权平均容许浓度为 $4mg/m^3$。

（二）病理改变

肉眼观察两肺呈灰黑色，体积增大，重量增加，弹性减低；肺内可见散在大小不等、多呈不规则形或星芒状的尘灶，直径多在 1mm；常有局限性胸膜增厚及气肿。镜下见两肺散在 1~3mm 黑色尘斑或结节，常伴有灶周肺气肿。尘斑由大量含尘巨噬细胞及少数单核细胞构成，间有少许胶原纤维，分布在肺泡腔、肺泡间隔、呼吸性细支气管和血管周围。结节较大，一般 2mm 左右，其中粉尘较少，胶原纤维成分较多。尘粒呈棕褐色，铁染色呈深蓝色强阳性反应，证明主要是氧化铁粉尘。

（三）临床表现

电焊工尘肺发病缓慢，发病工龄多在 15~20 年，最短发病工龄为 4 年。病人临床症状主要有胸闷、胸痛、咳嗽、咳痰和气短等，但很轻微。在 X 线胸片已有改变时仍可无明显自觉症状和体征。若无症状进行性加重，一般不影响工作。随病程发展，尤其是出现肺部感染或并发肺气肿后，可出现相应的临床表现。肺功能检查早期基本在正常范围，并发肺气肿等病变后肺功能才相应地降低。电焊工可合并有锰中毒、氟中毒和金属烟雾热等职业病。

X 线表现早期以不规则形小阴影为主，多分布于两肺中、下区。圆形小阴影出现较晚，以"p"影为主，且有分布广、密集度低的特点，随病情发展密集度逐渐增加。个别晚期病例出现大阴影。肺门一般不增大，很少有胸膜粘连和肺气肿。少数病例可见肺门密度增高、阴影增大、结构紊乱等征象。脱离作业后，很少有进展。

五、铸工尘肺

铸工尘肺（founder pneumoconiosis）是指铸造作业中的翻砂、造型作业者长期吸入成分复杂而游离 SiO_2 含量不高的粉尘，如陶土、高岭石、石墨、煤粉、石灰石和滑石等混合性粉尘，所引起的以结节型或尘斑型并伴有肺间质纤维化损害为主的尘肺。铸工尘肺不包括铸造中因型沙的粉碎、搅拌、运输、使用以及开箱、清沙、清理铸件时吸入游离 SiO_2 极高的粉尘所引起的尘肺，后者也应称为矽肺。

（一）理化特性、接触机会

铸造生产过程包括型砂配制、砂型制造、砂型干燥、合箱、浇铸、打箱和清砂等工序。型砂原料主要是天然沙，含 SiO_2 量一般为 70% 以上；其次是黏土，主要成分是硅酸铝。型砂虽含 SiO_2 量很高，但因使用型砂时要搅拌配成湿料,且砂型颗粒较大,故不易患矽肺,仅致铸工尘肺。铸造生产的铸件常分为铸钢、铸铁和有色合金铸件。铸钢的浇铸温度为 1500℃ 左右,配料用耐火性强的石英砂(含游离 SiO_2 77% ~ 98%);铸铁温度为 1300℃,可用耐火性稍差的天然砂(含游离 SiO_2 70% ~ 85%);铸有色金属合金温度为 1100℃ 以下,也多用天然砂并混有黏土、石墨粉、焦炭粉等混合性材料。在铸造过程的各工序都可产生大量粉尘,并可引起尘肺。

（二）病理改变

铸工接触的粉尘含游离 SiO_2 量低,以碳素类和硅酸盐类粉尘为主,这类粉尘引起的病变与碳素类尘肺和部分硅酸盐尘肺相似。病理检查可见胸膜表面和肺切面上有大小不等的灰黑色或黑色斑点。镜下可看到在肺泡、小叶间隔、小支气管和血管周围有大量的尘细胞灶及由尘细胞、粉尘和胶原纤维形成的粉尘纤维灶。在粉尘灶周围常伴有小叶中心性肺气肿。有部分病例除粉尘纤维灶外,尚可见少量典型或不典型矽结节。

（三）临床表现

铸工尘肺发病比较缓慢,发病工龄一般在 20 年以上,病情进展也比较缓慢。初期多无自觉症状,随着病变的进展而出现的胸闷、轻度胸痛、咳嗽、咳痰、气短等症状多不严重。由于砂型制造作业的空气中烟尘较大,且存在劳动姿势不良等原因,常可并发慢性支气管炎和肺气肿。病变初期肺功能多属正常,以后可逐渐出现阻塞性或以阻塞为主的通气功能障碍。但肺功能损害一般十分罕见,吸烟者合并慢性阻塞性肺疾病时常有气道气流限制性功能损害。

X 线表现为两肺出现不规则形小阴影,以"t"阴影为多,"s"阴影相对较少,中、下肺区分布较明显。随着病情的进展,不规则形小阴影逐渐增多,并向中、上肺区扩展,呈网状或蜂窝状,常伴有明显肺气肿。两肺中下肺区可出现圆形小阴影,以"p"影为主,数量较少,阴影密度较低,大阴影极为少见。

六、陶工尘肺

陶工尘肺(pottery worker's pneumoconiosis)是陶瓷工业生产过程中由于接触一定数量的陶瓷原料粉尘所引起的尘肺病。

（一）理化特性、接触机会

陶瓷是把石英、黏土、长石、石膏等粉碎后,经配料、制坯、成品、干燥、修坯、施釉、烧制等工艺过程制成的各种器皿或材料。作业场所多为石英和硅酸盐混合粉尘。不同工种工人接触粉尘的性质和所含的游离 SiO_2 的量也不一致。陶瓷制品各地制坯的原料不一,配方也不同,游离 SiO_2 含量通常在 8.7% ~ 65% 之间,分散度小于 5μm 的约占 70% ~ 90%。陶工在生产过程中可接触到这种混合粉尘。

（二）病理改变

肉眼观察肺脏体积变化不大,质地软,肺表面及切面可见散在灰褐色 1 ~ 4mm 的尘斑。镜下观察病灶多为呈星芒状或不整形的尘斑及混合性尘结节,位于呼吸性细支气管周围。肺泡、肺泡间隔、小血管和小支气管周围纤维化比较突出,常伴有灶周及小叶中心性肺气肿。胸膜肥厚,常以两肺上部尤其是以肺尖部明显,与煤矽肺、矽肺所见明显不同。

(三)临床表现

陶工尘肺发病比较缓慢,后果却比较严重,平均发病工龄 25 年以上。临床症状较轻,早期有轻度咳嗽,少量咳痰,并没有呼吸困难,当体力劳动或爬坡时才感到胸闷、气短。合并阻塞性肺气肿时,出现明显呼吸困难。晚期由于肺组织广泛纤维化,肺循环阻力增加,病人不能平卧,呼吸困难明显,出现发绀,心慌等症状。多无阳性体征,出现合并症时可有相应体征。肺功能测定有轻度损害,以阻塞性通气障碍为主。容易并发肺结核,仅次于矽肺。

X 线表现可见两肺多以不规则形弥漫性"s、t"阴影为主,粗细不等、长短不定,互相交织呈网状、蜂窝状。少数可见到圆形小阴影,间有肺气肿。肺门阴影扩大,密度增高,结构紊乱。随病情进展,小阴影数量增多,密度增高,分布范围扩大至两肺中上肺野外带,或显示"发白区"、斑片条,或有小阴影局部聚集形成融合灶、团块大阴影。晚期可见到典型大阴影,呈圆形、椭圆形或长条形,周边常有肺气肿。大阴影可由小阴影聚集融合形成,也可由斑点、条索状阴影融合而成。矽结节、淋巴结、胸膜均可见钙化。易见结核病灶。

第六节　有机粉尘及其所致肺部疾患

有机粉尘(organic dust)是指在空气中飘浮的有机物颗粒,包括植物、动物和微生物源性的颗粒和微滴。随着工、农业生产的发展,特别是近代农业大规模集约经营和专业化生产,如以大规模集约化畜禽类圈养代替家庭分散养殖;以农产品为中心的多种经营代替单一的粮食性农业生产;由多季节的大棚种植代替单一的季节性大田生产作业等,使工、农业生产作业环境中有机粉尘的暴露更为复杂。动植物性有机粉尘种类繁多、成分复杂,并常夹杂微生物源性具有不同生物学作用的多种致病性物质、动物蛋白及排泄物、无机物等。虽然有机粉尘所致疾病或症状是一般人群中常见的,特异性不强,但引起的病变和对人体的危害程度差别很大。有机粉尘主要引起呼吸系统疾病,包括呼吸系统急慢性炎症、慢性阻塞性肺病、支气管哮喘、过敏性肺炎、有机粉尘毒性综合征、棉尘病等。还可引起混合性尘肺和肿瘤等,如皮毛工混合性尘肺、木工鼻腔癌及副鼻腔癌。

一、有机粉尘的来源和分类

有机粉尘的来源主要为工业生产、农业生产及废物处理等。如谷物、庄稼、稻草收割加工、农产品运输储藏、家禽家畜饲养、温室大棚种植、茶叶生产加工、烟草加工、奶制品生产加工、木材砍伐和加工、棉麻丝绸等纺织、毛纺或羽毛加工、纸浆和造纸、皮毛加工、动物屠宰和加工、食品调味品制作、榨糖、垃圾堆放处理等。

有机粉尘主要分为植物性粉尘、动物性粉尘和人工合成有机粉尘。

(一)植物性粉尘

在工、农业生产过程中处理植物时,由植物本身破碎所形成的粉尘,均属植物性粉尘。主要有:

1. 谷物粉尘　小麦、稻谷、玉米、高粱等在加工、运输、储藏及饲料加工等过程中产生的粉尘。

2. 植物纤维　尘棉、亚麻、黄麻、大麻等在原棉原麻分选、梳棉梳麻和纺织过程中产生的粉尘。

3. 木尘　木材在锯、磨、钻、铣、刻和砂磨等加工过程中产生的粉尘。

4. 茶叶粉尘　红茶、绿茶和茶砖等在茶叶烘干、分、风选和包装等加工过程中产生的粉尘。

5. 蔗渣粉尘　蔗渣加工使用等过程中产生的粉尘。

6. 烟草粉尘　烟叶的解包、烘丝、抽梗、卷烟等加工过程中产生的粉尘。

（二）动物性粉尘

动物性粉尘是指动物皮毛、毛纺、羽毛、骨质、蚕丝等加工过程中及动物饲养、屠宰中所产生的粉尘。主要有：

1. 皮毛粉尘　生产皮衣、皮帽等生皮、梳毛、磨皮、剪裁、缝制等加工过程中产生的粉尘；羊毛等纺织加工中产生的粉尘。

2. 丝尘　蚕丝的选茧、打绵、选丝和纺织等过程中产生的粉尘。

3. 含动物蛋白、血清蛋白等粉尘　奶制品生产加工、家禽家畜饲养及动物排泄物、垃圾处理、动物屠宰及加工过程中产生的粉尘。

4. 其他动物性粉尘　猪鬃粉尘、羽毛粉尘、角质粉尘、骨质粉尘、乳酪粉尘、垂体粉尘、酶制剂粉尘等。

（三）人工合成有机粉尘

有机人工合成材料已广泛用于工农业生产、国防军工和日常生活的各个领域，品种与产量迅速增加，所产生的人工合成有机粉尘接触机会与接触人数亦不断增多，其职业危害日益受到重视。

1. 合成纤维粉尘　化学合成纤维已有数十种，主要有涤纶（聚酯纤维）、锦纶（聚酰胺纤维）、腈纶（聚丙烯腈纤维）、维纶（聚乙烯醇纤维）、氯纶（聚氯乙烯纤维）等。

2. 合成树脂粉尘　有酚醛树脂粉尘、聚氯乙烯树脂粉尘等。

二、有机粉尘对健康的危害

植物源性粉尘包括植物的茎、叶、种子、花粉等，动物源性粉尘包括脱落的皮屑、毛、家禽的羽毛、动物的排泄物等。无论是植物源性或动物源性粉尘，在自然界包括生产加工中几乎无例外均会受到微生物的污染，所以有机粉尘暴露主要是包括有机粉尘颗粒或片段、无机物、细菌和真菌等微生物及其毒性产物、动物异种蛋白、畜禽类排泄物等混合性的。其中细菌或真菌及其产生的内毒素、1-3-β-D 葡聚糖（glucans）、真菌孢子、细菌蛋白酶及动物蛋白等研究较多，是有机粉尘引起呼吸道炎症或过敏性呼吸系统疾病的主要病因。以下对职业性过敏性肺炎、有机粉尘毒性综合征、棉尘病分述之。

（一）职业性过敏性肺炎

职业性过敏性肺炎（occupational hypersensitivity pneumonitis）是由于吸入被真菌、细菌或动物蛋白等污染的有机粉尘而引起的间质肉芽肿性肺炎。本病是病理改变基本相同的一组疾病的统称，通过免疫介导，以肺组织间质细胞浸润和肉芽肿形成为特征的疾病。常见的有农民肺（farmer's lung）、甘蔗肺（bagasosis）、蘑菇肺（mushroom worker's lung）、鸟饲养工肺（bird breeder's lung）等。致病因子主要有嗜热性放线菌、干草小多孢菌、烟曲霉菌、蘑菇孢子、鸟或家禽类蛋白等。

1. 病理改变　表现为急性、亚急性及慢性形式。急性期表现为肺泡和间质的淋巴细胞炎症,肺泡腔中淋巴细胞聚集,浆细胞和巨噬细胞增多。亚急性期可出现与结节病相似的非干酪化肉芽肿。反复发作可发展为慢性期,出现不同程度的肺间质纤维化。

2. 发病机制　本病的发病机制目前认为是Ⅲ型、Ⅳ型变态反应共同起作用的结果。主要依据为:病人体内存在抗原特异性沉淀素抗体;肺组织中存在抗原抗体复合物及补体成分;抗原皮试出现红斑、硬结反应;抗原支气管激发试验呈现迟发反应;病人肺组织单核细胞浸润,并形成肉芽肿;巨噬细胞活化,介导免疫应答。

3. 临床表现　急性期一般在接触致病因子后4~8小时发病。病人常表现为畏寒、发热、头痛、气短伴咳嗽,可有明显的胸闷、气短,常于脱离接触后2~3天症状缓解或消失,多误诊为"感冒"。两肺底可闻及小水泡音或捻发音具有特征性意义。血清沉淀素抗体试验阳性,可作为近期接触指标。相当部分的病人表现为亚急性,接触2~3个月,急性症状反复发作,此期气短、咳嗽加重,促使病人就诊的症状是呼吸困难加重。X线胸片上,可见弥漫性网状和细小结节阴影。慢性期主要表现为进行性呼吸困难加重,体重明显下降。经过若干年接触和反复发作,晚期产生不可逆的肺纤维化,X线胸片显示蜂窝囊状表现,肺功能表现为限制性通气功能和弥散功能障碍。

4. 诊断　根据《职业性过敏性肺炎的诊断》(GBZ 60—2014)的诊断及分级标准:①接触反应:吸入变应源4~8小时后出现畏寒、发热、咳嗽、胸闷、气急,胸部X线检查未见肺实质改变。上述症状可在脱离接触后1周内消退。②急性过敏性肺炎:短时间内吸入生物性有机粉尘或特定的化学物质数小时后,出现干咳、胸闷、呼吸困难,并可有高热、畏寒、出汗、周身不适、食欲缺乏、头痛、肌痛等,肺部可闻及吸气性爆裂音;胸部影像学检查显示双肺间质浸润性炎症改变。③慢性过敏性肺炎:常有急性过敏性肺炎发作的病史,亦可由反复吸入生物性有机粉尘或特定化学物质后隐匿发生,出现渐进性呼吸困难及咳嗽、咳痰,体重明显下降,双肺可闻及固定性吸气性爆裂音;胸部影像学检查显示肺间质纤维化改变。

5. 处理　对于接触反应者应暂时脱离现场,进行必要的检查及处理,并密切观察24~72小时;轻度者应暂时脱离生产环境休息,并给予止咳、平喘、吸氧等对症处理及适量糖皮质激素治疗,并随访肺部体征和胸部X线显示的变化;重度者应卧床休息,早期足量使用糖皮质激素和对症治疗。

（二）有机粉尘毒性综合征

有机粉尘毒性综合征(organic dust toxic syndrome,ODTS)是短时间暴露于高浓度含有革兰阴性细菌及其内毒素的有机粉尘而引起的非感染性呼吸系统炎症,通常于工作后4~6小时发病,表现为流感样症候,出现发热、发冷、干咳、关节痛、头痛等。"枯草热""谷物热""纱厂热"等均属于有机粉尘毒性综合征。人体吸入内毒素试验可引起典型的有机粉尘毒性综合征的临床症状,并在短期内自愈。

1. 病理改变与发病机制　主要为被激活的巨噬细胞和上皮细胞释放炎性介质,如IL-1等,介导中性粒细胞在呼吸道和肺组织浸润,开始时中性粒细胞占优势,之后淋巴细胞和嗜酸性粒细胞浸润,引起呼吸道炎症,多为急性炎症而非肉芽肿。可激活补体引起巨噬细胞非特异性释放水解酶等,出现毛细血管壁和肺泡水肿、间隙增加,可导致肺弥散功能降低。

2. 临床表现　多为一次性高浓度接触有机粉尘后发病。表现为黏膜及上呼吸道的刺激症状,鼻、喉、眼的刺痒,干咳,主要表现为流感样的发热、发冷、头痛、肌肉关节痛、乏力,严重者可出现寒战。病程短,非进行性,一般持续1~2天症状可消失。工人一次接触中的罹患率较高,病人常可将自己的症状与工作联系起来。多数病人血清中沉淀素抗体阴性。气道反应性增高,暴露较高时可见班后肺通气功能较班前下降。

3. 诊断与处理   根据明确的暴露史和典型的临床症状进行诊断。暴露后当天下午发病,出现类似流感样症状,发热,体温一般在37~38℃之间,或体温更高,出现寒战等。可有一过性白细胞增高,肺通气功能轻度下降,胸部X线检查正常。以往有类似接触史及病史可支持诊断。一般症状1~2天自愈,症状较重时可对症治疗,但不需要抗生素或激素治疗。

（三）棉尘病

棉尘病(byssinosis)是长期接触棉、麻等植物性粉尘引起的、具有特征性的胸部紧束感和(或)胸闷、气短等症状,并有急性通气功能下降的呼吸道阻塞性疾病。长期反复发作可致慢性肺通气功能损害。

1. 发病机制   病因和发病机制尚不完全清楚,棉、亚麻、软大麻粉尘可引起棉尘病,棉尘中除含有棉纤维外,还含有棉花托叶及其他植物碎片及微生物(革兰阴性细菌等),这些成分对棉尘病的发生都有影响。发病机制主要有以下几种:①组胺释放:棉尘病的表现之一为支气管痉挛,棉尘提取液可使人体肺组织释放过量组胺,引起支气管平滑肌痉挛。组胺释放学说可以解释棉尘病的急性期症状,但不能解释棉尘病进展和慢性期反应;②内毒素:棉尘受革兰阴性细菌及内毒素污染,内毒素激发的炎症反应是棉尘病发病的基础。内毒素可激活肺泡巨噬细胞并使之产生生物活性物质,引起中性粒细胞聚集和一系列生物学反应,从而引起肺部的急性和慢性炎症反应;③细胞反应:主要指棉尘浸出液激活巨噬细胞,使巨噬细胞分泌各种介质引起支气管痉挛。

2. 临床表现   出现典型的胸部紧束感或气短和呼吸道刺激症状。疾病早期上述症状主要出现于假日或周末休息后,重新上班的第一天工作几小时后,所以又称为"星期一症状",随着病情进展,此症状可延续几天,甚至每天都出现,并有咳嗽、咳痰等呼吸道刺激症状,晚期可出现慢性气道阻塞性症状、支气管炎、支气管扩张乃至肺气肿。接触棉尘后能引起肺通气功能损害,表现为阻塞性通气障碍,在早期,第一秒用力呼气量($FEV_{1.0}$)班后可显著低于班前,这在没有症状的棉工中也能见到。到晚期,$FEV_{1.0}$可持续降低,发展为慢性肺功能损害。吸烟可加重棉尘对呼吸功能的影响,棉尘病的X线胸片无特异性改变。

3. 诊断   根据《职业性棉尘病的诊断》(GBZ 56—2016),诊断及分级标准为:①观察对象:偶尔有胸部紧束感和(或)胸闷、气短等特征性呼吸系统症状,出现第一秒用力肺活量$FEV_{1.0}$下降,但工作班后与班前比较下降幅度不超过10%;②棉尘病Ⅰ级:经常出现公休后第一天或工作周内几天均发生胸部紧束感和(或)胸闷、气短等特征性的呼吸系统症状。$PEV_{1.0}$班后与班前比较下降10%以上;③棉尘病Ⅱ级:呼吸系统症状持续加重,并伴有慢性通气功能损害,$FEV_{1.0}$或用力肺活量FVC小于预计值的80%。

4. 处理   病人按阻塞性呼吸系统疾病治疗原则,以对症治疗为主。观察对象应定期作健康检查,以观察病情变化;棉尘病Ⅰ级病人应进行对症治疗,必要时调离粉尘作业;棉尘病Ⅱ级病人应调离接触棉、麻等植物性粉尘的工作,并进行对症治疗。

第七节　其他职业性呼吸系统疾病

我国现行的法定职业病名单中,职业性尘肺病及其他呼吸系统疾病除前述几种外,还包括职业性哮喘,刺激性化学物所致慢性阻塞性肺疾病,金属及其化合物粉尘肺沉着病(锡、铁、锑、钡及其化合物等)和硬金属肺病4种。

一、职业性哮喘

职业性哮喘(occupational asthma)是指劳动者在职业活动中吸入变应原后引起的以间歇发作性喘息、气急、胸闷或咳嗽等为特点的气道慢性炎症性疾患。及时脱离变应原后多数病人可自行缓解或经治疗缓解。

（一）病因与接触机会

存在于工作环境中的可引起哮喘的物质称为职业性变应原,据统计约有300多种职业性变应原,而且随着合成技术和工农业生产的快速发展,其种类日渐增多。这些物质主要包括:高分子质量抗原物,包括动植物、微生物蛋白、多糖、糖蛋白及多肽,分子质量较高,约20~50KD,有明显的抗原性,可引起IgE介导的变态反应,从而引发过敏性哮喘;低分子质量化学物,包括有机或无机化学物,多为半抗原或单纯的刺激物,半抗原进入体内后与宿主体内蛋白质分子结合,形成完全抗原,使机体致敏;单纯的刺激物引起刺激性哮喘。我国2008年发布的《职业性哮喘诊断标准》(GBZ 57—2008),规定了8类职业性变应原,异氰酸酯类、苯酐类、多胺类、β-内酰胺类抗生素、过硫酸盐、甲醛、铂复合盐和剑麻。职业性变应原广泛分布于化工、合成纤维、橡胶、塑料、电子、制药、印刷、纺织、皮革、油漆、冶炼、饲养、粮食及食品、木材加工、作物种植、实验研究等诸多领域。

（二）发病机制

职业性哮喘的发病机制较为复杂,主要有变应性机制、药理性机制和神经源性炎症机制,职业性哮喘的发病大多数情况下是多种机制共同作用的结果。

（三）临床表现

典型的职业性哮喘表现为工作期间或工作后出现咳嗽、喘息、胸闷或伴有鼻炎、结膜炎等症状。症状的发生与工作环境有密切关系。由高分子量职业性致喘物诱发的速发性哮喘反应,表现为病人进入工作环境即出现哮喘症状,离开现场后症状迅速缓解,具有接触工作环境—哮喘发作—脱离工作环境—哮喘缓解—再接触再发作特点。由低分子量致喘物诱发的职业性哮喘则表现为迟发性哮喘反应,哮喘症状出现在下班后某段时间,因而易被人们忽视或误诊。

（四）诊断

根据确切的职业史、哮喘史及临床表现,结合特异性变应原试验结果,参考现场职业卫生学及职业流行病学调查资料,进行综合分析,排除其他原因引起的哮喘或呼吸道疾患后,按照《职业性哮喘诊断标准》(GBZ 57—2008)进行诊断和分级。

（五）治疗

职业性哮喘诊断确立后应尽快调离原职业活动环境,避免和防止哮喘再次发作。

急性哮喘发作的治疗效果取决于发作的严重程度以及对治疗的反应。治疗的目的在于尽快缓解症状,解除气流受限和低氧血症。药物及用法主要是重复吸入速效 β_2-受体激动剂、口服或静脉使用糖皮质激素、吸入抗胆碱药物和静脉注射氨茶碱等。严重哮喘发作合并急性呼吸衰竭者,必要时予以机械通气治疗。

对慢性持续期的治疗应根据病情严重程度选择适当的治疗方案,以抗炎及对症治疗为主要原则。强调长期使用一种或多种哮喘控制药物,如吸入糖皮质激素、长效 β_2-受体激动剂、口服半胱氨酰白三烯受体拮抗剂、缓释茶碱等,必要时可口服最小控制剂量的糖皮质激素。

二、刺激性化学物所致慢性阻塞性肺疾病

刺激性化学物是指由于自身特性,在小剂量即可对生物体黏膜、皮肤产生刺激毒性的化学物。每一种刺激性化学物对不同的生物体有不同的刺激阈(能够引起生物体刺激反应的最低剂量),超过刺激阈即可引起咽部不适、咳嗽、流泪等刺激症状,长期或反复暴露于超过刺激阈的刺激性化学物可致呼吸系统慢性炎症。

职业性刺激性化学物致慢性阻塞性肺疾病(chronic obstructive pulmonary disease,COPD)是指在职业活动中长期从事刺激性化学物高风险作业引起的以肺部化学性慢性炎性反应、继发不可逆的阻塞性通气功能障碍为特征的呼吸系统疾病。COPD 主要累及肺部,但也可以引起肺外器官的损害。

（一）病因

COPD 的发病是环境和遗传因素共同作用的结果。职业性刺激性化学物所致的 COPD,刺激性化学物主要包括:氯气、二氧化硫、氮氧化合物、氨、甲醛、光气、一甲胺、五氧化二磷等。吸烟是最常见的危险因素。

（二）发病机制

COPD 的发病机制主要有气道炎症反应机制,氧化-抗氧化失衡机制,蛋白酶-抗蛋白酶失衡机制,气道黏液高分泌机制等。

（三）临床表现

COPD 的主要症状是咳嗽、咳痰、活动后呼吸困难,并呈进行性加重。体征早期不明显,晚期可有发绀、桶状胸,呼气音延长,两肺呼吸音减低,干、湿性啰音等。COPD 主要累及肺脏,但也可以引起肺外的不良效应,如骨骼肌萎缩等。

（四）诊断

1. 诊断原则　根据长期刺激性化学物高风险职业接触史、相应的呼吸系统损害的临床表现和实验室检查结果,以及发病、病程与职业暴露的关系,结合工作场所动态职业卫生学调查、有害因素监测资料及上岗前的健康检查和系统的职业健康监护资料,综合分析,排除其他非职业因素的影响,按照《职业性刺激性化学物致慢性阻塞性肺疾病的诊断》(GBZ/T 237—2011)进行诊断和

分级。

2. 诊断　主要依据为肺功能有不完全可逆的阻塞性通气功能障碍,诊断起点为使用支气管扩张剂后 FEV1/FVC<70%,并按照 FEV1% 预计值将慢性阻塞性肺疾病严重度分为轻度、中度、重度和极重度四级(WS 318—2010)。

3. COPD 病程分期　急性加重期指在疾病过程中,短期内咳嗽、咳痰、气短和(或)喘息加重,痰量增多,呈脓性或黏液脓性,可伴发热等症状;稳定期则指病人咳嗽、咳痰、气短等症状稳定或症状减轻。

（五）治疗原则

职业性刺激性化学物致 COPD 病人,应脱离接触刺激性化学物的工作环境。尽量避免接触环境中刺激性烟、雾、尘等。急性加重期积极抗炎治疗、积极处置并发症;病情稳定期以对症、支持治疗为主。

三、金属及其化合物粉尘肺沉着病

金属及其化合物粉尘肺沉着病(thesaurosis of metal dust)是指人体接触并吸入某些金属或金属化合物粉尘后,粉尘滞留于肺部,而不引起明显的肺部病变;有时伴有轻度结缔组织增生,或对肺功能造成一定影响,但这些变化多为可逆的,脱离粉尘接触后,症状减轻或消失。常见的有锡末沉着症、钡末沉着症、铁末沉着症及锑末沉着症等。研究表明,这类金属及其化合物粉尘在肺内的沉积一般不会造成肺功能的损害,也不会导致肺组织纤维化的发生,但是作为一种异物在肺内沉积,还是会导致肺组织的各种反应和变化,甚至可引起急性支气管炎或哮喘的发生。其共同点是暴露工人的 X 线胸片表现以密度增高、边缘清晰的小圆形阴影为主的 X 线征象,停止接尘后一定时间肺部 X 线阴影可自行消退,病人症状不明显,肺组织无明显的纤维化。

（一）病因与发病机制

金属及其化合物粉尘肺沉着病是环境和遗传因素共同作用的结果。职业性接触常见的主要有锡、铁、钡、锑及其化合物等。

某些金属(如锡、铁、钡、锑等)及其化合物粉尘致肺纤维化作用弱。长期吸入这些粉尘,吞噬金属及其化合物颗粒的巨噬细胞在肺终末细支气管及其周围的肺泡腔内聚集,形成巨噬细胞炎,不易导致肺纤维化,脱离接触后肺部病变通常是可逆的,可以部分或全部吸收。

（二）临床表现

1. 锡末沉着症　长期吸入锡蒸气或氧化锡粉尘后,可引起锡末沉着症(stannosis),也称为“锡肺”。锡末沉着症发病工龄最短 6 年,多则 10 余年。早期病人无特异性临床症状和体征,肺功能无明显改变。随病情进展,可出现咳嗽、咳痰、疲倦、胸痛等症状。部分病人可出现轻度肺气肿。当合并肺部感染时症状和体征增多。在锡矿的开采和冶炼中,矿工和炼锡工均有肺癌发生,矿工肺癌发生率较高。可能与生产环境中存在其他有害因素有关。

X 线表现早期肺野内见弥漫的、密度很高、边缘清晰锐利的圆形小阴影,以 p 阴影为主,不融合,有的类圆形阴影集合而形成花瓣状阴影。较重病人显示密度较高阴影,部分可形成致密结节,直径多在 4~5mm。不规则阴影较少,肺纹理轻度改变或无明显改变。病情严重病人在二、三级支气管与气管周围有不规则形、轨道状、索条状、斑块状的致密阴影,沿支气管及气管弥散分布,并且随病情发展阴影密度增高,范围增宽,可能逐渐连成一线或一片,宛如金属铸型,称为"铸型征";另有一种阴影的分布,气管区域弥散分布带状阴影,并有规律地出现横行的较为透光的斑纹,似受环状软骨阻隔,宛如冻雨在树枝上凝结的冰霜,称为"凝霜征"。一些病例可以在两肺下叶外侧、肋膈角区见到长约 1~3cm、宽约 1~2mm 的水平线状阴影(Kerley B 线)及胸膜改变。肺门大小正常,但密度增加呈金属密度。

2. 锑末沉着症　有长期明确的锑末接触史可引起肺的锑末沉着症。锑末沉着症病人发病工龄从 1~41 年均可出现,平均约 15 年。有报道 69 名锑的冶炼工人,分别出现了肺炎、气管炎、支气管炎、咽炎、喉炎、鼻炎、鼻中隔穿孔等疾病。也存在极少数因意外吸入锑粉引起急性阻塞性肺病而致死的工人。X 线胸片表现可见肺纹理出现网状纹理,特别是细网纹理增强,肺野呈现"磨玻璃"或"薄雾状"透明度减低的现象。有的还出现条索状阴影与增强的肺纹理相互交错。两肺野可见弥漫性类圆形阴影,直径为 0.5~2.0mm,边缘模糊,结节阴影大小、分布可能不均,未见结节融合趋向。

3. 铁末沉着症(siderosis)　又称为铁尘肺,是由于长期吸入铁或氧化铁粉尘而引起的肺内粉尘沉积和结缔组织轻度增生病变。铁末沉着症的发病工龄一般在 10~20 年,甚至更长时间,病程进展缓慢,病程长。随着病程进展可出现咳嗽、咳痰、胸痛、胸闷、气喘、呼吸困难以及呼吸道阻塞等症状,部分病人可能出现肺气肿表现,但总体无特异性症状。

单纯铁末沉着症的 X 线胸片呈现双肺弥漫性小圆形阴影为主,不规则小阴影为辅,无大块融合,部分病人可见膈上横线。肺纹理改变主要表现为部分或大部分肺纹理消失。多为一至二期尘肺。肺门淋巴结不增大,但密度增加。脱离接触多年后,X 线阴影变淡甚至消失。

4. 钡沉着症　有长期明确的金属钡及硫酸钡粉尘接触史的工人可引起肺的钡沉着症,也称为"钡肺"。病人临床表现不明显,可有轻微咳嗽、咳痰症状,但一般无气促、呼吸困难,肺功能检查无明显异常。短期接触钡尘,X 线胸片检查就可以看到高密度阴影,大量散在的不透明结节呈现浓而独立的、大小为 1~3mm 的小点状阴影,均匀分布在整个肺野,一般不会出现团块阴影。Kerley B 线明显,肺门淋巴结增密,但不增大。长期接触钡尘的病人,可观察到大而坚硬的阴影,类似融合病灶。脱离接触粉尘后,这些阴影缓慢消失,肺野逐渐清晰。

（三）诊断

我国目前尚未制定金属及其化合物粉尘肺沉着病的诊断标准。目前主要依照《职业病诊断通则》(GBZ/T 265—2014)相关要求进行诊断和鉴别诊断。

（四）治疗原则

金属及其化合物粉尘肺沉着病一般不会引起肺部纤维化,虽然有时会对肺功能造成一定的影响,但多数为可自愈的变化,故病人一般不需要特殊治疗,及时脱离粉尘作业环境,适当增加营养及对症处理,定期拍片体检以动态观察肺部 X 线的变化即可。

四、硬金属肺病

硬金属肺病(hard metal lung disease,HMLD)是指在职业活动过程中长期吸入钨、钛、钴等硬质金属合金粉尘而引起的间质性肺疾病。

（一）病因

最常用的硬质合金是由碳化钨（含量 70%~95%）和钴（含量 5%~25%）组成的合金。生产硬质合金的球磨、混合、压制、成型过程中及加工使用过程中研磨、切削均可产生碳化钨和钴的粉尘。从事稀有金属粉尘相关工作的人员为硬金属肺病的高发人群。

（二）发病机制

HMLD 患病率低，其发病机制尚未阐明。目前有关 HMLD 发病机制的假设主要包括：硬金属粉尘进入肺泡后，激活肺泡巨噬细胞，使其大量聚集并融合成多核巨细胞，继而通过一系列的炎症介质活动导致肺泡炎症性改变；硬金属粉尘可促进成纤维细胞增生最终导致肺间质纤维化。

（三）临床表现

HMLD 的临床表现具有多样性特征，较为典型的病例可表现为职业性哮喘，部分病人以缓慢进展的间质性肺病为主要临床表现。病人初期主要表现为过敏性肺泡炎，出现咳嗽、鼻炎、胸部紧束感、进行性呼吸困难、虚弱、食欲减退和体重下降等症状。离开作业环境，症状、体征即可消失。如反复接触，可发展为不可逆的肺间质纤维化。肺功能检查具有不同程度的肺功能损伤，以限制性通气功能障碍及弥散性功能降低为主。X 线胸片早期两肺表现为磨玻璃样改变、实变影和弥漫性小结节影，晚期两肺可见广泛的网状影、囊状影和牵引性支气管扩张。

（四）诊断

我国目前尚未制定硬金属肺病的诊断标准。目前主要依照 GBZ/T 265—2014《职业病诊断通则》相关要求进行诊断和鉴别诊断。HMLD 发病受个体易感性影响较大，与硬金属粉尘接触时间及强度可能无明显相关，诊断时应重点注意其与尘肺病及其他间质性肺疾病相鉴别。

（五）治疗原则

HMLD 的处理原则是脱离硬金属作业接触和对症治疗。一般来说脱离接触或经短期激素类药物治疗均 HMLD 使临床症状迅速消失，肺功能有所改善。有文献报道，HMLD 采用糖皮质激素治疗效果较明显，甚至可治愈肺部异常改变，但再次接触硬金属粉尘可引起复发。

（陈　杰　陈卫红　倪春辉　王素华　姚三巧　杨　莉　田　琳）

【思考题】

1. 什么是矽肺？　影响矽肺的主要因素有哪些？
2. 矽肺的病理形态可以分为哪几种类型？
3. 矽肺的高千伏后前位 X 线胸片表现有哪些？
4. 与矽肺相比，硅酸盐尘肺有哪些共同的特点？
5. 石棉肺的病理特点有哪些？

第五章

物理因素及其对健康的影响

第一节 概述

在生产和工作环境中,与劳动者健康密切相关的物理性因素包括气象条件,如气温、气湿、气流、气压;电磁辐射,如 X-射线、γ-射线、紫外线、可见光、红外线、激光、微波和射频辐射;噪声和振动,等等。作业场所常见的物理因素中,除了激光是人工产生之外,其他因素在自然界中均有存在。在正常范围内,有些因素不但对人体无害,反而是人体生理活动或从事生产劳动所必需的,如气温、可见光等。物理因素作用于人体时,是否产生损伤以及损伤程度可受到以下因素的影响。

1. 物理参数 每一种物理因素都有特定的物理参数,如温度、振动的频率和速度、电磁辐射的能量或强度等。这些因素的物理参数与所产生的效应之间常存在密切的相关性。

2. 产生来源 作业场所中的物理因素一般有明确的来源。当产生物理因素的装置处于工作状态时,其产生的因素则可能造成健康危害。一旦装置停止工作,则相应的物理因素便消失,不会造成健康损害。

3. 作用距离 作业场所空间中物理因素的强度一般是不均匀的,多以发生装置为中心,向四周传播。如果没有阻挡,其强度常随距离的增加呈指数关系衰减。在进行现场评价时要注意这一特点,并在采取保护措施时充分加以利用。

4. 传播形式 有些物理因素,如噪声、微波等,可有连续波和脉冲波两种传播形式。不同的传播形式使得这些因素对人体危害的程度会有较大差异,因此在制订卫生标准和预防措施时需要分别加以考虑。

5. 接触强度 在许多情况下,物理因素对人体的损害效应与物理参数之间不呈直线的相关关系,而是常表现为在某一强度范围内对人体无害,高于或低于这一范围才对人体产生不良影响,并且影响的部位和表现形式可能完全不同。例如正常气温与气压对人体生理功能是必需的,而高温可引起中暑,低温可引起冻伤;高气压可引起减压病,低气压可引起高山病,等等。

除了某些放射性物质进入人体可以产生内照射以外,绝大多数物理因素在脱离接触后,体内便不再残留。因此对物理因素所致损伤或疾病的治疗,不需要采用"驱除"或"排出"的方法,而主要是针对损害的组织器官和病变特点采取相应的治疗措施。另外,机体在接触物理因素(如高温、低温、噪声等)后,大都会产生适应现象,可以利用此适应性来保护职业人群。但是,这种保护作用有一定的范围,不能忽视积极的预防策略。

根据物理因素的特点,在对作业场所进行劳动卫生学调查时要对有关参数进行全面测量。同时,针对物理因素健康危害采取预防措施时不是设法消除这些因素,也不是将其减少到越低越好,而是设法将这些因素控制在正常范围内,条件容许时使其保持在适宜范围则更好。如果作业场所的物理因素超出正常范围且对人体健康构成危害,而采取技术措施和个人防护又难以达到要求时,需采用缩短接触时间的办法以保护劳动者的健康。

随着生产发展和技术进步,劳动者接触的物理因素越来越多,如超声、次声、工频电磁场、超高压直流电场、超重和失重等。其中有些因素在一般生产过程中虽然也有接触,但由于强度小,短时间内对人体健康不产生明显影响,故常被忽视。但在一些新的科技行业和生产工艺过程中,这些因素作用于人体的强度可有明显增加,可能对劳动者的健康造成危害。对此需及时加以研究和解决。

第二节　不良气象条件

一、高温作业

(一)高温生产环境中的气象条件及其特点

生产环境中的气象条件主要指空气温度、湿度、风速和热辐射,由这些因素构成了工作场所的微小气候(microclimate)。

1. 气温　生产环境中的气温除取决于大气温度外,还受太阳辐射、工作热源和人体散热等的影响。所产生的热能通过传导和对流,加热生产环境中的空气,并通过辐射加热四周的物体,形成二次热源,使空气温度进一步升高。

2. 气湿　生产环境中的气湿(humidity)以相对湿度表示。相对湿度80%以上为高气湿,低于30%为低气湿。高气湿多见于纺织、印染、造纸、制革、缫丝、屠宰和潮湿的矿井、隧道等作业,而低气湿常见于冬季高温车间中的作业。

3. 气流　生产环境中的气流除受自然界风力的影响外,主要与厂房中的热源有关。热源使空气受热膨胀而上升,致使室外的冷空气从门窗空隙或通风处进入室内,形成空气对流。室内外温差愈大,产生的气流也愈强。

4. 热辐射　任何具有温度的物体都可以电磁波的形式向外散发热量,称为热辐射,其形式主要是红外线及一部分可见光。太阳、生产环境中各种熔炉、火焰和熔化的金属等热源均能产生大量热辐射。红外线不直接加热空气,但可使受照物体或人体加热升温。当物体表面温度超过人体表面温度时,物体向人体传递热辐射而使人体受热,称为正辐射。反之则人体向周围物体辐射散热,称为负辐射。热源辐射的能量大小取决于辐射源的温度、表面积和表面温度等,热源温度愈高,表面积愈大,辐射能量也愈大。另一方面,辐射能量与辐射源距离的平方成反比,离辐射热源越远,物体受到的辐射强度也越小。

生产环境中的微小气候除随大气气象条件的变化而改变外,还受到生产场所中厂房建筑、通风及空调设备、工艺过程和热源的影响。因此,在不同的地区或季节,生产环境的气象条件差异很大;同一工作场所在一天内的不同时间和同一工作地点的不同高度,气象条件也会有显著的变化。由于各种气象条件都可影响机体的生理功能,故在卫生学评价和制定预防措施时必须综合考虑多种因素。自20世纪初以来,已基于气象因素、生理和心理反应等研制了一系列生产环境微小气候的综合评价指标。例如:实感温度,亦称有效温度(effective temperature,ET),可反映温度、湿度和气流等气象各因素对人体热感觉的影响,但未包括热辐射的作用。湿球黑球温度(wet-bulb globe temperature,WBGT)亦称湿球黑球温度指数,是湿球、黑球和干球温度测定值加权相加的数值,可综合反映温度、湿度、气流和热辐射的影响。还有波球温度(botsball,BB)、表现温度(apparent temperature,AT)、热负荷指数(heat stress index,HSI)等。但是,这些指标也有其局限性,多没有考虑代谢产热、衣着、身材等因素。另外它们测定的是瞬时值,而暴露时间长短对于健康效应至关重要。所以,在制订卫生标准时,常需同时参考接触高温作业的时间和劳动强度等因素。

（二）高温作业的类型与职业接触

高温作业指有高气温、或有强烈的热辐射、或伴有高气湿相结合的异常气象条件、WBGT指数超过规定限值的作业。高温作业按其气象条件的特点可分为下列三个基本类型。

1. 高温、强热辐射作业　如冶金工业的炼焦、炼铁、轧钢等车间;机械制造工业的铸造、锻造、热处理等车间;陶瓷、玻璃、搪瓷、砖瓦等工业的炉窑车间;火力发电厂和轮船的锅炉间等。这些生产场所的气象特点是气温高、热辐射强度大,而相对湿度较低,形成干热环境。

2. 高温、高湿作业　其气象特点是高气温、高气湿,而热辐射强度不大。高湿度的形成,主要是由于生产过程中产生大量水蒸气或生产上要求车间内保持较高的相对湿度所致。例如印染、缫丝、造纸等工业中液体加热或蒸煮时,车间气温可达35℃以上,相对湿度常达90%以上;潮湿的深矿井内气温可达30℃以上,相对湿度达95%以上;如通风不良就容易形成湿热环境。

3. 夏季露天作业　夏季的农田劳动、建筑、搬运等露天作业,除受太阳的直接辐射外,还受到周围二次热源(如高温的地面和物体等)的加热作用。露天作业中的热辐射强度虽较强热辐射车间作业为低,但持续时间较长,加之中午前后气温较高,常形成高温与热辐射的联合暴露。

（三）高温作业对机体生理功能的影响

高温作业时,人体可出现一系列生理功能改变,主要为体温调节、水盐代谢、循环系统、消化系统、神经系统、泌尿系统等方面的适应性变化。但在超过机体调节适应的生理限度时,则可影响机体健康,甚至引起中暑等疾病。

1. 体温调节　环境温度发生变化时,经外周和中枢温度感受器的温度信息在下丘脑PO/AH体温调节中枢整合后,通过调节机体的产热和散热活动,来维持机体体温的相对恒定(图5-1)。

机体与环境的热交换可以用以下的热平衡公式表示:

$$S = M - E \pm R \pm C_1 \pm C_2$$

其中,S(storage)为热蓄积的变化,M(metabolism)为代谢产热,E(evaporation)为蒸发散热,R(radiation)为经辐射的获热或散热,C_1(convection)为对流的获热或散热,C_2(conduction)为传导的获热或散热。在热交换过程中,热量总是从热的物体传向温度较低的物体。当人体和周围物体或空气直接接触并存在温度差时,主要通过传导发生热量传递;如人体与物体未直接接触,热量可通过热辐射形式由温度较高一方传递给另一方。液体蒸发为气体的过程需要能量,人体表面液体的蒸发可带走

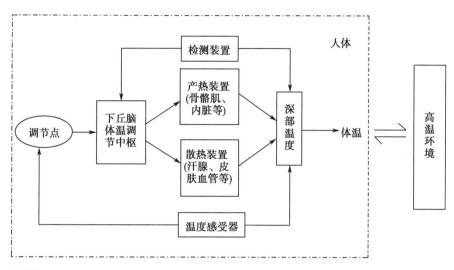

图 5-1

机体的体温调节及其与环境温度的交互作用

热量。气体或液体经过体表时,对流可以促进其与人体之间的热量传递。通过上述几种方式,人体与环境不断进行热交换使中心体温保持在正常范围内。需要特别注意的是,高温环境本身和劳动所涉及的肌肉与精神活动均增加代谢产热。皮肤是散热的主要部位,蒸发散热是最重要而有效的散热方式。另外,气象因素可以影响人体热平衡,例如风(气流)大可加强对流和蒸发,而高湿度则抑制蒸发散热。

2. 水盐代谢　环境温度愈高,劳动强度愈大,人体出汗则愈多。汗液的有效蒸发率在干热有风的环境中高达 80% 以上,散热良好。但在湿热风小的环境,有效蒸发率则经常不足 50%,不利于散热。高温劳动者一个工作日出汗量可达 3000~4000g,经汗排出盐达 20~25g,故大量出汗可致水盐代谢障碍。出汗量是高温劳动者受热程度和劳动强度的综合指标,一个工作日出汗量 6L 为生理最高限度,失水不应超过体重的 1.5%。汗液的主要成分是水和盐,还含有 K^+、Ca^{2+}、尿素氮、葡萄糖、乳酸、氨基酸、维生素等,这些在制订防暑降温措施时应该考虑。

3. 循环系统　高温环境下从事体力劳动时,心脏要向高度扩张的皮肤血管网输送大量血液,以便有效地散热;又要向工作肌输送足够的血液,以保证工作肌的活动,且要维持适当的血压。另一方面,由于出汗丧失大量水分以及体液转移至肌肉,致使有效血容量减少。这种供求矛盾使得循环系统处于高度应激状态。如果高温劳动者在劳动时已达最高心率,机体蓄热又不断增加,心输出量无法继续增加以维持血压和肌肉灌流,可能导致热衰竭。血压改变没有明确的规律,长期高温劳动者可出现心脏代偿性肥大。

4. 消化系统　高温作业时,血液重新分配,消化系统血流减少,导致消化液分泌减弱,消化酶活性和胃液酸度(游离酸与总酸)降低;胃肠道的收缩和蠕动减弱,吸收和排空速度减慢;引起食欲减退和消化不良,胃肠道疾患增多。且工龄越长,患病率越高。

5. 神经系统　高温作业可使中枢神经系统出现抑制,肌肉工作能力降低,机体产热量因肌肉活动减少而下降,热负荷减轻。因此可把这种抑制看作是保护性反应。但由于注意力、肌肉工作能力、动作的准确性与协调性及反应速度降低,不仅导致工作效率的降低,且易发生工伤事故。

6. 泌尿系统　高温作业时,大量水分经汗腺排出,肾血流量和肾小球滤过率下降,经肾脏排出的尿液大量减少,有时达 85%~90%。如不及时补充水分,由于血液浓缩使肾脏负担加重,可致肾功能不全,尿中出现蛋白、红细胞、管型等。

7. 热适应与热习服　热适应(heat adaptation)是指机体对于长期热环境刺激产生的耐热性提高的生理性适应过程,多见于世居热环境人群,具有可遗传性。热习服(heat acclimatization)是指个体耐受热强度渐进性增强的生理适应过程。热习服是后天获得的,一般在高温环境劳动数周时间即可产生。热适应与热习服是两个不同的概念,但习惯上也常用热适应来代替热习服的概念。人体热习服后可表现为上述各个系统的功能有利于降低产热、增加散热。如从事同等强度的劳动,汗量可增加 30% 甚至 1 倍,汗液中无机盐含量减少 1/10,皮温和中心体温降低;心率下降。此外,近年研究发现机体受热时及出现热习服后可诱导细胞合成热休克蛋白(heat shock proteins, HSPs),特别是 HSP27 和 HSP70,可保护机体免受一定范围高温的致死性损伤。热习服者对热的耐受能力增强,可提高高温作业的劳动效率,且有助于防止中暑。但是,热习服状态并不稳定,脱离热环境 1~2 周后出现迅速消退,并可在 1 个月左右返回到适应前的状况,即脱习服(deacclimatization)。所以,病愈或休假重返工作岗位者应注意重新建立热习服。而且,人体对热环境的适应能力有一定限度,超出限度仍可引起生理功能紊乱。因此绝对不能放松防暑保健工作。

（四）高温作业所致的疾病

高温可导致急性热致疾病(如刺热、痱子、中暑等)和慢性热致疾病(慢性热衰竭、高血压、心肌损害、消化系统疾病、皮肤疾病、热带性嗜睡、肾结石、缺水性热衰竭等)。这里,我们主要介绍中暑。中暑(heat stroke)是高温环境下由于热平衡和(或)水盐代谢紊乱等而引起的一种以中枢神经系统和(或)心血管系统障碍为主要表现的急性热致疾病(acute heat illness)。

1. 致病因素　环境温度过高、湿度大、风速小、劳动强度过大、劳动时间过长是中暑的主要致病因素。过度疲劳、未热适应、睡眠不足、年老、体弱、肥胖等都易诱发中暑。

2. 发病机制与临床表现　中暑按发病机制可分为三种类型,即热射病(heat stroke,含日射病 sun stroke)、热痉挛(heat cramp)和热衰竭(heat exhaustion)。这种分类是相对的,临床上往往难于区分,常以单一类型出现,亦可多种类型并存,我国职业病名单统称为中暑。

(1)热射病:在热环境下作业时,人体内部和外部总体热负荷超过了散热能力,导致身体过热所致。其临床特点为突然发病,体温升高可达 40℃ 以上,开始时大量出汗,以后出现"无汗",可伴有皮肤干热及意识障碍、嗜睡、昏迷等中枢神经系统症状。死亡率甚高。

(2)热痉挛:由于大量出汗,体内钠、钾过量丢失所致。主要表现为明显的肌肉痉挛,伴有收缩痛。痉挛以四肢肌肉及腹肌等经常活动的肌肉为多见,尤以腓肠肌为最。痉挛常呈对称性,时而发作,时而缓解。病人神志清醒,体温多正常。

(3)热衰竭:在高温、高湿环境下,皮肤血流增加,但未伴有内脏血管收缩或血容量的相应增加,因此不能足够地代偿,致脑部暂时供血减少而晕厥。一般起病迅速,先有头昏、头痛、心悸、出汗、恶心、呕吐、皮肤湿冷、面色苍白、血压短暂下降,继而晕厥,体温不高或稍高。通常休息片刻即可清醒,一般不引起循环衰竭。

在上述类型的中暑中,热射病最为严重,即使迅速救治,仍有 20%~40% 的病人死亡。

3. 中暑的诊断 根据高温作业人员的职业史及体温升高、肌痉挛或晕厥等临床表现,排除其他类似的疾病,可诊断为职业性中暑。中暑按其临床症状的轻重可分为轻症和重症中暑,重症中暑包括热射病、热痉挛、热衰竭。

(1)轻症中暑:具备下列情况之一者,诊断为轻症中暑。①头昏、胸闷、心悸、面色潮红、皮肤灼热;②有呼吸与循环衰竭的早期症状,大量出汗、面色苍白、血压下降、脉搏细弱而快;③肛温升高达38.5℃以上。

(2)重症中暑:凡出现前述热射病、热痉挛或热衰竭的主要临床表现之一者,可诊断为重症中暑。

4. 中暑的治疗 主要依据其发病机制和临床症状进行对症治疗,体温升高者应迅速降低体温。

(1)轻症中暑:应使病人迅速离开高温作业环境,到通风良好的阴凉处安静休息,给予含盐清凉饮料,必要时给予葡萄糖生理盐水静脉滴注。

(2)重症中暑:①热射病,迅速采取降低体温、维持循环呼吸功能的措施,必要时应纠正水、电解质平衡紊乱;②热痉挛,及时口服含盐清凉饮料,必要时给予葡萄糖生理盐水静脉滴注;③热衰竭,使病人平卧,移至阴凉通风处,口服含盐清凉饮料,对症处理。静脉给予盐水虽可促进恢复,但通常无必要,升压药不必应用,尤其对心血管疾病病人慎用,避免增加心脏负荷,诱发心衰。

对中暑病人及时进行对症处理,一般可很快恢复。不必调离原作业。若因体弱不宜从事高温作业,或有其他就业禁忌证者,应调换工种。

(五)热致疾病的预防

按照高温作业卫生标准、采取一系列综合防暑降温措施是预防与控制热致疾病与热损伤的必要途径。

1. 高温作业卫生标准 高温作业时,人体与环境的热交换和平衡受到气象因素及劳动代谢产热的影响。制订卫生标准应以机体热应激不超出生理范围(例如,直肠体温≤38℃)为依据,对气象诸因素及劳动强度作出相应的规定,以保证劳动者的健康。

高温作业卫生标准的制订时一般参考 WBGT。例如国际标准化组织(International Organization for Standardization,ISO)制定的高温作业卫生标准(表 5-1)中,气象诸因素以 WBGT 表示。在该WBGT 环境条件下劳动,中心体温不会超过 38℃。

表 5-1 高温生产环境卫生标准(ISO 7243,1989)

代谢率级别	代谢率（W/m²）	WBGT（℃）			
		热适应者		非热适应者	
0	M≤65	33		32	
1	65<M≤130	30		29	
2	130<M≤200	28		26	
3	200<M≤260	感觉无风 25	感觉有风 26	感觉无风 22	感觉有风 23
4	M>260	23	25	18	20

我国目前也已执行综合性的高温作业卫生标准。如《工作场所有害因素职业接触限值（GBZ 2.2—2007）》采用 WBGT 反映高温作业环境气象诸因素构成的热负荷，并考虑了劳动强度（表 5-2）。

表 5-2　工作场所不同体力劳动强度 WBGT 限值（℃）

接触时间率	体力劳动强度（强度指数）			
	Ⅰ（≤15）	Ⅱ（~20）	Ⅲ（~25）	Ⅳ（>25）
100%	30	28	26	25
75%	31	29	28	26
50%	32	30	29	28
25%	33	32	31	30

注：接触时间率：劳动者在一个工作日内实际接触高温作业的累计时间与 8 小时的比率

2. 防暑降温措施　多年来，我国总结了一套综合性防暑降温措施，对保护高温作业劳动者的健康起到积极作用。

（1）技术措施

1）合理设计工艺流程：合理设计工艺流程，改进生产设备和操作方法是改善高温作业劳动条件的根本措施。生产自动化可使劳动者远离热源，并减轻劳动强度。热源的布置应符合下列要求：①尽量布置在车间外；②采用热压为主的自然通风时，尽量布置在天窗下方；③采用穿堂风为主的自然通风时，尽量布置在夏季主导风向的下风侧；④对热源采取隔热措施；⑤使工作地点易于采用降温措施，热源之间可设置隔墙（板），使热空气沿着隔墙上升，经过天窗排出，以免扩散到整个车间。热成品和半成品应及时运出车间或堆放在下风侧。

2）隔热：隔热是防止热辐射的重要措施。可以利用水或导热系数小的材料进行隔热，如水幕、隔热水箱或隔热屏等，其中尤以水的隔热效果最好，水的比热大，能最大限度地吸收辐射热。

3）通风降温：①自然通风（natural ventilation）：任何房屋均可通过门窗、缝隙进行自然通风换气，但高温车间仅仅靠这种方式是不够的。热量大、热源分散的高温车间，每小时需换气 30~50 次以上，才能使余热及时排出。此时必须把进风口和排风口配置得十分合理，充分利用热压和风压的综合作用，使自然通风发挥最大的效能；②机械通风（mechanical ventilation）：在自然通风不能满足降温的需要或生产上要求车间内保持一定的温湿度时，可采用机械通风。

（2）保健措施

1）供给饮料和补充营养：高温作业劳动者应补充与出汗量相等的水分和盐分，最好方式是供给含盐饮料。一般每人每天供水 3~5L，盐 20g 左右。在 8 小时工作日内汗量少于 4L 时，每天从食物中摄取 15~18g 盐即可，不一定从饮料中补充。若出汗量超过此数时，除从食物摄取盐外，尚需从饮料适量补充盐分，饮料的含盐量以 0.15%~0.2% 为宜。饮水方式以少量多次为宜，水温不宜高于工作地点环境温度，最好为 8~12℃。

在高温环境劳动时，能量消耗增加，故膳食总热量应比普通劳动者高，最好能达到 12 600~13 860kJ。蛋白质增加到总热量的 14%~15% 为宜。此外，可补充维生素和钙等。

2）个人防护：高温劳动者的工作服应以耐热、导热系数小而透气性能好的织物制成。防止辐射热可用白帆布或铝箔制的工作服。工作服宜宽大又不妨碍操作。此外,按不同作业的需要,供给工作帽、防护眼镜、面罩、手套、鞋盖、护腿等个人防护用品。特殊高温作业劳动者,如炉衬热修、清理钢包等工种,为防止强烈热辐射的作用,须佩戴隔热面罩和穿着隔热、阻燃、通风的防热服,如喷涂金属(铜、银)的隔热面罩、铝膜隔热服等。

3)加强医疗预防工作:对高温作业劳动者应进行就业前和入职前体格检查。凡有心血管系统器质性疾病、血管舒缩调节机能不全、持久性高血压、溃疡病、活动性肺结核、肺气肿、肝、肾疾病,明显的内分泌疾病(如甲状腺功能亢进)、中枢神经系统器质性疾病、过敏性皮肤疤痕病人、重病后恢复期及体弱者,均不宜从事高温作业。

(3)组织措施:关键在于加强领导,改善管理,严格遵照国家有关高温作业卫生标准搞好厂矿防暑降温工作。根据地区气候特点,适当调整夏季高温作业劳动和休息制度。休息室或休息凉棚应尽可能设置在远离热源处,必须有足够的降温设施和饮料。大型厂矿可专门设立具备空气调节系统的劳动者休息公寓,保证高温作业劳动者在夏季有充分的睡眠与休息,这对预防中暑有重要意义。

二、低温作业

(一)低温作业及其分级

低温作业是指生产劳动过程中,工作地点平均气温等于或低于5℃的作业。一个劳动日中,在低温环境下净劳动时间占工作日总时间的百分率称为低温作业时间率,即:低温作业时间率(%)=[低温作业时间(分钟)/工作日总时间(分钟)]×100%。按照工作地点的温度和低温作业时间率,可将低温作业分为4级,级数越高冷强度越大。

除了温度之外,低温作业还受到作业环境中湿度的影响。因此,在测定温度的同时,还须测量相对湿度。如果低温作业地点空气相对湿度平均≥80%,可在分级标准基础上提高一级。

(二)职业接触

低温作业主要包括寒冷季节从事室外或室内无采暖设备的作业,以及工作场所有冷源装置的作业,如林业、渔业、农业、矿业、土建、护路、通讯、运输、环卫、警务、投递、制造业(室外)等。作业人员在接触低于0℃的环境或介质(如制冷剂、液态气体等)时,均有发生冻伤的可能。

(三)低温作业对机体的影响

1. 体温调节　寒冷刺激皮肤冷感受器产生神经冲动传入到下丘脑体温调节中枢,通过神经体液调节产生一系列保护性反应,从而维持体温恒定。一方面,交感神经兴奋性增加,皮肤及上呼吸道黏膜血管收缩,血流量减少,皮肤温度下降,体表散热显著减少。另一方面,能量代谢增强引起产热增加,表现为以肌肉紧张度增加为特征的寒战性产热和以肌肉以外器官(尤其是肝脏)糖脂代谢水平提高为主的代谢性产热。人体对低温环境虽有一定的适应能力,但如果低温作业时间过长,或浸于冷水中(使皮温及中心体温迅速下降),可能导致体温调节障碍而体温降低,甚至出现体温过低,影响机体功能。

2. 中枢神经系统　中心体温下降时,脑内高能磷酸化合物代谢降低,可出现神经兴奋与传导能力减弱。体温在32.2℃~35℃范围内,可见手脚不灵、运动失调、反应减慢及发音困难,认知功能急剧降低,甚至完全抑制,从而使低温作业劳动者易受机械和事故的伤害。

3. 心血管系统 中心体温下降初期(35℃),心率及心输出量代偿性增加;但随着体温进一步下降,可出现心率减慢、心输出量减少及代谢率降低。体温过低并不降低心肌收缩力而是影响心肌的传导系统。房室结的传导障碍表现为进展性心动过缓,进而出现心收缩不全。传导障碍可在心电图上有明显变化。

4. 冷适应与冷习服 人体对低温环境可以产生适应性,包括冷适应(cold adaption)与冷习服(cold acclimatization)。冷适应常指长期或世代生活在冷环境的人群所产生的耐寒能力提高,可遗传且不易消退。冷习服是后天获得的,是反复接受冷刺激后人体发生一系列生理和生化的改变,表现为冷应激反应减弱和耐寒力提高。冷习服者在脱离冷环境1~3个月后,习服能力可逐渐消退。在实际应用中,冷适应与冷习服的概念常不作严格区分。

（四）低温作业所致的疾病

长时间低温环境作业可导致冷损伤,主要包括体温过低(hypothermia)与冻伤(frostbite)。一般将中心体温35℃或以下称为体温过低。在寒冷环境中,体表与四肢血管收缩,大量血液由外周流向内脏器官,中心和外周之间形成很大的温度梯度,所以体温过低发生之前,可出现四肢或面部的局部冻伤。

1. 致病因素 环境温度过低、风速大、湿度大是冷损伤的主要致病因素;作业时机体活动过度或活动不足、疲劳、疾病、未冷适应、体弱、饮酒等因素可促进冷损伤的发生。

2. 临床表现 中心体温降至35℃时,机体寒战可达到最大程度,若体温继续下降,则寒战停止,且逐渐出现系列临床症状和体征,如血压、脉搏、瞳孔对光反应等消失,甚至出现肺水肿、心室纤颤甚至死亡。局部冻伤时,如组织发生冻结,皮肤表面可呈苍白或紫红色,失去弹性,甚至呈蜡块状。冻结组织融化后,可表现为发红、肿胀、水疱形成,严重者可伴随组织坏死。

3. 冷损伤的救治

(1)体温过低:使病人迅速离开低温环境,搬运动作要轻,防折断和扭伤僵硬的肢体,注意保暖。在采用内科急救处理使病人恢复心肺功能,以及水、电解质平衡和酸碱平衡的基础上,可根据条件采用适当的方法恢复病人的正常中心体温,如温水浴浸泡复温、体腔灌流复温、体外血液循环复温等。在进行复温时,应遵循由里到外,由躯干到四肢的原则,切忌先行四肢复温。

(2)局部冻伤:局部冻伤根据其严重程度可分为4度。轻度冻伤(Ⅰ度和Ⅱ度)冻伤仅伤及表皮或真皮层,注意患处保暖,一般可于1~3周内自愈;重度冻伤(Ⅲ度和Ⅳ度)可伤及皮下组织甚至深层的肌肉和骨骼组织,如得不到及时而正确的治疗,则易发生组织坏死,且并发症多,致残率高,所以必须在复温的基础上进行综合治疗。重度冻伤发生时,应尽早使病人脱离低温环境,采取保暖措施,但应注意避免冻伤部位发生融化后再冻。将病人转送至医院后,应尽快对冻伤部位进行快速温水复温,水温应严格控制在38~42℃,浸泡患处至冻伤组织融化、皮肤红润、感觉恢复为止,一般约需20~30分钟。如病人就医时冻伤组织已自然融化,则应采用氯己定溶液温浸治疗,使用40℃恒温的0.1%氯己定醋酸盐溶液浸泡冻伤部位,每次20~30分钟,每天2次,连续6天。冻伤组织复温后,还应根据病人的冻伤程度及症状进行抗感染、扩张血管、抗凝血与溶栓治疗等。

4. 防寒保暖措施

（1）做好防寒和保暖工作：应按《工业企业设计卫生标准（GBZ 1—2010）》和《工业建筑供暖通风与空气调节设计规范（GB 50019—2015）》的规定，提供采暖设备，使作业地点保持合适的温度。除低气温外，应注意风冷效应（wind-chill effect）。风冷效应又称风冷等感温度（wind-chill equivalent temperature），指在低温环境下，裸露、无风状态为基准，风冷等感温度因风速所增加的冷感相当于无风状态下产生同等冷感的环境温度。美国政府工业卫生师协会（American Conference of Governmental Industrial Hygienists，ACGIH）在冷环境负荷标准中采用风冷等感温度（表 5-3）来评价低气温与风对机体的联合致冷效应，来准备御寒服装。在风冷等感温度-32℃环境下，不得长时间地工作。若在风冷等感温度-7℃环境持续工作，必须在附近建立暖和的庇护所。

表 5-3　风冷对机体裸露部位作用强度

风速 m/s	实际气温（℃）											
	10	4	−1	−7	−12	−18	−23	−29	−34	−40	−46	−51
	风冷等感温度（℃）											
无风	10	4	−1	−7	−12	−18	−23	−29	−34	−40	−46	−51
2	9	3	−3	−8	−14	−21	−26	−32	−38	−44	−49	−55
5	4	−2	−8	−16	−23	−31	−36	−43	−50	−57	−64	−71
7	2	−6	−13	−21	−28	−36	−42	−50	−58	−65	−72	−80
9	0	−8	−16	−23	−32	−39	−47	−54	−63	−71	−79	−85
11	−1	−8	−18	−26	−33	−42	−51	−58	−67	−76	−82	−91
13	−2	−11	−19	−28	−36	−44	−53	−62	−70	−78	−88	−96
16	−2	−12	−20	−29	−37	−46	−55	−63	−72	−81	−89	−98
18	−3	−12	−21	−29	−38	−47	−56	−65	−73	−82	−91	−100
>18m/s 无额外影响	危险性小 干爽皮肤暴露<1小时，基本无危险。安全感可出现错误			危险性变大 暴露 1 分钟，肉可冻结				危险性极大 暴露 1/2 分钟，肉可冻结				
	在此温度范围，均可出现脚冻伤											

在此标记的风冷等感温度下工作，须提供干的御寒服装维持中心体温不低于 36℃

（2）注意个人防护：环境温度低于-1℃，尚未出现中心体温过低时，肢体远端或裸露部位的组织即可冻伤，因此手、脚和头部的御寒很重要。御寒服装面料应具有导热性小，吸湿和透气性强的特性。在潮湿环境下劳动，应配发橡胶工作服、围裙、长靴等防湿用品。工作时若衣服浸湿，应及时更换并烘干。教育、告之劳动者体温过低的危险性和预防措施：肢端疼痛和寒战是人体冷负荷增加的危险信号，当寒战十分明显时（提示中心体温可能降至35℃），应终止作业。劳动强度不可过高，防止能量物质过多消耗及过度出汗。禁止饮酒，酒精除影响注意和判断力外，还由于使血管扩张，减少寒战，增加身体散热而诱发体温过低。

（3）增强耐寒能力：人体接触低温环境一段时间后可形成冷习服，表现为受到冷刺激后机体产热增加、体表组织隔热性提高、肢端血管反应的改善等。所以，低温环境作业人员可以通过主动的耐寒锻炼来促进冷习服的形成，如每年秋冬季节进行室外体育锻炼，结合冷水洗脸、洗手脚、冷水浴或冷水擦身等,逐渐提高对低温的适应性。此外,适当增加富含脂肪、蛋白质和维生素的食物。

三、高气压

一般情况下,人们工作场所的气压变化不大,一些特殊工作场所气压会升高,对人的工作效率和身体健康产生不利影响。如海平面的大气压力通常为 1 个大气压,进行水下作业时,潜水员或潜函等潜水工具每下沉 10.3 米,压力增加 101.33kPa(1 个大气压),增加部分称为附加压。附加压与水面大气压之和为总压,称绝对压。当下沉达到一定深度时,所形成的高气压作业环境会危害作业工人的健康。此外,隧道高气压方法施工,高压氧舱等设备内亦可形成高气压作业环境。

(一)高气压作业的类型

1. 潜水作业　深水养殖、打捞沉船、海底施工及海底救护均需进行深潜作业。作业人员在水下承受的压力等于大气压与附加压之和,也就是绝对压。

2. 潜函作业　潜函又叫沉箱,是一种下方敞口的水下施工设备,沉入水下时需通入等于或略高于水下压力的高压空气,以保证水不至于进入潜函内,工作人员在潜函内工作即暴露在高气压环境中。

3. 其他　临床上的加压治疗舱和高压氧舱、气象学上高气压科学研究舱的作业等。

(二)减压病

高气压作业相关的职业危害主要有气压伤、高铁血红蛋白症与减压病等,其中减压病是高气压作业的最重要的职业病。减压病为在高气压下工作一定时间后,在转向正常气压时,因减压过速所致的职业病。

1. 发病机制　人在高气压下工作时,必须呼吸压力与该气压相等的高压空气。在高气压下,空气各成分的分压都相应升高,经过呼吸和血液循环,溶解入体内的量也相应增加。高压空气中,氧占比例不大,溶解氧又可被组织所消耗,在一定分压范围内是安全的;二氧化碳所占比例极小,机体对它有灵敏的调节机制,通常在肺泡中可恒定在 5.3kPa 水平,张力不致升高。唯有惰性气体氮所占的比例大(80%),在体内既不被机体利用,也不与体内其他成分结合,仅单纯以物理溶解状态溶于体液组织中。每深潜 10 米,可多溶解约 1L 氮。氮在脂肪中的溶解度比在血液中高 4 倍,因此多集中在脂肪和神经组织内。

如能正确执行减压操作规程,分段逐渐脱离高气压环境,则体内溶解的氮可由组织中缓慢释放而进入血液,再经肺泡逐渐呼出,无不良影响。若减压过速或发生意外事故,外界压力下降幅度太大,体内溶解氮气体张力与外界气压的比率超过饱和安全系数,就无法继续溶解,在几秒至几分钟内迅速变成气泡,游离于组织和血液中。减压愈快,气泡产生愈速。在脂肪较少、血管分布较多的组织中,气泡多在血管内形成而造成栓塞,引起一系列症状。在脂肪较多、血管分布较少的组织中,含氮较多,脱氮困难;气泡多积聚于血管壁外,产生压迫症状。与此同时,由于血管内外气泡继续形成,引起组织缺氧和损伤,可使细胞释放出钾离子、肽、组织胺类物质和蛋白水解酶等。后者又可刺激产生组织胺和 5-羟色胺,这类物质主要作用于微循环系统,最终可使血管平滑肌麻痹,使微循环血管阻塞等,进一步减低组织中氮的脱饱和速度。可见,减压病的发病机制,原发因素是气泡,尚有其他理化因素与之相互作用,继而引起一系列生理生化反应,使减压病的临床表现更趋复杂。

2. **临床表现**　急性减压病大多数在数小时内发病,减压后 1 小时内发病占 85%,6 小时内 99%,6 小时以后到 36 小时发病者仅占 1%。一般减压愈快,症状出现愈早,病情也愈重。

(1)皮肤:较早较多的症状为奇痒,并有灼热感,蚁走感和出汗。主要由于气泡对皮下感觉神经末梢直接刺激所致。若皮下血管有气栓,可反射地引起局部血管痉挛与表皮微血管继发性扩张、充血及淤血,可见发绀,呈大理石样斑纹。此外,尚可发生水肿或皮下气肿。

(2)肌肉、关节、骨骼系统:气泡形成于肌肉、关节、骨膜等处,可引起疼痛。关节痛为减压病常见症状,约占病例数的 90%。轻者出现酸痛,重者可呈跳动样、针刺样、撕裂样剧痛,迫使病人关节呈半屈曲状态,称"屈肢症"(bends)。骨质内气泡所致远期后果可产生减压性坏死(或称无菌性骨坏死),好发于股骨和肱骨上端。减压性骨坏死的病因与机制主要是由于骨骺血管内氮气积聚,产生局部缺血;此外,尚有脂肪栓塞、血小板凝聚、气体引起渗透压改变、自体免疫反应等的综合作用。

(3)神经系统:大多发生在供血差的脊髓,可产生截瘫、四肢感觉和运动功能障碍及直肠、膀胱功能麻痹等。若脑部受累,可发生头痛、感觉异常、运动失调、偏瘫。视觉和听觉系统受累,可产生眼球震颤、复视、失明、听力减退及内耳眩晕综合征等。

(4)循环呼吸系统:血液循环中有大量气泡栓塞时,可引起心血管功能障碍如脉搏细数、血压下降、心前区紧压感、皮肤和黏膜发绀、四肢发凉。淋巴系统受累,可产生局部水肿。若有大量气泡在肺小动脉和毛细血管内,可引起肺栓塞、肺水肿等,表现为剧咳、咯血、呼吸困难、发绀、胸痛等。

(5)其他:若大网膜、肠系膜和胃血管中有气泡栓塞时,可引起腹痛、恶心和呕吐等。

3. **诊断**　根据我国职业性减压病诊断标准《职业性减压病诊断标准》(GBZ 24-2006),其诊断及分级分期如下。

(1)急性减压病:分为轻度、中度和重度。轻度为皮肤表现,如瘙痒、丘疹、大理石样斑纹、皮下出血、水肿等;中度主要发生于四肢大关节及其附近的肌肉骨关节痛;重度出现下列情况之一:①神经系统:站立或者步行困难、偏瘫、截瘫、大小便障碍、视觉障碍、听觉障碍、前庭功能紊乱、昏迷等;②循环系统:虚脱、休克;③呼吸系统:吸气时胸骨后疼痛及呼吸困难;④消化系统:恶心、呕吐、急性上腹部绞痛及腹泻等。

(2)减压性骨坏死:有时水下作业人员出水时未出现明显的急性减压病症状或急性减压病治疗不彻底均可导致气泡长期隐伏在人体组织器官而发生慢性减压病,其中最常见的是减压性骨坏死,好发部位为股骨和肱骨上端。减压性骨坏死主要根据骨骼 X 线和 CT 结果改变分期,I 期 X 线显示在股骨、肱骨或胫骨见有局部的骨致密区、致密斑片、条纹或小囊变透亮区;骨改变面积上肢或下肢不超过肱骨头或股骨头的 1/3,或 CT 结果显示股骨、肱骨或胫骨见小囊变透亮区;Ⅱ期 X 线显示骨改变面积超过肱骨或股骨头的 1/3 或出现大片的骨髓钙化;Ⅲ期 X 线显示病变累及关节,并有局部疼痛和活动障碍。

4. **处理原则**　对减压病的唯一根治手段是及时加压治疗以消除气泡。将病人送入特制的加压舱内,升高舱内气压到作业时的程度,停留一段时间,待病人症状消失后,再按规定逐渐减至常压,然后出舱。出舱后,应观察 6~24 小时。及时正确运用加压舱,急性减压病的治愈率可达 90% 以上,对减压性骨坏死也有一定疗效,可进行加压治疗、高压氧治疗。此外,尚需辅以其他综合疗法如吸氧等。按减压病的病因学,在再加压前即应给予补液和电解质以补充丧失的血浆,有助于微循环功能的恢复。皮质类固醇能减轻减压病对脑和脊髓的损伤和水肿,可用于中枢神经系统病例。对于急性减压病治愈后可休息3~7天,专业医师检查合格后才能允许参加高气压作业,对于反复发病和神经系统病变严重者调离高气压作业。

5. 预防

(1)技术革新:建桥墩时,采用管柱钻孔法代替沉箱,使工人可在水面上工作而不必进入高压环境。我国在修建三峡大坝时采用了围堰的施工方式,从而避免了水下作业。极深水下环境作业则不能由工人直接接触高压环境,如蛟龙号深海探测器由仓外的机械臂进行海底取样。

(2)遵守安全操作规程:高气压作业后,须遵照安全减压时间表逐步返回到正常气压状态,目前多采用阶段减压法。为潜水作业的安全,必须做到潜水技术保证、潜水供气保证和潜水医务保证三者相互密切协调配合。

(3)保健措施:工作前防止过劳,严禁饮酒,加强营养。对潜水员应保证高热量、高蛋白、中等脂肪量饮食,并适当增加各种维生素,如维生素E有抑制血小板凝集作用。工作时注意防寒保暖,工作后进热饮料,洗热水澡等。做好就业前全面的体格检查,包括肩、髋、膝关节及肱骨和股骨和胫骨的X线片检查,合格者才可参加工作;以后每年应做1次体格检查,并继续到停止高气压作业后3年为止。

职业禁忌证:凡患神经、精神、循环、呼吸、泌尿、血液、运动、内分泌、消化系统的器质性疾病和明显的功能性疾病者;患眼、耳、鼻、喉及前庭器官的器质性疾病者;此外,凡年龄超过50岁者、各种传染病病人、过敏体质者等也不宜从事此项工作。

四、低气压

低气压环境是指高山、高原和高空环境。通常高山与高原是指海拔在3000米以上环境,海拔愈高,氧分压愈低。低海拔地区地面的大气压力通常为101.33kPa(1个大气压)左右,当海拔3000m时,气压为70.66kPa,氧分压为14.67kPa;而当海拔达到8000米时,气压降至35.99kPa,氧分压仅为7.47kPa,此时肺泡气氧分压和动脉血氧饱和度仅为前者的一半。

(一)低气压作业

1. 高原与高山　医学意义上的高原与高山系指海拔在3000米以上的地区,在《职业性高原病诊断标准》(GBZ 92-2008)中将发生高原病的海拔高度确定为2500米,因此在海拔2500米以上的地区作业均属于低气压环境下的作业。

2. 航空与航天　大型飞机与载人航天器有密封舱,正常运行时舱内为常压环境,但在压力系统或密封系统出故障时乘员即会遭遇低气压环境。

3. 低压舱工作　模拟低压低氧环境的大型实验设备,主要用于低气压低氧环境研究,也可以用于低压低氧预适应训练。

（二）低气压对机体的影响

其影响的大小与以下因素有关：上升速度、到达高度和个体易感性（如：有无高原病史、有无高原生活经历、劳累程度、年龄、疾病状态，特别是呼吸道感染）。在高原地区，大气氧分压与肺泡气氧分压之差随高度的增加而缩小，直接影响肺泡气体交换、血液携氧和结合氧在组织内释放的速度，使机体供氧不足，产生缺氧。初期，由于低氧刺激外周化学感受器，大多数人肺通气量增加，心率增加。部分人血压升高，并见血浆和尿中儿茶酚胺水平增高；由于肺泡低氧引起肺小动脉和微动脉的收缩，造成肺动脉高压，且随海拔升高而增高，而使右心室肥大。血液方面，红细胞和血红蛋白随海拔升高而增多。2,3-二磷酸甘油酯（2,3-DPG）合成增多，血细胞比容的均值、血液比重和血液黏滞性也增加。后者也是加重右心室负担的因素之一。此外，初登高山者可因外界低气压，而致腹内气体膨胀，胃肠蠕动受限，消化液如唾液、胃液、胆汁均减少。常见腹胀、腹泻、上腹疼痛等症状。轻度缺氧可使神经系统兴奋性增高，反射增强；但海拔继续升高，反应性则逐步下降。

在高海拔低氧环境下，人体为保持正常活动和进行作业，在细胞、组织和器官首先发生功能性的适应，逐渐过渡到稳定的适应称为高原习服（high altitude acclimatization），这一过程约需1~3个月。人对缺氧的适应能力个体差异很大，一般在海拔3000米以内，能较快适应；3000~5330米部分人需较长时间适应，5330米为人的适应临界高度。适应后，心输出量增加，大部分人血压正常。在组织适应方面，毛细血管增生和肌球蛋白增加以促进氧的弥散；还提高线粒体密度和呼吸链多种酶的活力，诸如细胞色素氧化酶活力。

（三）低气压作业相关的职业危害

主要包括高原病、航空病。其中在高海拔低氧环境下从事职业活动所致的一类疾病称为职业性高原病（high altitude disease），是低气压作业导致的主要疾病。高原低气压性缺氧是导致该病的主要病因，机体缺氧引起的功能失代偿和靶器官受损是病变的基础。

1. 高原病分类　依据《职业性高原病诊断标准》（GBZ 92-2008）分为急性高原病和慢性高原病两大类：急性高原病包括急性高原反应、高原肺水肿、高原脑水肿；慢性高原病包括高原红细胞增多症和高原性心脏病。

（1）急性高原病：急性高原病包括急性高原反应（acute mountain sickness，AMS）、高原性肺水肿（high-altitude pulmonary edema，HAPE）和高原性脑水肿（high altitude cerebral edema，HACE）。

1）急性高原反应：是最常见的急性高原病，指人从低海拔地区进入发病临界高度或从高海拔地区进入更高的高原后，机体在短时间内发生的一系列急性缺氧表现。多数人进入高原后的数小时后开始发病，发病高峰一般在进入高原的第1~2天，在海拔较高地区，发病和症状持续时间的可延长到第7~10天。主要症状包括头痛、头晕、气促、心慌、恶心、食欲缺乏、呕吐等症状，其中头痛为主要症状。病人一般无特殊重要体征，常见的体征是心率加快、呼吸加快，血压轻度异常，颜面或四肢水肿、发绀等。

对于本病应重在预防，一般采取适当预防措施即可明显降低发病率。服用利尿药乙酰唑胺（acetazolamide）、丹参滴丸、高原安及高原康胶囊可降低急进高原地区 AMS 的发生率和严重程度。缓慢攀登（350m/d）、阶梯适应可预防此病。进入高原初期避免剧烈活动及重体力活动，适当饮水，保持较多排尿,每 10~15 分钟有意识地过度通气可减轻症状,尤其头痛。

2)高原性肺水肿:无高原生活经历者快速进入海拔 3000~4000 米地区易发生高原性肺水肿。其发病率与进高原途径、速度、移居海拔高度、保障条件、生活环境等密切相关。一般冬、春季发病较多,快速进入高原者、劳动强度大者发病率高,而且随海拔高度增加发病率增高。部分病人在对高原初步习服后,由于过度劳累或感冒而诱发肺水肿。

诊断标准:近期进入高原(一般指海拔 3000 米以上)出现静息时呼吸困难,胸闷压迫感、咳嗽、咯白色或粉红色泡沫痰,病人全身乏力或活动能力减低。一侧或双侧肺野出现明显湿啰音,中央性发绀,呼吸过速,心动过速。胸部 X 线可见以肺门为中心向单侧或两侧肺野呈片状或云雾状浸润阴影,常呈弥漫性、不规则性分布,亦可融合成大片状阴影。心影多正常,但亦可见肺动脉高压及右心增大征象。经临床及心电图检查排除心肌梗死、心力衰竭等其他心肺疾患,并排除肺炎。

氨茶碱是治疗高原肺水肿的常规和首选药物,能迅速降低肺动脉压和腔静脉压,减少右心回血量,同时也能强心利尿、松弛平滑肌减轻体循环阻力,改善心功能。地塞米松不仅可以用于治疗高原肺水肿,同时也用于预防高原肺水肿。于海拔 4559 米的现场研究证实,硝苯地平(nifedepine)可治疗 HAPE,减少症状,增加氧饱和度,降低肺泡-动脉的氧梯度,且逐渐清除肺泡水肿。进入高原前低氧耐受性训练,预防呼吸道感染,预防性给药可使易感者 HAPE 发生减少。

3)高原性脑水肿:高原低气压性缺氧导致脑组织含水量增多所引起的脑体积增大和重量增加,称为高原脑水肿(HACE),又称高原昏迷或脑型急性高原病,是急性高原病的危重类型。一般多发生于海拔 4000 米以上、未经习服的登山者或初次进入高原者,发病率低,但病死率高。缺氧引起大脑血流和脑脊液压力升高,血管通透性增强,是脑水肿产生的主要原因;缺氧也可直接损害大脑皮层,如脑细胞变性、灶性坏死等。故病人临床突出表现是意识障碍,症状呈进行性发展,严重的可以出现昏迷。病人在发生昏迷前,常出现剧烈头痛、恶心和呕吐等症状,可伴有不同程度的精神症状(如表情淡漠、精神忧郁或欣快多语、烦躁不安)。具有脑膜刺激征、锥体束征。随着病情的进一步加重和发展而进入昏迷状态。眼底检查出现视乳头水肿、视网膜出血。在高海拔脑水肿病人中,60%的人出现视网膜出血。

(2)慢性高原病:慢性高原病(chronic mountain sickness,CMS)是指长期生活在高海拔地区(海拔 2500m 以上)的世居者或移居者失去了对高海拔低氧环境的适应而导致的临床综合征,主要有以下几种类型。

1)高原性红细胞增多症:在海拔 2500 米以上高原发病,病程呈慢性经过。主要临床表现有心慌、胸闷、呼吸困难、头痛、耳鸣、睡眠障碍、记忆力下降;出现皮肤、黏膜和指端发紫,杵状指等症状。依据《职业性高原病诊断标准》(GBZ 92—2008):具备男性 Hb≥210g/L、女性 Hb≥190g/L(海拔 2500 米以上)即可诊断为高原性红细胞增多症。

2)高原性心脏病:由慢性低压低氧引起肺组织结构和功能异常,产生肺血管阻力增加,肺动脉压力增高,使右心扩张、肥大,伴或不伴右心衰竭的心脏病。主要临床表现有心悸、胸闷、呼吸困难、咳嗽、乏力、发绀、肺动脉瓣第二心音亢进或分裂等,重症者出现尿少、肝大、下肢水肿等右心衰竭症状。具有肺动脉高压征象。

2. 处理原则

(1)急性高原病:包括 AMS、HAPE、HACE。

1)早期发现、早期诊断、休息并就地给予对症治疗。

2)大流量给氧、高压氧、糖皮质激素、钙通道拮抗剂、利尿剂等治疗。根据情况及时转移至低海拔地区。

AMS 治疗原则:休息、饮食、吸氧、对症。轻度反应不需特殊治疗,休息 3~5 日自愈。中度病人除休息外,还需适当对症处理。重度病人应立即住院治疗。具体措施如下:注意病人的饮食及休息;吸氧:宜采用持续性,低流量给氧,氧气流量以 1~2L/min 比较合适;服用利尿剂:乙酰唑胺、利尿剂等;对症治疗。

HAPE 治疗原则:卧床休息、保持呼吸道通畅;吸氧一般采取持续低流量(4~8L/min)吸氧;给予强心利尿剂;抗感冒及抗感染治疗;疑似轻症高原肺水肿应立即后送。

HACE 治疗原则:高浓度、大流量吸氧 6~8L/min;ATP(20~40ml/d)、磷酸精氨酸(15~20g/d)、葡萄糖静滴;甘露醇静脉快速滴注;抗感染对症治疗。

(2)慢性高原病:转移至低海拔地区,一般不宜再返回高原地区工作。

高原性红细胞增多症治疗原则:最有效的治疗是转移至低海拔地区,就地治疗效果差;避免剧烈运动,保证充足睡眠和休息;通过间断吸氧、高压氧治疗、改善低氧血症;放血稀释疗法降低红细胞数;改善微循环。

高原性心脏病治疗原则:本病的治疗一般以消除诱因、改善氧供、减少氧耗、对症处理为基本原则。应早期、及时、充分吸氧,使用药物降低肺动脉压、纠正右心衰、并积极控制呼吸道感染。

3. 预防

(1)习服

1)适应性锻炼:无高原生活经历的人进入高原环境时应尽可能逐步进入,先在海拔相对较低的区域进行一定的体力锻炼,以增强人体对缺氧的耐受能力。初入高原者应适当减少体力活动,以后视适应情况逐渐增加活动量。

2)适当控制登高速度与高度:登山时应坚持阶梯式升高的原则,视个人适应情况控制登高速度与高度。

3)营养与药物:高糖、低脂、充足的新鲜蔬菜水果及适量蛋白的饮食有助于人体适应高原环境。丹参滴丸、乙酰唑胺、红景天等药物可改善人体高原缺氧症状。

4)预缺氧适应:通过早期开展缺氧训练,促进机体低氧环境习服,可显著增加机体的抗缺氧能力,降低急性高原病的发病率。

(2)减少氧耗,避免机体抵抗力下降:过重过久的体力活动、寒冷、感染、吸烟和饮酒均为高原病的诱因。因此,降低体力劳动强度、保暖、防止上呼吸道感染、节制烟酒可有效预防急性高原病的发生。

(3)增加氧供,提高劳动能力:提高室内氧分压或间歇式吸氧可显著改善体力与睡眠。

职业禁忌证:凡有明显的心、肺、肝、肾等疾病、高血压Ⅱ期、各种血液病、红细胞增多症者等不宜进入高原地区。

第三节　噪声

噪声(noise)是一种人们不希望听到的声音,不仅会干扰工作、学习和生活,也会影响人的情绪。目前我国在职业活动过程中接触噪声的人数多,行业面广,是一种很常见的职业性有害因素。长期暴露一定强度的噪声,会损伤机体的听觉系统和非听觉系统功能,所导致的噪声聋(noise-induced deafness)是我国法定的职业病。2010 年全国职业病报告中职业性噪声聋 333 例,2014 年 825 例,五年增长了 148%。职业性噪声聋已经成为我国常见的职业病之一。

一、基本概念

(一)声音

物体受到振动后,振动能在弹性介质中以波的形式向外传播,到达人耳引起的音响感觉称为声音。物体每秒振动的次数称为频率,用"f"表示,单位是赫兹(Hz)。人耳能够感受到的声音频率在 20~20 000Hz 之间,称为声波。频率小于 20Hz 的声波称为次声波,大于 20 000Hz 的声波称为超声波。人们语言交流的频率大多在 500~2 000Hz 之间,称之为语言频率。

(二)噪声

从卫生学意义上讲,凡是使人感到厌烦、不需要或有损健康的声音都称为噪声。噪声是声音的一种,具有声音的基本物理特性。

(三)生产性噪声

在生产过程中产生的,其频率和强度没有规律,听起来使人感到厌烦的声音,称为生产性噪声或工业噪声。生产性噪声除了影响劳动者外,也是常见的环境噪声来源之一。

噪声的分类方法有多种,按照来源,生产性噪声可以分为:

1. 机械性噪声　由于机械的撞击、摩擦、转动所产生的噪声,如冲压、切割、打磨机械等发出的声音。

2. 流体动力性噪声　气体压力或体积的突然变化或流体流动所产生的声音,如空气压缩或施放(气笛)发出的声音。

3. 电磁性噪声　指由于电磁设备内部交变力相互作用而产生的声音,如变压器所发出的声音。

根据生产性噪声随时间的分布情况,可分为连续声和间断声。连续声又分为稳态噪声和非稳态声。随着时间的变化,声压波动<3dB 的噪声称为稳态噪声,≥3dB 则为非稳态声。还有一类噪声被称之为脉冲噪声,即声音持续时间≤0.5 秒,间隔时间>1 秒,声压有效值变化>40dB 的噪声,如锻造工艺使用的空气锤发出的声音。

对于稳态噪声,根据其频谱特性,又可分为低频噪声(主频率在 300Hz 以下)、中频噪声(主频率在 300~800Hz)和高频噪声(主频率在 800Hz 以上)。此外,依据噪声频谱宽度,还可将其分为窄频带和宽频带噪声等。

二、声音的物理特性及其评价

（一）声强与声强级

声波具有一定的能量,用能量大小表示声音的强弱称为声强(sound intensity)。声音的强弱决定于单位时间内垂直于传播方向的单位面积上通过的声波能量,通常用"I"表示,单位为瓦/米^2(W/m^2)。

人耳所能感受的声音强度范围宽广,以 1000Hz 声音为例,正常青年人刚能引起音响感觉,即最低可听到的声音强度(听阈,threshold of hearing)为 10^{-12} W/m^2,而声音增大至产生痛感时的声音强度(痛阈,threshold of pain)为 1W/m^2,两者相差 10^{12} 倍。在如此宽的范围内,若用声强绝对值表示声音强度,不仅繁琐而且也无必要。因此,在技术上和实践上引用了"级"的概念,即用对数值来表示声强的等级,称为声强级。通常规定以听阈声强 $I_0 = 10^{-12}$ W/m^2 作为基准值来度量任一声音的强度 I,取常用对数,则任一声音声强级的计算公式:

$$L_I = \lg I/I_0$$

单位是贝尔(bell)。但实际应用中,贝尔单位显得太大,故采用贝尔的十分之一作为声强级的单位,称其为分贝(decibel,dB)。以分贝为单位时,上面的公式则变为:

$$L_I = 10\lg I/I_0 (\text{dB})$$

式中:L_I:声强级(dB);I:被测声强(W/m^2);I_0:基准声强(1000Hz 纯音的听阈声强,声强级为 0dB)。

根据上述公式可以计算出:从听阈到痛阈的声强范围是 120dB;如果一个声音的强度 I 增加一倍,比如同样的机器由一台增加为两台,则声强级 L_I 增加约 3dB;根据同样的道理,如果一个作业场所的声音强度通过治理,减少了 3dB,则表明治理措施使声音能量减少了一半。在噪声卫生标准制订和噪声控制效果评价时,通常以声音能量的变化为依据。

在实际工作中,测量声强比较困难,而测量声压比较容易。目前,通常使用的声级计就是用来测量声压值的。

（二）声压与声压级

1. 声压　声波在空气中传播时,引起介质质点振动,使空气产生疏密变化,这种由于声波振动而对介质(空气)产生的压力称声压(sound pressure),声压可以看作垂直于声波传播方向上单位面积所承受的压力,以 P 表示,单位为帕(Pa)或牛顿/米^2(N/m^2),1Pa=1N/m^2。

2. 声压级　对正常人耳刚能引起音响感觉的声压称为听阈声压或听阈(threshold of hearing),其声压值为 20μPa 或 2×10^{-5} N/m^2。声压增大至人耳产生不适感或疼痛时称为痛阈声压或痛阈(threshold of pain),声压值为 20Pa 或 20N/m^2。从听阈声压到痛阈声压的绝对值相差 10^6 倍,为了计算方便,也用对数值(级)来表示其大小,即声压级(sound pressure level,SPL),单位也是分贝(dB)。任一声音的声压级都是以 1000Hz 纯音的听阈声压为基准声压(定为 0dB),其与被测声压比值,取对数后即为被测声压的声压级。

当声波在自由声场中传播时,声强与声压的平方成正比关系:

$$I = P^2/\rho C$$

式中 P:有效声压(Pa),I:声强(W/m^2),ρC:声特异性阻抗(Pa·S/m)。

由上述公式可以得出声压级的计算公式:

$$L_1 = 10\log I/I_0 = 10\log P^2/P_0^2 = 10\log(P/P_0)^2 = 20\log P/P_0 = Lp$$

即:声压级　$Lp = 20\log P/P_0$(dB)

式中:Lp:声压级(dB),P:被测声压(N/m^2),P_0:基准声压(2×10^{-5}N/m^2)。

从上述公式可以看出,听阈声压和痛阈声压之间也是相差 120dB。

普通谈话声压级大约为 50dB 左右,载重汽车为 85dB 左右,球磨机为 120dB 左右,喷气式飞机附近声压级可达 140~150dB,甚至更高(表 5-4)。

表 5-4　常见声音的声压级

声音	声压级(dB)	感觉
微风吹动树叶沙沙声耳语	20~39	极静
车辆较少的道路旁(30 米)	40~59	安静
室内一般说话声	50	
公交车(25 米)	60~79	比较吵
铣床	85	很吵闹
载重汽车	85	
大声说话	90	
农用拖拉机	98	
纺织机	106	感觉不适
电锯	110	
摇滚乐	114	
压土机	116	
响雷	120	鼓膜震痛
柴油发电机房内	125	
喷气式飞机起飞	140~150	无法忍受
火箭、导弹发射	150	

3. 声压级的合成　在作业场所,经常有一个以上的声源同时发声,这些声源可以是相同的,如车间内同一种型号的机器;也可以是不同的,即每个声源发出的声音强度大小不等。由于声音的声压级是按照对数值换算的,在多个声源存在的情况下,作业场所总的声压级并非是各个声源所发出声音的声压级算术值总和,而是按照对数法则进行叠加。如果同一个作业场所中各声源的声压级是相同的,合成后的声压级可按下列公式进行计算:

$$L_{总} = L + 10\log n$$

式中:L 为单个声源的声压级(dB);n 为声源的数目。

根据这个公式,可以看出如果有两个相同的声源同时存在,则 n 为 2,总声压级比单个声源的声压级增加 3dB;如果 n 为 10,则总声压级增加 10dB。

如果同一作业场所中各种声源的声音强度是不相同的,需按各声源的声音声压级的大小,从大到小依次排列,然后按照两两合成的方法逐一计算出合成后的声压级。对于两个不同声压级的声源,先要计算出声压级的差值,即 L_1-L_2,根据差值从增值表(表5-5)中查出增值 ΔL,较高的声级与增值 ΔL 之和,便是合成后的声压级,即 $L_总=L_1+\Delta L$。例如,某作业场所有三个声源,声压级分别是90dB、88dB、85dB,$L_1-L_2=90dB-88dB=2dB$,查表 $\Delta L=2.1dB$,则 L_1 与 L_2 的合成声压级 $L_合=90dB+2.1dB=92.1dB$,第一次合成后的声压级与 L_3 差值为 $L_合-L_3=92.1dB-85dB=7.1dB$,查下表可知 $\Delta L=0.8dB$,$L_总=L_合+\Delta L=92.1dB+0.8dB=92.9dB$。

表5-5 声压级(dB)相加时的增值 ΔL 表

两声级差 (L_1-L_2)	0	1	2	3	4	5	6	7	8	9	10
增加值 ΔL(dB)	3.0	2.5	2.1	1.8	1.5	1.2	1.0	0.8	0.6	0.5	0.4

采用上述方法进行计算时,当合成的声压级比其他待纳入计算的声压级高10dB以上时,因为 $\Delta L \leq 0.3dB$,对总声压级影响不大,可以忽略不计。

(三)频谱

由单一频率发出的声音称纯音(pure tone),例如音叉振动所发出的声音。但在日常生活和工作环境中,绝大部分声音是由不同频率组成的,称作复合音(complex tone)。声学上把组成复合音的各种频率由低到高进行排列而形成的连续频率谱称为频谱(frequency spectrum)。用频谱表示可以使声音的频率组成变得更加直观。

在实际工作中,一般不需要对复合音中的每一频率进行测量和分析。通常人为地把声频范围(20~20 000Hz)划分成若干个小的频段,称为频带或频程(octave band)。最常用的是倍频程,在特殊需要时,也可采用1/2倍频程或1/3倍频程进行声音频谱分析。

倍频程按照频率之间的倍比关系将声频划分为若干频段。一个频段的上限频率($f_上$)和下限频率($f_下$)之比为2∶1,即 $f_上=2f_下$。根据声学特点,每一个频段用一个几何中心频率代表,中心频率用公式计算:

$$f_中 = \sqrt{f_上 f_下}$$

在实际工作中,为了解某一声源所发出声音(复合音)的性质,除了分析它的频率组成以外,还要分析各频率声音的相应强度,即频谱分析。通常是以频率为横坐标,声压级为纵坐标,把它们的关系用图来表示,称其为频谱曲线或频谱图(图5-2)。根据频谱曲线主频率的分布特点,可判断噪声属于低频或高频,窄频或宽频噪声(表5-6)。

表5-6 某些噪声源的声级和频谱特性

噪声源	声级[dB(A)]	频谱特性
针织机、挤塑机	80	高频、宽带
机床 制砖机	85	高频、宽带
梳棉、并条机、空压机、轧钢机	90	中高频、宽带
细纱机、轮转印刷机	95	高频、宽带

续表

噪声源	声级［dB（A）］	频谱特性
织毛机、鼓风机	100	高频
有梭织布机、破碎机	105	高频
电锯、喷纱机	110	高频
振动筛、振捣台	115	高频、宽带
球磨机、加压制砖机	120	高频
风铲、铆钉机、锅炉排气放空	130	高频

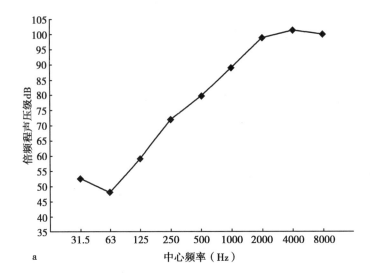

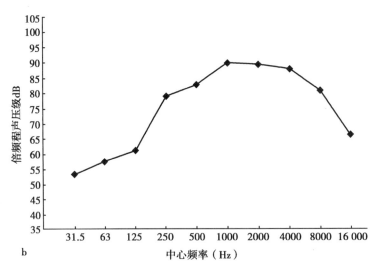

图 5-2

噪声频谱曲线

a. 某传统纺织机噪声频谱曲线；b. 某组装车间噪声频谱曲线

（四）人对声音的主观感觉

1. 等响曲线　在实践中，人们认识到声强或声压这一物理参量大小，与人耳对声音的生理感觉（响的程度）并非完全一致。对于相同强度的声音，频率高则感觉音调高，声音尖锐，响的程度高；频率低则感觉音调低,声音低沉,响的程度低。根据人耳对声音的感觉特性,联系声压和频率测定出人耳对声音音响的主观感觉量,称为响度级(loudness level),单位为吩(phone)。

响度级是经过大量严格的实验测试得出来的。具体方法是:以 1000Hz 的纯音作为基准音,其他不同频率的纯音通过实验听起来与某一声压级的基准音响度相同时,即为等响。该条件下的被测纯音响度级(吩值)就等于基准音的声压级(dB 值)。如 100Hz 的纯音当声压级为 62dB 时,听起来与 40dB 的 1000Hz 纯音一样响,则该 100Hz 纯音的响度级即为 40 吩。

利用与基准音比较的方法,可得出听阈范围各种声频的响度级,将各个频率相同响度的数值用曲线连接,即可绘出各种响度的等响曲线图,称为等响曲线(equal loudness curves,图 5-3)

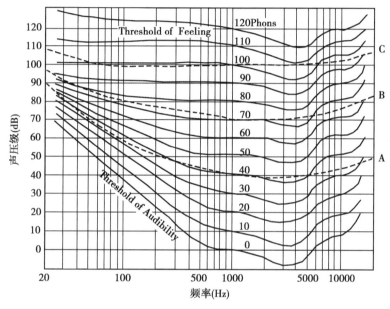

图 5-3

等响曲线

从等响曲线可以看出,人耳对高频声特别是 2000~5000Hz 的声音敏感,对低频声不敏感。例如,同样是 60 吩的响度级,对于 1000Hz 声音,声压级是 60dB,对 3000~4000Hz 声音,声压级是 57dB;而相对于 100Hz 的声音,其声压级是 71dB。

2. 声级 为了准确地评价噪声对人体的影响,在进行声音测量时,所使用的声级计是根据人耳对声音的感觉特性(模拟等响曲线),用不同类型的滤波器(计权网络)对不同频率声音进行叠加衰减。计权网络通常有"A""B""C""D"等几种。使用频率计权网络测得的声压级称为声级,是滤波器对声音进行频率计权后获得的,不等同于声压级,声级单位也是分贝(dB)。根据滤波器的特点分别称为 A 声级、B 声级、C 声级或 D 声级,分别用 dB(A)、dB(B)、dB(C)、dB(D)等表示。

C 计权网络模拟人耳对 100 吩纯音的响应特点,对所有频率的声音几乎都同等程度地通过,故可视作总声级。B 计权网络模拟人耳对 70 吩纯音的响应曲线,对低频音有一定程度的衰减。A 计权网络则模拟人耳对 40 吩纯音的响应,对低频段有较大幅度的衰减,对高频不衰减。D 计权网络是为测量飞机噪声而设计的,可直接用于测量飞机噪声强度(图 5-4)。国内外一般用 A 声级作为噪声的评价指标。

三、噪声对人体健康的影响

长期接触一定强度的噪声,对机体多系统产生不良影响,即除听觉系统外,也可影响非听觉系统。早期多为可逆性、生理性改变,但长期接触强噪声,可出现不可逆性、病理性损伤。

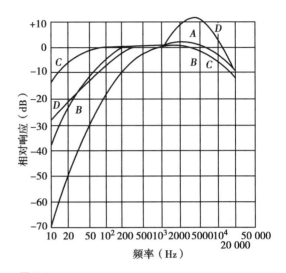

图 5-4

几种计权网络的频率响应曲线

(一)听觉系统

听觉系统是感受声音的系统,外界声波传入听觉系统有两种途径。一是通过空气传导,声波经外耳道入耳内,使鼓膜振动,通过中耳的听骨链传至内耳卵圆窝的前庭膜,引起耳蜗管中的外淋巴液振荡,内淋巴液受此影响而振荡,从而使基底膜上的听毛细胞感受振动并将此振动转变成神经纤维的兴奋,经第八对脑神经传达到中枢,产生音响感觉。另外一条途径是骨传导,即声波经颅骨传入耳蜗,通过耳蜗骨壁的振动传入内耳。

噪声引起听觉器官的损伤,一般都经历由生理变化到病理改变的过程,即先出现暂时性听阈位移,逐渐发展为永久性听阈位移。

1. 暂时性听阈位移(temporary threshold shift, TTS)　指人或动物接触噪声后引起听阈水平变化,脱离噪声环境后,经过一段时间听力可以恢复到原来水平。

(1)听觉适应:短时间暴露在强烈噪声环境中,机体听觉器官敏感性下降,听阈可提高 10～15dB,脱离噪声接触后对外界的声音有“小”或“远”的感觉,离开噪声环境 1 分钟之内即可恢复,此现象称为听觉适应(auditory adaptation)。听觉适应是机体的一种生理性保护现象。

(2)听觉疲劳:较长时间停留在强噪声环境中,引起听力明显下降,听阈提高超过 15～30dB,离开噪声环境后,需要数小时甚至数十小时听力才能恢复,称为听觉疲劳(auditory fatigue)。通常以脱离接触后到第二天上班前的间隔时间(16 小时)为限,如果在这段时间内听力不能恢复,继续接触噪声,听觉疲劳则逐渐加重,可能发展为永久性听阈位移。

2. 永久性听阈位移(permanent threshold shift, PTS)　是指由噪声或其他因素引起的不能恢复到正常听阈水平的听阈升高。内耳出现病理性改变,常见的有听毛倒伏、稀疏、缺失,听毛细胞肿胀、变性或消失等。听毛细胞具有感音功能,但没有再生能力,人出生时大约有 4 万个听毛细胞,成年后随着年龄的增长听毛细胞逐渐减少。

除了噪声以外,其他因素,如外力、药物等,均可以引起鼓膜、听神经或听毛细胞等器质性变化,导致听力不能恢复到正常水平。任何原因引起的持久性听阈升高都属于永久性听阈位移,听力测定或临床诊断时要注意鉴别。

永久性听阈位移的大小是评判噪声对听力系统损伤程度的依据,也是诊断职业性噪声聋(occupational noise-induced deafness)的重要依据之一。国际上对由职业噪声暴露引起的听觉障碍,通称为“职业性听力损失”(occupational noise-induced hearing loss)。

噪声引起的永久性听阈位移早期常表现为高频听力下降,听力曲线在 3000~6000Hz(多在 4000Hz)出现"V"型下陷(图 5-5b,早期),又称听谷(tip)。此时病人主观无耳聋感觉,交谈和社交活动能够正常进行。随着病损程度加重,除了高频听力继续下降以外,语言频段(500Hz~2000Hz)的听力也受到影响,出现语言听力障碍,严重可发展至全聋(图 5-6)。

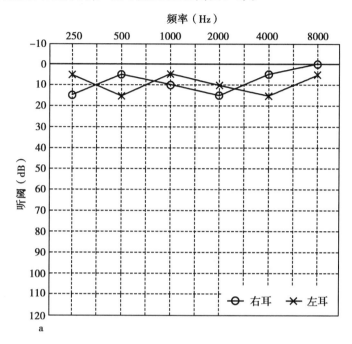

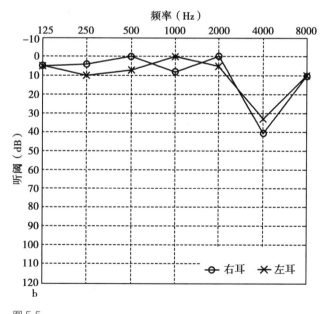

图 5-5

听力曲线图

a. 正常听力图;b. 噪声性听力损伤的高频段凹陷

高频听力下降(特别是在 4000Hz)是噪声性耳聋的早期特征。对其发生的可能原因有几种解释:①认为耳蜗感受高频声的细胞纤毛较少且集中于基底部,而接受低频声的细胞纤毛较多且分布广泛,初期受损伤的是耳蜗基底部,故表现为高频听力下降;②认为内耳螺旋板在感受 4000Hz 的部

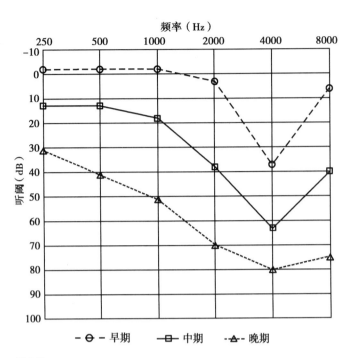

图 5-6

噪声性听力损伤进展示意图

位血循环较差,且血管有一狭窄区,易受淋巴振动的冲击而引起损伤,且三个听小骨对高频声波缓冲作用较小,故高频部分首先受损;③共振学说:外耳道平均长度2.5cm,根据物理学原理,对于一端封闭的管腔,波长是其4倍的声波能引起最佳共振作用,对于人耳,这一长度相当于10cm,而3000Hz声音的波长为11.40cm,因此,能引起共振的频率介于3000~4000Hz之间。

3. 职业性噪声聋　是指劳动者在工作过程中,由于长期接触噪声而发生的一种渐进性的感音性听觉损伤(sensory hearing loss,气导与骨导相差在15dB以内),大多数病人为双耳对称。近些年,国外学者根据对噪声引起的听力损失发生机制研究结果,提出噪声引起听力损失不仅仅是听毛细胞的损伤与凋亡,内耳听神经纤维对噪声更加敏感,因此认为噪声引起的是感音神经性听力损失(sensorineural hearing loss)。

(1)诊断:职业性噪声聋诊断与分级:根据我国《职业性噪声聋诊断标准》GBZ 49—2014,职业性噪声聋的诊断需要有明确的噪声接触职业史,有自觉听力损失或耳鸣等其他症状,听力曲线为感音性耳聋,结合动态职业健康检查资料和现场卫生学调查,排除其他原因所致听力损失,方可进行诊断。

诊断具体要求:①连续噪声作业工龄不低于3年,暴露噪声强度超过职业接触限值[8小时等效声级(A计权)≥85dB];②筛选听力损伤时纯音测听需脱离噪声环境48小时,复查时纯音测听需脱离噪声环境一周后进行,至少进行3次纯音听力检查,两次间隔时间至少3天;③听力曲线为感音性聋[在0.5、1和2kHz频率上气骨导差<15dB(HL)];④听力检查结果需按GB/T 7582—2004进行年龄性别修正,计算双耳高频平均听阈(高频平均听阈≥40dB为噪声聋诊断的前提条件);⑤如果高频平均听阈≥40dB,需分别计算单耳平均听阈加权值(语频权重为0.9,4000Hz高频权重为0.1),以较好耳听阈加权值进行噪声聋诊断分级。

轻度噪声聋:26~40dB(HL)

中度噪声聋:41~55dB(HL)

重度噪声聋:≥56dB(HL)

(2)听阈计算

①双耳高频平均听阈计算:

$$双耳高频平均听阈(dB)=\frac{左耳(HL_{3000Hz}+HL_{4000Hz}+HL_{6000Hz})+右耳(HL_{3000Hz}+HL_{4000Hz}+HL_{6000Hz})}{6}$$

②单耳听阈加权值计算:

$$单耳听阈加权值(dB)=\frac{HL_{500Hz}+HL_{1000Hz}+HL_{2000Hz}}{3}×0.9+HL_{4000Hz}×0.1$$

(3)职业病致残程度鉴定:噪声聋是不可逆性疾病,确诊后需根据听力下降的程度进行职业病致残程度鉴定(GB/T 16180-2014),共分七级,由重到轻依次为四级残至十级残。

(4)处理原则:

1)噪声聋病人均应调离噪声作业。

2)对噪声敏感者(上岗前纯音听力检查各频率听力损失均≤25dB,但噪声作业1年之内,高频段3000Hz、4000Hz、6000Hz任一耳,任一频率听阈≥65dB)应调离噪声作业。

3)语言交流障碍者可佩戴助听器。

4. 爆震性耳聋　在某些特殊条件下,如进行爆破,由于防护不当或缺乏必要的防护设备,可因强烈爆炸所产生的冲击波造成急性听觉系统的外伤,引起听力丧失,称为爆震性耳聋(explosive deafness)。爆震性耳聋因损伤程度不同,可伴有鼓膜破裂,听骨破坏,内耳组织出血等,还可伴有脑震荡等。病人主诉耳鸣、耳痛、恶心、呕吐、眩晕,听力检查严重障碍或完全丧失。经治疗,轻者听力可以部分或大部分恢复,严重损伤者可致永久性耳聋。

(二)非听觉系统

1. 对神经系统影响　听觉器官感受噪声后,神经冲动信号经听神经传入大脑的过程中,在经过脑干网状结构时发生泛化,投射到大脑皮质的有关部位,并作用于下丘脑自主神经中枢,引起一系列神经系统反应。可出现头痛、头晕、睡眠障碍和全身乏力等类神经征,有的表现记忆力减退和情绪不稳定,如易激怒等。客观检查可见脑电波改变,主要为α节律减少及慢波增加。此外,可有视觉运动反应时潜伏期延长,闪烁融合频率降低等。自主神经中枢调节功能障碍主要表现为皮肤划痕试验反应迟钝。

2. 对心血管系统的影响　在噪声作用下,心率可表现为加快或减慢,心电图ST段或T波出现缺血型改变。血压变化早期表现不稳定,长期接触强的噪声可以引起血压持续性升高。脑血流图呈现波幅降低、流入时间延长等,提示血管紧张度增加,弹性降低。

3. 对内分泌及免疫系统的影响　有研究显示,在中等强度噪声[70dB(A)~80dB(A)]作用下,机体肾上腺皮质功能增强;而受高强度[100dB(A)]噪声作用,功能则减弱;部分接触噪声工人尿17-羟固醇或17-酮固醇含量升高等。接触强噪声的工人或实验动物可出现免疫功能降低,接触噪声时间愈长,变化愈显著。

4. 对消化系统及代谢功能的影响   接触噪声工人可以出现胃肠功能紊乱、食欲缺乏、胃液分泌减少、胃的紧张度降低、蠕动减慢等变化。有研究提示噪声还可引起人体脂代谢障碍,血胆固醇升高。

5. 对生殖功能及胚胎发育的影响   国内外大量的流行病学调查表明,接触噪声的女工有月经不调现象,表现为月经周期异常、经期延长、经血量增多及痛经等。月经异常以年龄 20~25 岁,工龄1~5 年的年轻女工多见。接触高强度噪声,特别是 100dB(A)以上强噪声的女工中,妊娠高血压综合征发病率有增高趋势。

6. 对工作效率的影响   噪声对日常谈话、听广播、打电话、阅读、上课等都会产生影响。当噪声达到 65dB(A)以上,即可干扰普通谈话;如果噪声达 90dB(A),大声叫喊也不易听清。打电话在55dB(A)以下不受干扰,65dB(A)时对话有困难,80dB(A)时就难以听清。

在噪声干扰下,人会感到烦躁,注意力不能集中,反应迟钝,不仅影响工作效率,而且降低工作质量。在车间或矿井等作业场所,由于噪声的影响,掩盖了异常的声音信号,容易发生各种事故,造成人员伤亡及财产损失。

四、影响噪声对机体作用的因素

(一)噪声的强度和频谱特性

噪声强度越大、危害越大。80dB(A)以下的噪声,一般不会引起器质性的变化,长期接触 85dB(A)以上的噪声,主诉症状和听力损失程度均随声级增加而增加。除了声音强度以外,声音频率与噪声对人体的影响程度也有关系。接触强度相同的情况下,高频噪声对人体的影响比低频噪声大。

(二)接触时间和接触方式

同样强度的噪声,接触时间越长对人体影响越大。接触噪声人员噪声性耳聋的发病率与接触噪声的工龄有直接相关关系。实践证明,缩短接触时间可以减轻噪声的危害。连续接触噪声比间断接触对人体影响更大。

(三)噪声的性质

脉冲噪声比稳态噪声危害大,如果接触噪声的声级、时间等条件相同,暴露脉冲噪声的劳动者耳聋、高血压及中枢神经系统功能异常等发病率均较接触稳态噪声者高。

(四)其他有害因素共同存在

振动、高温、寒冷或某些有毒物质(CO、苯等)共同存在时,可加大噪声的不良作用,其对听觉器官和心血管系统等方面的影响比噪声单独作用更为明显。

(五)机体健康状况及个人敏感性

在同样条件下,对噪声敏感的个体或有某些疾病的人,特别是患有耳病者,对噪声比较敏感,可加重噪声的危害程度,即使接触时间不长,也可以出现明显的听力改变。普通人群中大约有 5% 对噪声非常敏感。国外有研究推测噪声导致的听力损失中 50% 的个体可能与遗传因素有关。

(六)个体防护

个体防护是预防噪声危害的有效措施之一。在较强的噪声环境中工作,是否使用个体防护用品以及使用方法是否正确与噪声危害程度有着直接的关系。

五、控制噪声危害的措施

工业生产过程中噪声是最常见的职业危害,现阶段要完全消除噪声,既不经济,也不可能。因此,企业应严格按照国家相关法律法规采取综合性措施,从控制声源、阻断噪声的传播来控制作业场所的噪声强度;为噪声作业人员佩戴护耳器,减少个体噪声的暴露水平;健康监护有助于及早发现噪声易感者及噪声聋病人;健康教育有利于提高作业人员的健康保护意识及健康行为。

(一)工作场所噪声接触限值

我国现阶段执行的《工业场所有害因素职业接触限值 第 2 部分:物理因素》(GBZ 2.2—2007)规定,噪声职业接触限值为每周工作 5 天,每天工作 8 小时,稳态噪声限值为 85dB(A),非稳态噪声等效声级的限值为 85dB(A);每周工作日不足 5 天,需计算 40 小时等效声级,限值为 85dB(A)(表 5-7)。

表 5-7　工作场所噪声职业接触限值

接触时间	接触限值[dB(A)]	备注
5d/w, =8h/d	85	非稳态噪声计算 8h 等效声级
5d/w, ≠8h/d	85	计算 8 小时等效声级
≠5d/w	85	计算 40 小时等效声级

脉冲噪声工作场所,噪声声压级峰值和脉冲次数不应超过表 5-8 的规定。噪声测量方法,按 GBZ/T 189.8—2007 规定的方法进行。

表 5-8　工作场所脉冲噪声职业接触限值

工作日接触脉冲次数(n,次)	声压级峰值[dB(A)]
n≤100	140
100<n≤1000	130
1000<n≤10000	120

(二)控制噪声源

是指针对声源上采取的噪声治理措施,是从根本上解决噪声危害的一种方法。根据具体情况采取不同的技术措施来减少噪声源产生的噪声:①在建设项目设计阶段,应考虑选用低噪声设备,尽可能将噪声源设置在室外或隔离于特定的区域内,采用先进的生产方式,如自动化生产;②改进生产工艺和操作方式,可以采用无声或低声设备代替发出强噪声的机械,如用无声液压代替高噪声的锻压,以焊接代替铆接,自动化代替人工操作等;③提高零部件加工的精度和装配质量,减少机器部件的撞击和摩擦、减少机器的振动。

(三)控制噪声的传播

在噪声传播过程中,遇到障碍物时会产生反射、吸收、折射或绕射,如实体墙对声音的反射量比较大,而玻璃纤维墙可吸收声音。在遇到障碍物有空隙时,当波长比空隙大很多时,会形成绕射,尤其是低频声波长达十多米,容易产生绕射现象(图 5-7)。根据这些特性,应用隔声、吸声和消声等技术,可以获得较好效果。

1. 隔声 是指利用一定的材料和装置将声源或需要安静的场所封闭在一个较小的空间中,使其与周围环境隔绝起来,即隔声,如隔声室、隔声罩等。

2. 吸声 是指采用吸声材料装饰在车间的内表面,如墙壁或屋顶,或在工作场所内悬挂吸声体,吸收辐射和反射的声能,可以使噪声强度减低。在某些特殊情况下(如隔音室),为了获得较好的吸声效果,需要使用吸声尖劈。

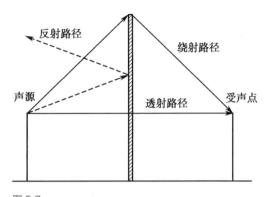

图 5-7
声音的传播途径

3. 消声 是降低流体动力性噪声的主要措施,用于风道和排气管,常用的有阻性消声器和抗性消声器。阻性消声器是利用声波在多孔性吸声材料中传播时,因摩擦将声能转化为热能发散掉,从而达到消声的目的;抗性消声器是依靠管道截面的突变或旁接共振腔等在声传播中引起阻抗的改变而产生声能的反射、干涉及共振吸声来降低声能的。因此,如两者联合使用消声效果更好(图 5-8)。

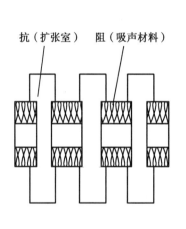
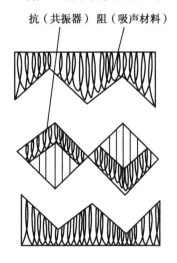

图 5-8
阻抗复合消声器

4. 隔振与减振 为了防止通过固体传播的噪声,在建筑施工中将机器或振动体的基础与地板、墙壁连接处设隔振或减振装置,也可以起到降低噪声的效果。

(四)个体防护

如果因为各种原因,生产场所的噪声强度不能得到有效控制,需要在高噪声环境中工作时,佩戴个人防护用品是保护劳动者听觉器官的一项有效措施,应按国家标准《护听器的选择指南》(GB/T 23466—2009)的要求为作业人员配备耳塞、耳罩。最常用的是耳塞,一般由橡胶或软塑料等材料制成,其根据人体外耳道形状,设计大小不等的各种型号,隔声效果可达 10~35dB,可根据作业场所噪声强度选择不同隔音效果的耳塞(佩戴耳塞后的噪声暴露水平=环境噪声强度−耳塞隔音效果× 0.6)。此外,还有耳罩、帽盔等,其隔声可达 30~40dB,但佩戴时不够方便,成本也较高,普遍采用存在一定的困难,当耳道有炎症时,可佩戴耳罩。在某些特殊环境,由于噪声强度很大,需要将耳塞和耳罩合用,使作业人员听觉器官实际接触的噪声低于85dB(A),以保护作业人员的听力。

（五）健康监护

定期对接触噪声人员进行健康检查,特别是听力检查,观察听力变化情况,以便早期发现听力损伤,及时采取有效的防护措施。接触噪声人员应进行就业前体检,取得听力基础资料,便于以后观察、比较。凡有听觉器官疾患、中枢神经系统和心血管系统器质性疾患或自主神经功能失调者,不宜从事强噪声作业。在对噪声作业人员定期进行体检时,发现高频听力下降者,应注意观察。对于上岗前听力正常,接触噪声1年便出现高频段听力改变,即在3000Hz、4000Hz、6000Hz任一频率任一耳听阈达65dB(HL)者,应调离噪声作业岗位。对于诊断为轻度以上噪声聋者,更应尽早调离噪声作业,并定期进行健康检查。

（六）管理措施

管理是非常重要的控制噪声危害的措施,主要内容包括:掌握噪声危害现况(作业人员噪声暴露水平及健康危害程度),制定噪声危害控制计划并组织实施;噪声控制设备的维护与管理;高噪声区域设置警示标识;减少噪声区域人员数量和停留时间;监督检查护耳器的选择、使用和维护;建立职工健康监护档案,对听力检测结果进行动态分析,妥善处理噪声敏感者和噪声聋病人;合理安排劳动和休息,缩短暴露时间,休息时应离开噪声环境,使听觉疲劳得以恢复。

第四节　振动

振动(vibration)系指质点或物体在外力作用下,沿直线或弧线围绕平衡位置(或中心位置)作往复运动或旋转运动。由生产或工作设备产生的振动称为生产性振动。长期接触生产性振动,如使用风动工具、振动筛操作台工作等,对作业者健康可产生不良影响,严重者可发生职业病。

一、振动卫生学评价的物理参量

描述振动物理性质的基本参量包括振动的频率、位移、振幅、速度和加速度。频率(frequency)指单位时间内物体振动的次数,单位为赫兹(Hz);位移(displacement)指振动体离开平衡位置的瞬时距离,单位为mm;振动体离开平衡位置的最大距离称振幅(amplitude);速度(velocity)指振动体单位时间内位移变化的量,即位移对时间的变化率,单位为m/s;加速度(acceleration)指振动体单位时间内速度变化的量,即速度对时间的变化率,以m/s^2或以重力加速度$g(1g=9.81m/s^2)$表示。

位移、速度、加速度均是代表振动强度的物理量,取值时可分别取峰值(peak value)、峰峰值(peak-to-peak value)、平均值(average value)和有效值。有效值也称均方根值(root mean square value,rms)。各值之间的关系可用下式表示:

$$有效值(rms)=\frac{\pi}{2\sqrt{2}}\cdot 平均值=\frac{1}{\sqrt{2}}\cdot 峰值$$

在位移、速度和加速度三个振动物理量中,反映振动强度对人体作用关系最密切的是振动加速度。振动对人体健康的影响除与振动的强度(位移、速度和加速度)有关外,还取决于机体对不同频率振动感受特性和接触时间,因此,振动评价常用的物理参量多采用振动频谱、共振频率和4小时等能量频率计权加速度有效值。

（一）振动频谱

振动频率是影响振动对人体作用的重要因素之一。20Hz以下低频率大振幅的全身振动主要影响前庭及内脏器官;40~300Hz高频振动对末梢循环和神经功能的损害较明显。生产性振动很少由单一频率构成,绝大多数都含有极其复杂的频率成分。振动频谱是将复杂振动的各频带测得的振动强度(如加速度有效值)数值按频率大小排列的图形。常用的频带为1/1倍频带(简称倍频带)和1/3倍频带两种;按中心频率,前者为6.3~1250Hz,后者为8~1000Hz。通过对振动的频谱特性分析可了解振动频谱中振动强度分布特征及其对机体的危害性,为制定防振措施提供依据。

（二）共振频率

任何物体均有其固有频率(natural frequency),给该物体再加上一个振动(称为策动)时,如果策动力的频率与物体的固有频率基本一致时,物体的振幅达到最大,该现象称为共振,因此,该物体的固有频率又可称为共振频率(resonant frequency)。人体各部位或器官也有其固有频率(表5-9),人们接触振动物体时,如果策动力的频率与人体固有频率范围相同或相近,则可引起共振,从而加重振动对人体的影响。

表5-9　人体不同部位或器官的固有频率范围

部位或器官	固有频率（Hz）	部位或器官	固有频率（Hz）
头部	2~30	前臂	16~30
眼球	30~80	腹腔	10~12
上下颌	6~8	脊柱	10~12
肩部	4~5	下肢	2~20
胸腔	4~8	神经系统	250

（三）4小时等能量频率计权振动加速度

振动对机体的不良影响与振动频率、强度和接触时间有关。为便于比较和进行卫生学评价,我国目前以4小时等能量频率计权振动加速度[four hour energy equivalent frequency weighted acceleration rms, $a_{hw(4)}$]作为人体接振强度的定量指标,即在固定日接振时间为4小时的原则下,以1/3倍频带分频法将振动频谱中各频带振动加速度有效值乘以相应的振动频率计权系数(表5-10),按下列公式计算,所得的计权加速度有效值表示人体接振强度。

$$a_{hw} = \sqrt{\sum_{i=1}^{n} (K_i a_{hi})^2}$$

式中,a_{hw}:手传振动频率计权加速度(m/s²);

n:频带数;

K_i:第i频带的计权系数;

a_{hi}:第i频带的加速度有效值(m/s²)。

若每日接振时间为 4 小时,其频率计权加速度有效值(a_{hw})即为 4 小时等能量频率计权振动加速度,$a_{hw(4)}$;若每日接振时间不足或超过 4 小时,则需按下列公式换算为 $a_{hw(4)}$。

$$a_{hw(4)} = \sqrt{\frac{T}{4} \cdot a_{hw(T)}}$$

式中,T:日接振时间(小时)。

$a_{hw(T)}$:日接振 T 小时的手传振动频率计权加速度(m/s^2)。

表 5-10　振动频率计权系数(K_i 值)

中心频率(Hz)	K_i 值	中心频率(Hz)	K_i 值
6.3	1.0	100	0.16
8.0	1.0	125	0.125
10.0	1.0	160	0.1
12.5	1.0	200	0.08
16	1.0	250	0.063
20	0.8	315	0.05
25	0.63	400	0.04
31.5	0.5	500	0.03
40	0.4	630	0.025
50	0.3	800	0.02
63	0.25	1 000	0.016
80	0.2	1 250	0.0125

二、振动的分类与接触机会

根据振动作用于人体的部位和传导方式,可将生产性振动划分为手传振动(hand-transmitted vibration)和全身振动(whole body vibration)。

手传振动亦称作手臂振动(hand-arm vibration)或局部振动(segmental vibration),系指生产中使用手持振动工具或接触受振工件时,直接作用或传递到人的手臂的机械振动或冲击。常见接触手传振动的作业是使用风动工具(如风铲、风镐、风钻、气锤、凿岩机、捣固机或铆钉机)、电动工具(如电钻、电锯、电刨等)和高速旋转工具(如砂轮机、抛光机等)。

全身振动系指工作地点或座椅的振动,人体足部或臀部接触振动,通过下肢或躯干传导至全身。在交通工具上作业如驾驶拖拉机、收割机、汽车、火车、船舶和飞机等,或在作业台如钻井平台、振动筛操作台、采矿船上作业时,作业劳动者主要受全身振动的影响。

有些作业如摩托车驾驶等,可同时接触全身振动和手传振动。

三、振动对机体的影响

适宜的振动有益于身心健康,具有增强肌肉活动能力,解除疲劳,减轻疼痛,促进代谢,改善组织营养,加速伤口恢复等功效。在生产条件下,作业人员接触的振动强度大、时间长,对机体可以产生不良影响,甚至引起疾病。

(一)全身振动

人体接触振动最敏感的频率范围,对垂直方向的振动(与人体长轴平行)为 4~8Hz,对水平方向的振动(垂直于人体长轴)为 1~2Hz。超过一定强度的振动可以引起不适感,甚至不能忍受。大强度剧烈的振动可引起内脏移位或某些机械性损伤,如挤压、出血,甚至撕裂,但这类情况并不多见。低频率(2~20Hz)的垂直振动可损害腰椎,接触全身振动的作业劳动者脊柱疾病居首位(约 24%),如工龄较长的各类司机中腰背痛、椎间盘突出、脊柱骨关节病变的检出率增加。其次为胃肠疾病(胃溃疡、疝等)。

低频率、大振幅的全身振动,如车、船、飞机等交通工具的振动,可引起运动病(motion sickness),也称晕动病,是振动刺激前庭器官发生的急性反应疾病。常见表现为眩晕、面色苍白、出冷汗、恶心、呕吐等。脱离振动环境后经适当休息可以缓解,必要时给予抗组胺或抗胆碱类药物,如茶苯海明、氢溴酸东莨菪碱,但不宜作为交通工具的司乘人员预防用药。

全身振动,因其直接的机械作用或对中枢神经系统的影响,可使姿势平衡和空间定向发生障碍,外界物体不能在视网膜形成稳定的图像,而出现视物模糊,视觉分辨力下降,动作准确性降低;或因全身振动对中枢神经系统的抑制作用,注意力分散、反应速度降低、疲劳,从而影响作业效率或导致工伤事故的发生。

全身振动的长期作用还可出现前庭器官刺激症状及自主神经功能紊乱,如眩晕、恶心、血压升高、心率加快、疲倦、睡眠障碍;胃肠分泌功能减弱,食欲减退,胃下垂患病率增高;内分泌系统调节功能紊乱,月经周期紊乱,流产率增高。

(二)手传振动

手传振动可以引起外周循环功能改变,外周血管发生痉挛,表现为皮肤温度降低,冷水负荷试验时皮温恢复时间延长,出现手传振动主要危害手臂振动病(hand-arm vibration disease)的典型临床表现发作性手指变白。振幅大,冲击力强的振动,往往引起骨、关节的损害,主要改变在上肢,出现手、腕、肘、肩关节局限性骨质增生,骨关节病,骨刺形成,囊样变和无菌性骨坏死;亦可见手部肌肉萎缩、掌挛缩病等。

手传振动也可以对人体产生全身性的影响。长期接触较强的手传振动,可以引起外周和中枢神经系统的功能改变,表现为条件反射抑制,潜伏时间延长,神经传导速度降低和肢端感觉障碍,如感觉迟钝、痛觉减退等。检查可见神经传导速度减慢、反应潜伏期延长。自主神经功能紊乱表现为组织营养障碍,手掌多汗等。手传振动对听觉也可以产生影响,引起听力下降,振动与噪声联合作用可以加重听力损伤,加速耳聋的发生和发展。手传振动还可影响消化系统、内分泌系统、免疫系统功能。

四、手臂振动病

手臂振动病是长期从事手传振动作业而引起的以手部末梢循环障碍、手臂神经功能障碍为主的疾病,并可引起手、臂骨关节、肌肉的损伤。其典型表现为振动性白指(vibration-induced white finger, VWF)。手臂振动病主要是由使用振动性工具引起,在我国发病的地区和工种分布相当广泛,多发工种有凿岩工、固定砂轮和手持砂轮磨工、铆钉工、风铲工、捣固工、油锯工、电锯工、锻工、铣工、抻拔工等。

（一）发病机制

手臂振动病的发病机制目前尚不明确。已有的研究认为可能与以下因素有关：①手部长期接触振动和握持振动工具，使局部组织压力增加，血管内皮细胞受损，致使内皮细胞产生的收缩因子（endothelium-derived constricting factor, EDCF）释放增加，引起局部血管收缩。内皮细胞损伤引起血管内膜增厚、管腔狭窄甚至阻塞，同时，因内皮细胞产生的松弛因子（endothelium-derived relaxing factor, EDRF）释放减少，血管舒张反应性降低，抗血小板凝集功能降低而致局部血管阻塞过程加剧；②振动刺激可通过躯体感觉-交感神经反射使手指血管运动神经元兴奋性增强，使血管平滑肌细胞对去甲肾上腺素（NA）的反应增强。振动损伤了存在于血管平滑肌中的肾上腺素能受体，导致血管舒张功能减退；③动静脉吻合中的β-肾上腺素能血管舒张机制也可受损，进而使血管对寒冷的扩张反应降低。振动性白指病人血清中具有血管收缩作用的内皮素明显增高。

寒冷刺激可引起手指血管平滑肌收缩，导致局部血管痉挛，组织缺血缺氧，诱发白指发生。此外，尚有免疫学说，中枢和自主神经功能紊乱学说等，但都难以解释白指发作的一过性特点。

（二）临床表现

手臂振动病早期表现多为手部症状和类神经症。其中以手麻、手痛、手胀、手僵等较为普遍。类神经症常表现为头痛、头昏、失眠、乏力、记忆力减退等，也可出现自主神经功能紊乱表现。检查可见皮温降低，振动觉、痛觉阈值升高，前臂感觉和运动神传导速度减慢和远端潜伏时延长，肌电图检查可见神经源性损害。

手臂振动病的典型表现是振动性白指（VWF），又称职业性雷诺现象（occupational Raynaud's phenomenon），是诊断本病的重要依据。其发作具有一过性特点，一般是在受冷后，患指出现麻、胀、痛，并由灰白变苍白，由远端向近端发展，界限分明，可持续数分钟至数十分钟，再逐渐由苍白变潮红，恢复至常色。白指常见的部位是示指、中指和无名指的远端指节，严重者可累及近端指节，以至全手指变白。白指可在双手对称出现，亦可在受振动作用较大的一侧手发生。手部受冷尤其使全身受冷时容易发生白指，故冬季早晨上班途中主诉白指较多，春秋季出现白指也往往在气温 13℃ 以下的阴雨或冷风天气。每次发作时间不等，轻者 5~10 分钟，重者 20~30 分钟。白指在振动作业工龄长者中明显多见，发作次数也随病情加重逐渐增加。严重病例可见指关节变形和手部肌肉萎缩等。

（三）诊断

按我国《职业性手臂振动病诊断标准》（GBZ 7—2014），根据一年以上连续从事手传振动作业的职业史，以手部末梢循环障碍、手臂神经功能障碍和（或）骨关节肌肉损伤为主的临床表现，结合末梢循环功能、神经-肌电图检查结果，参考作业环境的职业卫生学资料，综合分析，排除其他病因所致类似疾病，方可诊断。

1. 轻度手臂振动病　出现手麻、手胀、手痛、手掌多汗、手臂无力、手指关节疼痛，可有手指关节肿胀、变形，痛觉、振动觉减退等症状体征，可有手部指端冷水复温试验复温时间延长或复温率降低，并具有下列表现之一者：

（1）白指发作未超出远端指节的范围。

（2）手部神经-肌电图检查提示神经传导速度减慢或远端潜伏期延长。

2. 中度手臂振动病　在轻度的基础上，具有下列表现之一者：

（1）白指发作累及手指的远端指节和中间指节。

（2）手部肌肉轻度萎缩，神经-肌电图检查提示周围神经源性损害。

3. 重度手臂振动病　在中度的基础上，具有下列表现之一者：

（1）白指发作累及多数手指的所有指节，甚至累及全手，严重者可出现指端坏疽。

（2）出现手部肌肉明显萎缩或手部出现"鹰爪样"畸形，并严重影响手部功能。

（四）处理原则

目前尚无特效疗法，基本原则是根据病情进行综合性治疗。应用扩张血管及营养神经的药物，改善末梢循环。也可采用活血化瘀、舒筋活络类的中药治疗并结合物理疗法、运动疗法等，促使病情缓解。必要时进行外科治疗。病人应加强个人防护，注意手部和全身保暖，减少白指的发作。

轻度手臂振动病要调离接触手传振动的作业，进行适当治疗，并根据情况安排其他工作。中度手臂振动病和重度手臂振动病必须调离振动作业，积极进行治疗。如需做劳动能力鉴定，参照《劳动能力鉴定 职工工伤与职业病致残等级》（GB/T 16180—2014）的有关条文处理。

五、影响振动对机体作用的因素

（一）振动的频率

一般认为，低频率（20Hz 以下）、大振幅的全身振动主要作用于前庭、内脏器官。振动频率与人体器官固有频率一致时，可产生共振，使振动强度加大，作用加强，加重器官损伤。

低频率、大强度的手传振动，主要引起手臂骨-关节系统的障碍，并可伴有神经、肌肉系统的变化。如 30~300Hz 的振动对外周血管、神经功能的损害明显；300Hz 以上的高频振动血管的挛缩作用减弱，神经系统的影响较大，而 1000Hz 以上的振动，则难以被人体主观感受。据调查，许多振动工具产生的振动，其主频段的中心频率多为 63Hz、125Hz、250Hz，容易引起外周血管的损伤。频率一定时，振动的强度越大，对人体的危害越大。

（二）接触振动的强度和时间

手臂振动病的患病率和严重程度取决于接触振动的强度和时间。流行病学调查结果（表 5-11）表明：VWF 检出率随接触振动强度增大和接触时间延长而增高，严重程度亦随着接触振动时间延长而加重。

表 5-11　振动加速度、接触时间与振动性白指检出率的关系

工种	工具种类	调查人数	白指例数	白指%	工具 $a_{hw}(4)$（m/s²）	日接振时间（小时）	年接振工作日（天）
油锯手	油锯（南方）	358	49	13.69	14.58	2.3	234
	油锯（北方）	232	19	8.19	15.20	2.5	125
清铲工	风铲	361	18	4.99	9.04	1.9	240

续表

工种	工具种类	调查人数	白指例数	白指%	工具 $a_{hw(4)}$（m/s²）	日接振时间（小时）	年接振工作日（天）
凿岩工	凿岩机	379	29	7.65	17.23	2.3	250
铆工	铆钉机	113	6	5.31	6.16	1.2	240
磨工	台式砂轮	232	49	21.12	41.47	2.5	300

（三）环境气温、气湿

环境温度和湿度是影响振动危害的重要因素,低气温、高气湿可以加速手臂振动病的发生和发展,尤其全身受冷是诱发VWF的重要条件。所以手臂振动病多发生在寒冷地区和寒冷季节。但值得注意的是我国秦岭淮河流域以南的广大地区一月份平均气温在0℃以上,属亚热带,过去很少报告手臂振动病,但近年也时有发病报道。

（四）操作方式和个体因素

劳动负荷、工作体位、技术熟练程度、加工部件的硬度等均能影响作业时的姿势、用力大小和静态紧张程度。人体对振动的敏感程度与作业时的体位及姿势有很大关系,如立位时对垂直振动比较敏感,卧位则对水平振动比较敏感。有些振动作业需要采取强迫体位,甚至胸腹部直接接触振动工具或物体,更容易受到振动的危害。静态紧张影响局部血液循环并增加振动的传导,加重振动的不良作用。

常温下女性皮肤温度较低,对寒冷、振动等因素比较敏感。年龄较大的劳动者更易遭受振动的危害,并且治疗效果较差,较难康复。

六、振动危害的预防措施

（一）控制振动源

改革工艺过程,采取技术革新,通过减振、隔振等措施,减轻或消除振动源的振动,是预防振动职业危害的根本措施。例如,采用液压、焊接、粘接等新工艺代替风动工具铆接工艺;采用水力清砂、水爆清砂、化学清砂等工艺代替风铲清砂;设计自动或半自动的操纵装置,减少手部和肢体直接接触振动的机会;工具的金属部件改用塑料或橡胶,减少因撞击而产生的振动;采用减振材料降低交通工具、作业平台等大型设备的振动。

（二）限制作业时间和振动强度

通过研制和实施振动作业的卫生标准,限制接触振动的强度和时间,可有效地保护作业者的健康,是预防振动危害的重要措施。国家职业卫生标准《工作场所有害因素职业接触限值 第2部分:物理因素》(GBZ 2.2—2007),规定的作业场所手传振动职业接触限值以4小时等能量频率计权振动加速度 $[a_{hw(4)}]$ 不得超过 5m/s²。这一标准限值的保护水平是几乎所有劳动者可能反复接触也不会发展为超过斯德哥尔摩会议分类系统中第一期的VWF。当振动工具的振动强度暂时达不到标准限值时,可按振动强度大小相应缩短日接振时间(表5-12)。

表5-12   振动容许值和日接振时间限制

频率计权振动加速度（m/s²）	日接振容许时间（h）
5.00	4.0
6.00	2.8
7.00	2.0
8.00	1.6
9.00	1.2
10.00	1.0
>10.00	<0.5

我国职业卫生标准《工业企业设计卫生标准》（GBZ 1—2010），规定了全身振动强度卫生限值（表5-13）。

表5-13   全身振动强度卫生限值

工作日接触时间（t,h）	卫生限值（m/s²）	工作日接触时间（t,h）	卫生限值（m/s²）
4<t≤8	0.62	0.5<t≤1.0	2.4
2.5<t≤4	1.10	t≤0.5	3.6
1.0<t≤2.5	1.40		

（三）改善作业环境，加强个人防护

加强作业过程或作业环境中的防寒、保温措施，特别是在北方寒冷季节的室外作业，需有必要的防寒和保暖设施。振动工具的手柄温度如能保持40℃，对预防振动性白指的发生和发作具有较好的效果。控制作业环境中的噪声、毒物和气湿等，对预防振动职业危害也有一定作用。

合理配备和使用个人防护用品，如防振手套、减振座椅等，能够减轻振动危害。

（四）加强健康监护和日常卫生保健

依法对振动作业劳动者进行就业前和定期健康体检，早期发现，及时处理患病个体。加强健康管理和宣传教育，提高劳动者保健意识。定期监测振动工具的振动强度，结合卫生标准，科学地安排作业时间。长期从事振动作业的劳动者，尤其是手臂振动病病人应加强日常卫生保健：生活应有规律，坚持适度的体育锻炼；坚持温水（40℃）浴，既可使精神紧张得以松弛，又能促进全身血液循环；应尽可能避免着凉，雨季或寒潮期间多饮姜汤热茶；烟气中含尼古丁，可使血管收缩，吸烟者血液中一氧化碳浓度增高，可影响组织中氧的供应和利用从而诱发VWF，因此，应力求戒烟。

一般认为，手臂振动病的预后取决于病情。经脱离振动作业，注意保暖，适当治疗，多数轻症可逐渐好转和痊愈。曾报道，林业链锯工首次出现VWF即脱离振动作业者，10年后VWF检出率为57.7%±2.9%，而继续接振者高达94.1%，VWF检出率随继续接振时间的延长而明显增高。忽视振动作业劳动者健康管理，延误治疗等是影响振动病预后的主要因素，因此，应加强振动作业劳动者健康管理。

第五节　非电离辐射

非电离辐射与电离辐射均属于电磁辐射。电磁辐射是电磁波以能量的形式在空间向四周辐射传播，它具有波的一切特性，其波长(λ)、频率(f)和传播速度(c)之间的关系为 $\lambda = c/f$。电磁辐射在介质中的波动频率，以"赫"或"赫兹"(Hz)表示，常采用千赫(kHz)、兆赫(MHz)和吉赫(GHz)。

一般而言，波长短，频率高，辐射能量大的电磁辐射，作用生物体产生的效应强；反之，生物学效应作用弱。不同原子电离能不同(约 $4\sim25eV$)，当量子能量达到一定水平(如 γ 射线达 $10eV$)时，对生物体有电离作用，导致机体的严重损伤，即电离辐射(ionizing radiation)，如 X 射线、γ 射线、宇宙射线等。α、β、中子、质子等属于电离辐射中的粒子辐射。量子能量较低的电磁辐射不足以引起生物体电离，称为非电离辐射(non-ionizing radiation)，如紫外线、可见光、红外线、射频及来源于可见光的激光等。紫外线的量子能量介于非电离辐射与电离辐射之间。

一、静磁场

静磁场(static magnetic fields)指自然界(如地球磁场)、磁铁和稳恒电流等产生的频率为 0 赫兹的磁场。静磁场的强度以特斯拉(T)或毫特斯拉(mT)为单位表示，也有国家采用高斯(G)为单位($10\,000G=1T$)。地球表面的天然地磁场幅度在 $0.035\sim0.07mT$ 之间不等，它可被某些动物察觉，用于指导其活动方向。现代化工业越来越多地使用静磁场技术，如磁共振成像等，产生静磁场的强度可超过地球磁场的 1000 倍。在磁共振成像技术实际应用中，被扫描者和机器操作者可能暴露于 $0.2\sim3T$ 的静磁场。世界卫生组织的国际电磁场计划曾系统分析了暴露于强静磁场的健康效应，建议强静磁场高暴露人群(包括医务工作人员和病人)应采取防护措施。

生物体在静磁场中运动可能会产生急性生物学效应，例如个体的运动或身体内部的运动(血液流动或心脏跳动等)。人在强度超过 2T 静磁场中运动会产生眩晕和恶心，口腔偶尔有金属异味感等，这种急性健康效应可能对操作精细程序的工作人员(如外科医生在磁共振室进行操作)有安全影响。对于职业暴露人群，基于在静磁场中运动时产生眩晕和恶心等效应，国际非电离辐射保护委员会建议的暴露限值为一个工作日累计暴露 $200mT$，最高限值为 2T。对于植有心脏起搏器、铁磁植入器和植入电子器件等人群，建议回避超过 $0.5mT$ 的静磁场。此外，特定环境人群应注意防止因金属物件被超过 $3mT$ 磁场的磁体吸引而造成的伤害。

二、极低频电磁场

极低频电磁场(extremely low frequency electromagnetic fields)主要是指来源于输电线路、变电站、电气设备、家用电器等产生的 $0\sim300Hz$ 的电磁场，以 50 或 60Hz 的工频电磁场为主。电场源于电荷，衡量单位为伏特/米(V/m)，可通过木头和金属等普通材料屏蔽。磁场源于电荷运动(即电流)，以特斯拉(T)为基本单位，磁场难以屏蔽。一般住宅工频磁场平均强度为 $0.05\sim0.1\mu T$，电场平均值可高于 $10V/m$；高压输电线下工频磁场约为 $20\mu T$，而电场可达 $1kV/m$ 以上。靠近某些电器区域，磁场强度可达 100μT 以上。

世界卫生组织曾对极低频电磁场暴露的健康风险进行评估,并认为目前缺乏公众暴露极低频电场与健康危害的证据。有研究显示,职业性极低频电磁场暴露增加阿尔茨海默病等神经退行性疾病发病风险。对于极低频磁场,短时间高强度(>100μT)暴露会刺激神经等产生急性生物学效应。关于极低频磁场长期暴露,国际癌症研究机构基于极低频磁场暴露与儿童白血病发病风险关联的有限流行病学研究证据,将极低频电磁场归类为"人类可疑致癌原"。世界卫生组织建议采取适当的预防措施减少极低频电磁场暴露,如职业人员应加强极低频电磁场场源暴露的防护。

三、射频电磁场

射频电磁场(radiofrequency electromagnetic fields)指频率在 100kHz～300GHz 的电磁辐射,也称无线电波,包括高频电磁场(high-frequency electromagnetic fields)和微波(microwave),是电磁辐射中量子能量较小、波长较长的频段,波长范围为 1mm～3km(表 5-14)。

表 5-14　射频电磁场波谱的划分

高频电磁场				微波		
波段	长波	中波	短波	超短波	分米波	厘米波	毫米波
频谱	低频 (LF)	中频 (MF)	高频 (HF)	甚高频 (VHF)	特高频(UHF)	超高频(SHF)	极高频 (EHF)
波长	3km～	1km～	100m～	10m～	1m～	10cm～	1cm～1mm
频率	30kHz～	300kHz～	3MHz～	30MHz～	300MHz～	3GHz～	30～300GHz

射频辐射的辐射区域可相对地划分为近区场(near-field)和远区场(far-field)。离开辐射源 $2D^2/\lambda$(D 为辐射源口径,λ 为波长)的距离作为两区场的分界。近区场以 $\lambda/2\pi$ 为界又分为感应场和辐射场。距离小于 $\lambda/2\pi$ 的区域为感应场,大于 $\lambda/2\pi$ 的区域为辐射场。在感应近区场,电场和磁场强度不成一定比例关系,需分别测定电场强度(V/m)和磁场强度(A/m)。

(一)高频电磁场

当交流电的频率经高频振荡电路提高到 10kHz 以上时,电场和磁场就能以波的形式向周围空间发射传播,称电磁波。频率从 100kHz 到 300MHz 的频段范围称高频电磁场,强度常用功率密度表示,其单位为毫瓦/平方厘米(mW/cm^2)或微瓦/平方厘米($\mu W/cm^2$)。其接触机会主要见于:①高频感应加热:表面淬火、金属熔炼、热轧工艺、钢管焊接等,使用频率在 300kHz～3MHz;②高频介质加热:塑料热合、高频胶合、木材与电木粉加热、粮食干燥与种子处理,纸张、布匹、皮革、棉纱及木材烘干,橡胶硫化等,使用频率在 1～100MHz。

生物体组织接受一定强度的射频辐射,达到一定的时间,会使照射局部或全身的体温升高,即射频辐射的热效应。另一方面,生物体接受一定强度的射频辐射未引起温度升高,但产生生物学效应,即射频辐射的非热效应。在实际工作中,射频辐射未引起人体局部温度的上升,但工人有一系列的主观诉述,也能见到客观体征,这种不足以引起人体产热而致的健康效应,也称为非热效应。

高频电磁场对人体健康的影响,主要表现为非特异性类神经征,如强场源附近工作人员主诉有全身无力、易疲劳、头晕、头痛、胸闷、心悸、睡眠不佳、多梦、记忆力减退、多汗、脱发和肢体酸痛等。个别接触场强较大的工作人员,心电图检查显示窦性心动过缓或窦性心律不齐。对于这些症状的治疗,一般对症处理就可收到良好效果。

高频电磁场的主要防护措施有场源屏蔽、距离防护、合理布局。我国工作场所有害因素职业接触限值 第 2 部分物理因素(GBZ 2.2—2007)规定,作业场所超高频辐射 8 小时/天接触的容许限值,连续波为 $0.05mW/cm^2$(14V/m),脉冲波为 $0.025mW/cm^2$(10V/m)。

(二)微波

当高频振荡电流的频率达 300MHz 以上时,存在辐射场区。此区的特征是电磁能量以波的形式向四周空间辐射,人体受到的是辐射波能的作用。通常把波长在 1mm~1m 的电磁波称微波,其强度常用功率密度表示。与高频电磁场相比,微波的波长短、频率高、量子能量大。微波随频率、波长不同又分成分米波、厘米波和毫米波。微波广泛应用于导航、测距、探测雷达和卫星通讯等方面。在工业、农业上主要用微波加热干燥粮食、木材及其他轻工业产品。医学上的微波理疗使用也较普遍。

微波对人体的健康效应,主要决定于微波源的发射功率、设备泄漏情况、辐射源的屏蔽状态以及在操作和维修时是否有合理的防护措施等。职业性微波辐射暴露人群一般主诉非特性性类神经征和心悸、心前区疼痛或胸闷感等;严重时还可有局部器官的不可逆性损伤,如微波辐射引起的眼晶状体浑浊,少数接触大功率微波辐射者,甚至可发展为白内障。

治疗以中西医结合对症治疗为主,类神经征可获良好疗效。疑似眼晶状体浑浊者,转眼科处理。明确微波引起的白内障病人,应脱离微波接触。微波防护措施的基本原则是:屏蔽辐射源、加大辐射源与作业点的距离、合理的个人防护。我国工作场所有害因素职业接触限值 第 2 部分物理因素(GBZ 2.2—2007)规定,作业场所全身微波辐射容许接触限值:连续波,8 小时平均功率密度 $50\mu W/cm^2$,日接触剂量 $400\mu Wh/cm^2$;脉冲波固定辐射,8 小时平均功率密度 $25\mu W/cm^2$,日接触剂量 $200\mu Wh/cm^2$,脉冲波非固定辐射的容许强度(平均功率密度)与连续波相同。

四、红外辐射

红外辐射(infrared radiation),即红外线,亦称热射线。按波长可分为长波红外线(远红外线)、中波红外线及短波红外线(近红外线)。长波红外线波长为 $3\mu m$~1mm,能被皮肤吸收,产生热的感觉。中波红外线波长为 1400nm~$3\mu m$,能被角膜及皮肤吸收。短波红外线波长为 760~1400nm,被组织吸收后可引起灼伤。凡温度高于绝对零度(-273℃)以上的物体,都能发射红外线。物体温度愈高,辐射强度愈大,其辐射波长愈短(即近红外线成分愈多)。例如,某物体温度为 1000℃时,波长短于 $1.5\mu m$ 的红外线为 5%;当温度升至 2000℃,则波长短于 $1.5\mu m$ 的红外线增加至 40%。黑体(理想热辐射体)的温度与其峰值辐射波长的关系可用 λmaxT＝C 表示,式中 λmax 表示峰值辐射波长,T 表示绝对温度(°K),C 为常数(2897 米·度)。

自然界的红外线辐射源以太阳为最强。在生产环境中,主要红外线辐射源包括熔炉、熔融态金属和玻璃、强红外线光源以及烘烤和加热设备等。职业性损伤多发生于使用弧光灯、电焊、氧乙炔焊的操作工。

红外辐射对机体的影响主要是皮肤和眼。红外线照射皮肤时,大部分可被吸收,只有1.4%左右被反射。较大强度短时间照射,皮肤局部温度升高,血管扩张,出现红斑反应,停止照射后红斑消失。反复照射,局部可出现色素沉着。过量照射后,特别是近红外线(短波红外线),除发生皮肤急性灼伤外,还可透入皮下组织,加热血液及深部组织。

长期暴露于低能量红外线下,可致眼的慢性损伤,常见为慢性充血性睑缘炎、角膜虹膜损伤、白内障和视网膜损伤。短波红外线能被角膜吸收产生角膜的热损伤,并能透过角膜伤及虹膜,而白内障多见于工龄长的工人。诱发白内障的波段主要是$0.8\sim1.2\mu m$和$1.4\sim1.6\mu m$。早期,病人除自觉视力逐渐减退外,无其他主诉。晶状体可出现点状、小泡状及线状浑浊,然后循晶状体轴线方向伸入皮质,形成楔形浑浊,最终导致晶状体全部浑浊,与老年性白内障相似。上述改变一般两眼同时发生,但进展缓慢。波长<$1\mu m$的红外线和可见光可到达视网膜,主要损伤黄斑区。

防护方面,反射性铝制遮盖物和铝箔衣服可减少红外线暴露量及降低熔炼工、热金属操作工的热负荷。严禁裸眼观看强光源。热操作工应戴能有效过滤红外线的防护眼镜。

五、紫外辐射

波长范围在$100\sim400nm$的电磁波称为紫外辐射(ultraviolet radiation),又称紫外线(ultraviolet,UV)。太阳辐射是紫外线的最大天然源。根据生物学效应又可分成三个区带:①远紫外区(短波紫外线,UV-C),波长$100\sim290nm$,具有杀菌和微弱致红斑作用,为灭菌波段;②中紫外线区(中波紫外线,UV-B),波长$290\sim320nm$,具有明显的致红斑和角膜、结膜炎症效应,为红斑区;③近紫外区(长波紫外线,UV-A),波长$320\sim400nm$,可产生光毒性和光敏性效应,为黑线区。波长短于$160nm$的紫外线可被空气完全吸收,而长于此波段则可透过真皮、眼角膜甚至晶状体。

凡物体温度达$1200℃$以上时,辐射光谱中即可出现紫外线。随着温度升高,紫外线的波长变短,强度增大。冶炼炉(高炉、平炉)炉温在$1200\sim2000℃$时,产生紫外线的波长在$320nm$左右。电焊、气焊、电炉炼钢,温度达$3000℃$时,可产生短于$290nm$的紫外线。乙炔气焊及电焊温度达$3200℃$时,紫外线波长可短于$230nm$。探照灯、水银石英灯发射的紫外线波长为$220\sim240nm$。因此,从事上述工种以及紫外线的消毒工作,可能会受到紫外线的过度照射。

与红外辐射相似,紫外辐射对机体的影响主要也是皮肤和眼。太阳光辐射中,适量紫外线对人的健康有积极作用,如产生人体必需的维生素D_3,但过强的紫外线辐射则对机体有害。皮肤对紫外线的吸收,随波长而异。波长在$200nm$以下,几乎全被角质层吸收;波长在$220\sim330nm$间,可被深部组织吸收。强烈紫外线辐照可引起皮炎,表现为红斑,有时伴有水泡和水肿。停止照射后,一般经过24小时可消退,伴有色素沉着。接触$300nm$波段,可引起皮肤灼伤,其中$297nm$的紫外线对皮肤的作用最强,可引起皮肤红斑并残留色素沉着。这些反应常出现在暴露紫外线较多的部位,如躯干和腿部。长期暴露,由于结缔组织损害和弹性丧失,可致皮肤皱缩和老化,更严重的是诱发皮肤癌。

波长为$250\sim320nm$的紫外线,可被角膜和结膜上皮大量吸收,引起急性角膜结膜炎,称为“电光性眼炎”,多见于电焊作业人员和焊接辅助作业人员。在阳光照射的冰雪环境下作业时,会受到大量反射的紫外线照射,引起急性角膜、结膜损伤,称为雪盲症。其发作需经过一定的潜伏期,一般为

6~8小时,故常在夜间或清晨发作。轻症电光性眼炎表现为双眼异物感、轻度畏光不适;重度则有眼部烧灼感或剧痛,伴有高度畏光、流泪和视物模糊。检查可见眼睑皮肤潮红,球结膜充血、水肿,角膜上皮点状脱落,荧光素染色呈阳性,严重时可见角膜上皮呈片状剥脱。及时处理,一般在24小时后症状减轻或痊愈。症状较轻的病人无需特别处理。症状较重者,一般对症处理,减轻疼痛,修复上皮、抗炎对症治疗为主。此外,波长295nm以上的紫外线穿透角膜后被晶状体吸收,大剂量单次照射主要损伤晶状体皮质,小剂量长期照射即引起晶状体核的改变,诱发白内障;由于晶状体的大量吸收,紫外线(UV-A)到达视网膜的量很少,损伤作业人员视网膜不常见。

防护措施方面,以屏蔽和增大与辐射源的距离为原则。电焊工及其辅助工必须佩戴专门的面罩和防护眼镜,以及适宜的防护服和手套。电焊工操作时应使用移动屏障围住操作区,以免其他工种工人受到紫外线照射。非电焊工禁止进入操作区域裸眼观看电焊。电焊时产生的有害气体和烟尘,宜采用局部排风加以排除。接触低强度UV源(如低压水银灯、太阳灯、黑光灯等)操作,可使用玻璃或塑料护目镜、风镜以保护眼睛。

六、激光

激光是物质受激辐射所发出的光放大(light amplification by stimulated emission of radiation,LASER),故称激光。它是一种人造的、特殊类型的非电离辐射,具有高亮度、方向性和相干性好等优异特性。在工业、农业、国防、医疗和科学研究中都得到广泛应用。激光器由产生激光的工作物质、光学谐振腔及激励能源三部分组成。激光器按其工作物质的物理状态,分为固体、液体及气体激光器;根据发射的波谱,分为红外线、可见光、紫外线激光器及近年新发展的X、γ射线激光泵浦;因激光输出方式不同有连续波激光器、脉冲波激光器。激光器的用途包括工业上的激光通信、激光打孔、切割、焊接等;在军事和航天事业上用于激光雷达、激光通讯、激光测距、激光制导、激光瞄准等;医学上用于眼科、外科、皮肤科、肿瘤科等多种疾病的治疗;在生命科学、核物理学等领域的研究中,也都有广泛应用。

激光与生物组织的相互作用,主要表现为热效应、光化学效应、机械压力效应和电磁场效应。激光对人体组织的伤害及损伤程度,主要决定于激光的波长、光源类型、发射方式、入射角度、辐射强度、受照时间及生物组织的特性与光斑大小。激光伤害人体的靶器官主要为眼和皮肤。其中,激光所致眼(角膜、晶状体、视网膜)损伤为法定职业病。

当眼睛处于水平的激光束时,视网膜的曝光强度比角膜大200 000倍。一般把可见光和短波红外辐射称为光辐射的视网膜伤害波段,因这些波段的光束较常见,可在视网膜高度聚焦,并多位于中央视区黄斑部,且视神经或黄斑对这些光子吸收率很高。目前大多数激光器发射的激光,以500nm以下波长的可见光波段危害最大。损伤的典型表现为视网膜烧伤,黄斑部损伤,最后导致中心盲点和疤痕形成,视力急剧下降。对于视网膜边缘部的灼伤,一般多无主观感觉,因这种灼伤是无痛性的,容易被疏忽。460nm的蓝光可使视网膜的视锥细胞发生永久性的消失,即"蓝光损害"",主要症状为目眩。如出现色觉缺失现象,则至少有一个或多个视锥细胞群受损。

关于激光对皮肤损伤的机制,非紫外波段的激光损伤皮肤主要由热效应所致,紫外波段的损伤可通过氧化损伤、黑色素过表达、角质化等造成。轻度损伤表现为红斑和色素沉着。随着照射量的增加,可出现水泡,皮肤褪色、焦化和溃疡形成。250～320nm 的紫外激光,可使皮肤产生光敏作用。遭受大功率激光辐射时,也能透过皮肤使深部器官受损。

　　受到照射后除迅速脱离外,应保持安静,充分休息,眼睛避光保护。对于出血和渗出,可使用维生素、能量制剂,必要时采用糖皮质激素治疗。也可采用活血、化瘀、消肿的中药治疗。对激光的防护包括激光器、工作环境及个体防护三方面。激光器必须有安全设施,凡光束可能漏射的部位,应设置防光封闭罩。安装激光开启与光束止动的连锁装置。工作室围护结构应用吸光材料制成,色调宜暗。工作区采光宜充足。室内不得有反射、折射光束的用具和物件。所有参加激光作业的人员,必须先接受激光危害及安全防护的教育。作业场所应制订安全操作规程、确定操作区和危险带,要有醒目的警告牌,无关人员禁止入内。严禁裸眼观看激光束,防止激光反射至眼睛。工作人员就业前应作健康检查,以眼睛为重点。我国工作场所有害因素职业接触限值第 2 部分物理因素(GBZ 2.2-2007)规定了眼直视和皮肤照射激光的最大容许照射量。

第六节　电离辐射

　　凡能使受作用物质发生电离现象的辐射,称电离辐射。它可由不带电荷的光子组成,具有波的特性和穿透能力,如 X 射线、γ 射线;而 α 射线、β 射线、中子、质子等属于能引起物质电离的粒子型电离辐射。电离辐射来自自然界的宇宙射线及地壳岩石层的铀、钍、镭等,也可来自各种人工辐射源。与职业卫生有关的射线主要有:X 射线、γ 射线、α 粒子、β 粒子和中子(n),其主要特征(表 5-15)。

表 5-15　电离辐射的某些特征

辐射类型	质量(u)	电荷(e)	能量(MeV)	空气射程(cm)	来源举例
α	4	2^+	10^0	10^0	^{239}钚,^{212}钋
β	5.5×10^{-4}	$1^-,1^+,0$	$0 \sim 10^0$(max)	10^2	^{90}锶,氚
n	1	0	$0.025eV \sim 10^0$		^{235}铀裂变,^{252}锎
γ	0	0	10^0	10^4	^{60}钴,^{192}铱
X	0	0	～50		X 球管、加速器

注:u 是原子质量单位, $1u = 1.66 \times 10^{-27}kg$;e 是电子的电荷, $1e = 1.6022 \times 10^{-19}$(库仑)

一、接触机会

1. **核工业系统**　放射性矿物的开采、冶炼和加工,以及核反应堆、核电站的建立和运转。

2. **射线发生器的生产和使用**　加速器、医用和工农业生产使用的 X 射线。

3. **放射性核素的加工生产和使用**　核素化合物、药物的合成及其在实验研究及诊疗上的应用。

4. **天然放射性核素伴生或共生矿生产**　如磷肥、稀土矿、钨矿等开采和加工。

5. **医疗照射**　医疗检查和诊断过程中,病人身体会受到一定剂量的放射性照射。

6. **科学研究**　科研工作中广泛应用放射性物质。除了原子能利用的研究单位以外,金属冶炼、自动控制、生物医学等研究部门都有涉及放射性方面的课题和试验。

二、常用电离辐射单位

过去常用的一些电离辐射专用单位,已逐步为国际单位制单位(SI 单位)所代替,但目前新旧单位仍在同时并用。

(一)放射性活度(radioactivity)

放射性活度的 SI 单位专用名为"贝克"(becquerel),符号 Bq,沿用的专用单位为"居里"(Curie)。$1Ci = 3.7 \times 10^{10} Bq$。

(二)比释动能(kerma,K)

$$K = \frac{dE_{tr}}{dm}$$

dE_{tr} 是由不带电粒子在质量为 dm 的无限小体积内释放出来的所有带电粒子初始动能之和,可以理解为比释动能表示不带电粒子辐射场的强弱。比释动能 SI 单位专用名为"戈瑞"(Gray),符号为 Gy。曾用单位:拉德(rad 或 rd)。$1Gy = 100rad$。

(三)吸收剂量(absorbed dose,D)

$$D = \frac{dE}{dm}$$

dm 表示被照射介的质量,dE 是介质吸收的平均辐射能量,吸收剂量适用于任何介质和任何类型的电离辐射,是辐射剂量学的基本量。历史上曾用的照射量与吸收剂量的意义不同,但在一定条件下可换算。吸收剂量的 SI 单位专用名为"戈瑞"(Gray),符号 Gy;原使用单位为"拉德",符号 rad。$1Gy = 100rad$。释动能与吸收剂量单位相同,使用时应说明是那个量,在带电粒子平衡时比释动能与吸收剂量数值相等。

(四)当量剂量(equivalent dose,$H_{T,R}$)

$$H_{T,R} = D_{T,R} \cdot \omega_R$$

式中,$H_{T,R}$ 为 R 类辐射在组织或器官 T 中的平均当量剂量,$D_{T,R}$ 为 R 类辐射在组织或器官 T 中的平均吸收剂量,W_R 为 R 类辐射的辐射计权因子(X、γ 和 β 射线均为 1)。当量剂量的 SI 单位专用名为"西沃特"(Sievert),符号 Sv;原使用单位名称为"雷姆"(rem)。$1Sv = 100rem$。当量剂量是在辐射防护领域内,为解决辐射剂量与辐射生物效应相对应的问题而提出的。

三、电离辐射的作用方式和影响因素

电离辐射以外照射和内照射两种方式作用于人体。外照射的特点是只要脱离或远离辐射源,辐射作用即减弱或停止。内照射是由于放射性核素经呼吸道、消化道、皮肤或注射途径进入人体后,对机体产生作用。其作用直至放射性核素排出体外,或经 10 个半衰期以上的蜕变,才可忽略不计。

电离辐射对机体的损伤,受辐射因子和机体两方面因素的影响。

(一)电离辐射因素

1. 辐射的物理特性　辐射的电离密度和穿透力,是影响损伤的重要因素。例如,α 粒子的电离密度虽较大,但穿透力很弱,其主要危害是进入人体后的内照射;β粒子的电离能力较α为小,但高能β粒子具有穿透皮肤表层的能力;X射线、γ射线和中子可穿透整个人体组织。

2. 剂量与剂量率　电离辐射的照射剂量与生物效应间的普遍规律是,剂量愈大,生物效应愈强,但并不完全呈直线关系。剂量率是单位时间内机体所接受的照射剂量,常以 Gy/h 或 Gy/min 表示。一般情况下,剂量率大,效应也大。

3. 照射部位　照射的几何条件不同,使机体各部位接受不均匀而影响吸收剂量。以腹部照射的反应最强,其次为盆腔、头颈、胸部和四肢。

4. 照射面积　受照面积愈大,作用愈明显。若全身接受照射面积达 1/3,则可产生明显的辐射效应。

(二)机体因素

种系演化愈高,机体组织结构愈复杂,辐射易感性愈强。组织对辐射的易感性与细胞的分裂活动成正比,与分化程度成反比。辐射敏感性还与细胞间期染色体的体积成正比,即与细胞的DNA含量有关。具有增殖能力的细胞,所处的细胞周期不同,辐射敏感性也不同,以DNA合成期敏感性最高。不同种类细胞的辐射敏感性,由高至低可依次排列为:淋巴细胞、原红细胞、髓细胞、骨髓巨核细胞、精细胞、卵细胞、空肠与回肠的腺窝细胞、皮肤及器官的上皮细胞、眼晶状体上皮细胞、软骨细胞、骨母细胞、血管内皮细胞、腺上皮细胞、肝细胞、肾小管上皮细胞、神经胶质细胞、神经细胞、肺上皮细胞、肌细胞、结缔组织细胞和骨细胞。

四、电离辐射生物效应

电离辐射按剂量-效应关系分类,可分为随机性效应(stochastic effect)和确定性效应(deterministic effect)。随机性效应是指辐射效应的发生概率(而非其严重程度)与剂量相关,不存在剂量阈值(dose threshold),主要有致癌效应和遗传效应。确定性效应是指辐射效应的严重程度取决于所受剂量的大小,且有明确的剂量阈值,在阈值以下不会发生有害效应。电离辐射按效应发生的个体分类,可分为躯体效应和遗传效应。胎儿宫内受照发生的胚胎和胎儿效应是一种特殊的躯体效应。电离辐射按效应的类型分类:可分为大剂量照射的急性效应、低剂量长期照射的慢性效应以及受照后发生的远期效应等。

电离辐射可以引起生物体内分子水平的变化特别是生物大分子的改变,如核酸、蛋白质(包括酶类)等,使其发生电离、激发或化学键的断裂等,从而造成生物大分子结构和性质的改变。这种作用发生最早,称之为直接作用。另外,细胞内外都含有大量的水分子,射线作用于水分子,引起其电离和激发,形成化学性质非常活泼的产物,如激发态的水分子、氢自由基、羟自由基水合电子等,它们又继而作用于生物大分子使其发生改变,这一系列作用称之为间接作用。

上述作用的结果是细胞的损伤,特别是DNA的损伤。当一个器官或组织中有足够多的细胞因损伤而死亡或丧失分裂繁殖功能,就会发生确定性效应。如改变了结构与功能的躯体细胞仍能保持其繁殖能力,则可能在体内形成突变的细胞克隆,最终有可能致癌。当损伤发生在性腺生殖细胞,则可能将错误的遗传信息传递给后代而引起遗传效应。此外,有些实验表明,较低剂量的辐射可以刺激多种细胞功能,包括繁殖与修复功能、免疫增强效应及体内激素平衡的改变等,这类效应称之为低剂量刺激效应(hormesis)。

五、放射病

放射病(radiation sickness)指由一定剂量的电离辐射作用于人体所引起的全身性或局部性放射损伤。自伦琴发现 X 射线以来,仅放射学专家就有约 100 名左右因长期接触放射线而受到严重的放射损伤或导致死亡。临床上分为急性、亚急性和慢性放射病。新版的职业病目录中包括以下十一种。

(一)外照射急性放射病

外照射急性放射病(acute radiation sickness from external exposure)是指人体一次或短时间(数日)内受到多次全身电离辐射,吸收剂量达到 1Gy 以上所引起的全身性疾病。未来一旦发生核战争,核战争中的核武器爆炸会引起大量人员受到不同剂量的外照射而引起急性放射病。和平时期,核试验、核事故,如核反应堆、核燃料回收装置、放射源及其他辐射装置发生事故,以及在处理放射性事故中,应急行动救护人员均易受到严重辐射而导致外照射急性放射病。另外,在临床上一些放射性治疗中,有时需要作全身或大面积的大剂量照射,由此可能会引起医源性急性放射病。

不同剂量照射引起的外照射急性放射病分为三种不同的类型。根据其临床表现和病理改变分为骨髓型、肠型、脑型。其病程一般有较明显的时相性,通常有初期、假愈期、极期三个阶段,但不同类型的放射病又不尽相同。

1. 骨髓型(又称造血型)急性放射病(1~10Gy) 这类放射病最为多见,主要以骨髓造血组织损伤为基本病变,具有典型阶段性病程。受照剂量的多少与病情的严重程度密切相关。可分为四种情况,轻度的临床表现为乏力、不适、食欲减少等;中度表现为头昏、乏力、食欲减退、恶心、呕吐,白细胞短暂上升后下降;重度表现为受照 1 小时后多次呕吐,可有腹泻、腮腺肿大、白细胞明显下降;极度表现为受照后 1 小时内反复呕吐和腹泻、休克、腮腺肿大、白细胞数急剧下降。病人因造血功能障碍,出现全血细胞减少,感染、出血是极期的主要临床表现,如果治疗不当,感染将成为死亡的主要原因。

2. 肠型急性放射病(10~50Gy) 以胃肠道损伤为基本病变。其中,轻度肠型急性放射病,除受照后 1 小时内出现严重恶心、呕吐外,1~3 天内出现腹泻、稀便、血水便,并有腮腺肿痛等初期症状。经 3~6 天假愈期后,上述症状加重,极期开始,可伴有血、水样便,发热。而重度肠型急性放射病在受照后 1 天内即出现频繁呕吐、难以忍受的腹痛、严重稀水便、血液浓缩、脱水、全身衰竭、低体温等。继之剧烈呕吐胆汁或咖啡样物。严重者第二周时在血水便或便中混有脱落的肠黏膜组织,大便失禁、高热等。肠型病人造血功能损伤严重且难以恢复,经治疗后可出现骨髓型急性放射病的主要临床表现。

3. 脑型急性放射病(>50Gy) 本病以脑组织损伤为基本病变,以意识障碍、定向力丧失、共济失调、肌张力增强、抽搐、震颤等中枢神经系统症状为特殊临床表现。是只有初期和极期两阶段病程的极其严重的急性放射病。受照射剂量在 50~100Gy 时,受照后出现站立不稳、步态蹒跚等共济失调,定向力和判断力障碍,肢体或眼球震颤,强直抽搐,角弓反张等。而当受照剂量大于100Gy时,则受照后意识丧失,瞳孔散大,大小便失禁,血压下降,休克,昏迷,病人很快死亡,整个病程仅数小时。

根据明确的大剂量照射史、临床表现、血象检查结果和受照剂量的估算,早期诊断不难。对急性放射病的治疗,主要包括应用抗放射药物、改善微循环、防感染、防治出血、造血干细胞移植和应用细胞因子等。

(二)外照射亚急性放射病

外照射亚急性放射病(subacute radiation sickness from external exposure)是指人体在较长时间(数周到数月)内受电离辐射连续或间断较大剂量外照射,累积剂量大于1Gy时所引起的一组全身性疾病。通常不伴无力型神经衰弱综合征。临床上以造血功能再生障碍为主,可见全血细胞减少及与之有关的症状。淋巴细胞染色体畸变率增高,畸变中既有近期受照射诱发的非稳定性畸变,同时又有早期受照残存的稳定性畸变,两者均增高,可伴微循环凝血机制障碍及T淋巴细胞功能及生殖功能低下,一般抗贫血药物治疗无效。

造血功能障碍是外照射亚急性放射病的基本病变,主要病理变化为造血组织破坏、萎缩、再生障碍;骨髓细胞异常增生;骨髓纤维化。

诊断须依据受照史、受照剂量、临床表现和实验室检查,并结合健康档案综合分析,排除其他疾病,做出正确诊断。临床上主要需与急性、慢性放射病以及原发性再生障碍性贫血相鉴别。治疗原则是保护和促进造血功能恢复,改善全身状况,预防感染和出血等并发症。

(三)外照射慢性放射病

外照射慢性放射病(chronic radiation sickness from external exposure)是指放射工作人员在较长时间内连续或间断受到超当量剂量限值的外照射,达到一定累积当量剂量后引起的以造血组织损伤为主并伴有其他系统改变的全身性疾病。

早期临床症状主要为无力型神经衰弱综合征。表现为头痛、头昏,睡眠障碍,疲乏无力,记忆力下降等,伴有消化系统障碍和性功能减退。早期可无明显体征,后期可见腱反射、腹壁反射减退等神经反射异常。女性可表现有月经紊乱,经量减少或闭经。

实验室检查方面,外照射慢性放射病病人的外周血细胞有不同程度的减少,并与辐射损伤的严重程度和受照射的累积剂量密切相关。一般来说,血细胞减少的顺序是白细胞、血小板、红细胞。白细胞总数先增加,后进行性下降是辐射损伤最早出现的变化之一。白细胞分类显示,中性粒细胞百分比减少,淋巴细胞百分比相对升高,并在40%~61%之间波动。

外周血淋巴细胞染色体畸变率是辐射效应的一个灵敏指标。长期慢性小剂量照射时,染色体畸变的特点是:以断片为主;染色体畸变率和畸变细胞率相等;稳定性畸变(臂间倒位、易位)增加;畸变率与剂量在0.5~5Gy范围内呈线性关系。

骨髓造血细胞的增生程度是外照射慢性放射病诊断的主要依据。常见的有:增生活跃、增生低下;骨髓造血某一系统,特别是粒细胞系统成熟障碍。

外照射慢放射病目前尚无特异性诊断指标,必须根据照射史、个人剂量档案、受照累积当量剂量、临床表现和实验室检查、结合健康档案进行综合分析。诊断的原则是：①具有接触射线和超当量剂量限值的职业史；②有接触射线的剂量记录；③出现临床症状和体征；④有阳性实验室检查结果；⑤结合既往体检情况，并排出其他疾病等进行综合分析。

治疗的原则是，尽早脱离接触，增强病人信心，改善全身健康状况。采取中西医相结合的治疗措施促进病人造血功能的恢复，是外照射慢性放射病治疗中的主要环节。

（四）内照射放射病

内照射放射病（internal radiation sickness）是指大量放射性核素进入体内，在体内作为放射源对机体持续辐射而引起的全身性疾病。内照射放射病比较少见，临床工作中见到的多为放射性核素内污染，指体内放射性核素累积超过其自然存量。战时，在没有防护设备下，在核污染地区停留时间过久，或长期处于核爆炸后的下风向及早期落下灰沉降区，可造成内照射放射损伤。此外，生产和使用开放性核素过程中，缺乏防护措施，放射性核素可通过消化道、呼吸道和损伤的皮肤进入体内。大部分放射性核素不易透过健康皮肤，但有一些气（汽）态的放射性核素（氚、氡、碘等）和某些可溶性的放射性核素（如磷、铝等），可透过健康皮肤进入体内。皮肤破损时，可大大增加吸收的速度和吸收率。

内照射放射损伤的特点是，放射性核素在体内持续作用，新旧反应或损伤与修复同时并存，而且随时间迁延，造成临床上无典型的分期表现；靶器官的损伤，如骨骼、网状内皮系统、肝、肾、甲状腺等；某些放射性核素本身放射性很弱，但具有很强的化学毒性，如铀对机体的损伤即以化学毒性为主。内污染可造成远期效应。

诊断时要全面掌握职业史、临床表现、体征和实验室检查，放射性核素沉积器官功能检查和体内放射性核素测定，包括现场污染水平，呼出气、排出物（痰、尿、粪）、血液等放射性定性和定量测定，体外全身放射性测量等，并推算出污染量及内照射剂量。

放射性核素内污染所致疾病，除了一般治疗与外照射急性放射病相同外，主要通过减少放射性核素的吸收，加速放射性核素的排出，治疗"沉积器官"的损伤。

（五）放射性皮肤疾病

放射性皮肤疾病（radiation injuries of skin）是指由于放射线（主要是 X 射线、β 射线、γ 射线）照射引起的皮肤损伤。随着核（辐射）技术的广泛应用，接触电离辐射的人员越来越多。皮肤是人体面积最大的器官，它包围着整个人体，直接与周围环境接触，人体受到照射时，皮肤最先受到损伤。目前一般见于 X 射线、^{60}Co 源、加速器操作事故；反应堆、核燃料后处理的意外照射；X 射线医务工作者以及 X 射线透视下取异物及骨折复位等。根据不同的照射情况和临床表现可分为以下三类：

1. 急性放射性皮肤损伤（acute radiation injuries of skin） 身体局部受到一次或短时间（数日）内多次大剂量（X、γ 及 β 射线等）外照射所引起的急性放射性皮炎及放射性皮肤溃疡。

2. 慢性放射性皮肤损伤（chronic radiation injuries of skin） 由急性放射性皮肤损伤迁延而来或由小剂量射线长期照射（职业性或医源性）后引起的慢性放射性皮炎及慢性放射性皮肤溃疡。

3. 放射性皮肤癌（skin cancer induced by radiation） 在电离辐射所致皮肤放射性损害的

基础上发生的皮肤癌。

（六）放射性肿瘤

放射性肿瘤是指接受电离辐射照射后发生的与所受该照射具有一定程度病因学联系的原发性恶性肿瘤。致癌效应是电离辐射主要生物效应之一。但并非人类受到的所有辐射都诱发癌症，也不是人类所有部位癌症的发生都与辐射相关。自 2002 年"放射性肿瘤"列入我国《职业病目录》以来，一直是以综合性表述形式，没有具体的职业性放射性肿瘤目录。这一点和其他职业性肿瘤不同。目前，在国家诊断标准里放射性肿瘤只考虑辐射相关危险较高或有职业照射人群流行病学证据的 5 种特定类型的原发性恶性肿瘤：接受氡子体照射后发生的肺癌；接受 X 或 γ 射线照射后发生的白血病（除外慢性淋巴细胞性白血病）、甲状腺癌和乳腺癌（女性）；接受镭-226 α 射线照射后发生的骨恶性肿瘤。

（七）放射性骨损伤

放射性骨损伤（radiation bone injuries）是指人体全身或局部受到一次或短时间内分次大剂量外照射，或长期多次受到超过当量剂量限值的外照射所引起的一系列骨组织代谢和临床病理变化称为放射性骨损伤。按其病理改变，分为骨质疏松、骨髓炎、病理骨折、骨坏死和骨发育障碍。

1. 放射性骨质疏松　骨组织受电离辐射后骨细胞变性坏死，产生以骨密度减低为主的一系列病理变化过程。

2. 放射性骨髓炎　骨组织受到一定剂量电离辐射后在骨质疏松的基础上继发细菌感染而产生的炎性改变。

3. 放射性骨折　骨组织在骨质疏松和骨髓炎病变的基础上产生骨的连续性破坏。

4. 放射性骨坏死　骨组织受到电离辐射后骨细胞或骨营养血管损伤，血液循环障碍而产生的骨块或骨片的坏死。

5. 放射性骨发育障碍　骨与软骨受到电离辐射后骨的生长发育障碍；使骨的长度和周径都小于正常发育的骨组织。

放射性骨损伤属确定性效应，存在剂量阈值，但因各种射线的能量不同，受照射情况各异，身体各部位软组织厚薄不一，以及受照后处理不同，目前尚难以确定一个准确的通用阈剂量。骨质疏松、骨髓炎、病理骨折、骨坏死是损伤的一个发展演变过程，骨损伤程度和 X 射线征象的变化与受照剂量、照射后的时间相一致。同时与受照射局部的处理和保护是否得当也有关。

（八）放射性甲状腺疾病

放射性甲状腺疾病（radiation thyroid disease）是指电离辐射以内和（或）外照射方式作用于甲状腺和（或）机体其他组织所引起的原发或继发性甲状腺功能和（或）器质性改变。

甲状腺的解剖位置在颈部皮肤下面，它与外界仅一层皮肤之隔，对辐射特别敏感。其受照后的损伤程度和临床表现与射线的剂量和种类、暴露时间、个体差异如年龄、性别、遗传等有关。可分为以下几种。

1. 急性放射性甲状腺炎　是指甲状腺短期内受到大剂量急性照射后所致的甲状腺局部损伤及其引起的甲状腺功能亢进症。

2. 慢性放射性甲状腺炎　甲状腺一次或短时间（数周）内多次或长期受到电离辐射照射后导致的自身免疫性甲状腺损伤。

3. 放射性甲状腺功能减退症　甲状腺局部一次或短时间（数周）内多次大剂量受照或长期超剂量限值的全身照射所引起的甲状腺功能低下。

4. 放射性甲状腺良性结节　甲状腺一次或短时间（数周）内多次或长期受电离辐射照射后诱发的甲状腺非恶性结节性病变。

5. 放射性甲状腺癌　甲状腺接受电离辐射照射后发生的与所受辐射具有一定程度病因学联系的恶性肿瘤。

（九）放射性性腺疾病

性腺是对电离辐射高度敏感的器官，无论是大剂量事故照射、核恐怖袭击以及小剂量职业照射均可诱发性腺的损伤。放射性性腺损伤存在阈剂量值，因照射条件和个人辐射敏感性不同，引起放射性性腺损伤的阈剂量并不一致。电离辐射所致的性腺疾病包括放射性不孕症及放射性闭经。部分病人伴有急性或慢性放射损伤的其他表现。

（十）放射性复合伤

放射性复合伤（combined radiation injury）是指在战时核武器爆炸及平时核事故发生时，人体同时或相继出现以放射损伤为主的复合烧伤、冲击伤等的一类复合伤。

目前对复合伤尚无统一的分类方法。放射性复合伤中各种损伤的名称按损伤的主次排列顺序，如放烧冲复合伤表明放射损伤是主要损伤，烧伤是次要损伤，冲击伤更次。核爆炸时可发生多类复合伤，主要概括为放烧冲复合伤、放烧复合伤、放冲复合伤以及不复合放射损伤的烧冲复合伤。其中最常见而有代表性的是放烧冲复合伤，其特点是：死亡率高，活存时间短；发病急，症状出现早；休克多见；感染难以控制；造血组织破坏严重；烧伤和创伤愈合困难等。

根据事故的性质、受照人员的具体情况（如所处位置、活动范围和时间）、现场监测情况，个人剂量仪读数，体表测量结果等，可综合判定受照剂量和放射性污染水平，以及可能发生复合伤的类型。实验室检查中，伤后一天血清肌酸激酶（CK）和天门冬氨酸氨基转移酶（AST）明显增加、早期血尿素氮（BUN）明显升高和二氧化碳结合力下降，具有重要的诊断意义。

急救包括止血、包扎、骨折固定和防休克、防窒息等，如有放射性核素污染伤口时，先用纱布或棉花填塞后包扎，以保护伤口和减少放射核素的吸收，并迅速撤离污染区。由于放烧冲复合伤具有互相加重的效应，故在治疗中应特别注意早期采用抗放措施，加强感染防治，保护和改善造血功能，防止出血，纠正水电解质平衡紊乱。对烧伤、冲击伤的外科处理基本上与一般外科治疗原则相同，只是由于急性放射病的影响，治疗时应注意手术时间的选择，尽量采用针刺麻醉或局麻而少用全身麻醉。对开放性骨折，应尽早手术，力争在极期前转为闭合性骨折，固定治疗的时间也要适当延长。

（十一）根据《职业性放射性疾病诊断标准（总则）》可以诊断的其他放射性损伤

六、放射防护

我国从 1974 年起就颁布了一系列放射卫生防护规定和标准。2002 年制定的《电离辐射防护与辐射源安全基本标准》(GB 18871-2002)是我国现行的放射防护标准。

(一)放射防护的基本原则

是放射防护体系的基础:①辐射实践的正当性:在考虑了社会、经济和其他相关因素之后,引入的辐射实践对个人或社会带来的利益足以弥补其可能引起的辐射危害时,该实践才是正当的;②辐射防护的最优化:本质是在付出代价与所获得利益之间进行权衡,求得以最小的代价获得最大的利益,即在考虑了经济与社会因素之后,受照的可能性、受照人数以及个人受到剂量大小均应保持在可合理达到的尽可能低的水平;③个人剂量限值:是指受控实践中职业工作人员和公众成员个人受到的有效剂量或当量剂量不得超过的数值,它适用于除医疗照射之外的辐射实践活动(即计划照射情况)。我国基本标准(GB 18871—2002)对于受控实践正常运行情况下工作人员职业照射剂量限值为:在限定的连续 5 年内年平均有效剂量(但不可作任何追溯性平均)不得超过 20mSv,且任何一年的有效剂量不得超过 50mSv;公众成员受到的年有效剂量不超过 1mSv。然而特殊情况下,如果 5 个连续年的年平均不超过 1mSv,则某单一年份的有效剂量可提高到 5mSv。

(二)辐射防护措施

辐射对人体的照射从照射途径上来讲,可以分为两种照射方式:外照射和内照射。针对这两种照射方式,就有两种不同的防护措施与办法。

减少外照射的防护措施可以分为以下三种。

1. 时间防护 缩短受照时间减少受照剂量是简易而有效的防护措施之一。

2. 距离防护 靠增加人与放射源的距离来减少受照剂量达到防护的目的。

3. 屏蔽防护 在辐射源和人体之间放置一个实体屏障来有效降低辐射剂量值,如铅玻璃、防护墙、防护衣等。

减少内照射的防护措施主要目的是防止核素进入体内:具体从非密封源工作场所的布局、对非密封放射源的包容、隔离和工作场所的通风换气以及对摄入放射性核素的医学促排。

(三)辐射监测

是指为估算公众及工作人员所受辐射剂量而进行的测量,它是辐射防护的重要组成部分。分为个人剂量监测和放射性场所监测。

1. 个人剂量监测 个人剂量监测是对个人实际所受剂量大小的监测。它包括个人外照射剂量监测、皮肤污染监测和体内污染监测。

2. 放射性工作场所监测 放射性工作场所监测的目的是保证工作场所的辐射水平及放射性污染水平低于预定的要求,以保证工作人员处于合乎防护要求的环境中,同时还要及时发现一些剂量波动的原因,以便及时纠正和采取临时防护措施。放射性场所监测一般包括:工作场所 X、γ 射线和中子外照射水平监测;工作场所表面污染监测;空气中气载放射性核素浓度监测。

放射工作单位应根据实际需要,开展监测项目。监测结果应记录归档,并对结果进行分析和评价。上报主管部门和所在地的放射卫生防护部门,接受监督和指导。

(四)放射工作人员的健康检查

职业病防治法规定,对从事放射工作人员进行健康检查。健康检查分为:岗前检查、岗中的定期检查、离岗检查和其后的随访。用人单位应建立放射工作人员个人健康档案,当工作调动时,随职员档案一起移交。

七、核与放射性事故及其处理原则

随着核能开发,各种射线装置和放射性核素的日益广泛应用,核与放射性事故时有发生,应引起社会的高度重视,认真对待。

(一)核事故

核事故是指大型核设施(例如核燃料生产厂、核反应堆、核电厂、核动力舰船及后处理厂等)发生的意外事件,可能造成厂内人员受到放射损伤和放射性污染。严重时,放射性物质泄漏到厂外,污染周围环境,对公众健康造成危害。国际上比较严重的核事故是发生于前苏联的切尔诺贝利核电站事故和发生于日本的福岛核事故。切尔诺贝利核电站是前苏联时期在乌克兰境内修建的第一座核电站。但1986年4月26日,该核电站的第4号核反应堆在进行半烘烤实验中突然发生失火,引起爆炸,据估算,事故后产生的放射污染相当于日本广岛原子弹爆炸产生的放射污染的100倍。爆炸使机组被完全损坏,8吨多强辐射物质泄漏,尘埃随风飘散,致使俄罗斯、白俄罗斯和乌克兰的许多地区遭到核辐射的污染。参与救援的人员中有204人诊断为放射损伤或放烧复合伤,其中28人死于急性放射病。2011年3月11日下午,日本东部海域发生里氏9.0级大地震,并引发海啸。位于日本本州岛东部沿海的福岛第一核电站停堆,且若干机组发生失去冷却事故,3月12日下午,一号机组发生爆炸。3月14日,三号机组发生两次爆炸,致使大量放射性物质泄漏到大气中,方圆20公里内的居民被紧急疏散。3月15日,福岛核电站形势急剧恶化,2号和4号机组又相继爆炸,引发核泄漏厂区内辐射浓度快速上升。2011年4月12日,日本政府宣布,对福岛第一核电站的核泄漏等级评定由之前的5级提高到7级,达到了与切尔诺贝利核事故同样的等级,属于最高级别。与此同时,越来越多的国家检测到来自福岛的微量放射性物质。尽管辐射水平还不足以危害公众健康,但来自该事故的威胁已是人类社会必须共同面对的灾难。

(二)放射性事故

放射性事故是指由放射性核素、射线直接或间接对工作人员或公众的健康、安全造成危害的事故。放射性事故的性质可分为责任事故,技术事故和其他事故三种,放射性事故的级别可分为一般事故,重大事故和特大事故三级。放射性事故的类别可分为人员受超剂量照射事故,撒、漏、丢失放射性物质事故,超过年摄入量限值事故,超过表面污染控制水平事故和其他事故五类。

(三)事故处理原则

①事故发生后,当事单位要及时采取妥善措施,启动应急预案,尽量减少和消除事故危害和影响。并迅速呈报,接受当地辐射安全监督及有关部门的指导。②处理事故时,应首先考虑工作人员和公众的生命安全,及时控制事故,防止扩大,避免农作物和其他食物以及水源受到污染。③要及时认真地收集与事故有关的物品和资料,仔细分析事故原因,判定事故级别。提出处理事故措施时,要讲究社会效益和经济效益,尽可能降低事故的损失,保护好国家和公众的财产。④发生场所、地面、设备污染时,要在确定污染的核素、范围、水平后,再采取相应的去污染措施。⑤发生放射性气体、气

溶胶和粉尘污染空气事故时,要根据监测数据,采取相应的通风、换气、过滤等净化措施。⑥当人员皮肤、伤口被污染时,要迅速予以去除污染和医学处理,对摄入体内者应采取相应的医学处理措施。当需要药物促排时,要在专业技术人员的指导下进行。⑦对事故中受照人员,可通过个人剂量仪、模拟实验、生物及物理检测等方法迅速估算其受照剂量。⑧凡事故受照人员剂量、医学处理及有关的资料,应由发生事故的单位及放射事故业务管理部门立档存查。⑨对一次受照有效剂量超过0.05Sv 者,应给予医学检查;对一次受照有效剂量超过 0.1Sv 者,应及时给予医学检查和必要的处理;对一次受照有效剂量超过 1.0Sv 者,应由放射病临床部门负责处理。

(骆文静　倪春辉　涂白杰　胡建安　陈光弟　陈大伟　张增利)

【思考题】

1. 试述振动对职业接触者健康的危害及其预防措施。

2. 如何对某辐射项目进行评价?

3. 修建隧道过程中作业人员常常暴露于强噪声,尤其是掘进工。针对工种应该采取哪些预防噪声危害的综合型措施?

4. 测定一般噪声用 A 声级,而测定飞机噪声为什么要用 D 声级?

第六章

职业性致癌因素与职业肿瘤

近年来恶性肿瘤对人类健康的威胁日益严重。世界卫生组织(World Health Organization, WHO)发布的《全球癌症报告2014》显示:2012年全球约有1400万新增癌症病例,未来二十年全球每年新增癌症病例会上升到2200万,同期癌症死亡病例将从每年820万上升到每年1300万。人类80%~90%的癌症直接或间接与环境因素有关,职业和生活环境中的化学致癌物在恶性肿瘤病因中占首位。由于职业人群相对稳定、职业暴露较为明确且有可能获得连贯的健康监护资料,重视开展职业相关的恶性肿瘤调查研究,有助于探索人类肿瘤的病因和发病机制,有利于针对致癌因素采取预防措施,有效降低其因职业接触所致的超额发病率,或将其危险度控制在最低水平。

第一节　概述

职业性肿瘤(occupational tumor),又称职业癌(occupational cancer),是在工作环境中接触致癌因素(carcinogen),经过较长的潜隐期而罹患的某种特定肿瘤。在一定条件下能使正常细胞转化为肿瘤细胞,且能发展为可检出肿瘤的与职业有关的致病因素,称为职业性致癌因素(occupational carcinogen)。

恶性肿瘤与职业因素的关系较早得到关注。1775年,英国外科医生Pott首次报告了扫烟囱工人中阴囊癌的高发病率,认为可能与接触烟囱中的烟尘有关,并率先提出了化学物、职业与癌症存在关联。此后一个时期陆续发现了砷化合物(1822年)、煤焦油(1876年)、X射线(1879年)、紫外线(1894年)与皮肤癌,苯(1897年)与白血病的关系。1895年,德国外科医生Rehn首次报告染料厂工人因接触芳香胺类物质发生职业性膀胱癌。1922年,英国化学家Kennway从煤焦油中分离出多种多环芳烃,其中有几种诱发出动物的皮肤癌,证实了化学物的致癌性。1954年,英国学者Case对染料行业的膀胱癌进行了流行病学调查,结果确认了β-萘胺及联苯胺的致癌性。

经过多年的研究积累,WHO下属的国际癌症研究机构(International Agency for research on cancer, IARC)自1972年开始陆续发布《对人类的致癌风险评估专著》,对环境因素致癌性做出最具权威性的评价。截至2016年6月,IARC已公布的116卷评价专著共定性分类990种因素,其中与工农业生产有关的人类确认化学致癌物或生产过程有40余种。

由于恶性肿瘤病人生命质量差、易于丧失劳动能力、临床预后不佳,所以职业肿瘤被认为是最严重的一类职业病。职业性肿瘤与非职业性肿瘤在发病部位、病理组织学类型、发展过程和临床症状等方面没有多大差异,但是诊断为职业性肿瘤影响较大,且可依法获得职业病补偿。因此,世界各国依据本国状况规定的职业性肿瘤名单不尽相同。我国2013年修订颁布的《职业病分类和目录》中规定的职业性肿瘤包括:石棉所致肺癌、间皮瘤;联苯胺所致膀胱癌;苯所致白血病;氯甲醚、双氯甲醚所致肺癌;砷及其化合物所致肺癌、皮肤癌;氯乙烯所致肝血管肉瘤;焦炉逸散物所致肺癌;六价铬化合物所致肺癌;毛沸石所致肺癌、胸膜间皮瘤;煤焦油、煤焦油沥青、石油沥青所致皮肤癌;β-萘胺所致膀胱癌等。另外还包括职业性放射性疾病中的放射性肿瘤(含矿工高氡暴露所致肺癌)。国际劳工组织(International Labor Organization,ILO)2010版国际职业病名单中规定的可引起职业性肿瘤的因素包括:①石棉;②联苯胺及其盐类;③二氯甲醚(BCME);④六价铬化合物;⑤煤焦油,煤焦油沥青或烟;⑥β-萘胺;⑦氯乙烯;⑧苯;⑨苯或苯同系物的硝基和氨基衍生物;⑩电离辐射;⑪焦油、沥青、矿物油、蒽或这些物质的化合物、产品或残留物;⑫焦炉逸散物;⑬镍的化合物;⑭木尘;⑮砷及其化合物;⑯铍及其化合物;⑰镉及其化合物;⑱毛沸石;⑲乙烯氧化物;⑳乙肝和丙肝病毒;㉑上述条目中没有提到的其他因素所致的任何癌,条件是有科学证据证明或根据国家条件和实践以适当方法确定工作活动中这些有害因素的接触和工人罹患的癌之间存在直接的联系。

2014年10月我国颁布的国家职业卫生标准《职业性肿瘤的诊断》(GBZ 94—2014)规定了职业性肿瘤的诊断原则以及各特定职业肿瘤的诊断细则。职业肿瘤的诊断原则包括:①肿瘤的临床诊断明确。要求必须是原发性肿瘤、肿瘤的发生部位与所暴露致癌物的特定靶器官一致,且经细胞病理或组织病理检查,或经腔内镜取材病理等确诊;②职业暴露史明确。要排除其他可能的非职业性暴露途径为致癌主因,有明确的致癌物职业暴露史;③潜隐期符合要求。要符合工作场所致癌物的累计暴露年限要求,且需符合职业性肿瘤发生、发展的潜隐期要求。

第二节 职业性致癌因素

一般临床上个体罹患的肿瘤往往病因难以确定,而职业性肿瘤则病因明确,都有职业性致癌因素的接触史。职业性致癌因素包括化学因素、物理因素和生物因素,其中最多见的是化学性因素。若控制或消除了职业性致癌因素,相应职业性肿瘤的发病率就会明显下降或不发生。

一、职业性致癌因素的作用特征

(一)致癌潜隐期

一般将机体自接触职业病危害因素至出现确认的健康损害效应(最早临床表现)所需的时间称为潜伏期,亦可将从接触致癌物到出现确认的职业性肿瘤的间隔时间称为潜隐期。因DNA碱基对发生突变形成的非正常细胞最终是否能发生或何时发展为肿瘤,受多种因素的综合影响,如细胞损伤的修复能力、免疫系统的有效性以及是否存在肿瘤发生的内外源促进因子等。因此,不同的致癌因素引起的职业性肿瘤有不同的潜隐期。例如,接触苯所致白血病最短时间仅4~6月,石棉诱发间皮瘤最长可达40年以上。大多数职业性肿瘤的潜隐期约为12~25年。尽管如此,由于职业性致癌因素接触强度一般都较高,所以职业性肿瘤的发病年龄比非职业性同类肿瘤提前,这也是确定职业性肿瘤的重要依据之一。例如,芳香胺引起的泌尿系统癌症发病年龄以40~50岁多见,较非职业性同类癌症早10~15年;我国湖南某砷矿职工中肺癌发病年龄比所在省居民肺癌发病年龄小10~20岁。

（二）致癌阈值

大多数毒物的毒性作用存在阈值或阈剂量，即超过这个剂量时才可引起健康损害，阈剂量是制订安全接触剂量的主要依据。但是对于职业性致癌因素来说，是否存在阈值尚有争论。主张致癌物无阈值的理由是：单个细胞只要一次小剂量接触致癌物、甚至接触一个致癌分子就可能导致 DNA 改变，从而启动肿瘤发生的连锁过程，此即"一次击中"学说（one hit theory）。由此推论则致癌效应无剂量阈值，致癌因素不存在安全接触剂量，人类不应该接触任何致癌物质。目前多数学者逐渐趋向于认为有阈值，理由是：①即使单个致癌物分子可能诱导细胞的基因改变，但这个分子达到它的靶器官的可能性是很小的；②致癌分子还可以与细胞其他的亲核物质如蛋白或 DNA 的非关键部分作用而被代谢；③细胞有修复 DNA 损伤的能力，机体的免疫系统又有杀伤癌变细胞的能力。若 DNA 损伤被修复或癌变细胞被杀灭，就可能存在"无作用水平"值；④大多数致癌物的致癌过程都有前期变化，如增生、硬化等，肿瘤是"继发产物"。因此，确定致癌阈值成为可能。一些国家已据此规定了"尽可能低"的职业致癌物接触的"技术参考值"。我国《工作场所有害因素职业接触限值 第 1 部分：化学有害因素》（GBZ 2.1—2007）仅规定了具有致癌作用的化学物质，依据 IARC 已公布的化学致癌性物质分类，在备注栏内加注致癌标识作为职业病危害预防控制的参考。同时规定对于标有致癌性标识的化学物质，应采用技术措施与个人防护，减少接触机会，尽可能保持最低接触水平。阈值问题并没有得到彻底解决，尚需深入研究。

（三）剂量-反应关系

虽然致癌物阈值问题有争论，但大量动物实验和流行病学调查研究证明，多数致癌物都明显存在剂量-反应关系，即暴露于同一致癌物总剂量（累加上通过非职业途径接触剂量）较大的人群比接触剂量小的人群肿瘤发病率和死亡率都高。例如，接触二甲基氨基偶氮苯（奶油黄）30mg/d，34 天诱发肝癌，接触总量为 1020mg；若 1mg/d，700 天发生肝癌，接触总量为 700mg。但也有例外，如石棉有小剂量的接触史即可致癌。

（四）致癌部位

职业性肿瘤有比较固定的好发部位或范围，多在致癌因素作用最强烈、最经常接触的部位发生。由于皮肤和肺是职业致癌物进入机体的主要途径和直接作用的器官，故职业性肿瘤多见于呼吸系统和皮肤，并可能累及同一系统的邻近器官，如致肺癌的职业致癌物可引发气管、咽喉、鼻腔或鼻窦的肿瘤；亦可发生在远膈部位，如皮肤接触芳香胺，导致膀胱癌；同一致癌物也可能引起不同部位的肿瘤，如砷可诱发肺癌和皮肤癌。此外，还有少数致癌物引起大范围的肿瘤，如电离辐射可引起白血病、肺癌、皮肤癌、骨肉瘤等。

（五）致癌病理类型

职业性致癌因素种类不同，各自导致的职业性肿瘤具有不同的特定病理类型。例如，铀矿工肺癌大部分为未分化小细胞癌、铬暴露多致肺鳞癌、家具木工和皮革制革工的鼻窦癌大部分为腺癌。接触的职业性致癌因素强度不同，亦可导致不同的特定病理类型。一般认为，接触强致癌物以及高浓度接触致癌物引发的肿瘤多为未分化小细胞癌，反之则多为腺癌。但是上述病理学特点不是绝对的，如苯所致白血病的类型不一，且无一定规律。所以，病理类型仅供与非职业性肿瘤作鉴别时参考。

另外,职业性肿瘤一般恶性程度较高,主要是与职业性致癌因素致癌性强或接触的强度较高有关。如芳香胺化合物引起的膀胱癌常为多发性,往往累及整个泌尿系统,而且复发率也高;苯所致白血病,多为急性,发展较快,病人存活时间较短。

（六）致癌条件

职业性肿瘤的特征之一是病因明确,都有明确的致癌因素接触史,但人体接触职业性致癌因素后不一定都发生职业性肿瘤。职业性肿瘤要在一定条件下才能发生,主要与职业性致癌因素的理化特性、强度、作用方式等有关。例如,金属镍微粒有致癌性,而块状金属镍无致癌性;苯胺的同分异构体中的 β 位异构体为强致癌物,而 α 位异构体则为弱致癌物;不溶性的铬盐及镍盐,只有经肺吸入才能致癌,而将它们涂抹皮肤或经口摄入均无致癌作用。职业性肿瘤是否发生还与接触者的健康状况、个体易感性、行为与生活方式等有关。如接触石棉且吸烟者,其肺癌发病率可以增加 40~90 多倍。

二、职业性致癌因素的识别和确认

预防职业性肿瘤,首先要识别、鉴定职业性致癌因素。识别和判定职业因素的致癌作用主要通过临床观察、实验研究和流行病学调查三种途径。

（一）临床观察

通过肿瘤的临床诊断和认真观察,分析探索肿瘤发生的环境因素,这是识别和判定职业性致癌因素的重要方法。许多职业性肿瘤的发现都是来自临床观察和病例分析的结果,例如:1775 年英国外科医生 Pott 揭示出阴囊癌与扫烟囱工人间的关系;1895 年德国外科医生 Rehn 报告生产品红工人中膀胱癌多发,并认为与苯胺有关;1964 年,英国耳鼻喉科医生 Hadifield 发现老年家具制作工多发鼻窦癌等。临床观察结果可为肿瘤病因的探索提供第一条线索,但往往带有偶然性,因此不能成为确定病因的最终依据,尚需流行病学调查研究进一步证实。

（二）实验研究

1. 动物实验设计　良好的动物实验能获得可靠的实验结果,用以判定某种因素是否对被试动物具有致癌性。例如,氯乙烯、氯甲甲醚、煤焦沥青所致的职业性肿瘤都是经动物实验得到肯定结果,然后通过接触人群的流行病学调查得到了证实。目前已有标准化的动物诱癌实验研究程序,IARC 对动物实验设计的基本要求如下。

（1）要用 2 种动物（一般为小鼠和大鼠）,每组雌雄各半。

（2）每个实验组和相应对照组要有足够的动物数,每种性别至少 50 只。

（3）投药和观察时间必须能够超过该种动物期望寿命的大部分（大鼠和小鼠一般为 2 年）。

（4）在实验组中,施加的剂量至少有 2 个,高剂量组和低剂量组,高剂量组剂量应接近最大耐受剂量（maximum tolerated dose,MTD）;如条件允许最好设 3 个剂量组。

（5）结果的确定要有足够量的病理学检查。

（6）用恰当的方法对资料进行统计学分析。将动物致癌实验资料推及人的时候,还要注意两个问题：①是否已证实能使动物致癌的化学物质也能引起人类癌症；②使动物致癌的剂量是否对人也同样致癌。如果能够满足这两点要求，表明动物实验结果与人类致癌有较好的相关性。但也有例外情况，例如：DDT 可诱发动物肿瘤，但人群至今尚未见有关病例报告；流行病学已证实砷、苯对人有致癌作用，而动物实验多年来诱发肿瘤未获得成功。在动物和人的致癌性上即使有较强的相关性，但靶器官及发癌部位在啮齿类动物与人中可能是不同的。例如，联苯胺可诱发大鼠、仓鼠及小鼠肝癌，对人和狗却诱发膀胱癌。目前，种属差异和高剂量向低剂量推算是动物实验结果不能很好应用到人类的两个主要影响因素，需进一步研究。

2. 体外试验　指用体外试验的方法，不需要长期观察或随访就可检测某些化学物质是否具有致突变或诱导染色体损伤的能力，从而推断其致癌性。其优点是快速、花费少。用这类试验判断和识别致癌物的依据是：DNA 突变能引起肿瘤，故可以用短期试验检测化学物是否具有致突变性，如有致突变性则可认为该化学物有致癌的可能性。至于该化学物是否确能致癌，尚需进一步用动物实验加以验证。常用的各种体外实验类型效应不同：Ames 试验可检测化学物质诱导 DNA 基因突变；DNA 修复试验可用来证明 DNA 暴露于一种化合物时发生的损伤；DNA 加合物试验用以检测与 DNA 共价结合的化学物质；染色体结构畸变分析可检测化学物质对细胞染色体的损伤作用；姐妹染色单体互换试验用以判定化学物质对遗传物质的影响；哺乳细胞恶性转化试验用于判定加入培养液中的化学物质是否具有使培养的细胞向恶性转化的能力。

目前多主张用一组短期试验来测试化学物的致突变性，其组合原则是：应包括低等动物、高等动物实验；体内、体外试验；体细胞、生殖细胞试验。但是短期体外试验结果预测化学物对人的致癌性的价值，体外试验与动物实验之间的相关性，常常难以确定。许多在短期体外试验中致 DNA 突变的物质，在动物实验中并不显示致癌性，目前尚无法解释这些假阳性结果。大多数研究者提出，判断某一化学物质是否有致癌性时，如果短期试验阳性，应在动物实验和接触人群中作进一步详细研究；当短期试验和动物实验都获得阳性结果，该结果就可成为该物质是可疑致癌物的证据。

（三）流行病学调查

流行病学调查的研究对象是人群，对于识别和判定某种因素对人类的致癌性可提供最强有力的证据。职业肿瘤流行病学是研究职业性肿瘤流行规律的学科，探索职业性肿瘤的人群分布及其与致癌因素间的关系，从群体角度寻找肿瘤发生的原因和规律。识别和判认职业性致癌因素，仅靠临床观察和实验研究尚显不足，必须通过流行病学调查在人群中取得确切的证据。

1. 在流行病学调查中出现以下情况，提示可能存在某种致癌因素的风险。

（1）出现非正常集群肿瘤病例（abnormal cluster cases of cancer），即出现较集中的肿瘤发病人群。同一职业环境中暴露于同一物质的接触者出现较高的肿瘤发病率，提示该物质可能有致癌作用。

（2）癌症高发年龄提前。一般职业性肿瘤发病可提前 10~15 年，发病年龄多在 40 岁左右，提示由于职业性接触程度较强而加速了致癌作用。

（3）肿瘤发病性别比例异常。非职业性肿瘤如肺、肾、肝、食管癌等发病率都是男性高于女性，但在职业性同类肿瘤的发病上性别比例趋于相近。

（4）肿瘤的发病均与某一共同因素有关。在不同地区、不同厂矿接触同一因素的人群，可出现同种肿瘤发病率升高的现象。如在砷接触致癌的调查中，1948～1975 年间先后调查了 13 个工厂和居民区，包括 8 个铜冶炼和生产三氧化二砷的工厂、3 个含砷农药厂、1 个应用含砷农药现场及一批冶炼厂周围居民，结果显示共同的暴露因素是砷，并发现肺癌死亡率都明显升高，从而说明砷是引起肺癌高发的致癌物。

（5）存在接触水平-反应关系。例如上海市关于氯甲醚作业者的肺癌调查，发现肺癌发病率随接触年限延长而增高。

（6）出现罕见肿瘤高发现象。例如生产氯乙烯单体的作业者发生的肝血管肉瘤、接触石棉作业者发生的间皮瘤等，此两种肿瘤在无职业接触的居民中极少出现。

2. 不同的流行病学研究方法提供识别和判定致癌因素的证据具有不同的效力，须正确选用和采信　病例报告和描述性流行病学研究对致癌性只能提供建议性的证据，分析性流行病学研究则有可能对致癌的因果关系得出结论。大量的队列研究或病例-对照研究若产生阳性结果，则可为识别和判定致癌物提供有力证据。若采用干预研究，从工作环境或职业活动中消除某种特定的有害因素或减少其特定风险，可以消除相应的肿瘤或降低其发病率，则说服力更强。确定流行病学研究中阳性结果是否表明因果关系，要遵循下列判定标准。

（1）因果关系强度：是指接触组与对照组比较其相对危险性的程度。相对危险度（relative risk，RR）越高，说明发病率或死亡概率越大，这种接触的因果关系建立的可能性越大。但在实际调查中，要注意统计分析应以工种为基数，而不应以全单位从业者人数为基数，以免掩盖实际接触人群的高发病率。同时要注意发病率极低的肿瘤高发现象。

（2）因果关系的一致性：是指某致癌因素引起的因果关系在各种类同调查结果的一致性。即在不同的接触情况下，其致癌的结论一致性越强，则识别和判定该致癌物与所致恶性肿瘤的因果关系的证据越有力。

（3）接触水平-反应关系：接触可疑致癌因素的剂量或水平越高，癌症的发病率也越高，提示存在接触水平-反应关系。

（4）生物学合理性：研究结果应符合生物学合理性，是建立在该种物质危害作用产生机制的基础上。

（5）时间依存性："接触"必须在"效应"产生之前。

三、职业性致癌因素分类

评估职业、环境和生活方式暴露及物质的致癌性风险，是确定和控制致癌性危害的社会决策过程中的重要一步。IARC 召集具有相关科学专业知识的科学家构建"工作小组"，系统回顾和评估出版物中大量证据的质量和强度，并开展危害评估以确认特定因素对人体造成癌症风险的可能性，其结论已被世界各国政府、机构及公众广泛采信和参考使用。IARC 在判定单一因素、混合物或暴露环境对人类的致癌性并进行分类时，制定出一套指导方针，见表 6-1。

表 6-1　IARC 评价人类致癌因素的指导方针

类别	单一因素、混合物或暴露环境致癌性	各类的证据组合		
		流行病学证据	动物证据	其他证据
1	确定对人类有致癌性	充足	任何一个	任何一个
		比较充足	充足	强阳性
2A	很可能对人类有致癌性	有限	充足	阳性
		不足或无	充足	强阳性
2B	可能对人类有致癌性	有限	比较充足	任何一个
		不足或无	充足	阳性
		不足或无	有限	强阳性
3	对人类致癌性不能分类	不足或无	有限	阳性
			未分类	
4	可能对人类没有致癌性	提示无致癌性	提示无致癌性	任何一个
		不足或无	提示无致癌性	强阴性

注：本表显示 IARC 在识别和判定人类致癌因素时依据来自流行病学、动物实验和其他证据进行综合评价。但在个别情况下，IARC 工作组在对某因素做整体致癌评价时可脱离该指导方针（IARC2003）。例如，如果没有充足的流行病学证据且有强有力的证据证明动物体内的机制与人不同，则整体评价将被降级

目前，经 IARC 综合评估后定性为 1 类，即确定对人类有致癌性的单一因素、混合物或暴露环境共 118 种；2A 类（很可能对人类有致癌性）80 种，2B 类（可能对人类有致癌性）289 种；3 类（对人类致癌性不能分类）502 种；4 类（可能对人类没有致癌性）1 种。属于 1 类的职业性致癌因素见表 6-2。

表 6-2　IARC 确认属于 1 类的职业性致癌因素

致癌物质或混合物名称	接触行业或接触生产过程或接触人员	人的证据[c]	动物证据[c]	致癌部位
电离辐射，包括：x 射线和 γ 射线，中子，磷-32，α 粒子和 β 粒子的核素，钚-239，碘-131，镭-224，镭-226，镭-228，氡气-222 和钍-232 及其衰变产物	放射学工作者，技术人员，核能工作者，镭刻度盘涂漆者，地下矿工，钚作业者；核事故后的清理者，航空人员	充足	充足	骨[d]，白血病[d]，肺[d]，肝[d]，胆管[d]，甲状腺[d]，乳腺[d]，软组织[d]，肾[d]，膀胱[d]，其他[d]
太阳辐射（紫外线）	户外工作者	充足	充足	黑色素瘤[d]，皮肤[d]
石棉	采矿，制造业副产品，绝缘材料，造船厂工人，金属板工人，石棉水泥工业	充足	充足	肺[d]，间皮瘤[d]，喉[b]，胃肠道[b]
毛沸石	废物处理，污水，农业废物，大气污染控制系统，水泥聚集物，建筑材料	充足	充足	间皮瘤[d]
二氧化硅，晶质	岩石加工业，陶瓷、玻璃和其他相关工业，铸造和冶金业，碾磨，建筑业，农业	充足	充足	肺[d]
含石棉状纤维的滑石粉	陶瓷、纸、油漆、和化妆品等的生产	充足	不足	肺[d]，间皮瘤[d]
木尘	伐木和锯木工人，造纸工业，木材加工业（如家具工业、建筑业），塑料和油毡的填充材料	充足	不足	鼻腔和鼻旁窦[d]

续表

致癌物质或混合物名称	接触行业或接触生产过程或接触人员	人的证据[c]	动物证据[c]	致癌部位
砷和砷的化合物	有色金属冶炼,含砷杀虫剂的生产、包装和使用,羊毛纤维的生产,含砷矿物开采	充足	有限	皮肤[d],肺[d],肝(血管肉瘤)[b]
铍	铍的提炼和加工,航空工业,电子和核工业,宝石匠	充足	充足	肺[d]
镉和镉化合物	镉熔炼,电池、镉铜合金生产工人,染料和色素生产,电镀	充足	充足	肺[d]
铬化合物,六价铬	铬生产,染料和色素,电镀和镲板,铬铁合金生产,不锈钢焊接,木材防腐剂,皮革制造,水处理,墨水,摄影,石板印刷,钻井泥浆,合成香料,焰火,防腐剂	充足	充足	肺[d],鼻窦[b]
部分镍化合物(镍精炼工业)	镍的提炼和精炼,焊接	充足	充足	肺[d],鼻腔和鼻窦[d]
苯	苯生产,制鞋工业中的溶剂,化学、医药和橡胶工业,印刷工业(影印厂和装订所),汽油添加剂	充足	有限	白血病[d]
煤焦油和沥青	精制化学药品和煤焦油产品的生产,焦炭生产,煤气制备,铝生产,铸造,铺路和建造(盖顶工和铺地匠)	充足	充足	皮肤[d],肺[b],膀胱[b]
轻度或未经处理的矿物油	矿物油生产,使用润滑油工人,机械师,工程师,印刷工业,化妆品、医药制剂的生产	充足	不足	皮肤[d],膀胱[b],肺[b],鼻窦[b]
页岩油或页岩润滑油	采矿和加工,用做燃料或化工厂原料,纺织工业中使用润滑油	充足	充足	皮肤[d]
烟灰	烟囱清洁工人,采暖服务人员,泥瓦匠及助手;建筑爆破工,隔离工,消防人员,冶金作业人员,涉及有机物燃烧的工作	充足	不足	皮肤[d],肺[d],食管[b]
氯乙烯	氯乙烯生产,聚氯乙烯和聚合体的生产,1974年前的制冷剂,萃取剂,气溶胶推进燃料	充足	充足	肝(血管肉瘤)[d],肝(肝细胞)[b]
氯甲甲醚,双氯甲醚	塑料和橡胶生产,化学中间产物,烷化剂,实验室试剂,离子交换树脂和聚合体	充足	充足	肺(燕麦形细胞)[d]
4-氨基联苯	4-氨基联苯生产,染料和色素生产	充足	充足	膀胱[d]
联苯胺	联苯胺生产,染料和色素生产	充足	充足	膀胱[d]
2-萘胺	2-萘胺生产;染料和色素生产	充足	充足	膀胱[d]
环氧乙烷	环氧乙烷生产,化学工业,灭菌剂	有限	充足	白血病[d]

续表

致癌物质或混合物名称	接触行业或接触生产过程或接触人员	人的证据[c]	动物证据[c]	致癌部位
TCDD	TCDD生产;使用氯酚类和氯苯氧基类除草剂;垃圾焚烧;印刷电路板生产;纸浆和纸的漂白	有限	充足	所有结合部位[d],肺,非霍奇金淋巴瘤[b],恶性毒瘤[b]
黄曲霉毒素	饲料生产工业,水稻和玉米加工	充足	充足	肝[d]
被动吸烟	酒吧和餐馆工作人员,机关工作人员	充足	充足	肺[d],胰腺[d]
芥子气	芥子气生产,实验室使用,军事人员	充足	有限	喉[d],肺[b],咽[b]
含硫酸的强无机烟雾	浸酸法操作;钢铁工业;石化工业;酸性磷酸盐肥料的生产	充足	无	鼻咽,喉[d],肺[b]
苯并[a]芘(存在于煤焦油中)	接触煤焦油燃烧气体的工作,被动吸烟,烟囱清洁工人,接触柴油内燃机废气的工人(如井下矿工等)	充足	充足	肺,皮肤[d],膀胱[d]
1,3-丁二烯	橡胶工业,轮胎制造,树脂、塑料工业,用于表面活性剂、润滑油添加剂生产,被动吸烟	充足	充足	白血病[d],乳腺[d],卵巢[d]
甲醛	工业树脂生产使用如刨花板、塗料,纤维板、三夹板、隔音板等装潢材料生产,解剖工作者与殡葬业人员	充足	充足	鼻咽[d],脑[d],白血病[d]
邻甲苯胺	染料、颜料和橡胶化学品生产,使用其染色组织的实验室和医院工作人员	充足	充足	膀胱[d],软组织[d],骨
大气污染	室外工作者(环卫工人、交通警察等)	充足	充足	肺[d],膀胱[d]
柴油内燃机废气	井下矿工,暴露于机动车尾气的工作人员如环卫工人、交通警察等	充足	充足	肺[d],膀胱[d]
碱性嫩黄	碱性嫩黄、染料、2-萘胺工业生产	充足	充足	膀胱[d],前列腺[d],胃[d],咽颊[d]
品红	品红Ⅰ、Ⅱ、Ⅱ及碱性红9染料制造	充足	充足	膀胱[d],肝[b]
室内燃烧煤	偏远地区燃煤烹饪者	充足	充足	肺[d]

注:本表是根据IARC截至2016年6月公布的对人类致癌物资料整理。 a. 这种物质被发现的职业或工业的详尽列表并非是必需的;也并非所有在这种职业或工业的工人都处于暴露状态;术语"生产"用来指这种物质是人造的且工人可能暴露于生产过程。 b. 判断证据是提示性的。 c. 被IARC工作组判定的。 d. 判断与这个部位有关的证据是有力的

第三节　常见的职业性肿瘤

随着经济、社会的发展,职业性肿瘤逐渐得到重视。职业性肿瘤占全部肿瘤的比例约为2%～8%,WHO估测每年全世界至少20万人死于职业性肿瘤。肺癌、恶性间皮瘤和膀胱癌是职业性肿瘤中最常见的肿瘤类型,近1/10的肺癌死亡病人可能是由于职业暴露致癌物所致。

一、职业性呼吸系统肿瘤

在职业性肿瘤中,呼吸道肿瘤占了极高比例。目前已知对人类呼吸道有致癌作用的物质有:铬、

镍、砷、石棉、煤焦油类物质、氯甲醚类、芥子气、异丙油、放射性物质、硬木屑、氯丁二烯等。吸烟已被证明是肺癌发生的最危险因素,对职业性呼吸道肿瘤亦有明显影响。我国现行的《职业病分类和目录》中,可引起职业性呼吸系统肿瘤的职业性有害因素包括:石棉、氯甲醚、二氯甲醚、砷及其化合物、焦炉逸散物、六价铬化合物、毛沸石。

(一)石棉所致肺癌、间皮瘤

1934 年首次报道石棉致肺癌,1955 年被确认。之后大量的调查研究证明肺癌是威胁石棉工人健康的主要疾病,占石棉工人总死亡的 20%。从接触石棉至发病的潜伏期约为 20 年,并呈明显的接触水平-反应关系。石棉致癌作用的强弱与石棉种类及纤维形态有关。此外,石棉还可致胸、腹膜间皮瘤,70%以上的间皮瘤发生与长期接触石棉有关。

肺癌且合并石棉肺病人,应诊断为石棉所致职业性肺癌。肺癌但不合并石棉肺病人,在诊断时应同时满足以下三个条件:①原发性肺癌诊断明确;②有明确的石棉粉尘职业暴露史,石棉粉尘的累计暴露年限 1 年以上(含 1 年);③潜隐期 15 年以上(含 15 年)。

胸膜间皮瘤合并石棉肺者,应诊断为石棉所致职业性胸膜间皮瘤。胸膜间皮瘤但不合并石棉肺病人,在诊断时应同时满足以下三个条件:①胸膜间皮瘤诊断明确;②有明确的石棉粉尘职业暴露史,石棉粉尘的累计暴露年限 1 年以上(含 1 年);③潜隐期 15 年以上(含 15 年)。

(二)氯甲醚所致肺癌

双氯甲醚(bis-chloro-methyl-ether)和氯甲甲醚(chloro-methyl-methyl-ether)均为无色液体,具高度挥发性。氯甲甲醚遇水或其气体与水蒸气相遇,水解后还能合成双氯甲醚。双氯甲醚较稳定,在空气中存留时间长。在实际生产中,两者难以严格区分,统称为氯甲醚类,多用于生产离子交换树脂,对于呼吸道黏膜均有强烈刺激作用。上海的调查表明,氯甲醚类作业工人的肺癌发病率为 889.68/10 万,肺癌死亡率为 533.81/10 万,显著高于非接触人群且呈剂量-反应关系。所引起的肺癌多为燕麦细胞(未分化小细胞)型肺癌,恶性程度高。

氯甲醚所致肺癌诊断细则:①原发性肺癌诊断明确;②有明确的氯甲醚(二氯甲醚或工业品一氯甲醚)职业暴露史,生产和使用氯甲醚(二氯甲醚或工业品一氯甲醚)累计暴露年限 1 年以上(含 1 年);③潜隐期 4 年以上(含 4 年)。

(三)砷及其化合物所致肺癌

砷是人类早已认识和使用的类金属元素,主要以砷化合物的形式存在于自然界,也共生于金属矿中。砷的毒性与其价态有关,三价砷毒性远远大于五价砷。早在 1820 年 Paris 就提出了砷的致癌问题,直到 1979 年 IARC 认为,虽然至今还未建立起无机砷致癌的动物实验模型,但是大量流行病学调查结果已充分证明,无机砷化合物是人类皮肤癌和肺癌的致癌物。

IARC 确认砷致人肺癌的证据主要来自接触三氧化二砷及三氧化五砷人群肺癌发病资料:1945 年 Hill 对一个制造砷酸钠工厂进行调查,发现癌死亡增多;1969 年 Lee 报道 8047 名钢冶炼工呼吸道癌标准化死亡比(standard mortality ratio,SMR)为 2.38~8.00,且 SMR 与砷接触量呈正相关;日本铜冶炼工肺癌 SMR 为 4;我国湖南省开采和冶炼砷的某雄黄矿的工人肺癌发生率高达 234.2/10 万,比该省省会居民高出 25.1 倍,比所在县居民高 101.8 倍。

砷所致肺癌诊断细则：①原发性肺癌诊断明确；②有明确的砷职业暴露史，无机砷累计暴露年限 3 年以上（含 3 年）；③潜隐期 6 年以上（含 6 年）。

（四）焦炉逸散物所致肺癌

烟煤在高温缺氧的焦炉炭化室内干馏过程中产生的气体、蒸气和烟尘统称为焦炉逸散物。煤焦油挥发物是焦炉逸散物的重要成分，含有多种致癌的多环芳烃类化合物。日本于 1936 年报道煤气发生炉工人肺癌高发，15 例恶性肿瘤中肺癌 12 例（80%），比当时日本一般人群高 26 倍；对接触者的随访证明，肺癌发病比其他钢铁工人高 33 倍。1962 年 Christian 对焦炉工调查证明肺癌死亡率比预期高 24 倍。我国 1971—1985 年对 19 家焦化厂 4171 名男工进行癌症回顾性队列调查，以全国钢铁企业中钢坯初轧厂为对照，计算标化减寿率比（SPYLL rate，SRR），结果显示肺癌 SRR：炉顶工为 5.56、炉侧工为 3.55、非焦炉工为 2.38，均显著超高。大量的动物实验和流行病学研究表明，长期接触以多环芳烃（polycyclic aromatic hydrocarbon，PAHs）为代表的焦炉逸散物是焦炉肺癌公认的致癌因素。

焦炉工肺癌诊断细则：①原发性肺癌临床诊断明确；②有明确的焦炉逸散物职业暴露史，焦炉逸散物累计暴露年限 1 年以上（含 1 年）；③潜隐期 10 年以上（含 10 年）。

（五）六价铬化合物所致肺癌

铬在自然界普遍存在，且用途广泛，常用于印染、皮革加工、木材防腐保存、有机合成及某些催化剂的制造等。铬的毒性取决于氧化状态及溶解度，三价铬是一种生命必需微量元素，而溶解度小的六价铬可经呼吸道进入肺中导致肺癌。早在 1935 年，德国的工厂医师 Pfeil 发现铬酸盐工人肺癌高发，随后美国、英国、日本、前苏联和意大利等国的流行病学调查研究都予以证实。我国 20 世纪 80 年代对 2545 名铬酸盐工人进行回顾性和前瞻性流行病学调查研究，发现肺癌高发，发病率高达 82.08/10 万，而对照组为 22.79/10 万。1990 年 IARC 将六价铬确定为人类致癌物，我国于 1987 年把铬酸盐生产工人所致肺癌列入职业性肿瘤名单中，2013 年修改为六价铬化合物所致肺癌。

铬酸盐制造工肺癌诊断细则：①原发性肺癌临床诊断明确；②有明确的六价铬化合物职业暴露史，六价铬化合物累计暴露年限 1 年以上（含 1 年）；③潜隐期 4 年以上（含 4 年）。

（六）毛沸石所致肺癌、胸膜间皮瘤

毛沸石是一种较为罕见的天然纤维状硅酸盐矿物质，属于沸石类。它一般以毛状易碎纤维存在于因气候变化或地下水的作用而风化的火山灰岩石空隙中，故得名毛沸石。毛沸石的许多性质与石棉相似，被 IARC 列为了 1 类确认致癌物，目前动物实验也证实毛沸石可致大鼠和小鼠胸膜间皮瘤。毛沸石所致肺癌、胸膜间皮瘤是毛沸石开发加工行业中的常见职业病，我国于 2013 年将毛沸石所致肺癌、胸膜间皮瘤列入修订的《职业病分类与目录》。

二、职业性皮肤癌

职业性皮肤癌是人类最早发现的职业性肿瘤，经常发生在致癌物的暴露部位和接触局部，约占人类皮肤癌的 10%。能引起皮肤癌的主要化学物质有煤焦油、沥青、蒽、木馏油、页岩油、杂酚油、石蜡、氯丁二烯、砷化物等，煤焦油类物质所致接触工人的皮肤癌最多见。扫烟囱工人的阴囊皮肤癌是最早发现的皮肤癌,是阴囊皮肤直接接触煤焦油类物质所引起,可由乳头状瘤发展而成,并以扁平细胞角化癌较为常见。

(一)砷及其化合物所致皮肤癌

长期职业性砷及其化合物暴露,可致手和脚掌有角化过度或蜕皮,典型的表现是手掌的尺侧缘、手指的根部有许多小的、角样或谷粒状角化隆起,俗称"砒疗"或"砷疗",可融合成疣状物或坏死,继发感染形成经久不愈溃疡,可转变为皮肤原位癌。

砷及其化合物所致皮肤癌诊断细则:慢性砷中毒病史者所患皮肤癌应诊断为砷所致职业性皮肤癌。无慢性砷中毒病史所患皮肤癌在诊断时应同时满足:①原发性皮肤癌诊断明确;②有明确的砷职业暴露史,无机砷累计暴露年限5年以上(含5年);③潜隐期5年以上(含5年)。

(二)煤焦油、煤焦油沥青、石油沥青所致皮肤癌

煤焦油类物质中主要含致癌力最强的苯并[a]芘及少量致癌性较弱的其他多环芳烃。接触人群为经常使用煤焦油、煤焦油沥青、石油沥青的工人,好发部位为暴露部位和接触局部。临床表现为接触部位产生煤焦油黑变病、痤疮和乳头状瘤,损害好发于手臂、面颈等暴露部及阴囊等处,病变数目不等。早期表现多为红斑状皮损,伴有鳞片状脱屑或痂皮形成。长期接触(10年以上)煤焦油、页岩油及高沸点石油馏出物及沥青可引起表皮增生,形成角化性疣赘及肿瘤样损害。上皮癌多见于40岁以上的工人。疣状损害及上皮癌亦可见于脱离接触致癌物质多年后发生。

三、职业性膀胱癌

职业性膀胱癌在职业性肿瘤中占有重要地位,膀胱癌死亡病例的20%有可疑致癌物的接触史。主要致膀胱癌的物质为芳香胺类,高危职业有:生产萘胺、联苯胺和4-氨基联苯的化工行业;以萘胺、联苯胺为原料的染料、橡胶添加剂、颜料等制造业;使用芳香胺衍生物作为添加剂的电缆、电线行业等。芳香胺所致膀胱癌发病率各国报道不一,最低3%,最高71%,几种不同芳香胺致癌平均发病率为26.2%。接触β-萘胺者膀胱癌发生率比正常人高61倍,接触联苯胺者高19倍,α-萘胺者高16倍。我国某市职业肿瘤调查中,职业性膀胱癌发病率为1.31%,与国外比较明显偏低。

(一)联苯胺所致膀胱癌

联苯胺是一种白色或淡红色的粉状或片状晶体,化学性质与苯胺类似,可以与亚硝酸发生重氮化反应生成重氮盐,此盐与芳香胺或酚偶联可得到多种联苯胺染料,工业上多用其硫酸盐。联苯胺及其盐类可经呼吸道、胃肠道、皮肤进入人体。1895年Rehn发现德国苯胺染料厂的工人膀胱癌发病率异常增高,1954年Case等通过对英国染料工业的流行病学调查,提出了"职业膀胱癌"这一概念。此后,美国、意大利、法国、瑞士、日本等国家相继报道染料工人的膀胱癌高发。1972年联苯胺致癌性得到动物实验资料证实,1987年IARC将其列为确定的人类致癌物。目前世界上大多数国家已禁止了联苯胺系染料的生产和使用。

联苯胺所致膀胱癌诊断细则:①原发性膀胱癌诊断明确;②有明确的联苯胺职业暴露史,生产或使用联苯胺累计暴露年限1年以上(含1年);③潜隐期10年以上(含10年)。另外,联苯胺暴露人员所患肾盂、输尿管移行上皮细胞癌可参照以上标准进行诊断。

（二）β-萘胺所致膀胱癌

β-萘胺是一种重要的染料中间体,可用于制造偶氮染料、酞菁染料、活性染料(活性艳橙 K-7R、活性金黄 X-G、活性金黄 KM-G、活性黄 KM-RN、大红色基 B)及 J 酸等,也用作有机分析试剂和荧光指示剂,还可作为有机合成的原料。经呼吸道、胃肠道或皮肤进入人体后,β-萘胺小部分以原形由尿排出,绝大部分转变为有致癌作用的羟基衍生物及醌亚胺(NH:C6H4:O)类衍生物。

接触人群为生产 β-萘胺的化工行业,以 β-萘胺为原料的染料、橡胶添加剂、颜料等生产行业。急性中毒可以导致高铁血红蛋白血症或急性出血性膀胱炎。长期接触 β-萘胺的可发生膀胱肿瘤,诱发期平均 15~20 年,小部分接触者可在调离工作后几年才发病。多为恶性膀胱癌,起病缓慢。大多数病人最初的临床表现是血尿,通常表现为无痛性、间歇性、肉眼全程血尿,有时也可为镜下血尿。部分膀胱癌病人可首先出现膀胱刺激症状,表现为尿频、尿急、尿痛和排尿困难,而病人无明显的肉眼血尿。长期接触者应定期进行尿常规及细胞学检查,如有异常应及时进行膀胱镜检查。确定诊断膀胱肿瘤后,应立即进行手术治疗。

四、职业性白血病

苯引起白血病多见于长期、高浓度接触作业者。据文献报道接触苯后白血病发病最短者为 4 个月,长者可达 23 年,个别作业者停止接触多年仍可发生苯中毒所致造血异常。因为慢性苯中毒对骨髓的影响首先是刺激骨髓细胞增殖,然后抑制细胞分裂,引起核型异常或多倍体,最终发展为白血病。即可先形成再生障碍性贫血、骨髓增生异常综合征,后发展为白血病,这也可能是疾病发展不同阶段的表现。

苯所致白血病诊断细则:职业性慢性苯中毒病人或有职业性慢性苯中毒病史患白血病,应诊断为苯所致职业性白血病。无慢性苯中毒病史者患白血病,在诊断时应同时满足以下三个条件:①白血病诊断明确;②有明确的过量苯职业暴露史,苯作业累计暴露年限 6 个月以上(含 6 个月);③潜隐期 2 年以上(含 2 年)。

五、氯乙烯所致肝血管肉瘤

肝血管肉瘤(angiosarcoma of the liver, ASL)又称肝血管内皮瘤(hemangioendothelioma of the liver),是一种极其罕见又很难诊断的高度恶性肝肿瘤,在一般人群中只占原发性肝肿瘤的 2%,多为先天性,常见于婴儿,偶见于老年人。职业性的肝血管肉瘤主要与接触氯乙烯有关,多见于接触高浓度氯乙烯的清釜工,潜伏期 10~35 年不等。

氯乙烯所致肝血管肉瘤诊断细则:①原发性肝血管肉瘤诊断明确;②有明确的氯乙烯单体职业暴露史,氯乙烯单体累计暴露年限 1 年以上(含 1 年);③潜隐期 1 年以上(含 1 年)。

六、职业性放射性肿瘤

职业性放射性肿瘤(occupational radiation tumor)是指接受电离辐射照射后发生的并与所受照射具有一定程度流行病学病因联系的恶性肿瘤。我国于 2002 年将职业性放射性肿瘤初次列入职业病目录,2013 年修订为放射性肿瘤(含矿工高氡暴露所致肺癌)。职业性放射性肿瘤可因工作中意外性受照,也可因医疗或其他情况的意外性受照或职业性照射而发生。职业性照射群体包括早年从事放射线工作的医师和技师、铀矿工、核工业和核实验事故的受照者、表盘描绘工等。在人类所有肿瘤中,0.5%~3.5%是电离辐射引起的。电离辐射可激活癌基因,引起 DNA 损伤,修复基因表达发生改变,不能进行修复或正确修复,导致细胞突变并发生恶性转化。电离辐射中的中子、γ 射线及 X 射线等同时具有致癌启动作用和促癌作用,一旦作用于体细胞,即使没有其他促癌因子的作用也可诱发肿瘤。辐射所致肿瘤中,白血病的发生率高、潜伏期短(约为 8~13 年,平均 10 年)、诱发剂量低、发病率与受照射剂量呈明显的正相关。受照射 30 年后,白血病发病几乎不再增加。铀矿工的肺癌发病率明显增高,未分化小细胞癌较多,其中主要是燕麦样细胞癌;潜伏期外照射为 5~24.9 年,内照射为 21~24 年。辐射诱发其他实体瘤发病率较高的有甲状腺癌、乳腺癌、胃癌以及多发性骨髓癌,潜伏期较白血病长。

我国《放射性肿瘤病因判断标准》(GBZ 97—2009)规定了放射性肿瘤的病因判断依据:①有接受一定剂量电离辐射的照射史和受照剂量的相关资料;②受照经一定潜伏期后发生相关胃癌、结肠癌、肺癌等原发性恶性肿瘤并且得到临床确诊;③根据病人性别、受照时年龄、发病时年龄和受照剂量按有关规定方法计算所患恶性肿瘤起因于所受照射的病因概率(probability of causation,PC);④按有关规定方法计算 95% 可信限上限的 PC>50% 者可判断为放射性肿瘤。该标准还规定了职业性放射性肿瘤的判断:①起因于职业性照射的放射性肿瘤可以诊断为职业性放射性肿瘤;②职业照射复合职业性化学致癌暴露,辐射致癌在危险度增加中的相对贡献大于 1/2,合计病因概率 PC≥50% 者也诊断为职业性放射性肿瘤。放射性肿瘤的处理原则:一经诊断,应根据恶性肿瘤的种类、类型和发展阶段采取与同类一般肿瘤相同的方法进行积极治疗与处理。

第四节　职业性肿瘤的预防原则

职业性肿瘤属于职业病的范畴,病因明确,是一类人为的疾病,因此是可以预防和控制的。职业性肿瘤第一级预防,应针对致癌因素采取相应的措施,或将其危险度控制在最低水平;第二级预防的定期体检、早期发现、及时诊断治疗是已被证明行之有效的措施,应作为职业性致癌因素接触者的确定预防制度;第三级预防重点是积极合理地进行临床治疗和康复治疗,减缓肿瘤的进展,促进功能恢复。

职业性肿瘤的发生和发展阶段与同类的一般肿瘤有很大的相似性,除了职业性致癌因素的暴露以外,机体的免疫监视能力降低、内分泌失调、神经功能紊乱、遗传性易感、营养缺乏及蛋白质摄入量不足等均可促进肿瘤的发展。因此,在职业性肿瘤的预防中除了控制职业性致癌因素,促进机体免疫监视能力、饮食中充足的蛋白质、维生素 A、B、C、E 等,都可不同程度地抑制癌症的发展。职业性肿瘤的预防应做到:

一、加强对职业性致癌因素的控制和管理

(一)发现病因

对化学物质,尤其是新的化学物质,应加强登记管理制度,建立筛检化学物致癌性的体系和灵敏

的方法,在化学物进入生产或流通领域前对其安全性进行准确的预测。对于已经使用的化学物质,通过人群流行病学调查研究,积累资料,提供线索,获得有效的证据。

(二)控制病因

对已明确的致癌物质应尽可能予以消除、取代。对不能立即消除,也无法取代者应从工艺改革着手,提高机械化、密闭化、管道化程度,杜绝跑、冒、滴、漏,防止污染环境,并辅以个人防护,减少接触。积极推广和应用有利于职业病防治的新技术、新工艺、新材料,采用先进适用技术改造和提升传统产业。提倡采用无毒代替有毒、低毒代替高毒,限制使用或淘汰危害劳动者健康的落后技术、工艺和材料,严禁使用未经毒性鉴定的有毒化学品。

对致癌物采取严格管理措施,必须建立致癌物的管理登记制度。有些国家将致癌物分为两大类:一类为可避免接触的,应停止生产和使用,如不生产和使用联苯胺、β-萘胺、亚硝胺;另一类为目前不能改变工艺路线或无法替代且仍需使用的致癌物,如铬、镍、镉、铍等金属的提炼与应用,应依据目前现有的资料,提出暂行技术标准,严格控制作业者的接触水平和生产条件。发达国家已基本不用石棉,而代之以矿化棉及各种塑制材料。新化学物质应作致癌性筛选,发现致癌性强者,须停止生产和使用。

病因控制还应重视对职业性致癌因素最主要的协同致癌因子即吸烟的控制,从事新作业者进入企业前就应大力倡导戒烟。

(三)定期监测

对环境中致癌物浓度进行经常性定期监测,使其浓度或强度控制在国家规定的阈限以下,并尽最大可能使之降低到最低量;防止致癌物污染厂外环境;降低和规定产品中致癌杂质含量;对于确定的职业性致癌因素,要进行风险评估,推测其对社会与人群的危害程度,以作利弊权衡,制定对策。

二、建立健全健康监护制度

健康监护是通过作业环境评价和医学监护(健康检查)、分析和评价有害因素对接触者健康的影响及其程度,掌握作业者的健康状况和发现健康损害征象,以便采取相应的预防措施,防止有害因素所致疾患的发生和发展。健康监护是实现“早期发现、早期诊断、早期治疗”的有效手段,属于二级预防。职业性健康监护结合生产环境监测和流行病学分析,有利于研究职业危害在人群中发生、发展的规律,了解接触-效应(反应)关系,评价防护措施的效果,为制定、修订作业环境卫生标准以及应采取相应的控制措施提供科学的依据。定期进行职业健康检查,皮肤、肺和膀胱是重点和详细检查的部位。监护对象的选择,即癌症高危人群的确定,是监护成功的重要环节,除了职业暴露的条件外,年龄、性别、吸烟状况等也要考虑。

对职业性肿瘤高危人群医学监护只有在下列情况下才有效。

(一)具有快速致癌性早期筛检方法,且易行、敏感

目前已建立若干快速的致癌性筛检试验方法,如回复突变、DNA 合成修复、细胞转化、染色体畸变、姐妹染色单体互换、果蝇伴性隐性致死试验、枯草杆菌重组试验、精子和精细胞致死突变等。这些试验对于快速发现致癌物,预测某些化学物对人的致癌作用等均有重要意义。但目前的快速致癌

性筛检方法还不够理想,尚需进一步研究开发。

（二）能消除肿瘤前期的异常改变或在早期阶段肿瘤

职业性肿瘤中除尿沉渣中脱落细胞涂片检查对膀胱癌早期诊断有一定的意义外,其他职业性肿瘤尚未建立有效的监护指标。因此,利用分子生物学方法寻找新的生物标志是当前研究的热点和重点。

（三）健全的健康检查制度

就业前体检能够发现就业禁忌证及获得基础资料,必须认真实施并逐步完善。肿瘤有明显的种族、家族与个体差异性,其遗传易感性部分取决于代谢活化或解毒酶系的多态性。如与国外相比,我国人群肝癌高发而膀胱癌低发,前者可能与谷胱甘肽 S-转移酶(GSTs)的缺陷(或低下)有关,后者可能与氮-乙酰化酶(N-acetyltransferase,NAT)的慢型比例高有关。在符合国家法规和伦理学规范的前提下,通过就业前体检中筛选出多态缺陷型易感者,避免接触职业性致癌因素,可能是有效的预防措施。

三、加强宣传教育，保持身心健康

加强职业健康教育,努力普及职业卫生知识,能够提高劳动者对职业病危害的认识,增强劳动者的自我保护意识和能力。

1. 努力减少接触各种致癌因素,处理致癌物时应严防污染企业外环境。

2. 工作服应集中清洗以去除污染,禁止穿带回家。

3. 许多致癌物与吸烟有协同作用,应在接触人群中广泛开展戒烟的宣传。

4. 加强劳动保护,提高从业人员的自我保健意识。职业健康教育的重点,是使从业人员认识到其行为和生活方式对健康的重要影响,理解规范操作、依从健康检查、养成良好卫生习惯、正确使用个人防护用品的重要性等。如注意防止感染容易诱发肿瘤的疾病,如乙型肝炎、丙型肝炎、某些寄生虫病以及某些慢性炎症;熟悉某些癌前病变,以利于早期发现、早期治疗。

5. 合理膳食,应教育从业人员选择低脂肪、富含蛋白质的食物和新鲜蔬菜、水果,避免吃烟熏或霉烂的食物。

富含维生素 A、C 的食物及菌菇类食物,有助于提高人体抗癌能力和循环系统生理功能,利于消除和减少致癌因素的作用。美国国立癌症研究所提出有益于健康的每天膳食方案:①每天吃 5 份水果和蔬菜;②每天至少吃 1 种富含维生素 A 的食物;③每天至少吃 1 种富含维生素 C 的食物;④每天至少吃 1 种高纤维食物;⑤每周吃几次卷心菜科(十字花科)的蔬菜。

6. 保持心境开朗,加强锻炼身体,提高自身免疫力,增强抗病能力。

四、开展致癌风险评估，建立致癌危险性预测制度

致癌风险评估主要是结合实验室的证据和人群流行病学调查的资料,运用合理的数学模型,对职业性有害因素对人类的致癌危险性进行评估。对生产过程中使用和接触的职业有害因素进行准确的致癌风险评估和预测,对有效管理致癌因素、加强职业性肿瘤的预防具有重要作用。

对致癌因素的危险性预测和致癌风险评估,直接影响对劳动者采取的监测方式。Higginson 提出下列简图(图 6-1),用以概括致癌危险性预测和流行病学监护之间的关系,并以此作为制定法规的依据。

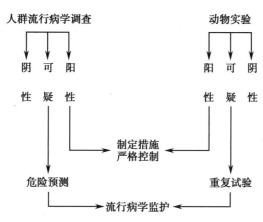

图 6-1
致癌危险性的预测与监护的关系

在进行流行病学监护时,必须注意其局限性,如"假阳性"、难以确立接触水平-反应关系、选组困难、因潜伏期长需要长期追踪观察,以及缺乏敏感指标等。用动物实验作致癌性鉴定时,亦注意其局限性。在重视其阳性结果时,也要考虑到因种属差异在动物实验中出现的阴性结果,如苯、砷等致癌物在动物实验中显阴性。一些快速筛检致癌性的体外试验方法具有重要的应用价值,可作为进行动物实验前的预筛。流行病学监护和动物实验资料为致癌风险评估提供了重要的基础。

五、职业肿瘤的化学预防

肿瘤化学预防是指用化学物预防肿瘤发生,或诱导肿瘤细胞分化逆转、凋亡,从而达到预防恶性肿瘤的目的。目前公认的肿瘤化学预防最好的方法是抑制癌前病变演变成肿瘤或使其逆转成正常细胞。由于癌前病变演变是一个相当缓慢的过程,为化学预防提供了可能性。如已将维生素 A、C、E,硒和钼类化合物,天然产物中的胡萝卜素、异硫氰酸脂类、萜类化合物、酚类抗氧化剂等 54 种化合物作为备选的化学预防物,目前用于实际观察研究。

(姚　武　田　琳　张　荣)

【思考题】

1. 我国职业性肿瘤的种类及诊断原则是什么?

2. 职业性肿瘤的预防原则与措施包括哪些?

3. 可引起职业性呼吸系统肿瘤的职业性有害因素有哪些?

4. 在设计判别职业性致癌因素的实验研究时应注意哪些问题?

第七章

生物性有害因素所致职业性损害

第一节 概述

生产原料和生产环境中存在的对职业人群健康有害的致病微生物、寄生虫、昆虫和其他动植物及其所产生的生物活性物质统称为生物性有害因素。例如,附着于动物皮毛上的炭疽芽胞杆菌、布鲁氏菌,蜱媒森林脑炎病毒、支原体、衣原体、钩端螺旋体,孳生于霉变蔗渣和草尘上的真菌或真菌孢子等致病微生物及其毒性产物;某些动物、植物产生的刺激性、毒性或变态反应性生物活性物质,如鳞片、粉末、毛发、粪便、毒性分泌物、酶或蛋白质和花粉等;禽畜血吸虫尾蚴、钩蚴、蚕丝、蚕蛹、蚕茧、桑毛虫、松毛虫等,种类繁多。它们对职业人群健康的损害,除引起法定职业性传染病,如炭疽、布鲁氏菌病、森林脑炎、艾滋病、莱姆病外;也是构成职业性哮喘、过敏性肺炎和职业性皮肤病等法定非传染性职业病的致病因素之一。除此之外,鼠疫、土拉菌病(tularenmia)、口蹄疫、鸟疫、挤奶工结节、牧民狂犬病、钩端螺旋体病、寄生虫病(如牧民包囊虫病、绦虫病、矿工钩虫病)等也都为生物性有害因素所致。尤其是近年流行的严重急性呼吸综合征("非典")、人类禽流感和猪链球菌病等新的传染性疾病,对禽、畜类相关职业人群和医务工作者的健康造成了较大影响。

医务人员工作有关疾病的统计资料发现,因生物因素所致疾病占33.5%。医务人员因工作关系密切接触肝炎病毒、冠状病毒、结核杆菌、禽流感病毒等病原体的机会较多,因此,医务人员中病毒性肝炎、肺结核、"非典"和人类禽流感等的检出率较高。据国外介绍,乙型肝炎在医院工作人员中的发病率较普通居民高3~6倍。2003年"非典"流行期间,我国某地336例非典的职业分布:医务人员71例(21.3%),居首位,其次为干部和职员50例(14.88%),学生47例(13.99%),学生中7例为医院实习生。据不完全统计,我国目前约有600万活动性肺结核病人,数十万艾滋病病毒感染者,在未被检出前,对接触者的健康威胁很大,尤其是医护人员更需注意防止感染。

由于工农业科学技术的进步和经济体制改革的深入,畜牧业、养殖业、食品加工业、酿造业以及第三产业将有更大发展,职业性和非职业性接触生物性有害因素的机会越来越多,接触人数将进一步增加。生物基因工程技术的发展在为人类创造巨大财富的同时,基因重组和基因突变有产生新的生物致病原的潜在危害。基因产品对人类安全性问题也是值得关注的。因此,生物性有害因素对职业人群的健康损害不容忽视。

第二节 炭疽

炭疽(anthrax)是由炭疽芽胞杆菌引起的一种人与动物共患传染病,是《中华人民共和国传染防治法》规定的乙类传染病,其中肺炭疽按照甲类传染病管理。人间炭疽病例以皮肤炭疽最为常见,多为散发病例,肺炭疽及肠炭疽病死率高。牛、羊等食草动物为主要传染源。人类主要通过接触炭疽病畜毛皮和食肉而感染,也可以通过吸入含有炭疽芽胞的粉尘、飞沫等气溶胶而感染。我国自然疫源地分布广泛,建国初期炭疽病发病率较高,为 0.576/10 万(20 世纪 50 年代);随后在国家"预防为主"卫生工作方针指导下,加强了对炭疽病的防治研究和管理,采取了一系列有效防治措施,使我国炭疽发病率逐年下降。近年全国每年发病人数在 300~1000 人之间(发病率 0.023/10 万~0.077/10 万)。劳动者在生产劳动及各种职业活动中,因接触患炭疽的牲畜或被炭疽芽胞杆菌污染的皮、毛、肉等而发生的炭疽称为职业性炭疽,是国家法定职业病。

一、病因及发病机制

炭疽芽胞杆菌(*Bacillus anthracis*),简称为炭疽杆菌,为革兰染色阳性,呈竹节状的粗大杆菌,有荚膜无鞭毛。炭疽芽胞杆菌以繁殖体和芽胞体两种形式存在于自然界。繁殖体存在于人、畜体内,芽胞体则是在体外干、热等不良环境中形成的休眠体。炭疽芽胞杆菌在人和动物体内或含有血清的培养基上有荚膜形成。荚膜由 D-谷氨酸多肽组成,与细菌的毒力有关。炭疽芽胞杆菌在人工培养基或外界环境中易形成芽胞。芽胞自内至外依次由核心、内膜、芽胞壁、皮质层、外膜和芽胞壳等 6 层结构,共同将芽胞核心层层包裹成坚实的球形体,它对外界环境具有极强的抵抗力,在自然条件下能存活数十年,在清水或粪尿、腐败的血液和泥土中均能长期生存,芽胞在皮、毛制品中可存活 90 年。因此,炭疽芽胞一旦形成则极难清除。但煮沸 10~15 分钟、110℃高压蒸气 5~10 分钟、10%甲醛 15 分钟可将芽胞杀灭。芽胞对碘敏感,在 1:2500 碘液中 10 分钟即可被杀灭。新配制的 20%石灰乳、20%含氯石灰浸泡 48 小时亦可将芽胞杀灭。本菌的繁殖体抵抗力弱,60℃加热 30 分钟或一般消毒剂有较好杀灭效果。

炭疽芽胞杆菌含有荚膜抗原、菌体抗原、保护性抗原和芽胞抗原等多种抗原,其中保护性抗原为一种蛋白质,有很强的免疫原性,注射至动物体内可产生免疫力。炭疽芽胞杆菌的主要致病物质是其荚膜和外毒素。荚膜能抵抗吞噬细胞的吞噬作用,有利于该菌在机体内的生存、繁殖和扩散。因此,有荚膜形成的炭疽芽胞杆菌致病性较强。炭疽芽胞杆菌繁殖体分泌的炭疽外毒素是由水肿因子(EF)、保护性抗原(PA)和致死因子(LF)组成的复合体,具有强毒性。炭疽外毒素主要损害微血管内皮细胞,增强血管壁的通透性,减小有效血容量和微循环灌注量,增高血液黏滞度,从而可导致弥散性血管内凝血(DIC)和感染性休克。

最近研究发现,在致病性炭疽芽胞杆菌细胞内并存有 pX01 和 pX02 两种质粒,它们编码细菌的荚膜和外毒素等主要致病因子,其作用是调节荚膜和外毒素的合成。

二、流行病学

动物炭疽流行全球,多见于牧区,呈地方性流行。由于畜牧业及毛皮加工业的发展,炭疽暴发亦见于城市。20 世纪 60 年代,我国建立了严格的皮毛检疫制度,加强了消毒措施,对易感人群实施疫苗接种等,目前我国工业型炭疽已大大减少,但农业型炭疽仍有流行。近年来发病率逐年下降,2015

年我国卫生计生委报告全国共发生 299 例炭疽。西部 10 个监测省区的发病人数约占全国发病总人数的 90%，属高发地区。炭疽病全年均有发病，7~9 月为流行高峰。

1. 传染源　炭疽芽胞杆菌最易感染绵羊、牛、马、山羊等食草动物，其传染源主要是病人、病畜及其尸体和携带炭疽芽胞杆菌的食草动物。

2. 传播途径　炭疽芽胞杆菌可经皮肤、呼吸道和消化道三种途径进入人体，职业性炭疽是劳动者在职业活动过程中直接接触病畜或其产品，病菌主要通过破损的皮肤和呼吸道侵入人体而发病。①劳动者在职业活动中由于个体防护不周，擦破皮肤或搔痒抓伤皮肤而引起感染。病菌毒力强可直接侵袭完整暴露的皮肤，皮肤炭疽最容易发生的区域是手臂、面部等；②在工作中拣、翻、整理或捆扎干牲畜皮等操作可产生含炭疽芽胞杆菌的粉尘、飞沫等气溶胶，在缺乏除尘设备或通风不良的情况下，吸入带有炭疽芽胞杆菌气溶胶的空气而感染，主要可造成肺炭疽；③经口摄入被炭疽芽胞杆菌污染的食物（病畜肉类、奶类等）和饮水等亦可感染炭疽；此外，使用未消毒的毛刷或被带菌昆虫叮咬偶可致病。

3. 易感人群　人群对本病普遍易感。农牧民、猎人、食草类家畜和野生动物饲养管理人员、屠宰及皮毛加工人员、兽医及畜牧产品检疫人员等接触机会较多，其发病率也较高。人患炭疽病后免疫力一般不超过 1 年。

三、临床表现

潜伏期 1~5 天，短至 12 小时，长至 18 天不等。可分为五型。

1. 皮肤型　最常见，约占炭疽病例的 95%。病变多见于面、颈、肩、手和脚等裸露部位皮肤。其一般发病过程：起初皮肤出现丘疹或斑疹；第 2 天形成水疱，周围组织肿胀而硬；至第 3~4 天病灶中心出血坏死而凹陷，周围可见成群小水泡，水肿范围不断扩展；第 5 至 7 天坏死灶形成浅表溃疡，血性分泌物干涸结成黑痂，痂下有肉芽组织形成。黑痂坏死区直径约 1~6cm 不等；水肿区直径则可达 5~20cm。皮肤炭疽最显著的特点是病灶坚实、无明显疼痛、不化脓。大约在水肿消退后 1~2 周内，黑痂自行脱落，再经 1~2 周愈合形成瘢痕。起病 1~2 天后体温升高，伴有头痛、局部淋巴结及脾大。少数病例眼睑、颈、大腿等组织较疏松的部位可出现大面积水肿而无黑痂形成（即恶性水肿型）。患处透明而坚韧，水肿迅速向周围组织扩展，全身毒血症明显，病情危重，治疗不及时可因循环衰竭而死亡。

2. 肺型　吸入炭疽芽胞杆菌芽胞所致。多为原发性，也可继发于皮肤炭疽。经 2~4 天低热、干咳、身痛、乏力等类流感症状后，症状加重，突起寒战、高热、气急、呼吸困难、咳血样痰、胸痛。体检可见喘鸣、发绀或颈、胸部皮下水肿、肺内散在湿啰音或胸膜炎体征。胸部 X 线检查可见纵隔增宽、胸腔积液形成或肺炎改变。

3. 肠型　潜伏期 12~18 天不等。又分急性胃肠炎型和急腹症型。前者表现为剧烈呕吐、腹痛、水样腹泻，数日内治愈，预后较好。后者起病急骤，持续性呕吐、腹痛，伴有血水样腹泻和严重的毒血症状。腹部有压痛或呈腹膜炎体征。救治不及时，往往因并发败血症于数天内死亡。

4. 脑膜炎型　大多继发于伴有败血症的各型炭疽，偶可原发。临床表现与其他原因所致的急性化脓性脑膜炎类似,但脑脊液常呈血性,涂片易找到竹节状大杆菌。

5. 败血型　多继发于肺型、肠型,皮肤型较少并发败血症。临床表现为原发型炭疽症状体征,伴有高热、头痛、出血、呕吐、毒血症、感染性休克或 DIC 等。

四、诊断

职业性炭疽参照我国卫生行业标准《炭疽诊断标准》(WS 283—2008),主要依据职业接触史、临床表现、职业流行病学调查资料以及病原学和特殊实验室检查结果,综合分析,排除其他原因所致类似疾病方可确诊。标准中炭疽的诊断可分为疑似病例、临床诊断病例和确定病例。确定炭疽有赖从病灶分泌物、痰液、脑脊液、呕吐物或粪便等标本中细菌分离培养出炭疽芽胞杆菌或血清抗炭疽特异性抗体滴度出现 4 倍或 4 倍以上升高。确定病例按临床表现分为:皮肤型、肺型、肠型、脑膜炎型和败血症型。

五、防治原则

1. 隔离治疗、控制传染源　原则上炭疽病人从疑似诊断时起,即在诊断地点或家中就地隔离治疗,避免远距离转移病人。隔离治疗时间应至痂皮脱落或症状消失,分泌物及排泄物相隔 5 日培养一次,连续两次阴性为止。治疗、护理肺炭疽病人的医务人员在进入病房和接触病人时,以及直接处理病人污染材料的人员在工作时必须防护着装,着装按照呼吸道传染病的防护要求;上述人员应视为病人的密切接触者,在工作期间及结束工作后的 12 天内,与其他人员隔离。吸入性炭疽病人自出现最初症状至被隔离期间所有与其密切接触者,都应当在隔离条件下接受医学观察,至少每日 1 次测量体温和询问健康状况,发现有发病迹象者,应立即作为疑似病人进行隔离治疗。从作出疑似病例的诊断开始就应当按照炭疽进行治疗,治疗开始时首先应采集标本,以备确定诊断。治疗基本原则是早期抗生素治疗,同时采取以抗休克、抗 DIC 为主的疗法。治疗药物首选青霉素,成人一般剂量为每天 160~320 万单位,分 2~4 次肌内注射或静滴,疗程 5~7 天。肺炭疽、败血症型炭疽或脑膜炎型炭疽病人,剂量增至每日 1000 万单位以上,静脉滴注。不能使用青霉素的病人或出现耐青霉素菌株,可选用其他抗菌药如氨基糖苷类阿米卡星、四环素类强力霉素或喹诺酮类左氧氟沙星静滴(口服)。重症可合用其他如林可霉素、亚胺培南、克拉霉素、阿奇霉素、万古霉素、替考拉宁、多黏菌素 B 等可按药敏结果选药。皮肤型炭疽可以口服给药,其他型炭疽开始均须静脉点滴,病情控制后可序贯口服给药。可根据抗生素敏感试验的结果,选取有效抗生素进行治疗。值得注意的是抗生素只能杀死人体组织内的部分热孢子和细菌,不能消除孢子和细菌在体内产生的大量毒素。毒血症严重者可进行免疫治疗,肌内注射或静注抗炭疽血清,或静滴氢化可的松。皮肤型炭疽患部可用 1:2000 高锰酸钾液冲洗,涂以无刺激性抗生素软膏,5% 磺胺软膏,切忌挤压或切开病灶,以免病灶扩散。

2. 确定感染来源、切断传播途径　病人被确诊患炭疽后,应尽力确定其感染来源,并加以适当的处理,以避免继续发生感染。其步骤和方法是:①接诊疑似炭疽的病人时,须尽可能地询问其发病前的接触史,从而发现可疑的感染来源;②对可疑的感染来源应采样进行细菌学检验,以确定是否确为炭疽芽胞杆菌污染。在动物组织标本中,镜检发现炭疽芽胞杆菌或在各种来源的标本中分离培养获得炭疽芽胞杆菌,可以确定为感染的来源。对已确定的感染来源应做及时处理,切断传播途径。

（1）处死或隔离治疗病畜:严禁销售病畜肉、乳品和皮毛。

（2）炭疽病人和牲畜的排出物宜使用新配制的含氯消毒剂乳液消毒,可使用二倍量的20%含氯石灰,或6%次氯酸钙（漂粉精）与排出物混合,作用12小时后再行处理。

（3）污染物体的坚固表面,如墙面、地面、家具等,可用氯消毒剂,如5%~10%二氯异氰尿酸钠（优氯净）或氧化剂,如2%过氧乙酸（每平方米表面8ml）喷雾或擦洗消毒。

（4）污染毛皮、衣物或纺织品消毒:低价值的污染物品应尽可能焚毁,可耐高压消毒的可用高压灭菌器灭菌,无法用高压处理的,可装入密闭的塑料袋内,每立方米加入50g环氧乙烷消毒。

（5）污染水体消毒:被炭疽芽胞污染的水源应停止使用。常使用氯消毒剂（有效氯浓度达200mg/L）消毒,经检测不再存在炭疽芽胞杆菌后方可恢复使用。

（6）病房终末消毒:病人出院或死亡,病房应以甲醛熏蒸处理。紧闭门窗后,按$0.8kg/m^3$甲醛加热蒸发,次日经通风处理后才能恢复使用。

消毒效果必须通过取样进行细菌分离培养确定,连续三次取样,不能检出具有完整毒力的炭疽芽胞杆菌时,方可认为已消除了炭疽芽胞杆菌的污染。

3. 保护易感者　高危人群接种无毒活菌苗;对在污染地区内或其周围活动的所有牲畜实施免疫接种,每年早春进行一次。

第三节　布鲁氏菌病

布鲁氏菌病（brucellosis）,是布鲁氏杆菌（brucella）所致的一种人畜共患的急性传染病（乙类）,也是我国法定职业病之一。

一、病因及发病机制

布鲁氏杆菌属革兰阴性短小杆菌,无鞭毛,不形成芽胞,但光滑型菌株有荚膜。因同一菌种可在不同宿主体内繁殖,发生遗传变异较多,因而其生物型可分为6个种19个生物型。羊种（3个型）、牛种（8个型）、猪种（5个型）、森林鼠种、绵羊附睾种和犬种各1个型。其中以羊种布鲁氏杆菌致病力最强,猪种其次,牛种最弱,其余各型对人的危害性不大。

该菌在自然条件下易于繁殖生长,37℃,pH 6.6~7.4生长最佳。在土壤、皮毛和乳制品中可生存数周至数月。但对日光、热、常用消毒剂很敏感。直射日光10~20分钟,湿热60℃ 10~20分钟,一般浓度的来苏儿和石炭酸溶液消毒数分钟即被杀灭。

布鲁氏杆菌有荚膜可产生透明质酸酶和过氧化氢酶,侵袭力强,能通过完整皮肤和黏膜进入宿主体内。本菌产生内毒素,是布鲁氏杆菌的重要致病物质。因荚膜能抵抗吞噬细胞裂解,内毒素可毒害吞噬细胞,因而本菌能在宿主细胞内增殖成为胞内寄生菌,并经淋巴管到达局部淋巴结生长繁殖形成感染灶。当布鲁氏杆菌在淋巴结中繁殖达到一定数量后即可突破淋巴结屏障侵入血液,引起发热等菌血症表现。布鲁氏杆菌可随血液侵入肝、脾、骨髓、淋巴结等组织器官生长繁殖,并形成新的感染灶。当血液中的布鲁氏杆菌逐渐消失,体温逐渐正常后,新感染灶内的细菌再次侵入血液时,体温再次升高。因细菌间断释放入血,反复引发菌血症,临床表现为不规则性波状热型,故布鲁氏菌病亦称为波浪热。

二、流行病学

布鲁氏菌病流行于世界许多国家和地区。1981 年有布鲁氏菌病的国家和地区有 160 个,然而 80 年代后期,布鲁氏菌病在世界部分地区回升明显,世界 170 个国家和地区存在人畜间流行,约占世界 1/5~1/6 的人受布鲁氏菌病的威胁,全世界布鲁氏菌病现患约有 500~600 万人,年新发病人数为 50 万。在我国也波及 28 个省、自治区和直辖市。《2013 年全国职业病报告情况》中,布鲁氏菌病为 297 例,《2014 年全国职业病报告情况》中,在 427 例职业性传染病中,布鲁氏菌病有 376 例,呈现上升趋势。布鲁氏菌病全年均可发病,有明显的季节性,发病高峰期为春夏两季。其原因可能与家畜的繁殖、授乳及接触病畜的机会等有关。病畜是本病的主要传染源,我国以羊为主,牛次之。人和其他家畜及野生动物虽可受感染,但作为传染源无重要意义。病畜流产或死胎以及羊水、胎盘、产后阴道分泌物中含大量布鲁氏杆菌,极易经皮肤感染本病。含菌污物污染皮毛、土壤及水源可间接感染人畜。食入病畜肉、乳,吸入含菌气溶胶均可传播本病。接触污染源的主要人群为从事畜牧业工作人员、挤奶工、屠宰工、肉品加工人员、兽医、畜牧化验人员、饲养员等。

三、临床表现

布鲁氏菌病的临床症状多种多样,病情轻重的差别也很大。本病可侵犯各种组织器官,病程可分为急性期、亚急性期和慢性期。

1. 急性期、亚急性期　潜伏期 10 天左右,短至 1 周,长达半年。主要表现为发热、多汗和关节肌肉疼痛。发热是最常见的临床表现,95% 以上病人表现为发热,热型不定,变化多样。发热常呈弛张热或波浪热(5%~20%),亦可见不规则热或持续低热。多汗是本病的突出表现之一,热退时大汗淋漓,部分病人有盗汗,不发热时也大汗不止。关节疼痛较明显,70% 以上病人可有骨、关节疼痛。疼痛多发生于膝、髋、肩等大关节,初为呈游走性,有的疼痛十分剧烈,锥刺样或顽固性钝痛,一般镇痛剂不能缓解,以后疼痛固定在某些关节。大腿内侧、臀及臂部可出现痉挛性肌肉疼痛。20%~40% 男性病人可出现睾丸及附睾炎。女性病人可见卵巢炎、输卵管炎、可引发早产、流产等。心肌、血管、神经、呼吸等各器官系统损害也较常见。

2. 慢性期　病程持续半年以上为慢性期。有继发于急性期者,也有起病即呈慢性者。可以是由于急性期不恰当治疗和局部病灶的持续感染而来,也可缺乏急性病史由无症状感染者或轻症者逐渐变为慢性。慢性期症状多不明显,也不典型,呈多样性表现。以疲乏、关节肌肉疼痛、低热、失眠、全身不适为主要表现。亦可见慢性关节炎、神经炎及泌尿生殖系统等的慢性损害表现。

四、诊断

依据我国《布鲁氏菌病诊断标准》(WS 269—2007),临床分期分急性、亚急性和慢性期,病例可分为疑似病例、确诊病例和隐性感染。通过职业接触史、临床表现和实验室病原学和血清学检查可以做出诊断。有确切职业接触史,弛张热波浪型发热、关节肌肉疼痛等临床表现,实验室细菌学及血清学检查结果阳性等综合分析,排除风湿热、伤寒、副伤寒、肺结核和风湿性关节炎等疾病后可确诊。慢性感染者和一些不典型病例诊断较为困难,获得细菌培养结果最为可靠,PCR 检测其 DNA 阳性有较高的辅助诊断价值。慢性期主要与骨、关节损害疾病及神经症等鉴别。

五、防治原则

1. 控制传染源

(1)隔离治疗:对疫区内接触家畜及畜产品的人员进行血清学及皮肤过敏试验,查明人群感染情况,凡确诊的病人均应进行系统治疗。急性期应住院隔离治疗至症状消失,血培养阴性为止。急性期和慢性期均可使用四环素、链霉素、利福平等抗生素治疗。为提高疗效、防止耐药和复发,应以长疗程联合用药疗法为原则。如利福平 15mg/(kg·d)联合多西环素 100mg,一日两次,疗程 6 周;或链霉素联合多西环素或四环素,其疗效均较满意。严重中毒者则可短期应用肾上腺皮质激素。慢性期抗生素治疗仍有效,为提高疗效同时可静脉注射布鲁氏杆菌菌苗。

(2)畜间检疫,宰杀病畜:用血清学方法对疫区内全部羊,牛和猪进行检疫,1 个月后复检一次。凡检出阳性的家畜均应立即屠宰或隔离饲养。至少在 1 年内停止向外调运牛、羊、猪。引进的家畜亦应进行检疫,以防输入型布鲁氏菌病的发生。

2. 切断传播途径　被病畜及其排泄物、分泌物等污染的场地、用具、圈舍及尚未食用的奶制品均应进行消毒处理。严防含菌污水粪便污染食物、水源。禁止销售及食用病畜肉、乳。疫区皮毛需检疫合格方可出售。

3. 保护易感人群及家畜　增强免疫力给疫区人群、畜群接种菌苗。经两次检疫呈阴性反应的家畜,以及疫区周围村受危害的畜群,应连续 3 年以畜用菌苗进行免疫,每年免疫覆盖率不应低于 90%。

4. 加强卫生宣传,提高自我预防保健意识　尤其牧民、饲养工、挤奶工、屠宰工、皮毛处理工等易感职业人群应加强个体防护,尽可能避免皮肤直接接触病畜及其污染物,严防赤手接羔助产;使用过的个体防护用品应严格消毒处理;与家畜或畜产品或布鲁氏杆菌培养物有密切接触后,如出现持续数日发热(包括低热)、多汗、肌肉和关节酸疼等类似感冒症状者应及时就医。由于我国多年来加强了防治工作,本病的发病率已很低,人群免疫力的提高又使其临床表现轻微而不典型,影响基层医务人员对本病的及时诊治,因此,医务人员应加强自身的学习,不断更新相关防治理论和技术,避免误诊误治。

第四节　森林脑炎

森林脑炎(forest encephalitis),又名蜱传脑炎(tick-bone encephalitis,TBE),其病原体为森林脑炎病毒(forest encephalitis virus),亦称森脑病毒。劳动者在森林地区从事职业活动中,因被蜱叮咬而感染的森林脑炎,即职业性森林脑炎。

一、病因及发病机制

森脑病毒是一类小型嗜神经病毒,具有单股 RNA 结构,内有蛋白壳体,外周为类网状脂蛋白包膜。其形态结构、培养特性及抵抗力均类似乙脑病毒。该病毒耐低温,在 0℃ 50% 的甘油中可存活 1年;而在牛乳中加热至 50~60℃ ,20 分钟可以灭活,100℃ 2 分钟可被杀死;在 5% 来苏儿中只需 1 分钟即被杀灭;对紫外线照射也很敏感。

该病毒仅存在于自然疫源地。病毒寄生于啮齿类动物如松鼠、野鼠及鸟类等血液中,通过吸血、昆虫(蜱)媒介传染。其中蜱类既是森脑病毒传播媒介,又是长期宿主。蜱类有全沟硬蜱、嗜群血蜱和森林革蜱等,其中以全沟硬蜱带毒率最高,成为主要的媒介。蜱叮咬感染的野生动物,吸血后病毒侵入蜱体内进一步增殖。在其生活周期的各阶段,包括幼虫、稚虫、成虫及卵都能携带本病毒,并可经卵传代。其中以唾液、卵巢及卵中病毒浓度最高。牛、马、狗、羊等家畜在自然疫源地受蜱叮咬而传染,并可把蜱带到居民点,成为人的传染源。

本病毒致病性与乙脑病毒相同,主要侵犯中枢神经系统。其发病机制目前尚未完全阐明。

人被带病毒的蜱叮咬后,森脑病毒侵入人体是否发病,取决于侵入人体的病毒数量和人体的免疫功能状态。侵入的病毒量少且人体抵抗力较强,可形成隐性感染或临床表现轻微,出现不典型森林脑炎;侵入的病毒量多或人体免疫功能低下,则多引起中枢神经系统广泛性损害而出现典型森林脑炎。病毒侵入人体后,在局部淋巴结、脾、肝及其他单核-吞噬细胞系统中复制。复制的病毒不断释放入血液,引起病毒血症,可出现一般病毒血症症状。由于特异性抗体的形成,大多数病人呈阴性感染或表现为轻型的不典型病例。仅一小部分病人,病毒随血流侵入神经细胞,亦可通过淋巴及神经途径抵达中枢神经系统而产生广泛性炎症性病变,临床上表现为脑炎症状。

居住在疫区的人,因受少量病毒隐性感染,血中可产生中和抗体,对病毒有免疫力。病愈后可产生持久而牢固的免疫力。

二、流行病学

本病具有明显地区性和季节性。主要高发区为原苏联远东地区。我国主要见于东北及西北地区,以黑龙江和吉林省为主,四川、河北、新疆、云南等地亦有报告。发病有明显的季节性,主要发生于春、夏季,又被称做“春夏脑炎”。每年 5 月上旬开始,6 月上、中旬达到高峰,7 月后则偶有发生。这与蜱的活动密切相关。疫区内野生啮齿类动物是主要传染源。鸟类及牛、山羊、鹿等亦为易感动物。病人作为传染源意义不大。本病主要经硬蜱吸血传播。病毒在蜱体内可繁殖传代,因此,既是传播媒介又是储存宿主。饮用含本病毒乳品也可受染。人类普遍易感。在疫区从事林业、勘探、捕猎、采药等职业人群,以及进驻林区的部队人员、旅游者有机会感染森脑病毒而发病。近年来,由于气候条件、人类活动等因素影响,我国森林脑炎流行呈现出了一定的新特性:林业工人所占比例下降,农民、学生、家务人员所占比例上升(90 年代初发病以林业职工为主,而 90 年代后期则以非林业职工人群为主);新自然疫源地的发生,旧自然疫源地的重新暴发、流行。

三、临床表现

潜伏期1~2周,最短1天,最长30天以上。临床一般分为普通型、轻型和重型。普通型病人大多起病急,1~2日内即达高峰,出现不同程度意识障碍,颈及肢体瘫痪和脑膜刺激征。轻型病人起病较缓慢。前驱期3~4日,有发热、头痛、全身酸痛等类感冒表现。随后出现中枢神经系统受损的症状和体征。重型病人则起病急剧,突发高热,可迅速到38℃以上,并伴有头痛、恶心、呕吐、意识不清等症状,迅速出现脑膜刺激特征者,数小时内即可出现昏迷、抽搐等危象,常因呼吸衰竭而死亡。发病特点是:①发热一般在38℃以上,以稽留热型最多见,大多持续5~10天或以上;②意识障碍、脑膜刺激征和瘫痪是神经系统损害的突出表现。约半数以上病人存在意识障碍,表现为嗜睡、谵妄、昏睡乃至深度昏迷状态。体温下降后意识障碍逐渐恢复。脑膜刺激征出现最早,最常见,可持续5~10天,意识清醒后仍可查出。瘫痪多发生于颈部、肩胛及上肢肌肉,下肢肌和颜面肌瘫痪者较少。瘫痪呈弛缓型,多发生于起病2~5天内。经积极治疗,一般2~3周后可逐渐恢复。颈肌瘫痪出现的头无力、头部下垂和肩胛肌瘫痪出现的手臂呈摇摆无依状态,是森林脑炎的特异性症状;③脑脊液检查呈典型病毒性中枢神经感染性改变;血凝抑制抗体效价和补体结合抗体效价增加4倍或以上,单份血清抗体1:320以上均具有重要诊断价值。

四、诊断

依据确切的职业接触史、发病季节、疫区流行病学资料,结合临床表现,综合分析,排除乙型脑炎、脑膜炎、恶性疟疾等其他类似疾病,方可诊断。确诊则有赖于病原学及血清学实验结果。分级诊断依据《职业性森林脑炎诊断标准》(GBZ 88—2002)进行。

五、防治原则

1. 治疗本病目前尚无特效疗法,抗病毒药物的研究虽经努力,仍未达到临床应用水平。因此,对症治疗和支持疗法仍是治疗本病的主要措施。

(1)重度病人:其处理与乙型脑炎相同。要注意加强营养、维持水电解质平衡,吸氧,预防脑水肿等并发症。国外采用核酸酶制剂,如核糖核酸酶、脱氧核糖核酸酶等,选择性破坏病毒的核酸合成,有助于缩短病程。

(2)免疫血清疗法:早期肌内注射适量恢复期病人的血清,直至体温降至38℃以下。高效价丙种免疫球蛋白亦有较好疗效。必要时可配伍干扰素等使用。

(3)有瘫痪等后遗症者:可采用针刺、按摩、理疗、体疗等措施,促进神经肌肉功能康复。

2. 预防加强卫生宣传,做好环境防护和个体防护。进入疫区的工作人员,可采取下列预防措施。

(1)疫苗接种:预防此病,可给去森林疫区的人接种森林脑炎灭活疫苗。疫苗接种可有效预防森林脑炎,但接种后1.5~2个月方能产生抗体,故进入林区者预防接种应在入林区前3月完成;疫苗有效期约为一年,林区工作者每年均需重复注射疫苗。

（2）工作场所周围环境防护：清除路边杂草，减少来往人、兽受蜱侵袭的机会；加强防鼠、灭鼠、灭蜱工作。

（3）个体防护：应穿着防护衣袜，将袖口、领口、裤脚等处扎紧，防止蜱叮刺。也可在皮肤涂擦邻苯二甲酸酯，以防被蜱叮咬。因为蜱攀附宿主后，先到处爬行 2 小时才叮刺，缓慢吸血，因此野外活动时，可每 2 小时互相检查一次，尤其注意颈、腋、腰、阴部，发现后立即杀灭。如果发现蜱已刺入皮肤，不可猛拉，以免蜱的刺器断于皮肤内。可用烟头烫蜱的尾部使之退出，也可用油类或乙醚滴于蜱体致死，然后轻轻摇动，缓缓拔出。

（胡建安　毕勇毅　汤乃军　朱启星）

【思考题】

1. 简述职业性炭疽病的病原、传染源、传播途径、易感人群以及临床确诊病例类型。
2. 布鲁氏菌病的主要接触人群、传播途径、传染源及防治原则是什么？
3. 简要回答森林脑炎的病因、临床表现以及防治原则。

第八章

其他职业病

第一节 概述

2011 年 12 月 31 日第十一届全国人民代表大会常务委员会第二十四次会议审议通过了《关于修改〈中华人民共和国职业病防治法〉的决定》,其中规定"职业病的分类和目录由国务院卫生行政部门会同国务院安全生产监督管理部门、劳动保障行政部门制定、调整并发布"。根据《职业病分类和目录》调整的原则和职业病的遴选原则,2013 年 12 月 23 日公布修订后的《职业病分类和目录》由原来的 115 种职业病调整为 132 种(含 4 项开放性条款)。其中新增 18 种,对 2 项开放性条款进行了整合,对 16 种职业病的名称进行了调整。2002 年 4 月 18 日原卫生部和原劳动保障部联合印发的《职业病目录》予以废止。

调整后仍然将职业病分为 10 类,其中 3 类的分类名称做了调整。一是将原"尘肺"与"其他职业病"中的呼吸系统疾病合并为"职业性尘肺病及其他呼吸系统疾病";二是将原"职业中毒"修改为"职业性化学中毒";三是将"生物因素所致职业病"修改为"职业性传染病"。此外,还对职业性皮肤病、耳鼻喉口腔疾病、职业性传染病等做了相应调整。

除以上章节所述职业病外,还包括:

1. 职业性皮肤病 根据《职业性皮肤病诊断标准总则》(GBZ 18—2013)可以诊断的职业性皮肤病,如接触性皮炎、光接触性皮炎、电光性皮炎、黑变病、痤疮、溃疡、化学性皮肤灼伤等,调整后的职业病目录增加"白斑"。

2. 职业性眼病 化学性眼部灼伤、电光性眼炎、职业性白内障(含放射性白内障、三硝基甲苯白内障)。

3. 职业性耳鼻喉口腔疾病 噪声聋、铬鼻病、牙酸蚀病,调整后的职业病目录增加"爆震聋"。

4. 其他职业病 金属烟热、职业性哮喘、职业性变态反应性肺泡炎、棉尘病、煤矿井下工人滑囊炎。

第二节 职业性皮肤病

职业性皮肤病是指劳动中以化学、物理、生物等职业性有害因素为主要原因引起的皮肤及其附属器的疾病。皮肤是人体同外界环境接触的第一道防线,也是生产性有害因素首先接触的器官。职业性皮肤病的发病原因比较复杂,常常是多种因素综合作用的结果。但就某一病例而言,通常是一种职业因素起主要作用。

职业性皮肤病常见的临床类型如下。

1. 职业性皮炎

(1)接触性皮炎:直接或间接接触刺激物和(或)变应原引起的刺激性和(或)变应性接触性皮炎。

(2)光接触性皮炎:接触光敏物并受到日光或人工紫外线光源照射引起的光毒性或光变应性接触性皮炎。

(3)电光性皮炎:接触人工紫外线光源(电焊等)引起的急性皮炎。

(4)放射性皮炎:电离辐射引起的急、慢性皮炎和皮肤黏膜溃疡。

(5)药疹样皮炎:接触三氯乙烯等化学物后引起的皮肤、黏膜炎性反应,严重时伴发热和内脏病变。

2. 职业性皮肤色素变化

(1)职业性黑变病:长期接触煤焦油及矿物油,橡胶成品及其添加剂,某些颜(染)料及其中间体等引起的慢性皮肤色素沉着。

(2)职业性白斑:长期接触苯基酚或烷基酚类化合物引起的皮肤色素脱失斑。

3. 职业性痤疮　接触煤焦油、页岩油、天然石油及其高沸点分馏产品与沥青等引起的油痤疮;接触某些卤代芳烃、多氯酚及聚氯乙烯热解物等引起的氯痤疮。

4. 职业性皮肤溃疡　接触六价铬、可溶性铍盐等化合物引起的"鸟眼型溃疡"。

5. 职业性感染性皮肤病　接触某些细菌、病毒等微生物引起的皮肤炭疽、类丹毒、挤奶员结节等职业性皮肤损害。

6. 职业性疣赘　长期接触沥青、煤焦油、页岩油及高沸点馏分矿物油等在接触部位引起的扁平疣样、寻常疣样及乳头瘤样皮损,以及接触石棉引起的石棉疣。

7. 职业性角化过度、破裂　接触有机溶剂和碱性物质以及机械性摩擦等引起的皮肤粗糙、增厚与裂隙。

8. 职业性痒疹　由螨、尾蚴等生物性因素引起的丘疹性荨麻疹样损害。

9. 职业性浸渍、糜烂　长期浸水作业引起的皮肤乳白色肿胀、起皱与糜烂。

10. 职业性毛发改变　矿物油、沥青等引起的毳毛折断或增生等毛发异常。

11. 职业性指甲改变　长期接触碱类物质、矿物油及物理因素等引起的平甲、匙甲、甲剥离等甲损害。

12. 其他　与职业接触有明确因果关系的其他职业性皮肤病,如接触玻璃纤维、铜屑以及多种化学物的粉尘或气体引起的皮肤瘙痒症;接触乳胶手套、氯丙嗪、林丹、生漆等引起的接触性荨麻疹;接触煤焦沥青、煤焦油、页岩油、无机砷和电离辐射等引起的鳞状细胞癌、基底细胞癌等皮肤肿瘤。

一、职业性皮炎

(一)职业性接触性皮炎

职业性接触性皮炎(occupational contact dermatitis)是指在劳动或作业环境中直接或间接接触具

有刺激和(或)致敏作用的职业性有害因素引起的急、慢性皮肤炎症性改变。根据发病机制的不同通常将其分为刺激性接触性皮炎(irritant contact dermatitis,ICD)和变应性接触性皮炎(allergic contact dermatitis,ACD),诊断时应尽量分开,以便于劳动能力鉴定,但某些致病物既具刺激作用,又具致敏作用,当临床上难以分型或两种作用同时存在时,可诊断为职业性接触性皮炎,并按职业性变应性接触性皮炎处理。

国外统计资料显示职业性接触性皮炎占职业性皮肤病90%~95%。不同职业中接触性皮炎的发生率不同,即使同一种职业在不同国家或地区由于工作条件、工艺及接触机会的不同也会有所不同。

1. 刺激性接触性皮炎(ICD)　是一种不产生特异性抗体的皮肤炎症。急性反应多在接触后很快发生,慢性反应则是微小损伤慢性反复积累的结果。去除接触物后,炎症反应不能马上消退。

(1)接触机会及发病机制:主要职业性刺激原有水、肥皂、洗涤剂、碱、酸、金属工作液、有机溶剂、石油产品、氧化剂、还原剂、动物产品、某些植物、粉尘及物理因素等。刺激物的刺激性与其化学性质、浓度有关。ICD是一种多因素所致疾病,以前人们认为该病是一种皮肤非免疫性炎性反应,然而近年来越来越多的证据证实免疫机制也可能参与了ICD的发生。

(2)临床表现:急性皮炎呈红斑、水肿、丘疹,或在水肿性红斑基础上密布丘疹、水疱或大疱,疱破后呈现糜烂、渗液、结痂等症状。自觉灼痛或瘙痒。慢性改变者,呈现不同程度浸润、增厚、脱屑或皲裂。

(3)诊断:据职业性接触性皮炎诊断标准(GBZ 20-2002)进行诊断。根据明确的职业接触史,发病部位,临床表现及动态观察;参考作业环境调查,同工种发病情况;需要时结合皮肤斑贴试验进行综合分析,排除非职业性因素引起的接触性皮炎,方可诊断。

皮肤斑贴试验:临床上由于相当一部分病人不能提供可疑致敏原,导致病程迁延,反复发作。斑贴试验是诊断接触性皮炎的安全、可靠和简单易行的方法。该方法只适用于寻找由接触过敏引起的变应性接触性皮炎的变应原,不适用于刺激性接触性皮炎。

1)试验材料和斑试反应原浓度:①试验材料:采用商品化的闭合性能良好的低敏斑试胶带;②斑试变应原浓度:应采用对皮肤既无刺激又可诱发变态反应的浓度。某些常见的工业化学物斑试浓度参见GBZ 18—2013。未列入的需要做斑试的变应原浓度,可参考有关资料酌定;无从参考者,可做动物试验确定其最低的刺激浓度,再用低于该浓度的变应原做皮肤试验,并需用健康人作为对照。

2)操作步骤:①将斑试胶带隔离纸剥除,药室朝上置于试验台上;②试验物如为固体或半固体可直接加入药室内,加入量略超过药室容积的一半(约0.02g);液体被试物可将滤纸浸湿(约0.02ml)放入药室内;③立即将置有变应原的斑试胶带从下部开始纵向贴于脊柱两侧的正常皮肤上,同时逐个轻压药室以驱除空气,并使试验物均匀分布;④试验部位做好标记,以便观察。

3)观察与判定:

①观察时间:贴足48小时移去斑试胶带,用湿的软纸或棉签清除残留的斑试物,间隔30分钟作首次观察,并于72小时、96小时分别作第2次与第3次观察。必要时可于第7天继续观察,注意有无迟发反应。

②反应程度判定：

IR　刺激反应

NT　未试验

－　　阴性反应：受试局部皮肤无反应。

±　　可疑反应：受试局部皮肤呈轻度红斑。

＋　　弱阳性反应：受试局部皮肤呈红斑、浸润，可有少量丘疹。

＋＋　强阳性反应：受试局部皮肤呈红斑、浸润、丘疹、水疱。

＋＋＋　极强阳性反应：受试局部皮肤出现大疱。

③结果解释：a. 斑贴试验结果应经连续多次动态观察、综合分析来进行判断。b.“＋”及“＋”以上的反应，在 72 小时或以后的观察中持续存在，甚至加剧者，提示为阳性变态反应。c. 在斑贴试验结果的判断中，需注意假阳性反应和假阴性反应的鉴别。

（4）预防及治疗

1）预防：①用无刺激物或弱刺激物代替强刺激物；②对于无法代替的刺激物，操作过程中尽量采取自动化操作；③对于必须人工操作的刺激物，工作人员在工作过程中必须采取相应的防护措施，如戴防护手套、穿防护服等，此外还需对易感人群采取特殊的保护措施，局部使用肾上腺皮质激素治疗 ICD。

2）治疗原则：及时清除皮肤上存留的致病物；暂时避免接触致病物及其他促使病情加剧因素；按一般接触性皮炎的治疗原则对症治疗；急性皮炎在治疗期间，可酌情短期休息，或暂时调换工种。

职业性刺激性接触性皮炎，治愈后可恢复工作。改善劳动条件，加强个人防护，搞好个人和环境卫生可防止皮炎再发。

2. 变应性接触性皮炎（ACD）　由接触变应原致敏引起，仅少数人经过一段时间接触后致敏才发生。初次致敏往往需要接触几天以上才发生反应，而致敏后如再接触敏感变应原则多在 24～48 小时左右反应。去除接触致敏原后炎症反应不能马上消退。

（1）接触机会及发病机制：常见高过敏风险的职业为从事黏合剂、树脂、塑料工作的职业、建筑业、餐饮业、农业、玻璃工业、园艺业、漆业、药剂及化学工业、橡胶工业、纺织印染及木材加工业。本病为典型的迟发型Ⅳ型变态反应。主要变应原有杀虫剂、铬、镍、染料、环氧树脂、香精、药物、植物、橡胶促进剂等。随着生活水平不断提高，人们对美容美发用品的需求量日益增加，化妆品中的香脂、染料以及染发、烫发剂等均为常见的致敏原，同时，劣质美容美发用品也增加了本病的发生率和复发率。

（2）临床表现

1）急性变应性接触性皮炎：起病相对较急，在接触局部发生境界清楚的红斑、丘疹、丘疱疹，严重时红肿明显，甚者出现大疱，并破溃糜烂。皮炎发生部位与接触物一致，边界清楚。当皮炎发生在组织疏松部位，则肿胀更明显，而无鲜明的边缘。患部常有灼热或灼痛感，抓后可将致敏物带到其他部位，严重者可有全身症状。急性期经积极治疗，1～2 周内可痊愈。如处理不当或反复接触可使病程迁延转为亚急性或慢性皮炎。

2)亚急性和慢性变应性接触性皮炎:由于接触物的浓度低、刺激性小,皮损开始可呈亚急性表现,为轻度红斑、丘疹、边界不清,或由于长期反复接触后发病,局部呈慢性湿疹样变,皮损轻度肥厚或苔藓样变。

(3)诊断:根据职业性接触性皮炎诊断标准(GBZ 20—2002)进行诊断。皮损表现与刺激性接触性皮炎相似,但大疱少见,常呈湿疹样表现,自觉瘙痒。

斑贴试验是确定化学性致敏原一个较为简便、可靠的方法,不仅有助于治疗及指导病人避免接触致敏原,还有助于确定职业性皮炎的致病原因,具体见刺激性接触性皮炎的诊断。

(4)预防及治疗

1)预防原则:改善劳动条件,保持清洁的生产环境,减少作业场所变应原对皮肤的刺激。严格就业前体检,须详细询问工人的过敏史,若为强致敏物质作业,由于个体差异较大,应在就业前即对工人进行斑贴试验,阳性者,应视为有职业禁忌证。

2)治疗原则:及时清除皮肤上存留的致病物;按一般接触性皮炎的治疗原则对症治疗;暂时避免接触致病物及其他促使病情加剧因素;急性皮炎在治疗期间,可酌情短期休息,或暂时调换工种。

职业性变应性接触性皮炎,反复发病、长期不见好转、影响工作者,可调换工种,脱离有致敏物的环境。

（二）职业性光接触性皮炎

职业性光接触性皮炎(occupational photosensitive dermatitis)可以分为两大类,即光变态反应和光毒反应,光毒反应属于非免疫反应,而光变态反应属于免疫反应,发生于少数过敏体质的人。有时某些化学物质既可以引起光变态反应,又可以引起光毒性反应。

1. 接触机会及发病机制   职业性光接触性皮炎致敏物主要有煤焦油,沥青及沥青中所含的蒽、菲和吖啶,氯丙嗪及其中间体,化妆品香料如柠檬油、檀香油等;植物衍生物如呋喃香豆素等;药品如氯丙嗪和胺碘酮等。光毒反应是由于皮肤中光敏物或色基被光照射后由于光动力学作用而发生能量传递,产生光化学反应;光变态反应是指特定的光敏物与载体分子反应而形成全光敏物质,或激发的色基利用光化学能共价结合载体分子而形成光变应原。

2. 临床表现

(1)职业性光毒性接触性皮炎:主要发生于夏季。皮损局限于面部、颈部、手指、手背、手腕、前臂等暴露部位,有明显的光照界限。一般在接触光敏物及光照后数分钟到数小时内发病。呈急性炎症表现,轻者出现红斑、水肿伴有烧灼感,重者在红斑的基础上出现水疱,常伴有眼结膜炎及头痛、头晕、乏力、口渴、恶心等全身症状。急性皮炎消退后,如在原来条件下恢复工作,皮损可复发,但红斑、水肿较前为轻,而局部皮肤色素沉着则日益加深。皮炎消退后留有色素沉着是光毒性皮炎的特点之一。经过反复发病后,除色素沉着外,还可见皮肤干燥、粗糙,有轻度苔藓化等慢性皮炎征象。

(2)职业性光变应性接触性皮炎:皮损初发于暴露部位,边缘不清,常迅速向周围扩散可延及遮盖部位皮肤乃至全身。皮疹多呈湿疹样改变,即在红肿基础上出现针头大小的密集丘疹、水疱,重者可伴有少量渗出,自觉瘙痒,亦可伴灼痛。如不停止接触可反复发病长期不愈,本病一般不伴有全身症状。愈后色素沉着不明显,或不留色素沉着,再接触可再发。少数病人可越发越轻。但也有个别病人持续发病而演变成"持续光敏反应者",虽然脱离接触,皮损仍迁延不愈。

3. 诊断　根据《职业性光接触性皮炎诊断标准》(GBZ 21—2006)进行诊断。

4. 预防及治疗

(1)预防:预防的关键是隔离或减少致病因素的接触,采取综合性的预防措施。

1)改善劳动条件:操作过程自动化、机械化,加强设备的管理、清洁和维修。

2)加强个人防护:工人从事工作时应着全套防护服,对于外露的皮肤、脸部和颈部应涂抹防护膏。工作完毕应用温水淋浴。

(2)治疗原则

1)及时清除皮肤上存留的致病物。

2)暂时避免接触光敏性物质及日光照射。

3)根据病情按急性皮炎治疗原则对症治疗。

(3)其他处理

1)严重的光毒性皮炎,在治疗期间可根据病情需要给予适当休息。治愈后,改善劳动条件和加强个人防护或避免在日光下操作,可从事原工作。

2)严重的光变应性皮炎,反复发作者,除给予必要的休息、治疗外,可考虑调换工种,避免接触光敏物质。

（三）职业性电光性皮炎

职业性电光性皮炎(occupational electroflash dermatitis),当电焊工及其他操作人工紫外线光源的工作人员无适当防护措施时可发生此病。

1. 接触机会及发病机制　焊接产生的电弧光主要包括紫外线、可见光和红外线。紫外线被皮肤的色基吸收后,导致表皮和真皮细胞的广泛损伤,并引发了以组织修复为目的的炎症反应,皮肤组织学变化主要有表皮海绵样变性,有时会有真皮的血管肿胀、水肿和中性粒细胞、单核细胞的浸润症状。

2. 临床表现　红斑、疼痛和灼热,严重者可出现肿胀和局部皮肤功能的丧失。在紫外线持续辐射局部皮肤后,会引发黝黑作用。

3. 诊断　根据《职业性电光性皮炎诊断标准》(GBZ 19—2002)进行诊断。

4. 预防及治疗

(1)预防

1)提高焊接技术,改进焊接工艺和材料:使焊接操作实现机械化、自动化、合理设计焊接容器的结构。

2)加强个人防护措施:作业人员必须使用相应的防护眼镜、面罩、口罩、手套,穿防护服,绝缘鞋。

3)强化宣传教育和现场跟踪监测:提高自我防范意识,进行安全卫生教育,降低职业病的发病率。

(2)治疗原则:按一般急性皮炎的治疗原则,根据病情对症治疗。

（3）其他处理

1）轻者暂时避免接触数天,适当安排其他工作;重者酌情给予适当休息。

2）治愈后,在加强防护条件下可以从事原工作。

（四）三氯乙烯致职业性药疹样皮炎

职业性药疹样皮炎(occupational medicamentosa-like dermatitis)是指接触三氯乙烯、硫酸二甲酯、丙烯腈、甲胺磷或乐果等化学物引起的重症多形红斑、大疱性表皮坏死松解症或剥脱性皮炎等型皮损,常累及黏膜,伴有发热,严重时发生肝、肾或其他脏器损害。临床上类似于某些药物通过各种途径进入人体后引起的药物性皮炎。本病虽发病率不高,但病情常较严重。

1. 接触机会及发病机制　三氯乙烯(trichloroethylene,TCE)是一种常见的工业材料,可用作去脂剂、干洗剂、溶剂等。近年来不少电子元件厂、电镀厂利用三氯乙烯良好的脱脂去污性能,将其用于金属表面的清洁,电路板的清洗。由于防护不当,三氯乙烯药疹样皮炎(trichloroethylene-induced medicamentosa like dermatitis)时有发生。该病发生有一定潜伏期,首次接触不发病,低浓度时也可发病,接触人群发病率低,病变不局限在接触部位,抗过敏药物特别是糖皮质激素治疗有效,因此目前普遍认为该病是一种以Ⅳ型变态反应为主,补体和体液免疫等共同参与的免疫性疾病。与该病免疫相关基因的研究表明,位于 HLA-D(人淋巴细胞 D 抗原)区的 *HLA-DM* 基因在病例组与对照组之间存在差异;还有研究认为慢代谢 *NAT2* 基因型是影响三氯乙烯工人药疹样皮炎易感性差异的遗传学因素之一。

2. 临床表现　三氯乙烯药疹样皮炎多伴有发热、浅表淋巴结肿大,严重者出现肝脏损害,部分有肾脏损害、心脏损害,死亡率高。根据病人皮损特点及黏膜损害情况,可将皮炎分为 4 种类型。

（1）剥脱性皮炎型:一般起病急,可伴发热、瘙痒,皮疹最早多始于颜面或前臂,为对称性、散在性红色斑丘疹,可于一到数天内发展到全身。皮疹处可肿胀,部分可融合呈片状红斑。严重病例当皮疹达到高潮时,全身为鲜红色水肿性红斑。约 1~2 周皮疹转暗,脱屑增多,鳞屑大小不等。掌跖处由于皮肤较厚,脱屑呈戴破手套、穿破袜子样改变;皮肤干燥绷紧,颈、口角、关节和前胸等处皮肤常发生皲裂、渗出和继发感染。皮疹和表皮脱落可反复多次,逐次减轻,最后呈糠麸样,病情渐恢复正常,可遗留色素沉着。严重者头发、指(趾)甲亦可脱落。

（2）多形红斑型:一般起病急,可伴发热、瘙痒。其皮疹表现为多形性,多为红斑、水疱或出血性皮疹等,常两种以上皮疹同时存在。典型皮疹呈暗红或紫红色,周围有红晕,中央的表皮下可有淡黄色浆液而呈疱样,尼氏征阴性。一般很少累及口腔、生殖器等处黏膜。

（3）重症多形红斑型(stevens-johnson syndrome):发病急、高热、皮疹形态类似多形红斑型,但伴有口、眼、鼻、生殖器等两处以上的黏膜损害。

（4）大疱性表皮坏死松解症型:发病急,高热,皮疹常为全身对称泛发,1~4 天遍布全身;开始为鲜红或紫红色斑片,很快融合成棕色大片,黏膜亦不例外;皮疹上很快出现巨形松弛性大疱,可发展成广泛的表皮松解,尼氏征阳性,眼、鼻、口腔黏膜亦可剥脱;内脏可同时严重受累。

3. 诊断　根据《职业性皮肤病的诊断总则》(GBZ 18—2013)和《职业性三氯乙烯药疹样皮炎诊断标准》(GBZ 185—2006)进行诊断。

4. 预防及治疗

（1）预防

1）严格岗前体检：在上岗前体检中，对那些具有严重过敏性疾病既往史或遗传性免疫性疾病家族史，或有皮肤病、肝病者应严禁从事接触三氯乙烯作业。

2）加强新工人医学观察：新接触三氯乙烯的工人在接触三氯乙烯前4个月内，要严密进行医学观察，如有不明原因发热或皮肤异常者，应及时脱离三氯乙烯接触并及时就诊。

3）推广隔离技术：优化工艺设计，把接触三氯乙烯的工种单独隔离，能减少大量被动接触者，从而减少企业工人发病风险；加强生产环境的有效通风，降低毒物浓度，改善生产条件。

4）改革生产工艺：鼓励企业使用三氯乙烯的代用品，如用二氯甲烷代替三氯乙烯。

5）加强工人健康教育。

（2）治疗原则：合理使用糖皮质激素是治疗成功的关键，应遵循"及早、足量及规则减量"的原则。首次剂量应根据病人皮疹及肝功能情况进行综合考虑，一般不需冲击量。密切观察病人体温、皮疹、浅表淋巴结、外周血嗜酸性粒细胞及肝功能的动态变化，谨慎调整激素计量。整体护理是治疗过程中重要工作，应加强皮肤及黏膜护理，密切注意肝、肾等主要脏器功能的维护，积极防治感染，及时处理各种并发症。

二、职业性黑变病

职业性黑变病（occupational melanosis）是指劳动或作业环境中存在的职业性有害因素引起的慢性皮肤色素沉着性疾病。

（一）接触机会及发病机制

主要是煤焦油、石油及其分馏产品，橡胶添加剂，某些颜料、染料及其中间体等。在我国，应用最广泛的是焦油和石油沥青，沥青的成分复杂，其含有的挥发物是致病的主要因素。发生机制可能是由于致病物对皮肤的长期接触，增加酪氨酸酶的活性，加速黑色素代谢过程，使黑色素增加。

（二）临床表现

色素沉着出现前或初期，常有不同程度的阵发性红斑或瘙痒，待色素沉着出现较明显时，这些症状即减轻或消失，病变易发生在暴露部位（面部、前臂、颈部及四肢），发病前轻度瘙痒，皮肤水肿性红斑，反复发作后可发生弥漫性或网状色素斑，呈淡褐色至深褐色，同时伴有毛细胞血管扩张，痤疮样损害，黑色苔藓样毛囊性小丘疹，轻度皮肤萎缩。在色素沉着部位表面往往有污秽的外观，矿物油引起的皮肤黑变病，前臂多伴有毛孔角化现象，脱离接触后色素沉着消退较慢。恢复接触仍可复发。本病多见于中年人，发病时常伴有头痛、头晕、疲乏无力、食欲缺乏等全身症状。

（三）诊断标准

根据《职业性黑变病诊断标准》（GBZ 22—2002）进行诊断。

根据职业接触史，在接触期间内发病，特殊的临床表现，病程，动态观察；参考作业环境调查等，综合分析，除非职业性黑变病外，排除其他色素沉着性皮肤病和继发性色素沉着症，方可诊断。

（四）预防及治疗

1. 预防

（1）改善劳动条件：尽量减少沥青、煤焦油类产品的接触机会，安装通风、吸尘设备，降低车间中烟尘、粉尘浓度。

（2）加强个人防护：穿戴工作服、工作帽、口罩及手套，在暴露部位的皮肤上涂擦防护剂。

（3）紫外线可刺激皮肤中的黑色素，应尽量减少日光照射。

（4）维生素 C 有抑制黑色素细胞生成的作用，因此，应多食用富含维生素 C 的水果和蔬菜。

2. 治疗原则　避免继续接触致病物，对症治疗。

3. 其他处理

（1）职业性黑变病一般不影响劳动能力。

（2）职业性黑变病停止接触后一般消退较慢，恢复接触仍可复发，故确诊后应调换工种，避免继续接触致病物，必要时可调离发病环境。

三、职业性痤疮

职业性痤疮（occupational acne）是指在生产劳动中接触矿物油类或某些卤代烃类所引起的皮肤毛囊、皮脂腺系统的慢性炎症损害。根据不同的致病因素，本病可分为两大类：因接触石油、煤焦油及其分馏产品等引起的痤疮称为油痤疮；因接触卤代烃类化合物引起的痤疮称为氯痤疮。就目前而言，二噁英和二苯并呋喃是引起氯痤疮的主要化合物。职业性痤疮是常见的职业性皮肤病之一，其发病率仅次于职业性皮炎。

职业性痤疮是一种慢性皮肤损害。发病的潜伏期取决于接触致病物的性质、剂量、作用时间及个体素质差异等综合因素。根据临床症状可分为：丘疹型、脓疱型、囊肿型、结节型、萎缩型、聚合型等六型。

（一）接触机会及发病机制

在生产中接触到的致痤疮物质主要有两大类：一类是石油和煤焦油分馏产品，前者包括原油、各种柴油、润滑油，以及切削油、乳化油、变压油等；后者包括煤焦油、焦油沥青及杂酚油等。另一类是卤代烃类化合物，包括多氯苯、多氯（溴）萘、多氯（溴）联苯、多氯氧芴、二噁英类化合物、多氯酚、四氯氧化偶氮苯、聚氯乙烯热解物等。此外，演员因使用油彩化妆引起的化妆品痤疮，药厂工人因生产某些激素引起的药源性痤疮亦属于职业性痤疮范围。

油痤疮（oil acne）的发生有四方面的因素：①矿物油对毛囊皮脂腺结构的化学性刺激，引起毛囊上皮细胞增殖与角化过度，使皮脂排出发生障碍。油类的刺激性与化学结构中碳链的长短有关，碳链越长，沸点越高，其刺激性越大；②机械性的阻塞作用，如被尘埃、金属屑污染的油质将毛孔堵塞，亦可形成黑头粉刺；③毛囊炎、疖肿可能与继发性细菌感染有关；④油痤疮较多发生于青年工人，一方面可能与其皮脂腺的生理功能有关，另一方面可能是新工人在预防上缺乏经验，因此容易患病。

氯痤疮（chloracne）的发病机制与皮脂腺的鳞状上皮增生以及毛囊外根鞘部位的增粗有关，致病物质通过作用于未分化的皮脂腺细胞,使其转化为角质形成细胞,导致细胞增殖角化,产生黑头及囊肿。皮肤接触、摄入或吸入某些卤代芳香族化合物均能导致氯痤疮,二噁英类化合物是目前已知最强的致氯痤疮物质。已知所有导致氯痤疮的化学物质都可通过完好的皮肤,此类物质因皮肤接触而造成的全身中毒往往都伴有严重的氯痤疮。

（二）临床表现

职业性痤疮易发生于脂溢性体质的人,任何年龄、任何接触部位均可发病,一般来讲其潜伏期大致为 1~4 个月,脱离接触皮损可好转及痊愈,恢复接触可复发。

1. 油痤疮　一般称为油疹,即因在生产劳动中接触煤焦油、页岩油、天然石油及其高沸点的分馏产品、沥青等引起的皮肤毛囊、皮脂腺系统的慢性炎症损害。易发生于脂溢性体质的人。皮损好发于易受油脂污染及被油类浸渍衣服的摩擦部位,如指背、手背、前臂伸侧、颜面的两颧颊部、眼睑、耳廓、前胸、后背及腰、腹、臀、股等部位,不限于寻常痤疮的好发部位。一般于接触数月后逐渐发生。皮损一般无自觉症状或有轻微瘙痒及刺痛感。

损害有两类:一类是黑头粉刺,皮疹初起时表现为皮肤干燥,毛孔显著扩张,中央嵌一小黑点,毳毛沿毛囊口折断,有的类似毛孔苔藓或角化痤疮样损害,高出皮面,抚之有刺感。损害常密集成群而不融合,进一步发展则毛囊口被角化性黑色脂质栓塞形成较大的黑头粉刺,挤出黑头脂质栓塞物后常留有特殊形态的"压模样"凹陷性瘢痕;另一类为丘疹性损害及毛囊炎,前者表现粟粒到绿豆大小暗红色丘疹,中等硬度,不化脓;后者有明显的炎症现象,基底潮红、浸润明显,可发展为脓疱及囊肿,分布散在或密集,常反复发生,愈后遗留瘢痕。

2. 氯痤疮　因接触某些卤代芳烃、多氯酚及聚氯乙烯热解物等卤代烃类化合物引起。常在接触部位发生成片的毛囊性皮肤损害。皮损以黑头粉刺为主,初起时常在眼外下方及两侧颞部出现密集的针尖大的小黑点,随后发展到耳郭周围、腹部、臀部、臂部及阴囊等处,并出现较大的黑头粉刺,常伴有明显的毛囊口角化,间有粟丘疹样皮损。炎性丘疹较少见。耳郭周围及阴囊等处常有草黄色囊肿,有人认为这种草黄色囊肿是氯痤疮的特征性体征之一。

（三）诊断

根据《职业性痤疮诊断标准》(GBZ 55—2002)进行诊断。发病前有明确的较长时间的接触致病物质的职业接触史,特有的临床表现及发病部位,同工种多数人发病,脱离接触致病物质一定时间后病情可好转或痊愈,再接触又复发,参考工龄、发病年龄、作业环境调查及流行病学调查资料,结合对病情动态观察,进行综合分析。

本病主要与寻常痤疮相区别,要点见表 8-1。

（四）预防及治疗

从事接触石油、焦油类化学物及卤代芳烃化合物的工人,就业前应作皮肤科检查,凡是有明显皮脂溢出或患有明显的脂溢性皮炎、寻常性痤疮、疖等皮肤病的工人,不宜从事接触焦油、沥青、高沸点馏分的矿物油、多氯苯、多氯萘、多氯酚及某些溴代芳烃化合物的工作。

对从事上述化合物生产的操作工人,应建立定期体检制度,特别注意有无痤疮样皮疹发生,并应鉴别是否与职业有关。

表 8-1 氯痤疮与寻常痤疮、油痤疮的区别

	寻常痤疮	油痤疮	氯痤疮
外源性致病物	无	焦油、沥青、高沸点矿物油	卤代芳烃,多氯酚,聚氯乙烯热解物
发病年龄	15~25 岁 30 岁以上少见	任何年龄	任何年龄
发病部位	面部,胸上部,背肩部	接触部位,特别是被油浸渍衣服摩擦部位,常见于面部、四肢、腹部、阴囊	接触部位,多见于眼外下方及颧部、耳周围、胸、背、臀及外生殖器
临床表现	粉刺、炎性丘疹、毛囊炎、结节囊肿,黑头粉刺少见	毛孔扩大、毛囊口角化、毳毛折断、黑头粉刺、炎性丘疹、囊肿	黑头粉刺、毛囊口角化、粟丘疹、草黄色囊肿,炎性丘疹少见
病情变化	皮损随年龄而变化,与接触致病物无明显关系	与年龄无关,脱离接触皮损可好转及痊愈,恢复接触可复发	与年龄无关,脱离接触皮损可好转及痊愈,恢复接触可复发

改善生产环境与劳动条件,加强通风,尽量使生产过程密闭化、管道化,以减少有害气体及粉尘向外逸散。

长期接触矿物油类的工作人员应加强个人防护,穿戴不透油的工作服,暴露部位涂抹皮肤防护剂,工作服保持清洁,工作后及时洗浴,避免致病物经常刺激皮肤。

本病一般不影响劳动能力,皮损较轻者,在加强防护的情况下可继续从事原工作。对严重病人,如合并多发性毛囊炎、多发性囊肿及聚合型痤疮,治疗无效者,可考虑调换工作,避免继续接触致病物。

参照寻常痤疮的治疗原则,对症处理。注意及时清除皮肤上存留的致病物。囊肿较大者可考虑手术切除。调整胃肠功能和服用维生素 B₆ 等。常用的外用药有硫磺、间苯二酚(雷锁辛)、维 A 酸(维甲酸)等。

矿物油类引起的油痤疮,可涂 2% 的合霉素酒精或复方硫磺洗剂,炎症明显者可按比例加入10% 鱼石脂,或用硫新霜。氯化物引起的氯痤疮,可先用碳酸氢钠水溶液洗涤后,再涂用 3% 碳酸氢钠软膏或用上述外用药。病情重,伴有发热等全身症状者,可给予抗生素或其他消炎药,或服中药五味消毒饮,以及其他对症处理。曲安奈德注射液局部注射囊肿,囊肿较大者可考虑进行手术切除。

职业性痤疮在脱离接触致病物后病情可以减轻甚至痊愈。

四、职业性皮肤溃疡

许多化学物质能引起皮肤溃疡,我国法定的职业性皮肤溃疡(occupational ulcers)是指生产劳动中皮肤直接接触某些铬、砷、铍等化合物(如六价铬、可溶性铍盐等)所致的形态较特异、病程较长的慢性皮肤溃疡。职业性皮肤溃疡俗称"鸟眼状"溃疡,即典型的溃疡呈鸟眼状。最常见的致病物有铬酐、铬酸、铬酸盐、重铬酸盐等六价化合物,其次是氟化铍、氯化铍、硫酸铍等可溶性铍化合物。另外镍、镉等可引起特殊的溃疡。

(一)接触机会及发病机制

铬被广泛应用于纺织、制革、摄影以及电镀等行业。铬能以二、三、六价化合物的形式存在,二价

铬极不稳定,极易被氧化为高价铬,工业上主要用其三价或六价化合物,常见的六价铬化合物有铬酸(三氧化铬)、铬酸钠、铬酸钾、重铬酸钠、重铬酸钾、重铬酸铵等。

职业性皮肤溃疡的致病物主要为六价铬化合物和铍化合物,此外尚有砷等化合物。这些化合物在高浓度时是剧烈的氧化剂,具有明显的局部刺激作用和腐蚀作用,并能通过皮肤吸收。现认为铬溃疡(铬疮)是因为六价铬经伤口或摩擦穿透皮肤引起腐蚀所致。三价铬化合物与金属铬均尚未见引起工业中毒或皮肤反应的报道。

铍主要用于机器制造、冶炼、航空等工业。铍溃疡的致病物主要是氟化铍、氯化铍、硫酸铍等可溶性铍化合物。它们都具有较强的刺激性,其中腐蚀性较强的氟化铍的微小颗粒还可通过完整的皮肤引起溃疡。

（二）临床表现

1. 铬及其化合物引起的溃疡　皮损多发于四肢远端,特别是指、腕、踝关节处及手指、手背或前臂等处。溃疡一般发生于皮肤破损的部位,在皮肤损伤的基础上,再受铬酸盐的溶液、粉尘沾染腐蚀而成。

皮损多为单发,有时也呈多发性。溃疡的大小、深浅随致病物的性质、接触量和接触方式的不同而异。起初多为局限性水肿性红斑或丘疹,继之则中心呈淡灰色或灰褐色坏死,并于数日内破溃,绕以红晕。溃疡早期呈漏斗状,大小不等,一般为米粒至蚕豆大小,直径约 $2 \sim 5mm$,表面常有少量分泌物,或覆以黄色或灰黑色痂,边缘清楚,压之微痛,日久则周围组织增生隆起呈苍白或暗红色堤状,坚硬,中心则向深处溃烂凹陷,外观与鸟眼相似,故称之为"鸟眼状"溃疡,也有的随皮肤的外伤而形成其他形状的溃疡。

因为铬本身对末梢神经有麻痹及杀菌作用,故溃疡初起时疼痛不明显,也不易感染。有继发感染时疼痛明显,如继续接触致病物,溃疡可侵及皮下组织,若溃疡深达骨膜时则有剧痛。这类溃疡很难治愈,病程可长达数月,愈后留有萎缩性瘢痕。

2. 铍及其化合物引起的溃疡　铍引起的皮肤溃疡与铬溃疡相似。由于皮肤表面先有小的机械性损害,再被可溶的铍盐的结晶或溶液污染所致。有些是在接触性皮炎的基础上,皮肤破损继续被铍化合物污染而发生溃疡。不溶性的铍化合物的晶体通过伤口进入皮肤组织引起周围组织反应、坏死,也可形成溃疡。

溃疡发生于四肢远端,如腕部、手指、足背、踝部等暴露部位,特别好发于关节附近。一般呈圆形,起初为表浅,随后逐渐溃烂加深,周围组织增生,隆起呈堤状,中央为凹陷的干净的溃疡面。数量不定,可单发或多发,外观呈特殊的"鸟眼状"溃疡。疼痛症状不明显,很难治愈。

（三）诊断

根据《职业性皮肤溃疡诊断标准》(GBZ 62—2002)进行诊断。诊断原则为根据明确的职业接触史、上述的特殊皮肤表现,结合作业环境劳动卫生调查资料,排除其他类似的皮肤损害,方可诊断。

本病有时需与下列疾病作鉴别诊断:

1. 臁疮（深脓疱疮）　致病菌多为乙型溶血性链球菌或者与金黄色葡萄球菌的混合感染。多发生于成年人的小腿,表现为炎性红斑或红色小结节基底上形成脓疱,破后形成深色较厚痂皮,痂下为溃疡面,愈后留有瘢痕。青霉素治疗有效。

2. 化学烧伤　有明确的刺激性、腐蚀性化学物质的直接接触史,起病急,呈现Ⅰ~Ⅲ度烧伤的临床表现,溃疡不呈"鸟眼状",皮损范围常以占体表总面积的百分比来表示。

（四）预防及治疗

加强生产设备的管理、清洁和维修,杜绝跑、冒、滴、漏现象,以防止污染作业环境。电镀槽旁应有足够控制风速的槽边抽风装置,以减少铬蒸气对皮肤、黏膜的刺激。铍生产尽可能采取湿式作业,避免高温加工,尽量减少直接接触。铬酸、铬酸盐、重铬酸盐的最高容许浓度为0.1mg/m³,建议为0.05mg/m³。

加强个人防护,根据生产条件和工作性质,配备工作服、不透水手套等防护用品。建立定期体检制度,及时处理破损皮肤。暴露部位有严重皮肤病者(如湿疹、银屑病等病人)不宜从事接触铬、铍、砷等化合物的工作。

若破损皮肤接触了致病物,应立即用肥皂水洗净,再用10%亚硫酸钠溶液清洗,清水流水彻底冲洗,清洁并保护创面,防止溃疡形成。亚硫酸钠有还原作用,能使Cr^{6+}还原为Cr^{3+},失去刺激作用。使用5%硫代硫酸钠溶液也可收到同样的效果。

铍溃疡可于清洁创面后用皮质类固醇激素类软膏和对症处理。国外有采用某些氨基亚磷酸类药物(如乙烯氨基丙烯亚磷酸二钠盐)及促排灵,对铍有良好的加速排出效果。

砷、锑、镉等引起的溃疡诊断与防治可参考职业性铬溃疡和职业性铍溃疡病。

五、化学性皮肤灼伤

化学性皮肤灼伤(chemical skin burns)急性皮炎呈红斑、水肿、丘疹,或在水肿性红斑基础上密布丘疹、水疱或大疱,疱破后呈现糜烂、渗液、结痂。自觉灼痛或瘙痒。慢性改变者,呈现不同程度浸润、增厚、脱屑或皲裂。

化学性皮肤灼伤是常温或高温的化学物直接对皮肤刺激、腐蚀作用及化学反应热引起的急性皮肤损害,可伴有眼灼伤和呼吸道损伤。某些化学物可经皮肤、黏膜吸收中毒。

（一）接触机会

化学物质有硫酸、盐酸、冰醋酸、氨气、石碱、氯磺酸、苯酸、磷、三氯化磷、对硝基氯苯、甲醇、亚磷酸、硫化碱、硝酸、二甲基氯硅烷等。

（二）临床表现

三度四分法见表8-2。

表8-2　化学性皮肤灼伤的三度四分法

深度分类	损伤深度	临床表现
Ⅰ度	表皮层	红斑,轻度红、肿、痛、热,感觉过敏,无水疱、干燥
浅Ⅱ度	真皮浅层	剧痛,感觉过敏,水疱形成,水疱壁薄,基底潮红、明显水肿
深Ⅱ度	真皮深层	可有或无水疱,撕去表皮见基底潮湿、苍白,上有出血点,水肿明显,痛觉迟钝。数日后如无感染可出现网状栓塞血管
Ⅲ度	全层皮肤,累及皮下组织或更深	皮革样,蜡白或焦黄炭化,感觉消失,干燥,痂下水肿,可出现树枝状静脉栓塞

（三）诊断

据职业性化学性皮肤灼伤诊断标准（GBZ 51—2009）进行诊断。根据皮肤接触某化学物后所产生的急性皮肤损害，如红斑、水疱、焦痂，即可诊断为该化学物灼伤。某些化学物如黄磷、酚、热的氯化钡、氰化物、丙烯腈、四氯化碳、苯胺等还可经皮肤、黏膜吸收，合并该化学物中毒。

（四）预防及治疗

1. 预防　必须穿戴工作服、眼镜、面罩、手套、安全帽等防护用品。搬动和添加清洗药剂时，要注意勿泄漏和飞溅。

2. 治疗原则

（1）迅速移离现场，脱去被化学物污染的衣服、手套、鞋袜等，并立即用大量流动清水彻底冲洗。冲洗时间一般要求 20~30 分钟。碱性物质灼伤后冲洗时间应延长。应特别注意眼及其他特殊部位如头面、手、会阴的冲洗。灼伤创面经水冲洗处理后，必要时可进行合理中和治疗。

（2）化学灼伤创面应彻底清创，剪去水疱，清除坏死组织，深度创面应立即或早期进行切（削）痂植皮或延迟植皮。

（3）化学灼伤与热烧伤的常规处理相同。

（4）同时有眼、呼吸道损伤或化学物中毒时请专科诊治。

3. 其他处理

（1）功能部位的灼伤，造成五官、运动系统或脏器严重功能障碍者，酌情安排工作或休息。

（2）非功能部位的灼伤，治愈后无后遗症，可回原岗位工作。

第三节　职业性五官疾病

2013 年 12 月 23 日，国家卫生计生委、人力资源社会保障部、安全监管总局、全国总工会 4 部门联合印发的《职业病分类和目录》中，职业性眼病包括化学性眼部灼伤、电光性眼炎、白内障（含放射性白内障、三硝基甲苯白内障）；职业性耳鼻喉口腔疾病包括噪声聋、铬鼻病、牙酸蚀病和爆震聋。

一、职业性眼病

（一）化学性眼部灼伤

在工作中眼部直接接触酸性、碱性或其他化学物的气体、液体或固体所致眼组织的腐蚀破坏性损伤，称为化学性眼部灼伤（chemical eyeburn），是常见的职业性眼损害。能引起化学性眼部灼伤的化学物有 10 余类、约 25 000 余种，主要为酸、碱类毒物，其中碱性的损害更大。化学烟雾所致者约占化学性眼灼伤的一半以上。引起眼灼伤的化学物，如表 8-3。

1. 发病机制　灼伤程度与毒物的种类、浓度、剂量、作用方式、接触时间、面积及毒物的温度、压力和所处状态有关。还取决于毒物穿透眼组织的能力。高浓度酸碱物质进入结膜囊，极易破坏眼组织。特别是碱性物质具有双相溶解性，能迅速穿透眼组织渗入深部。即使表面的碱性物质被冲洗干净，渗入的碱性物质仍可继续扩散破坏内眼组织。故碱性化学性眼灼伤时，眼部组织损伤可继续发展,可导致角膜穿孔或其他损伤而致失明。酸性化学性眼灼伤主要是引起凝固性坏死,眼组织表面形成焦痂,可减缓酸性毒物向深部组织扩散。但也不可轻视其损伤作用。

表 8-3 致眼灼伤的化学物

类别	化学物名称
酸	盐酸、氯磺酸、硫酸、硝酸、铬酸、氢氟酸、乙酸(酐)、三氯乙酸、羟乙酸、巯基乙酸、乳酸、草酸、琥珀酸(酐)、马来酸(酐)、柠檬酸、己酸、2-乙基己酸、三甲基己二酸、山梨酸、大黄酸
碱	碳酸钠、碳酸钾、铝酸钠、硝酸钠、钾盐镁钒、锂、氧化钙、干燥硫酸钙、碱性熔渣、碳酸钙、草酸钙、氰氨化钙、氯化钙、碳酸铵、氢氧化铵
金属腐蚀剂	硝酸银、硫酸铜或硝酸铜、乙酸铅、氯化汞(升汞)、氯化亚汞(甘汞)、硫酸镁、五氧化二钒、锌、铍、肽、锑、铬、铁及锇的化合物
非金属无机刺激及腐蚀剂	无机砷化物、三氧化二砷、三氯化砷、砷化三氰(胂)、二硫化硒、磷、五氧化二磷、二氧化硫、硫化氢、硫酸二甲酯、二甲基亚砜、硅
氧化剂	氯气、光气、溴、碘、高锰酸钾、过氧化氢、氟化钠、氢氰酸
刺激性及腐蚀性碳氢化物	酚、来苏儿、甲氧甲酚、二甲苯酚、薄荷醇、木溜油、三硝基酚、对苯二酚、间苯二酚、硝基甲烷、硝基丙烷、硝基萘、氨基乙醇、苯乙醇、异丙醇胺、乙基乙醇胺、苯胺染料(紫罗兰维多尼亚蓝、孔雀绿、亚甲蓝)、对苯二胺、溴甲烷、三氯硝基甲烷
起疱剂	芥子气、氯乙基胺、亚硝基胺、路易士气
催泪剂	氯乙烯苯、溴苯甲腈
表面活性剂	氯化苄烷胺、气溶胶、局部麻醉剂、蘑菇孢子、鞣酸、除虫菊、海葱、巴豆油、吐根碱、围涎树碱、秋水仙、蓖麻蛋白、红豆毒素、柯亚素、丙烯基芥子油
有机溶剂	汽油、苯精、煤油、沥青、苯、二甲苯、乙苯、苯乙烯、萘、α 和 β 萘酚、三氯甲烷、氯乙烷、二氯乙烷、二氯丙烷、甲醇、乙醇、丁醇、甲醛、乙醛、丙烯醛、丁醛、丁烯醛、丙酮醛、糠醛、丙酮、丁酮、环己酮、二氯乙醚、二恶烷、甲酸甲酯、甲酸乙酯、甲酸丁酯、乙酸甲酯、乙酸乙酯、乙酸丙酯、乙酸戊酯、乙酸苄酯、碘乙酸盐、二氯乙酸盐、异丁烯酸甲酯
其他	速灭威、二月桂酸二丁基锡、N,N'-二环乙基二亚胺、己二胺、洗净剂、除草剂、新洁尔灭、去锈灵、环氧树脂、龙胆紫、甲基硫代磷酰氯、甲胺磷、401、二异丙胺基氯乙烷、四氯化钛、三氯氧磷、异丙嗪、苯二甲酸二甲酯、正香草酸、辛酰胱氨酸、氟硅酸钠、环戊酮、聚硅氧烷、网状硅胶、溴氰菊酯

2. 临床表现 因化学物性质种类、浓度及接触时间长短的不同,可引起不同程度的眼组织损害。

(1)化学性结膜、角膜炎:主要表现有明显的眼部刺激症状,如眼痛、灼热感或异物感、流泪、眼睑痉挛等。眼部检查有结膜充血、角膜上皮损伤,用荧光素染色可见散在的或较密集的点状上皮脱落。视力一般不受影响,也可有视物模糊。

(2)眼睑灼伤:一眼或双眼睑缘皮肤充血、水肿、起水疱,睑肌、睑板灼伤者常遗留瘢痕性睑外翻、睑裂闭合不全等并发症。

(3)眼球灼伤:轻者表现为结膜、角膜水肿,出血,角膜浑浊。重者角膜缘缺血,角膜缘及其附近血管广泛血栓形成,角膜溃疡、穿孔,巩膜坏死,引起一系列内眼并发症,后果严重,视力常受到严重影响以致完全失明。

3. 诊断 依据《职业性化学性眼灼伤诊断标准》(GBZ 54—2002)进行诊断:

(1)诊断原则:根据明确的眼部接触化学物或在短时间内受到高浓度化学物刺激的职业史,和以眼睑、结膜、角膜和巩膜等组织腐蚀性损害的临床表现,参考作业环境调查,综合分析,排除其他有类似表现的疾病,方可诊断。

(2)诊断分级标准:掌握化学性眼灼伤的诊断标准并准确划分诊断分级对眼灼伤的正确诊断是重要的,同时对判断预后也具有一定的指导作用。

1)化学性结膜角膜炎:有明显的眼部刺激症状,如眼痛、灼热感或异物感、流泪、眼睑痉挛、结膜充血、角膜上皮脱落等。荧光素染色有散在的点状着色。裂隙灯下观察以睑裂部位最为明显。

2)轻度化学性眼灼伤:具备以下任何一项者,可诊断为轻度化学性眼灼伤:①眼睑皮肤或睑缘充血、水肿和水疱,无后遗症;② 结膜充血、出血、水肿;③荧光素染色裂隙灯下观察可见角膜上皮有弥漫性点状或片状脱落,角膜实质浅层水肿浑浊,角膜缘无缺血或缺血<1/4。

3)中度化学性眼灼伤:除有上述②、③两项外,并具备以下任何一项者,可诊断为中度化学性眼灼伤:①出现结膜坏死,修复期出现睑球粘连;②角膜实质深层水肿浑浊,角膜缘缺血1/4~1/2。

4)重度化学性眼灼伤:具备以下任何一项者,可诊断为重度化学性眼灼伤:①眼睑皮肤、肌肉和(或)睑板溃疡,修复期出现瘢痕性睑外翻、睑裂闭合不全;②巩膜坏死,角膜全层浑浊呈瓷白色,甚至穿孔,角膜缘缺血>1/2。

(3)眼科检查要求:按常规做外眼检查,包括眼睑、眶周皮肤、上下睑缘、结膜、巩膜及角膜组织。先用无菌玻璃棒粘入少许1%荧光素于结膜囊内,然后用生理盐水冲洗,在裂隙灯显微镜下观察角膜病变部位,同时进行内眼检查,包括前房、虹膜、瞳孔以及晶体等。

4. 处理原则

(1)治疗原则:①化学性结膜角膜炎和眼睑灼伤应积极对症处理,必要时脱离接触。②眼球灼伤者应立即就近冲洗;仔细检查结膜穹窿部,去除残留化学物。③预防感染,加速创面愈合,防止睑球粘连和其他并发症。严重眼睑畸形者可施行成型术。④为防止虹膜后粘连,可用1%阿托品散瞳。

(2)其他处理:①化学性结膜角膜炎、轻度化学性眼灼伤多在数天内完全恢复,视力一般不受影响,痊愈后可以恢复原工作。②中度、重度化学性眼灼伤常产生严重并发症或后遗症,视功能可不同程度受损。单眼灼伤者应脱离接触化学物,适当休息后,根据恢复情况安排适当工作;双眼灼伤者,应根据医疗终结时的残留视力,决定其工作与否。

5. 预防 注意更新陈旧设备,对设备进行良好的保养和维修;加强安全防护,穿防护服,戴防护眼镜;加强安全教育,严格遵守操作规程,增强安全防护意识、普及自救、互救知识,提高自我保护和自救、互救能力。

（二）电光性眼炎

电光性眼炎(photophthalmia)是眼部受强紫外线照射所导致的急性角膜结膜炎,常见于电焊工及接触其他强紫外线辐射的作业者。电焊弧所产生的紫外线是导致眼紫外线损伤最多、最直接的原因。工作于高山、冰川、雪地、沙漠、海面等炫目的环境,因眼长期接受大量反射的紫外线,可致类似电光性眼炎的症状,即太阳光眼炎,又称雪盲(snow blindness)。

紫外线波长14~400nm,一般指波长200~400nm波段的电磁波。可来源自然光源(如太阳光紫外线)和人工光源(如电弧焊)。电焊弧光能产生高强度的光辐射,除紫外线外,还有大量红外线。紫外线角膜结膜炎虽然不致永久性视力减退,但发病颇多,严重影响出勤率。根据调查,我国目前患电光性眼炎的最常见工种为电焊工及电焊辅助工。

1. 发病机制　紫外线眼损伤多为光电性损害,这种损害短波紫外线较长波紫外线强。紫外线角膜结膜炎的最大效应波长为270nm。核酸和蛋白质吸收紫外线的能力很强,角膜上皮细胞中存在这些物质,系由于其对紫外线吸收造成损害的结果。

2. 临床表现　有一定潜伏期,潜伏期长短取决于照射方向、剂量和时间。潜伏期0.5~24小时,一般6~12小时,故多在晚间入睡前后发病。

轻症者仅有眼部异物感或轻度不适,重者头痛,眼部烧灼感、剧痛、畏光、流泪和睑痉挛。急性症状可持续6~24小时,不适症状48小时内逐渐消失。检查可见面部及眼睑皮肤潮红,重者可有红斑,结膜充血、水肿,角膜上皮点、片状脱落,角膜知觉减退,瞳孔痉挛性缩小,多数病例短期视力下降。

长期反复紫外线照射,可引起慢性睑缘炎、结膜炎,结膜失去弹性和光泽,色素增加。

3. 诊断　按照《职业性急性电光性眼炎(紫外线角膜结膜炎)诊断标准》(GBZ 9—2002)进行诊断。

(1)诊断原则:根据眼部受的紫外线照射的职业史和以双眼结膜、角膜上皮损害为主的临床表现,参考作业环境调查,综合分析,排除其他原因引起的结膜角膜上皮的损害,方可诊断。

(2)诊断标准

1)观察对象:眼部受到紫外线照射于24小时内出现下列任何一项表现者,可列为观察对象:①轻度眼部不适,如眼干、眼胀、异物感及灼热感等;②睑裂部球结膜轻度充血;③角膜上皮轻度水肿,荧光素染色阴性。

2)有紫外线接触史,并具有下列表现者即可诊断:眼部异物感、灼热感加重,并出现剧痛,畏光,流泪,眼睑痉挛;角膜上皮脱落,荧光素染色阳性,放大镜或裂隙灯显微镜下观察呈细点状染色或有相互融合的片状染色;并可见到上下眼睑及相邻的颜面部皮肤潮红。结膜充血或伴有球结膜水肿。

4. 处理原则

(1)治疗原则:暂时脱离紫外线作业。急性发作期,应局部止痛,预防感染,促进角膜上皮修复。用0.5%~1%丁卡因溶液点眼,以表面麻醉止痛。用抗生素软膏或眼药水预防感染,抗生素软膏不仅可预防感染,还可润滑睑球结膜起止痛作用,并且有预防睑球结膜粘连的作用。用牛奶,最好是人奶,特别是初乳,除含有能保护黏膜的优质蛋白外,还含有抗体、补体等具有消炎杀菌作用的物质,用其点眼,对电光性眼炎急性期具有很好的治疗作用。如眼痛可以忍受,少用甚至不用丁卡因,以利于角膜上皮细胞修复。

(2)其他处理

1)观察对象:观察病情24小时。

2)急性电光性眼炎:脱离接触紫外线作业或休息1~2天,重者可适当延长(不超过一星期)。

5. 预防　加强个人防护用品的应用,电焊工防护镜不仅能完全防止紫外线透射,还要能防止红外线透射。

（三）白内障（含放射性白内障、三硝基甲苯白内障）

按病因不同，职业性白内障（occupational cataract）可分为4类：中毒性白内障，电离性白内障、非电离辐射性白内障和电击性白内障。我国《职业性白内障诊断标准》（GBZ 35—2010）规定了诊断和处理的基本原则。

1. 中毒性白内障（toxic cataract）　是由职业性毒物的局部或全身作用导致的眼晶状体变性浑浊。最常见的致病因素为三硝基甲苯，除此以外，接触萘、铊、二硝基酚等也可致眼晶状体损伤。

（1）诊断：职业性三硝基甲苯白内障诊断依据《职业性三硝基甲苯白内障诊断标准》（GBZ 45—2010）进行。

1）诊断原则：根据密切的三硝基甲苯职业接触史，出现以双眼晶状体浑浊改变为主的临床表现，结合必要的动态观察，参考作业环境职业卫生调查，综合分析，排除其他病因所致的类似晶状体改变后，方可诊断。

2）观察对象：长期接触三硝基甲苯后，裂隙灯显微镜直接焦点照明检查可见晶状体周边部皮质内有灰黄色均匀一致的细点状浑浊，弥散光照明检查或晶状体摄影照相检查时细点状浑浊形成半环状或近环形暗影，但尚未形成完整的环形暗影。每年复查一次，经连续5年观察上述改变无变化者，终止观察。

3）诊断与分级

一期白内障：裂隙灯显微镜检查和（或）晶状体摄影照相可见晶状体周边部皮质内灰黄色细点状浑浊，组合为完整的环形暗影，其环形浑浊最大环宽小于晶状体半径的1/3。视功能不受影响或正常。

二期白内障：晶状体周边部灰黄色细点状浑浊向前后皮质及成人核延伸，形成楔状，楔底向周边，楔尖指向中心。周边部环形浑浊的范围等于或大于晶状体半径的1/3。或在晶状体周边部浑浊基础上，瞳孔区晶状体前皮质内或前成人核出现相对于瞳孔直径大小的完全或不完全的环形浑浊。视功能可不受影响或正常或轻度障碍。

三期白内障：晶状体周边部环形浑浊的范围等于或大于晶状体半径的2/3。或瞳孔区晶状体前皮质内或前成人核有致密的点状浑浊构成花瓣状或盘状或晶状体完全浑浊。视功能受到明显影响。

（2）处理原则

1）治疗原则：按白内障常规治疗处理。如晶状体大部分或完全浑浊，可施行白内障摘除、人工晶状体植入术。

2）其他处理：观察对象每年复查1次。诊断为三硝基甲苯白内障者应调离三硝基甲苯作业。需进行劳动能力鉴定者，按GB/T 16180—2014处理。

2. 电离性白内障（ionizing radiation cataract）　主要指放射性白内障，由X线、γ线、中子及高能β射线等电离辐射所致的眼晶状体浑浊，多见于放疗、核物理工作者，核弹及放射事故受害者。不同的辐射线，其阈剂量不同。

（1）发病机制：晶状体前囊下上皮细胞分裂增殖活跃，对电离辐射非常敏感。一般认为是由晶状体蛋白质的氧化作用所致。射线使组织产生自由基,损伤晶状体生发区的上皮细胞,细胞核受损引起染色体畸形、核碎裂、抑制细胞有丝分裂,导致细胞死亡、晶状体纤维分化异常。变性的上皮细胞移行堆积在晶状体后部形成浑浊斑点,逐渐发展为环状浑浊,形成白内障。也有认为晶状体膜氧化损伤引起通透性改变,细胞内外离子平衡失调导致晶状体浑浊。

(2)临床表现:放射性白内障是辐射损伤的晚期效应,有一定的潜伏期。潜伏期长短与照射剂量、年龄有关。剂量越大,年龄越小,潜伏期越短。潜伏期长短相差很大,短者 6 个月,长者可达 35 年。

早期一般不影响视力,随着病变的发展,出现不同程度的视力障碍。检眼镜和裂隙灯检查,晶状体可见不同部位、不同形状、不同范围和不同程度的浑浊。放射性白内障早期临床学态特征,只有用裂隙灯检查才能发现,表现为晶状体后极部后囊下有灰白色点状浑浊,排列成环行,由于光反射并有彩虹点。Roth 研究了快中子对眼的损害,指出放射性白内障早期的改变为晶状体后极部后囊下出现细小的颗粒状浑浊及空泡,损害严重者,浑浊点向赤道部延伸,排列成放射状条纹。Cogan 等根据 20 例早期放射性白内障的观察,描述了白内障不同阶段的形态,将人的放射性白内障临床经过分为 4 个阶段。初起期:在晶状体后极部后囊下的皮质出现数个粉末状浑浊小点,呈白色、灰色或成金色、彩虹色,并有小空泡,这个阶段不引起视力损害。第二期:经过一段时间后囊下皮质内的细点状浑浊逐渐增多,排列呈环状,并有小空泡及细微丝条状浑浊散在其间。新形成的空泡项深部皮质内扩散,同时前囊下可出现点状及线状浑浊,但比后极部的变化轻微。第三期:时间更长,后囊下的浑浊更多,逐次形成盘状,外形不规则,浑浊的外层密度加大,裂隙灯下可见后层浑浊沿晶状体的弯曲度向后凸起,前层浑浊则大致为平面状。也有数层浑浊呈重叠形式。盘状浑浊的外周有散在的小点状浑浊,浑浊区渐渐赤道方向及前面扩大,同时晶状体赤道部发生楔形浑浊。第四期:最后晶状体全部浑浊,看不出前两个阶段的晶状体改变,也不能和老年性白内障鉴别。

(3)诊断:按照《放射性白内障诊断标准》(GBZ 95—2014)进行诊断,非放射工作人员的放射性白内障也可参照该标准诊断和治疗。

1)诊断原则:有职业接触史;眼晶状体受到急、慢性(职业性、个人剂量档案记载其年剂量率和累计剂量)外照射,剂量超过 1Gy(含 1Gy),经过一定时间的潜伏期(一年至数十年不等),在晶状体的后极后囊下皮质内出现浑浊并逐渐发展为具有放射性白内障的形态特点;排除其他非放射性因素所致的白内障,并结合个人职业健康档案进行综合分析,方可诊断为放射性白内障。

2)诊断与分期标准:

Ⅰ期:晶状体后极部后囊下皮质内有细点状浑浊,并排列成环行,可伴有空泡(图 8-1a)。

Ⅱ期:晶状体后极部后囊下皮质内呈现盘状浑浊且伴有空泡。严重者,在盘状浑浊的周围出现不规则的条纹状浑浊向赤道部延伸。盘状浑浊也可向皮质深层扩展,可呈宝塔状外观。与此同时,前极部前囊下皮质内也可出现细点状浑浊及空泡,视力可能减退(图 8-1b)。

Ⅲ期:晶状体后极部后囊下皮质内呈蜂窝状浑浊,后极部较致密,向赤道部逐渐稀薄,伴有空泡,可见彩虹点,前囊下皮质内浑浊加重,有不同程度的视力障碍(图 8-1c)。

Ⅳ期:晶状体全部浑浊,严重视力障碍。

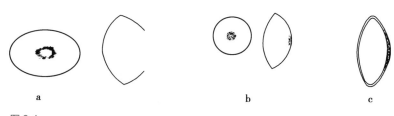

图 8-1
放射性白内障分期

3）鉴别诊断：排除其他非放射性因素所致的白内障：起始于后囊下型的老年性白内障；并发性白内障（高度近视、色素膜炎、视网膜色素变性等）；与全身代谢有关的白内障（糖尿病、手足搐搦、长期服用类固醇等）；挫伤性白内障；中毒性或其他物理因素所致的白内障；先天性白内障。

4）眼部检查要求：①使用国际标准视力表检查远近视力，远视力不足 1.0 者，需查矫正视力。40 岁以上者不查近视力；②按照解剖顺序，依次检查外眼，借助裂隙灯检查角膜、前房、虹膜及晶状体；③指触法检查眼压及未散瞳检查眼底，注意视乳头凹陷，以除外青光眼。再以托品酰胺或其他快速散瞳剂充分散瞳，用检眼镜检查屈光间质及眼底，然后用裂隙灯检查晶状体，记录病变特征，并绘制示意图。

（4）处理原则

1）对明确诊断为职业性放射性白内障者，宜脱离放射线工作岗位，定期检查，一般一年复查一次晶状体。

2）晶状体浑浊所致视力障碍影响正常生活或工作，可施行白内障摘除及人工晶状体植入术。

（5）预防：根据作业条件、辐射源性质佩戴相应的防护眼镜；改善防护设备；定期做晶状体检查。

3. 非电离辐射性白内障（non-ionizing radiational cataract）　主要有微波白内障、红外线白内障和紫外线白内障。

（1）微波白内障（microwave cataract）：劳动者暴露于电磁波中 300MHz～300GHz 频率范围或波长 1mm～1m 波长，受到超过职业接触限值的高强度微波辐射，特别是在短时间暴露强度等于或大于 5mw/cm² 所致的眼晶状体损伤。

1）发病机制：与功率和频率有关，低频率微波穿透能力较强，被组织吸收的能量大，主要为致热效应。眼睑、角膜、房水均很薄，微波辐射大部分在眼球内转变为热能，特别是使晶状体受热，使其蛋白质凝固变性，酶系统代谢障碍，维生素 C 含量降低，促使晶状体变性浑浊形成白内障。一般认为受热损伤晶状体前囊或囊下上皮细胞，通透性改变，房水渗入晶状体而引起浑浊。也有人认为是非致热作用引起晶状体代谢紊乱而致浑浊。

2）临床表现：浑浊开始于晶状体后极部后囊下皮质，早期呈细小点状浑浊，进一步发展，点状浑浊组合为线条状或圆形，线条状交织成网，圆形浑浊相互重叠，再发展于后囊下皮质形成蜂窝状浑浊，间有彩色斑点，同时前囊下皮质出现薄片状浑浊，最终整个晶状体浑浊，与其他原因所致白内障不易鉴别。

3）处理原则：口服维生素 C、维生素 E、维生素 B₁、维生素 B₂。吡诺克辛钠、谷胱甘肽溶液等治疗白内障的眼药水，对阻止或延缓白内障进展，具有一定作用。晶状体完全浑浊者，可白内障摘除，有条件者植入人工晶体。

4)预防:屏蔽发生源;配戴微波防护衣和特殊防护眼镜;对微波作业人员定期体检。

(2)红外线白内障(infrared cataract):高热物体可产生红外线,如熔融的玻璃和钢、铁等,对眼的损伤主要是晶状体和视网膜黄斑部。

1)发病机制:红外线白内障是高温作业等环境下波长短于 3μm 红外线(热)辐射所致晶状体损伤。红外线对机体组织的穿透力随着波长的增大而减弱,大于 6μm 的红外线对组织无穿透力,3~6μm 全部为角膜吸收,1~3μm 部分透过角膜,0.78~1μm 全部透过角膜,其透过部分主要被房水和晶状体吸收。晶状体无血液循环,散热差,产生热效应,致使晶状体蛋白质变性浑浊。也有人认为与葡萄膜吸收红外线,房水升温,致使酶系统代谢紊乱有关。

2)临床表现:主要见于长期吹玻璃工人或炉前工,故又称吹玻璃工人白内障或熔炉工人白内障,还称热性白内障或工业性白内障。一般经 10 年以上反复照射,可缓慢发生红外线白内障。多两眼同时发生,也有单眼病人。

早期晶状体皮质后部中轴处发生空泡,逐渐发展为点状、线状或不规则格状浑浊,之后融合成盘状浑浊,呈灰白色,边界清楚,中央微凸向前方,浑浊沿轴部向内扩展,呈板层状排列;最后晶状体全白浑浊。因热性白内障起始于晶状体中轴部,故早期即可影响视力。当后极浑浊时,晶状体前囊下也可发生板层分离及囊皮片状剥脱,其游离端打卷而浮荡于前房水中。前囊膜状剥脱是热性白内障的临床特征,可作为鉴别诊断依据。

3)处理原则:同其他白内障。

4)预防:预防是关键。佩戴红外线防护镜;红外线热源加防护屏,缩小炉口,减少开放时间;定期进行眼科检查。

(3)紫外线白内障(ultraviolet cataract):是指波长大于 290nm 的长波紫外线,被晶状体吸收,使晶状体发生光化学反应,导致蛋白变性、凝固而浑浊。紫外线辐射致眼组织损伤的病理效应分为随机效应和非随机效应。非随机效应与辐射线直接相关,主要为速发的电光性眼炎,迟发效应为白内障。紫外线辐射所致晶状体损伤性改变无特异性,其诊断及处理依照《职业性白内障诊断标准》(GBZ 35—2010)执行。

4. 电击性白内障　主要指检修带电电路、电器,或因电器绝缘性能降低所致漏电等电流接触体表后发生的电击而造成的晶状体浑浊。电击性损伤应记录遭受电击时的电压强度、持续时间以及电击部位。其诊断及处理依照《职业性白内障诊断标准》(GBZ 35—2010)执行。

二、职业性耳鼻喉口腔疾病

(一)职业性噪声聋

职业性噪声聋(occupational noise-induced deafness)是人们在职业环境中,由于长期接触噪声而发生的一种渐进性的感音性听觉损伤,是我国的法定职业病。

1. 临床表现　首先出现的听力疲劳,即听觉受强噪声的损害,当离开噪音环境,在安静的地方仍有耳鸣。耳鸣反过来掩盖听力,此时如果互相交谈,则听不清说话声。待一段时间后,耳鸣消失,听力即能恢复。听力疲劳是一种暂时性的病理生理现象,听神经细胞并未受到实质性损害。若长时间在强烈的噪声环境下工作,听神经细胞发生病理性损害及退行性变,就使暂时性听力下降变为永久性听力下降,出现噪声性耳聋。噪声性耳聋进展缓慢,在耳聋的初期很少自己能感到耳聋,发展到晚期,听说话感到困难时才发现耳聋。

2. 诊断 按照国家职业卫生标准《职业性噪声聋的诊断》(GBZ 49—2014)进行。

(1)诊断原则:根据连续 3 年以上职业性噪声作业史,出现渐进性听力下降、耳鸣等症状,纯音测听为感音神经性聋,结合职业健康监护资料和现场职业卫生学调查,进行综合分析,排除其他原因所致听觉损害,方可诊断。

(2)诊断及分级标准:符合双耳高频(3000Hz、4000Hz、6000Hz)平均听阈≥40dB 者,根据较好耳语频(500Hz、1000Hz、2000Hz)和高频 4000Hz 听阈加权值进行诊断和诊断分级:

1)轻度噪声聋:26~40dB(HL)。

2)中度噪声聋:41~55dB(HL)。

3)重度噪声聋:≥56dB(HL)。

(3)诊断步骤

1)耳科常规检查。

2)在做出诊断评定前,至少进行 3 次纯音听力检查(纯音听阈测试按 GB/T 7583 和 GB/T 16403 规定进行),两次检查间隔时间至少 3 天,而且各频率听阈偏差应≤10dB;诊断评定分级时应以每一频率 3 次中最小阈值进行计算。

3)对纯音听力检查结果按 GB/T 7582—2004 进行年龄性别修正。

4)进行鉴别诊断,应排除其他致聋原因主要包括:伪聋、夸大性听力损失、药物(链霉素、庆大霉素、卡那霉素等)中毒性聋、外伤性聋、传染病(流行性脑脊髓膜炎、腮腺炎、麻疹等)性聋、家族性聋、梅尼埃病、突发性聋、各种中耳疾患及听神经瘤、听神经病等。

5)符合职业性噪声聋听力损失特点者,计算双耳高频平均听阈(BHFTA),见式(8-1);双耳高频平均听阈≥40dB 者,分别计算单耳平均听阈加权值(MTMV),以较好耳听阈加权值进行噪声聋诊断分级,见式(8-2)。

$$BHFTA = \frac{HL_L + HL_R}{6} \qquad \text{式 8-1}$$

式中:

$BHFTA$ ——双耳高频平均听阈,单位为分贝(dB)。

HL_L ——左耳 3000Hz、4000Hz、6000Hz 听力级之和,单位为分贝(dB)。

HL_R ——右耳 3000Hz、4000Hz、6000Hz 听力级之和,单位为分贝(dB)。

$$MTMV = \frac{HL_{500Hz} + HL_{1000Hz} + HL_{2000Hz}}{3} \times 0.9 + HL_{4000Hz} \times 0.1 \qquad \text{式 8-2}$$

式中:

$MTMV$ ——单耳听阈加权值,单位为分贝(dB)。

HL——听力级,单位为分贝(dB)。

诊断证明:由卫生主管部门所指定的专业机构开具的诊断证明方为有效。

3. 处理原则

(1)处理原则

1)噪声聋病人均应调离噪声工作场所。

2)对噪声敏感者(上岗前职业健康体检纯音听力检查各频率听力损失均≤25dB,但噪声作业 1 年之内,高频段 3000Hz、4000Hz、6000Hz 中任一耳,任一频率听阈≥65dB)应调离噪声作业场所。

3)对话障碍者可佩戴助听器。

4)如需劳动能力鉴定,按 GB/T 16180—2014 处理。

(2)治疗措施:噪声性听力损伤和噪声聋,尚无特效疗法,主要采取对症及支持营养治疗。如用烟酸、阿托品、654-2、维生素 A、维生素 B、溴化钠、丹参制剂等营养、调节神经、扩张血管、促进细胞代谢和活血化淤的药物,也有用高压氧舱合并药物治疗者。人类毛细胞是否能再生,尚在研究中。

经过治疗处理后,按照相关要求进行劳动能力鉴定:对轻度听力损伤者,应加强防护措施,一般不需要调离噪声作业环境;对中度听力损伤者,可考虑安排对听力要求不高的工作;对重度听力损伤及噪声聋者应调离噪声环境。

4. 预防　主要为采取措施控制噪声危害,从以下几方面入手。

(1)制订和执行工业企业卫生标准:制订合理的卫生标准,将噪声控制在一定范围内,是防止噪声危害的重要措施之一。

(2)控制噪声源:根据具体情况采取技术措施,消除声源或尽可能降低噪声强度。

(3)控制噪声的传播:应用吸声和消声技术,降低噪声强度。

(4)个体防护:个体防护是预防噪声危害的有效措施之一。在较强的噪声环境中工作,应戴用耳塞、耳罩等。

(5)做好健康监护工作,合理安排劳动和休息,进行健康检查,听力明显下降者,及早调离噪声作业并定期检查。

(二)职业性铬鼻病

职业接触铬酸、铬酐、铬酸盐及重铬酸盐等六价铬化合物引起的鼻部损害称为职业性铬鼻病(occupational chromium induced nasal disease)。

高浓度铬化合物具有局部刺激和腐蚀作用,易引起鼻黏膜和咽喉炎症和溃疡,鼻中隔最易受损害。有调查发现,电镀工铬鼻病检出率为 21.4%(139/651),其中鼻中隔穿孔 1.2%(8/651);铬酸盐生产工人铬所致鼻炎检出率为 59.2%(125/211),鼻中隔穿孔 35.6%(75/211)。有报道车间空气含 0.15~1mg/m³ 铬酸雾时,就有引起鼻中隔穿孔的危险。

1. 临床表现　流涕、鼻塞、鼻出血、鼻干燥、鼻灼痛、嗅觉减退等症状,及鼻黏膜充血、肿胀、干燥、萎缩等体征,严重者可出现鼻中隔黏膜或鼻甲黏膜糜烂、鼻中隔黏膜溃疡,甚至鼻中隔软骨部穿孔、缺损。

2. 诊断　按照国家职业卫生标准《职业性铬鼻病的诊断》(GBZ 12—2014)进行诊断。

（1）诊断原则：根据较长时间的六价铬化合物职业接触史和鼻中隔或鼻甲损害的相关临床表现，结合现场职业卫生学调查，排除其他原因所致鼻部病变，方可诊断。

（2）诊断分级

1）轻度铬鼻病：具有下列临床表现之一者：①鼻中隔、鼻甲黏膜糜烂面积累计≥4mm^2；②鼻中隔或鼻甲黏膜溃疡。

2）重度铬鼻病：鼻中隔软骨部穿孔。

（3）鉴别诊断：鼻中隔穿孔也可由氟盐、食盐、五氧化二钒等引起；或因梅毒、结核、外伤等原因发生，故诊断时应结合上岗前体检资料、病人毒物接触史和作业环境调查进行鉴别诊断。

3. 处理原则

（1）治疗原则：以局部治疗为主，可应用促进黏膜修复的制剂，局部可应用硫代硫酸钠溶液或溶菌酶制剂；鼻中隔穿孔者可行鼻中隔修补术。

（2）其他处理

1）鼻黏膜糜烂较重病人，可暂时脱离铬作业。

2）鼻黏膜溃疡病人应暂时脱离铬作业，久治不愈者可考虑调离铬作业。

3）凡出现鼻中隔穿孔，应调离铬作业。

4）如需劳动能力鉴定，按 GB/T 16180—2014 处理。

4. 预防　同其他职业中毒性耳鼻咽喉口腔疾病。我国现行的车间空气中铬（以 Cr 计）的时间加权平均浓度为 0.05mg/m^3，短时间接触容许浓度为 0.3mg/m^3。

（三）职业性牙酸蚀病

职业性牙酸蚀病（occupational dental erosion）是较长时间接触酸雾、酸酐或其他酸性物质所引起的以前牙为主的牙体组织脱钙缺损，对冷、热、酸、甜等刺激敏感，常伴有牙龈炎、牙龈出血、牙痛、牙松动感等，严重者牙冠大部分缺损，髓腔暴露继发牙髓病变。是各种酸作业者常见的口腔职业病。

1. 职业接触　盐酸、硫酸、硝酸、制造盐酸接触氯化氢和盐酸雾；制造硫酸接触 SO_2、SO_3 和硫酸雾；制造硝酸接触 NO_2 和硝酸雾；酸酐进入口腔，遇水则形成酸。

2. 发病机制　是酸雾或酸酐对牙齿的酸蚀作用，不涉及细菌的作用。在接触酸的环境中工作，酸的原发刺激使牙釉质色泽改变，进而牙体被腐蚀脱钙，牙体组织粗糙、松脆、缺损。

3. 临床表现　其发生与发展速度与空气酸雾浓度及种类有关，接触硫酸4~5周即可发生牙酸蚀病。

主要损害无唇颊覆盖、直接暴露于含酸空气的上、下颌前牙，以中切牙和侧切牙唇面为主，其次是犬牙，早期病变多在唇侧切端 1/3，后牙基本上不受影响，下切牙唇面是酸雾最容易接触的部位，其损害程度往往最为严重。

症状与牙体缺损程度有关。早期出现对冷、热、酸、甜或碰触等刺激发生酸痛感觉的牙本质过敏症状；继续发展可累及深层牙本质，发生髓腔暴露、压痛，继发牙髓病变；严重者牙冠缺损或仅留残根。可影响语言和进食。

4. 诊断

（1）诊断依据：依据国家职业卫生标准《职业性牙酸蚀病的诊断》（GBZ 61—2015）进行诊断，该标准只适用于在制造和应用各种酸的过程中较长时间接触酸雾或酸酐而引起的职业性牙酸蚀病。

（2）诊断原则：根据接触酸雾、酸酐或其他酸性物质的职业史，以前牙硬组织损害为主的临床表现，结合现场职业卫生学调查结果，进行综合分析，排除其他牙齿硬组织疾病后，方可诊断。

（3）牙酸蚀的判定

1）一级牙酸蚀（代号Ⅰ）：仅有唇面牙釉质缺损，多见于唇侧切端1/3，切缘变薄、透亮；或唇面中部牙釉质呈弧形凹陷性缺损。缺损面表面光滑，与周围牙釉质无明显分界线。

2）二级牙酸蚀（代号Ⅱ）：缺损达牙本质浅层，多呈斜坡状，从切缘起，削向牙冠唇面。暴露的牙本质呈黄色，周围可见较透明的牙釉质层。

3）三级牙酸蚀（代号Ⅲ）：缺损达牙本质深层，在缺损面暴露牙本质的中央，即相当于原髓腔部位，可见一网形或椭圆形的棕黄色牙本质区，但无髓腔暴露，也无牙髓病变。

4）四级牙酸蚀（代号Ⅳ）：缺损达牙本质深层，虽无髓腔暴露，但有牙髓病变；或缺损已达髓腔；或牙冠大部分缺损，仅留下残根。

（4）诊断分度

1）一度牙酸蚀病：前牙区有两个或两个以上牙齿为一级牙酸蚀者，可诊断为一度牙酸蚀病。

2）二度牙酸蚀病：前牙区有两个或两个以上牙齿为二级或三级牙酸蚀者，可诊断为二度牙酸蚀病。

3）三度牙酸蚀病：前牙区有两个或两个以上牙齿为四级牙酸蚀者，可诊断为三度牙酸蚀病。

（5）诊断分度根据：通常在一个人的口腔中，同时存在多个不同酸蚀级的牙齿。作为一个整体，牙酸蚀病的诊断分度应根据其中酸蚀级最严重的两个或两个以上牙齿来确定其诊断分度。

例1： 321 | 123
　　　 ———————
　　　 32 | 23　 0⁺　　 1 | 1　 Ⅰ 为一度牙酸蚀病

例2： 321 | 123
　　　 ———————
　　　 3 | 3　 Ⅰ　　 21 | 12　 Ⅱ 为二度牙酸蚀病

例3： 321 | 123
　　　 ———————
　　　 3 | 3　 Ⅰ　 2 | 2　 Ⅱ 为二度牙酸蚀病　　 1 | 1　 Ⅳ 为三度牙酸蚀病

（6）鉴别诊断：酸性食物、饮料、药物和某些疾病等非职业性因素也可引起牙酸蚀、磨耗、磨损、外伤、牙釉质发育不全和氟牙症，造成牙齿硬组织损害，应根据职业史、病史和临床特征进行鉴别。

5. 处理原则

（1）有牙本质过敏症状者，可给予含氟或防酸脱敏牙膏刷牙或含氟水漱口，必要时可用药物进行脱敏治疗。

（2）对有牙冠缺损者可根据牙体组织缺损部位、程度、咬合关系等给予相应的修复。一度牙酸蚀病仅限于釉质层，是否作牙体修复，可视具体情况决定；二度牙酸蚀病应尽早作牙体修复；三度牙酸蚀病因伴有牙髓病变，可在牙髓病变及其并发症治疗后再进行牙体修复。

（3）如需劳动能力鉴定，可按 GB/T 16180—2014 处理。

6. 预防　改善劳动条件，消除或降低车间空气中的酸雾浓度，是预防牙酸蚀病的根本措施；加强密闭通风排毒，降低车间空气中酸雾浓度；加强个人防护，坚持戴防酸口罩，下班时漱口；经常使用含氟、防酸牙膏，并讲究正确的刷牙方法，用碱性液体（如 5% 碳酸氢钠溶液）漱口，具有一定保护作用；养成不用口呼吸、不说话时闭口的良好个人卫生习惯；定期作口腔保健检查，发现问题及时治疗。

（四）爆震聋

爆震聋（explosive deafness）：是暴露于瞬间发生的短暂而强烈的冲击波或强脉冲噪声所造成的中耳、内耳或中耳及内耳混合性急性损伤所导致的听力损失或丧失。引起爆震聋的冲击波为最大超压峰值不小于 6.9kPa（170.7dB）的空气压缩波。

传导性聋（conductive deafness）：外耳与中耳病损导致声音不能正常传导至内耳而造成的听觉障碍。听力学特点为气导听阈下降，骨导听阈正常。

感音神经性聋（sensorineural deafness）：耳蜗、听神经和听觉中枢径路病损所导致的听觉障碍。听力学特点为气、骨导听阈一致性下降。

混合性聋（mixed deafness）：中、外耳合并耳蜗、听神经及听觉中枢径路病损时所导致的听觉障碍。听力学特点为气、骨导听阈均下降，但气骨导听阈间有大于 10dB 以上的差距。

1. 临床表现

（1）听力减退：这是听觉感受器受冲击波损伤后最主要的症状，一般在受伤后立即出现，不久后可逐渐恢复，但严重的爆震伤可一次性致永久性聋。听力减退的程度与爆震的强度和受伤的部位有关，损伤首先在 6000Hz，其次为 4000Hz，两耳损伤可有 20dB 的差别，单纯中耳损伤者常为传导性聋，严重耳蜗损伤者多为感音性聋，兼有中耳和内耳受伤者则为混合性聋。听力损失多为轻度或中度，超过 40dB 者不到 5%。

（2）耳鸣：常与耳聋伴发，均在爆震后立即出现，程度较重，以后可逐渐减轻，但持续时间较长，有的长期不消失。

（3）耳痛：常于鼓膜破裂时出现，多于 1 天后消失，单纯内耳损伤者常无耳痛。

（4）头痛：与爆震强度有关，约有半数病例出现头痛，多为额部、枕部，甚至全头疼痛。

（5）眩晕：中耳受伤者常诉眩晕，一般持续时间不长，经数分钟至数小时内消退；眩晕严重时可伴恶心、呕吐及前庭功能失调等症状。

2. 诊断

根据国家职业卫生标准《职业性爆震聋的诊断》（GBZ/T 238—2011）进行诊断。

（1）诊断原则：根据确切的职业性爆震接触史，有自觉的听力障碍及耳鸣、耳痛等症状，耳科检查可见鼓膜充血、出血或穿孔，有时可见听小骨脱位等，纯音测听为传导性聋、感音神经性聋或混合性聋，结合客观测听资料，现场职业卫生学调查，并排除其他原因所致听觉损害，方可诊断。

（2）诊断：符合以下所有条件者即可诊断。

1）确切的职业性爆震接触史。

2）测听环境应符合 GB/T 16403—1996 要求。

3)听力计应符合 GB/T 7341.1—2010 的要求,并按 GB/T 4854.1—2004、GB/T 4854.3—1998、GB/T 4854.4—1999 进行校准。

4)职业性爆震聋的听力评定以纯音气导听阈测试结果为依据,纯音气导听阈重复性测试结果各频率阈值偏差应≤10dB。

5)纯音气导听力检查结果应按 GB/T 8170—2008 数值修约规则取整数,并按 GB/T 7582—2004 进行年龄性别修正;

6)分别计算左右耳 500Hz、1000Hz、2000Hz、3000Hz 平均听阈值,并分别进行职业性爆震聋诊断分级。

7)单耳平均听阈按公式计算:

$$单耳平均听阈(dB) = \frac{HL_{500Hz} + HL_{1000Hz} + HL_{2000Hz} + HL_{3000Hz}}{4}$$

8)对纯音听力测试不配合的病人,或对纯音听力检查结果的真实性有怀疑时,应进行客观听力检查,如听性脑干反应测试、40Hz 听觉相关电位测试、声导抗、镫骨肌声反射阈测试、耳声发射测试等检查,以排除伪聋和夸大性听力损失的可能。

(3)诊断分级

1)轻度爆震聋:26~40dB(HL)。

2)中度爆震聋:41~55dB(HL)。

3)重度爆震聋:56~70dB(HL)。

4)极重度爆震聋:71~90dB(HL)。

5)全聋:≥91dB(HL)。

(4)诊断步骤

1)确定职业性爆震接触史。

2)耳科常规检查,怀疑听骨链断裂时可进行 CT 检查。

3)在作出诊断分级前,至少应进行 3 次以上的纯音听力检查,每次检查间隔时间至少 3 天,而且各频率听阈偏差≤10dB;诊断评定分级时应以气导听阈最小值进行计算。

4)诊断时应排除的其他致聋原因,主要包括:药物(链霉素、庆大霉素、卡那霉素等)中毒性聋,外伤性聋,传染病(流脑、腮腺炎、麻疹等)性聋,家族性聋,梅尼埃病,突发性聋,中枢性聋,听神经病以及各种中耳疾患等。

诊断证明:由卫生主管部门所指定的专业机构开具。

3. 处理原则　职业性爆震聋病人应尽早进行治疗,最好在接触爆震 3 天内开始并动态观察听力 1~2 个月。

(1)中耳损伤的处理

1)鼓膜穿孔:根据穿孔大小及部位行保守治疗或烧灼法促进愈合。经保守治疗 3 个月未愈者可行鼓膜修补或鼓室成形术。

2)听骨脱位、听骨链断裂者应行听骨链重建术。

（2）中耳并发症的处理

1）并发中耳炎的病人按急、慢性中耳炎的治疗方案进行治疗。

2）合并继发性中耳胆脂瘤的病人应行手术治疗。

（3）双耳 500Hz、1000Hz、2000Hz、3000Hz 平均听力损失≥56dB（HL）者应佩戴助听器。

（4）如需劳动能力鉴定，按 GB/T 16180—2014 处理。

4. 预防

（1）个人预防：在进入有爆破的职业环境工作时应采取防护措施，应用耳塞、耳罩、耳帽等防声器。若缺乏防护材料而预知将有爆破时，可将小手指分别塞入两侧外耳道内，同时卧倒，背向爆炸源。爆震时张口呼吸或做吞咽动作使咽鼓管开放，也可减少中耳损伤，因张口有助于鼓室内外气压平衡。

（2）工事防护：处于工事内的人员，在很大程度上避免或减轻听觉感受器的冲击伤。据调查，某地遭遇空袭时，室外冲击波损伤的发生率为 40%，而室内受伤者仅为 0.5%，说明一般的建筑物也有很好的保护作用。

（姚　武　鲁晓晴）

【思考题】

1. 我国法定的职业性眼病包括哪些内容？

2. 职业性牙酸蚀病的主要接触作业有哪些？

3. 牙酸蚀的判断标准是什么？

第九章

职业性伤害

伤害(injury)是当今世界上重要的公共卫生问题,由于伤害的偶然性、突发性和意外性,曾被认为不可预防而遭到长期忽视。但近年逐渐受到重视,2000年世界卫生组织据死亡率贡献和经济负担对疾病分为三大类,即传染性疾病、非传染性慢性疾病和伤害。

伤害是各种蓄意和非蓄意因素造成机体损伤、影响正常活动、需要医治和护理的事件。实际上伤害是各种能量,如机械能、热能、化学能、电能及放射能等传递或干扰超过人体的耐受性,导致人体组织器官发生突发损伤,影响健康功能甚至死亡,也包括窒息引起的缺氧。广义的伤害还包括各种刺激引起的精神创伤。

相对于伤害,安全是对导致生理、心理或物质的危害得到控制,使公民财产、生命和健康得到保障的状态。安全是人类与其所处环境相互作用的结果,该环境包括物理构件、社会、文化、技术、政治和经济氛围,以及团队组织等因素;安全是一种相对概念,并不意味完全避免伤害,但必须达到社会公认可接受的安全水平。

另按伤害发生的意图分为非蓄意伤害和蓄意伤害,前者是指非蓄意制造的事件或因素所引起的损伤或伤害,如跌落、自然灾害、机动车伤害等。后者则是指人为的、蓄意的暴力性伤害,如自杀、他杀等。也可按伤害发生场所分为道路交通伤害、职业伤害、家庭伤害、公共场所伤害等。

伤害的预防策略与传染性疾病、非传染性慢性疾病的预防策略既有联系,又有其特点。从三级预防来看,伤害的第一级预防是指应用全人群策略和高危人群策略,强化主动保护和被动防护措施,防止和减少伤害的发生。伤害的第二级预防旨在降低伤害的死亡率和致残率,第一时间的紧急救护,包括伤害发生后的自救互救、院前救护和医院急救是提高生存机会和减少后遗残疾的关键。伤害的第三级预防主要是使伤者恢复正常功能和社区康复。另外,也应通过制订变革社会和环境的政策对伤害进行原生级预防(primordial prevention)。Haddon W. J. 从伤害发生的阶段、宿主(人)、媒介物和环境分析研究伤害,提出伤害预防模型(haddon matrix),并总结出 Haddon 伤害预防十项对策。也有学者强调伤害的"五 E 干预"措施,即工程技术干预(engineering intervention)、教育干预(educational intervention)、经济干预(economic intervention)、强制干预(enforcement intervention)和紧急救护措施(emergency care and first aid)。这些措施都在职业伤害的预防和控制中得到应用。

第一节　概述

一、职业安全与职业伤害

职业安全(occupational safety),也称劳动安全,是研究预防和控制职业伤害事故的一门专业,是指在生产过程中,为避免人身或设备事故,创建安全、健康的生产和操作环境而采取的各项措施及相应的活动,最终促进经济发展,提高职业生命质量。

职业伤害(occupational injuries),又称工作伤害,简称工伤,指在生产劳动过程中,由于外部因素直接作用而引起机体组织的突发性意外损伤,如因职业性事故(occupational accidents)导致的伤亡及急性化学物中毒。职业伤害轻者引起缺勤,重者可导致残疾和死亡,且涉及的大都是18~64岁的青壮年劳动力。职业伤害是劳动人群中重要的安全和健康问题,也是在发达国家和发展中国家都存在的重要公共卫生问题之一。

二、职业安全的意义和任务

近年来,通过欧盟委员会及各成员国的努力,欧盟各成员国职业安全与健康状况持续稳定好转,工伤事故稳步下降,2007—2012年,工伤缺勤3日以上事故发生数量下降了27.9%。据欧洲晴雨表数据显示,欧盟成员国员工对工作场所职业安全与健康满意度达到85%。然而,欧盟各国的职业安全与健康工作仍然面临着严峻的挑战,如事故死亡人数偏多(每年多达4000人)、事故缺勤天数较多(工伤缺勤3日以上多达300万人次)、经济损失较大(如德国每年因工伤缺勤带来的经济损失占本国GDP的3.1%)等。美国在2012年共有4383人死于工伤,工伤死亡率为每10万个全日制工人死亡3.2人,而2011年的数据是每10万个全日制工人死亡3.5人。2014年我国安全生产事故总量继续下降,全年各类生产安全事故共死亡68 061人,事故起数和死亡人数同比分别下降3.5%和4.9%,全国重特大事故起数和死亡人数同比下降17.6%和13.5%;亿元国内生产总值生产安全事故死亡人数为0.107人,比上年下降13.7%;工矿商贸企业就业人员10万人生产安全事故死亡人数为1.328人,下降12.9%;道路交通事故万车死亡人数为2.22人,下降5.1%;煤矿百万吨死亡人数为0.255人,下降11.5%。2015年我国安全生产事故总量保持继续下降态势,事故起数、死亡人数同比分别下降7.9%、2.8%。重点行业领域安全状况基本稳定,煤矿事故起数和死亡人数同比分别下降32.3%、36.8%,多个行业领域事故实现“双下降”。

在美国、澳大利亚、日本等发达国家将“职业安全”与“职业卫生”合二为一,形成“职业安全与卫生”的综合概念。如在美国,既有隶属于卫生部门的“国家职业安全与卫生研究所”(National Institute for Occupational Safety and Health, NIOSH),又有劳工部所属的“职业安全与卫生管理署”(Occupational Safety and Health Administration, OSHA)。但其研究和管理内容均涵盖职业卫生和职业安全两部分工作,职业安全和卫生都得到高度的重视。由于历史的原因,我国的职业安全和职业卫生工作,自新中国成立后一直分属国家劳动部和原卫生部管辖。国务院机构改革后,职业安全归国家安全生产监督管理总局管辖。2010年中央编办印发的《关于职业卫生监管部门职责分工的通知》(中央编办发〔2010〕104号)调整完善了职业卫生监管职责分工,明确了职业卫生监管“防、治、保”(即职业危害防治、职业病诊断治疗、职业病人社会保障)三个环节分别由安监、卫生、人保部门为主负责的指导原则,确立了国家安全生产监督管理总局在职业卫生预防环节依法实施监管的主体地位。

我国职业安全的指导方针是:“生产必须安全,安全促进生产”,即用人单位法人在“管生产”的同时,必须“管安全”,生产和安全两者是统一的,不能有所偏废。新中国成立以来,在这一方针指导下,制订并颁布了一系列劳动保护和安全技术的法规、规程和标准,特别是近年相继颁布了《职业病防治法》《安全生产法》《工伤保险条例》。这些法律、法规,保障"职业安全与卫生"任务的顺利执行。包括:①消除生产中不安全因素,消灭或减少职业伤害事故,保障职工安全;②控制职业危害,预防职业性病损,保护和促进职工健康;③按《劳动法》,规定合理的工作时间和休息时间,保证劳逸结合;④按有关规定,实行女职工和未成年工的特殊保护等。

第二节　职业伤害事故类型及其主要原因

一、职业伤害的范围与分类

（一）职业伤害的范围、认定及其报告系统

我国 2004 年 1 月 1 日起施行的《工伤保险条例》对职业伤害的范围及其认定作了明确规定。《国务院关于修改〈工伤保险条例〉的决定》已经 2010 年 12 月 8 日国务院第 136 次常务会议通过,自 2011 年 1 月 1 日起施行。

《工伤保险条例》及《国务院关于修改〈工伤保险条例〉的决定》第十四条规定职工有下列情形之一的,应当认定为工伤。

（1）在工作时间和工作场所内,因工作原因受到事故伤害的。

（2）工作时间前后在工作场所内,从事与工作有关的预备性或者收尾性工作受到事故伤害的。

（3）在工作时间和工作场所内,因履行工作职责受到暴力等意外伤害的。

（4）患职业病的。

（5）因工外出期间,由于工作原因受到伤害或者发生事故下落不明的。

（6）在上下班途中,受到非本人主要责任的交通事故或者城市轨道交通、客运轮渡、火车事故伤害的。

（7）法律、行政法规规定应当认定为工伤的其他情形。

第十五条规定职工有下列情形之一的,视同工伤。

（1）在工作时间和工作岗位,突发疾病死亡或者在 48 小时之内经抢救无效死亡的。

（2）在抢险救灾等维护国家利益、公共利益活动中受到伤害的。

（3）职工原在军队服役,因战、因公负伤致残,已取得革命伤残军人证,到用人单位后旧伤复发的。

职工有前款第 1 项、第 2 项情形的,按照本条例的有关规定享受工伤保险待遇;职工有前款第 3 项情形的,按照本条例的有关规定享受除一次性伤残补助金以外的工伤保险待遇。

第十六条职工符合《工伤保险条例》第十四条、第十五条的规定,但是有下列情形之一的,不得认定为工伤或者视同工伤。

（1）故意犯罪。

（2）醉酒或者吸毒。

（3）自残或者自杀。

关于工伤的认定，《工伤保险条例》第十七条规定。

（1）职工发生事故伤害或者按照职业病防治法规定被诊断、鉴定为职业病，所在单位应当自事故伤害发生之日或者被诊断、鉴定为职业病之日起30日内，向统筹地区社会保险行政部门提出工伤认定申请。遇有特殊情况，经报社会保险行政部门同意，申请时限可以适当延长。

（2）用人单位未按前款规定提出工伤认定申请的，工伤职工或者其近亲属、工会组织在事故伤害发生之日或者被诊断、鉴定为职业病之日起1年内，可以直接向用人单位所在地统筹地区社会保险行政部门提出工伤认定申请。

（3）按照本条第一款规定应当由省级社会保险行政部门进行工伤认定的事项，根据属地原则由用人单位所在地的社区的市级社会保险行政部门办理。

（4）用人单位未在本条第一款规定的时限内提交工伤认定申请，在此期间发生符合本条例规定的工伤待遇等有关费用由该用人单位负担。

（二）分类

职业伤害目前没有统一的分类方法。下列是按不同目的进行的一些分类。

1. 按受伤程度分类　一般分为轻伤和重伤。有的则分为轻伤，中度伤，无生命危险的重伤，有生命危险的重伤，危重、存活和不明五大类。

日常工作中为便于报告、登记和管理，分为工伤死亡（工亡）、重伤和轻伤，而微伤则不予报告。工伤死亡指在劳动过程中发生事故后至少1人死亡或在30天内死亡的受伤人员（排除医疗事故致死）；重伤指造成职工肢体残缺或视觉、听觉器官受到严重损伤，能引起长期功能障碍或劳动能力有重大损伤，一般职工负伤后休息105个工作日及以上者；轻伤指造成工人损失低于105个工作日的伤害。

2. 按致伤因素分类

（1）机械性损伤：如锐器造成的切割伤和刺伤、钝器造成的挫伤、建筑物倒坍造成的挤压伤、高处坠落引起的骨折等。

（2）物理性损伤：如烫伤、烧伤、冻伤、电损伤、电离辐射损伤等。

（3）化学性损伤：如强酸、强碱、磷和氢氟酸等造成的灼伤。

3. 按受伤部位　可分为颅脑伤、面部伤、胸部伤、腹部伤和肢体伤等。

4. 按皮肤或黏膜表面有无伤口　分为闭合性和开放性损伤两大类。

5. 按受伤组织或器官多寡　分为单个伤和多发伤。多发伤系指两个系统或脏器以上的损伤。

我国劳动安全和劳动保护工作者总结实际工作经验，提出我国职业伤害的管理分类，如表9-1。

一般说来，工业企业的职业伤害死亡事故以物体打击、高处坠落、车辆伤害、机械伤害、起重伤害、触电、坍塌、爆炸和火灾等类别为主要构成，兼有毒物中毒等。农业劳动过程中伤害以农业机械伤害、触电、车辆（拖拉机）伤害、农药中毒等类别为主要构成。

表 9-1　我国的职业伤害事故分类

序号	事故类别	序号	事故类别
01	物体打击	11	冒顶片帮
02	车辆伤害	12	透水
03	机械伤害	13	放炮
04	起重伤害	14	火药爆炸
05	触电	15	瓦斯爆炸
06	淹溺	16	锅炉爆炸
07	灼烫	17	容器爆炸
08	火灾	18	其他爆炸
09	高处坠落	19	中毒和窒息
10	坍塌	20	其他伤害

二、常见职业伤害事故类型及其主要原因

（一）物体打击

常见物体打击可见于：①高空作业时，工具零件、砖瓦、木块等从高处掉落伤人；②起重吊装、拆装时，物件掉落伤人；③设备带"病"运行，部件飞出伤人；④设备转运时，违章操作，如用铁棒捅卡物料，铁棒弹出伤人；⑤压力容器爆炸飞出物伤人；⑥爆破作业时，乱石伤人等。

（二）机械伤害

系指强大机械动能所致人体伤害，常因被搅、碾、挤、压或被弹出物体重击，致受害者重伤甚至死亡。常见伤人机械设备有皮带机、球磨机、行车、卷扬机、气锤、车床、混砂机、压模机、破碎机、搅拌机、轮碾机等。造成机械伤害的主要原因有：①检修、检查机械时忽视安全操作规程，如进入设备（如球磨机）检修作业，未切断电源、未挂"不准开闸"警示牌、未设专人监护等；②缺乏安全装置，如有的机械传送带、齿轮机、接近地面的联轴节、皮带轮、飞轮等易伤害人体的操作岗位未加防护装置；③电源开关布局不合理，遇紧急情况不便立即关闭机械；④违反设备操作规程等。

（三）高处坠落

指从离地面 2m 以上作业点坠落所致伤害，主要类型和事故原因有：①蹬踏物突然断裂或滑脱；②高处作业移动位置时踏空、失衡；③站位不当，被移动物体碰撞而坠落；④安全设施不健全，如缺乏护栏；⑤作业人员缺乏高处作业安全知识等。

（四）车辆伤害

指生产用机动车辆，包括不同类型的汽车、电瓶车、拖拉机、有轨车，施工设备（如挖掘机、推土车、电铲等）所致伤害。上述生产车辆造成伤害的常见原因有：①行驶中引起的碾压、撞车或倾覆等造成的人身伤害；②行驶中上下车、扒车、非作业者搭车等所致人身伤害；③装卸、就位、铲叉等过程引发人身伤害；④运行中碰撞建筑物、构筑物、堆积物引起建筑物倒塌、物体散落等所致人身伤害。

（五）电击伤害

指人体接触到具有不同电位的两点时，由于电位差的作用，在人体内形成电流所致损伤。严重

电击伤致死主要原因为心室颤动或窒息,局部伤害包括电弧烧伤等。常见触电事故原因有:①电气线路、设备检修安装不符合安全要求或检修制度不严密;②非电工擅自处理电气故障;③移动长、高金属物体触及高压线;④高位作业(如行车、高塔、架梯等),误碰带电物体;⑤操作漏电工具、设备;⑥违反带电作业安全操作规程(如未穿绝缘鞋等)。

（六）操作事故所致伤害

1. 压力容器操作　　压力容器泛指工业生产中用于完成化学反应、传热、分离和贮运等工艺过程,并承受一定压力的容器。我国有关条例把压力容器定义为"压力为一个表压以上的各种压力容器",包括反应容器、各类气瓶、液化气体槽车等。爆炸是指极其迅速的物理性或化学性能量释放过程,前者为容器内高压气体迅速膨胀并以高速释放内在能量;后者则为化学反应高速释放的能量,其危害程度较物理性的更为严重。压力容器操作所致伤害,通常有下列几类。

(1)碎片伤害:高速喷出的气体的反作用力,可将壳体向破裂的相反方向推出,有的则裂成碎片向四周散射,其伤害作用类似"炮弹"。

(2)冲击波伤害:容器破裂时的能量,除小部分消耗于将容器进一步撕裂和将碎片抛出外,大部分转变成冲击波,摧毁建筑物和设备,导致周围人员伤亡。

(3)有毒介质伤害:盛装有毒液化气体的容器爆裂时,液态毒物很快蒸发成气体,酿成大面积染毒区,危害极大。一般在常温下破裂的容器,大多数液化气体生成的蒸气体积约为液体的 $200\sim300$ 倍。例如,液氨为 240 倍,液氯为 150 倍,这类有毒气体可在大范围内危及人畜生命和导致生态破坏。例如,一吨液氯破裂时可酿成 $8.6\times10^4\mathrm{m}^3$ 的致死范围和 $5.5\times10^6\mathrm{m}^3$ 中毒范围。

(4)可燃介质的燃烧和二次爆炸危害:盛装可燃气体或液化气体的容器破裂时,逸出的可燃气体与空气混合,如遇到触发能量(明火、静电等),可在容器外发生燃烧、爆炸,酿成火灾事故。例如,液态烃气化后混合气体的二次爆炸和燃烧区域,可为原有球罐体积的数万倍。压力容器破损所酿成的毒气泄漏事故,多发生于运输过程,故应注意以下几点:①运输、装卸和押运人员应熟悉安全操作规程;②气瓶应配固定式瓶帽,以避免瓶阀受损;③短距离移动气瓶,应手握瓶肩,转动瓶底,不可拖拽、滚动或用脚蹬踹;④应轻装轻卸,严禁抛、滑、滚、撞;⑤汽车运输气瓶,一般应立放,卧放时气瓶有阀端应朝向一侧,堆放高度应低于车厢高度;⑥运输过程应保持瓶体温度<40℃,炎热地区应夜间运输;⑦严禁与易燃品、油脂、腐蚀性物质混运;⑧驾驶路途应绕开居民密集区、交通要道和闹市,并悬挂明显"危险品"标志。

2. 瓦斯（沼气）爆炸　　"瓦斯"常指采煤过程从煤层、岩层、采矿区,以及生产过程所产生的各种气体。其中,以沼气(甲烷)所占比例最大(80%～90%);此外还有氢、硫化氢、乙烯、乙烷和一氧化碳等。沼气的爆炸下限为5%,上限为16%,沼气浓度在此范围内,遇火即发生爆炸。瓦斯爆炸后所产生的高温(可高达1850～2650℃)、高压(空气压力可达爆炸前的9倍)和引发的冒顶、坍塌,以及一氧化碳中毒是致命性伤亡的主要危害。

防止沼气爆炸的三道防线是:①防止沼气积聚,即加强通风,定时检测和及时处理局部沼气积存;②防止沼气引燃,即杜绝火源,加强电气设备管理和维护,并采用防爆型电器;③限制沼气爆炸范围,即采用并联式和主扇门安装防爆和反风装置通风,防止爆炸后气体过快扩散。

3. 其他爆炸事故　在生产过程,还可因可燃气体、蒸气及可燃性粉尘扩散,与空气混合成一定比例,遇火源引发爆炸事故。常见的可燃液体有酒精、甲苯、汽油、乙醚、苯等;可燃粉尘有煤尘、铝尘、面粉尘、亚麻尘、棉尘等。可燃物料引起爆炸的常见原因有:①生产管理不善,如敞开装卸易燃液体物料,使用易挥发溶剂擦洗设备、地面等;②设备维修不善,可燃物料跑、冒、滴、漏严重;③工艺操作失误,如温度、压力、投料比例、速度及顺序失控;④违反操作规程,如使用助燃的空气输送可燃液体;⑤作业场所可燃粉尘浓度过高,达到爆炸极限。

第三节　职业伤害的调查与评估

职业伤害流行病学通过描述职业伤害的发生强度及其分布特征,分析其流行规律、发生原因和危险因素,提出伤害的干预对策和防范措施,并对防治效果进行评价。职业伤害具有行业和职业分布及人群分布等特征,职业伤害的发生往往与多种因素有关,职业伤害是可以预防的。

一、职业伤害分布特征

(一)行业和职业分布

不同行业和职业的职业伤害事故率有所不同。美国职业安全与卫生所根据国家致死职业伤害监测系统(NTOF)的资料,对 1994 年全美发生的 5406 例致死职业伤害进行了分析,结果表明发生率为 4.4/10 万。自 1980 年以后的 15 年里,机动车辆相关死亡为首位的死亡原因(23.1%);1990 年凶杀成为职业伤害死亡的第二位原因(13.5%),超过了机械相关死亡(13.3%)。自 1980 年以后,死亡人数最多的行业是建筑业(18.2%),其次为交通等公用设施(17.7%)和制造业(14.0%);死亡率最高的是采矿业(30.5/10 万),其次为农、林、渔业(20.5/10 万)和建筑业(15.5/10 万)。职业伤害死亡数最多的职业是精细生产、手工艺、修理(19.6%),其次为交通(18.2%)和农民、林业工人、渔民(12.4%)。职业伤害死亡率最高的是交通(23.0/10 万),其次是农民、林业工人、渔民(20.7%)和设备清洗工(15.1/10 万)。

经对我国某经济开发区 150 万全人口连续 7 年 426 例致死性职业伤害的回顾性调查分析。结果发现,该期间职业伤害粗死亡率为 9.1/10 万。坠落、起重伤害、触电、物体打击、坍塌、机械和企业内车辆伤害等占全部职业伤害死亡的 88%。其企业类型特征如下:坠落、起重伤害、坍塌、触电和物体打击在建筑行业最常见;触电、起重伤害、机械伤害和坠落在制造业常见;车辆伤害则最常发生在运输、仓储和邮电业。15% 的职业伤害死亡属于多人(2 人及以上)死亡事故,最常见的多人死亡事故原因是坠落、化学中毒、金属工件和起重伤害等。涉及的设备主要是工作面、在建建筑物、起重设备和车辆伤害等。

(二)人群分布

许多研究都发现男性比女性易发生事故,一般认为他们受到的危险程度不一样。年龄小、工龄短者常常职业伤害发生率高,这与他们缺乏工作和事故经验有关。但年老劳动者的职业伤害发生率又上升,可能与生理上的衰老现象-应激能力和动作协调性减退有关。例如在研究渔民的非致死性职业性摔倒和滑倒的伤害时发现,与摔倒有关的损伤在年龄组中呈 U 形分布,在 20 岁以下和 50 岁以上,损伤比例各占 40%,而 20 至 49 岁者的损伤比例约占 20%。

（三）伤害类型

不同行业和工种,伤害的情况不同,伤害类型和伤害部位也有所不同。多数研究对伤害的类型、部位、性质、时间等进行了描述。研究较多的有扭伤、骨折、烧伤、电伤、机械伤害等。职业伤害可累及全身各个部位,常见的有手、脚、四肢、头、腰、眼等。

二、职业伤害发生的危险因素

职业伤害的发生是由多因素造成的,如劳动者、工作场所、设备、心理、社会环境等,这些因素相互交织,相互影响,贯穿于整个生产过程中,构成了一个多因素系统。因此,职业伤害事故的发生不是单一因素引起的,这些原因有的是直接原因,有些是间接原因。引起职业伤害的因素可以分为人、机械设备和环境因素等因素。

（一）人的因素

人的因素包括的统计变量有人口统计学指标、工作身份、经验、健康状况、心理因素、认知态度、不安全行为、个人防护用品的使用等。通常研究较多的危险因素有性别、年龄、工种、职业、文化程度、睡眠、疲劳、残疾、体重(肥胖)、饮酒等。

近年对职业伤害的人为因素,特别是各种因素导致的人为失误予以重视。探讨各种可减少失误的干预措施。

（二）机器设备

生产设备质量差、有缺陷或维护不善。防护设施缺乏或不全,生产设备上缺乏安全防护装置,如机器的轮轴、齿轮、皮带、切刀等转动部分缺乏安全防护罩。机器设备设计未遵循人-机工效学原则。

（三）环境因素

包括物理环境和社会环境。前者主要有厂房大小、地面状况、采光、气温、通风、噪声等,后者主要有上下级关系、同事关系、社会关系、家庭关系和社会对其职业的认可等。

（四）劳动组织不合理与生产管理不善

工作的组织和实施也起重要作用。工作负荷大,时间紧,轮班和作息时间,调换工种等。领导对安全工作不重视,对劳动者技术指导及安全操作教育、培训不够;生产设备及安全防护装置无专人管理和维修制度;操作规程和制度不健全;个人防护用品缺乏或不适用等。

三、职业伤害流行病学研究的基本方法

伤害流行病学已成为流行病学的一个分支学科。职业流行病学的原则与方法,同样适用于职业性伤亡事故的调查研究。职业伤害流行病学的研究可分为描述性研究、分析性研究和干预性研究。

（一）描述性研究

目前绝大多数的职业伤害流行病学研究是描述性研究(descriptive study),其中最多的是利用现有的职业伤害资料进行整理和统计分析。全国的或行业的职业伤害资料可以揭示全国或某行业工

作有关的伤害和死亡的种类、发生率和分布特征等,尤其是死亡资料提供的信息比较完整可靠,通过描述和比较职业伤害事故的发生率和死亡率的分布特征,识别高危人群和行业,为进一步研究职业伤害的原因和危险因素提供线索。

此外,也有采用横断面调查的方法。用电话、函件或面访等方式获取某一段时间某一人群的职业伤害分布情况,如国外有人采用电话访问的形式进行调查,得到一定时间内的有关伤亡情况。这种方法的优点在于获得的个人信息比现成资料更全面,并且可根据研究者的目的和需要来设计调查内容。

(二)分析性研究

目前常用的分析性研究(analytic study)为病例-对照研究、回顾性队列研究和前瞻性队列研究。病例-对照是流行病研究的经典设计之一,常用于研究相对固定的暴露因素,不强调弄清事故发生瞬间的暴露情况,但是存在较大的回忆偏倚、错分偏倚,对照与病例的可比性不强等缺点。例如,美国学者对 1992 年 7 月至 1995 年 3 月间发生的叉式升降机和其他机动工业车辆的事故进行病例-对照研究,以 171 例职业伤害病人作为病例组,相应地以本厂工作的未发生职业伤害的劳动者为对照组,按 1:3 的比例匹配,计算各种危险因素的 OR 值。结果表明,走道上的障碍物可以增加事故的发生率,其 OR 值为 1.89(1.22~2.86);而在交叉路口和阴暗的角落处增加照度,则可以减少事故的发生率,其 OR 值为 0.33(0.16~1.68)。有研究者曾用病例-对照研究发现孩子小于 6 岁的母亲、既往有外伤史者、肥胖劳动者发生职业伤害的危险度显著升高,而工龄长短及年龄的影响不大;有学者发现接受陌生的工作任务、使用不熟悉的生产工具、不足量睡眠时间都是职业伤害的可能危险因素。

日本学者对某县 1973 年 4 月 7 日至 1993 年 4 月 1 日期间参加健康保险的 17 344 名建筑工人的死亡情况进行了回顾性队列研究,以该县的年龄别死亡率作为比较标准,计算了各种死因的标化死亡比(SMR)和比例死亡比(PMR)。结果表明,事故和损伤效应的 SMR 和 PMR 均显著性升高。有学者以 5600 名 51~61 岁的老年工人为前瞻性队列,并控制了职业、个体行业、搬举重物等混杂因素,研究职业伤害发生情况,结果表明,视力、听力较差和一般性残疾均增加了职业伤害事故的发生率,各自的 RR 值分别为 1.45(0.94~2.22)、1.35(0.95~1.93)和 1.58(1.14~2.19)。有报道对 3801 名工人的职业伤害事故发生情况进行 2 年的前瞻性队列研究,在控制疲劳、睡眠、工作满意度、吸烟、受教育水平等可能混杂因素后,发现人机工效分值高的和体重指数高的工人比人机工效分值低的和体重指数低的工人发生职业伤害事故的危险性高 4~6 倍。

此外,还有学者将各种设计方法联合起来形成了杂交设计(hybrid designs),例如巢式病例-对照设计(nested case-control design)、病例队列设计等。如可以在回顾性队列研究中进行巢式病例-对照研究,或在前瞻性队列研究中进行巢式病例-交叉研究。有学者应用巢式病例-交叉研究,对巴西某钢铁公司的致死性职业伤害进行了研究,结果表明,工作环境中高温、噪声、粉尘和烟尘、有毒气体和蒸气、轮班、手工作业等是致死职业伤害的危险因素。

病例队列设计最大的优点是验证病因假设的能力较回顾性研究强,而且相对前瞻性队列研究它有花费人力、物力较少等优点,主要用于研究一定时间内相对固定的可疑危险因素。

分析性研究可以根据描述性研究所提供的线索,进一步确定危险因素。由于分析性研究采用对照的方法,相对于描述性研究而言对判定职业伤害的危险因素更具有说服力。

（三）干预性研究

职业伤害事故的干预性研究(intervention study)主要用于事故预防措施的效果评价,也可以用来验证病因假设。职业伤害干预研究可以分为工程学干预研究、行政管理干预研究、个人干预研究和综合干预研究。

1. 工程学干预研究主要针对物理环境,对象主要是与急性创伤性伤害和工作相关肌肉骨骼障碍相联系的工作环境(包括仪器、设备等),其主要对策是改良不良的设备和作业环境。

2. 行政管理干预研究集中于工作管理程序和政策,主要是由针对工作实践和政策的组织性策略组成。这种干预措施包括劳动者的参与管理,提高后勤服务,纠正劳动负荷,控制计件工资比率,以及制定相关法律和规定等。

3. 个人干预研究主要是对劳动者的上岗选择、教育和培训及个人防护措施的应用等。如劳动者的上岗选择有性别、年龄、文化程度、健康状况、心理因素和工作经验等;教育和培训包括健康教育、安全教育、上岗前培训、个人行为培训等;个人防护措施的应用如评价安全带和安全眼镜等个人防护措施的应用等。

4. 综合性干预研究指前三种干预的不同结合。因为职业伤害是多因素的,故其干预研究也多为综合性干预,如工程干预还需要有效的培训措施和对象的行为改变与其相配合,才能收到更好的效果。

四、职业伤害的调查处理程序

职业伤害事故是人们在生产活动过程中发生的,具有因果性、偶然性、突发性、再现性等特征,某些意外职业伤害事故本质上属随机现象。WHO把事故定义为预想不到的偶然事件的后果,并强调职业事故的多因素性质。

流行病学研究始于完整可靠的原始资料,事故的登记报告是基础。关于事故严重到何种程度才上报,目前还缺乏统一的要求和制度。职业性事故流行病学研究中应注意的问题主要有以下几个方面。

（一）职业性事故报告系统和报告信息

职业性事故流行病学研究的目的是预防事故的发生,因此职业伤害事故报告系统应满足下列要求:①表现出不同类型的事故和伤害的重要性;②对生产过程中存在的致伤害危险性提出警告;③存在的职业性伤害对劳动者健康和社会造成的危害;④有利于识别职业伤害事故的高危人群,并对潜在的灾难事故提出预告。

（二）特殊的事故报告

在调查过程中除一般的职业伤害事故外,还有以下几种特殊事故。

1. 死亡事故　死亡报告可以获得全面深入的调查研究资料,此资料的完整性和信息的全面性,对于死亡事故的流行病学调查是非常有价值的。对于死亡事故应收集下列资料:①人口统计资料;②职业分类资料;③伤亡原因与部位等资料。

2. 危险事件　通常指会引起重大伤亡事故的事件。积累此类信息资料,经过分析,可以得到许多危险事件导致职业伤害事故有价值的预兆性信息。

3. 预兆事件　在危险识别中,时间是最重要的因素,最好在事故发生之前识别出危险。收集全面可靠的预兆事故资料要讲究方法,可采用现场观察、与劳动者交谈及劳动者自我报告等方法,在轻微事故、预兆事件以及在危险识别的基础上预测出个体及群体更为严重的危险性。

(三)职业性事故流行病学研究资料的收集和分析

1. 职业性事故流行病学研究的内容和步骤

(1)根据事故调查的目的制定调查计划。

(2)收集有关事故的详细资料,包括事故涉及人员、有关设备和环境条件、管理制度,以及事故经过和后果定性、定量资料。

(3)取证、检验、验证和分析有关资料。

(4)对事故作深入比较分析,并进行流行病学评价,从事实中引出的结论、事故报告及事故的通报,有利于决策者及措施执行者接受经验教训。

(5)提出整改建议,并充分考虑其针对性和可行性。根据事故调查情况,制定实施的责任,监督落实情况,评价实施效果。

2. 可比性资料的重要性　为研究事故的分布,应在各用人单位之间,按不同职业、工种、岗位的分布,比较事故发生率。职业伤害的职业划分,应按统一的要求。

3. 保证资料的准确性与有效性　职业伤害事故原始资料的可靠性受多方面因素的影响,在调查过程中应努力克服造成职业伤害事故原始资料不真实、缺乏可比性的诸多因素。

(四)职业性事故的统计指标

1. 用于企业或地区(省、市)职业性事故的统计指标

(1)千人死亡率:指一定时期平均每千名职工中因职业伤害死亡的人数。

$$千人死亡率=(职业伤害死亡人数/平均职工人数)\times 1000‰$$

(2)千人重伤率:指一定时期平均每千名职工中因职业伤害事故造成的重伤人数。

$$千人重伤率=(重伤人数/平均职工人数)\times 1000‰$$

2. 用于行业或企业内部事故的统计指标

(1)百万工时伤害率:指一定时期内每百万工时事故造成的伤害人数(重、轻伤和死亡人数),亦称伤害频率。

$$百万工时伤害率(A)=(伤害人数/实际总工时)\times 10^6/百万$$

(2)伤害严重率:指某时期内每百万工时事故造成的损失工作日数。

$$伤害严重率(B)=(总损失工作人数/实际总工时)\times 10^6/百万$$

(3)伤害平均严重率:指每人次伤害,平均损失工作日。

$$伤害平均严重率=总损失工作日/伤害人数$$

3. 用于以吨或立方米产量为计量单位的行业、企业使用的统计指标

百万吨死亡率:指每生产100万吨产品死亡的工人数。

$$百万吨死亡率=[死亡人数/实际产量(吨)]×10^6/百万$$

4. 用于职业事故经济损失的统计指标 经济损失:是指劳动生产过程发生伤亡事故带来的直接和间接经济损失。

5. 职业伤害事故经济损失评价指标

$$千人经济损失率=[全年因事故的经济损失(万元)/企业年平均职工人数]×1000‰$$

$$百万元产值经济损失率=[全年因事故的经济损失(万元)/企业全年总产值(万元)]×100\%$$

6. 用于创造生产价值时人员伤亡的统计指标 亿元 GDP 生产安全事故死亡人数=[报告期内生产安全事故死亡人数(人)/报告期内国内生产总值(元)]×10^8

第四节　职业伤害的研究现状及预防对策

一、职业伤害的研究现状

（一）伤害研究的发展

伤害研究最早起源于古代战争时期,采用盾牌、头盔等减少对人体的伤害。伤害控制的科学方法直到近 40 年才常规开展起来,对其研究较晚的最重要原因是对创伤的发生与否抱有宿命论的思想,伤害仍被称为"意外事故",暗示伤害事件是随意的不可预测的,从而阻碍了伤害控制研究的发展。

在伤害研究的发展中最重要的里程碑应是由 Haddon 等在 1964 年发表的书籍《意外事故研究:方法与步骤》。1972 年由美国前国家公路交通安全局领导人 William Haddon Jr 提出 Haddon 模型,用于伤害预防和控制。Haddon 提出"三种因素、三个阶段"的理论,三种因素是指宿主(人)、媒介物、环境,三个阶段是指发生前、发生中、发生后。此模型最初只针对交通伤害,目前已被流行病学家广泛用于各类伤害的研究与控制。

以车祸为例:在车祸发生前,存在驾驶员饮酒、刹车失灵或环境能见度低等因素可能会发生车祸;车祸发生时,如果没有系好安全带、车上有凸起、硬物或锐边、环境易燃建筑材料等造成伤害;车祸的严重后果取决于创伤严重度、机动车损毁程度和急救医疗的反应(表 9-2)。

表 9-2　Haddon 模型

车祸阶段	因素		
	人	机动力	环境
发生前	1 饮酒	4 刹车失灵	7 能见度低
发生时	2 没系好安全带	5 车中的凸起或锐边	8 易燃的建筑材料
发生后	3 创伤严重度	6 损毁程度	9 急救医疗的反应

（二）我国职业伤害研究现状

我国的伤害研究起步较晚,始于 20 世纪 80 年代中期,经过几十年的发展,不同领域、年龄的伤害研究在全国各地开展,研究领先的是对道路交通伤害的研究,研究较多的是对儿童、青少年、社区人群的伤害,对职业人群的伤害研究相对较少。我国的职业伤害事故发生范围多集中在矿山、建筑、化工和机械等高危行业,且随着城市工业化进程的加快,从业人员的职业伤害问题也日益严重。造成这一现象的原因,一方面是劳动者人数激增使得大量农民直接成为产业工人,职业培训和安全教育不到位,另一方面是高危产业的劳动强度大,且很多地方的劳动保护和条件有限。

我国工伤预防工作开展并不是很好,原因是多方面的,但经济因素起了决定作用。在工伤保险领域开展预防工作存在过争议,使工伤预防工作曾一度处于停滞状态。自 1996 年开始实行工伤保险社会统筹运行二十年以来,各地在实践中充分认识到了工伤预防工作的重要性,因此都一直积极坚持“安全第一、预防为主、综合治理”的方针,高度重视工伤预防。

（三）国外职业伤害研究现状

国外职业伤害的预防措施研究方面,工伤保险起步较早,而且管理体制比较稳定。大部分发达国家都设立了工伤预防基金,用于奖励、促进用人单位管理,开展安全培训与教育。世界上大多数国家从工伤保险基金中提取工伤预防资金,但工伤预防资金的提取比例,各国有所不同。许多国家对工伤预防工作实行的是预算制,在上一年做下一年的工作计划和资金预算,根据工伤预防工作计划来确定所需要的资金量,一般不会超过保险基金的 10%。

目前,国外工伤预防体制主要分为以下 3 类。

1. 工伤保险同时承担安全生产管理职能　德国的工伤保险机构是同业公会,采取预防、补偿、康复三位一体的工作方法,把事故预防、职业康复和补偿紧密结合。

2. 工伤保险和安全生产管理由一个机构管理　日本工伤保险和劳动安全生产分属两个机构,但统一由劳动省基准局管理,通过设立民间机构、使用费率杠杆等方法进行工伤预防的促进,建立了良好的安全卫生预防体系。

3. 多部门联合管理工伤预防　在英国及中东欧一些国家,工伤保险立法与职业伤亡预防没有任何联系,工伤保险由国家实施,负责工伤赔付和康复,其职业安全与卫生工作由两个相互独立的政府部门管理,一个部门主管职业安全(隶属于劳工部),另一个分管职业卫生(隶属于卫生部)。

各国经验表明,目前并没有国际通用的工伤预防管理体系,但是与本国国情相结合,建立高效的工伤预防管理体系是开展工伤预防工作的保障。

另外,一些国家开始重点针对未来的不确定安全风险进行前瞻性研究。例如:开展针对老年人口的老年劳动安全研究,提出综合安全计划和合适的伤害预防战略;提出电子消费品的安全预防办法;把安全社区建设与减灾社区建设、健康促进计划、科技发展有机结合,建设安全社区网络。

二、职业伤害的预防对策及措施

（一）职业安全事故预防对策与措施

海因里希法则是经典事故致因理论之一,又称“海因里希安全法则”或“海因里希事故法则”,是美国著名安全工程师海因里希提出的 300 ：29 ：1 法则,是根据国际上工伤事故概率统计分析得出的一项安全法则。该法则认为:一起重大的安全事故背后有 29 个轻微事故,有 300 个事故苗头,有 1000 个事故隐患。也就是说众多微小因素中的任何一个,只要任其发展都有可能酿成一起重大事故。

　　纵观各类事故的发生,职业安全事故发生的原因,可分为直接原因与间接原因。事故发生时的人(如操作行为、心理状态等)、物(如设备、原料等)和环境(如气象条件、作业空间安排等)的状态常是直接原因;而间接原因则与技术、教育和管理状况密切相关。安全科学中也把引起安全事故的直接原因与间接原因按"人、机、环境"分,这"人-机-环境"构成了安全管理的 3 个基本要素。带有"缺陷"的"人-机-环境"系统,是构成事故发生的潜在必然因素,系统开始动作后,当某两种"缺陷"一旦发生意外的耦合,则会带来灾难性的后果。所以,从宏观上看,通常把事故的预防对策,称为"五 E 干预"措施。

　　1. 教育措施(educational intervention)　目的在于通过说理教育及普及安全知识来影响人们的行为。在市场经济条件下,劳动用工制度的多样性,使生产人员的用工形式发生了很大的变化。在一些脏、苦、累、险的行业中大量使用文化素质低、流动性大、专业技能低下的人员,因缺乏安全操作技能的培训和自我保护意识,现场操作人员的不安全行为是造成事故发生的主要原因。因此,提高人的安全意识和控制人的不安全行为是减少伤亡事故的主要途径。

　　工伤事故安全教育的主体应是职工,特别是新工人。根据我国有关规定:应当对从业人员进行上岗前的职业安全卫生培训和在岗期间的定期职业安全卫生培训,普及职业安全卫生知识,督促劳动者遵守有关法律、法规、规章和操作规程;对特殊工种的劳动者,如从事电气、起重、锅炉、受压容器、焊接、车辆驾驶、爆破、瓦斯检查等,必须进行专门的安全操作技术训练,经考试合格后、才能上岗;用人单位必须建立安全活动日和班前班后的安全检查制度,对职工进行经常性安全教育;在采用新生产方法、添设新技术设备、制造新产品或调换工种时,必须对劳动者进行新操作和新岗位的上岗培训和安全教育。

　　2. 经济措施(economic intervention)　目的在于用经济鼓励手段或罚款影响人们的行为。如工伤保险的差别费率制和浮动费率制。差别费率制对工伤风险大,工伤事故容易发生的用人单位多征收保险金;对风险小、工伤事故少的少征收。以保障该用人单位工伤保险基金的收付平衡,在经济上激励用人单位重视改进劳动安全保护措施,促进对工伤事故的预防,从而降低工伤赔付成本。

　　3. 强制措施(enforcement intervention)　目的在于用法律、法规和标准来影响人们的行为。

　　我国政府历来重视安全立法工作。新中国成立以来,我国在劳动保护立法方面做了大量的工作,并取得巨大成就。如 1956 年国务院就颁布了劳动保护的"三大规程",即《工厂安全规程》《建筑安装工程技术规程》和《工人职员伤亡事故报告规程》,以法规形式,向厂矿企业提出有关劳动保护的系统和明确的法规规范。1995 年颁布的《中华人民共和国劳动法》成为一部保护劳动者合法权益法。《劳动法》第六章"劳动安全卫生",提出:"用人单位必须建立、健全劳动卫生安全制度,严格执行国家劳动卫生规程和标准,对劳动者进行安全教育,防止劳动过程中的事故,减少职业危害"。2001 年颁布了《中华人民共和国职业病防治法》,该法第四条规定"劳动者依法享有职业卫生保护的权利。用人单位应当为劳动者创造符合国家职业卫生标准和卫生要求的工作环境和条件,并采取措施保障劳动者获得职业卫生保护。"2002 年 5 月 1 日实施的《中华人民共和国职业病防治法》和 11

月 1 日实施的《中华人民共和国安全生产法》，对职业危害的预防和控制提出了系统和具体的要求。这些法规颁布和实施使我国职业安全健康管理逐步制度化、法制化。所以，强制措施是工伤事故预防控制"五 E 干预"的基础和依据。

4. 工程措施（engineering intervention）　目的在于通过工程干预措施影响媒介及物理环境对发生工伤事故的作用。在机械设备设计时，应对机械设备对人、环境可能产生的影响进行充分的预见和评估，运用人-机工程学原理在人机的结合面上进行最优化设计，以达到最佳配合。技术上运用高新电子技术产品，提高机械设备的自动化水平，实施自动化、程序化操作。机械设备的操作自动化、程序化，可减少机械设备工作过程中人的直接介入，消除错误操作而引起的事故；保持有效和规范的作业行为，也是明显减少事故发生概率的途径，如对机械设备要有日常安全管理、定期安全检测制度。新设备产品在使用过程中，存在的安全缺陷问题不易被人发现，因此，在使用新设备过程中要对其安全状况进行持续的监控，以便及早发现安全缺陷问题。

对于那些无法通过机械设备设计而达到自动化、程序化的环境，如必须暴露在外的传动带、齿轮、砂轮、电锯、飞轮等危险部分，应在周边安装有防护装置；起重设备、锻压设备等应安装有信号装置或警告系统等。通过这些附属的技术装置使"人-机-环境"处于良好的运行状态，使潜在的危害降到最小程度。

5. 紧急救护措施（emergency care and first aid）　也称"第一时间的紧急救护"，指在工伤事故发生时，尽早进行就地及院前的紧急救护，是减少死亡和伤残的关键。如在工伤事故现场维持工伤者的生命体征（如呼吸、心跳、血压等）对减少死亡是不言而喻的。

（二）部分常见事故的预防

1. 爆炸事故预防的主要措施　建立合理完善的安全管理机制；强化安全宣传和教育；做好安全技术防范工作，如控制和消除火源，对爆炸危险物品的安全控制；加强法制建设，完善有关管理人员的责任追究制度。

2. 中毒事故预防的主要措施　对有毒物质采取隔离、限制措施；加强安全教育培训；建立完善的安全管理制度；理顺管理体制，增加执法力度。

3. 建筑事故预防的主要措施　建立健全安全生产规章制度，主要包括安全生产岗位责任制，安全生产检查制度，安全操作规程等；强化安全教育培训，提高广大职工安全生产的自觉性；建立安全管理组织，贯彻国家有关安全生产和劳动保护的方针政策、保证职工的安全和健康、提高劳动生产率和经济效益。

4. 火灾事故预防的主要措施

（1）预防措施：在火灾发生前预先防止形成燃烧的措施，是一种最根本的措施。可以从源头上防止火灾的发生，充分体现安全工作"预防为主"的工作方针，是火灾事故预防的重点。

（2）限制措施：火灾一旦发生，必须认真果断采取防止火势蔓延的限制措施，包括防止可燃物的堆积，提高建筑物的耐火等级，设置防火墙等，通过这些措施，可以使火灾的蔓延速度减慢，损失范围减小。

（3）灭火措施：包括初期灭火和正规灭火。初期灭火可以将火扑灭在萌芽状态，正规灭火是指用人单位消防队或城市消防队的灭火活动。当火灾扩大到某种程度时,必须依靠这些消防力量进行灭火。

(4)疏散措施:疏散措施是减少人员伤亡的重要手段,根据有关的消防法律、法规和规范,建筑物应有疏散通道、安全出口、应急照明、疏散指示灯等,以保证人员在火灾发生后能迅速撤到安全区域。

三、职业安全事故预防策略

(一)三级预防

1. 一级预防　目标是通过减少能量传递或暴露机制来预防导致工伤发生的事件,即在工伤发生之前采取的措施,使工伤事故不发生或少发生。如《安全生产法》属于一级预防。一级预防通过以下策略实现:

(1)全人群策略:通过对全民,包括各级政府官员、用人单位法人代表、生产管理人员、用人单位员工,甚至社会大众、学生等的安全培训教育,以提高全民的素质,包括意识、知识、技能、态度、观念等综合素质。

(2)高危人群策略:对职业人群有针对性地开展职业伤害预防教育、培训训练、督导强制等方式达到安全促进的效果。例如,生产经营单位必须对所有从业人员进行必要的安全生产技术培训。其主要负责人及有关经营管理人员、重要工种人员必须按照劳动安全卫生法律法规的规定,接受规范的安全生产培训,持证上岗,有效提高劳动者的业务技术素质和处理事故、故障的应变能力。保证安全生产的必要投入,完善安全生产条件,积极采用安全性能可靠的新技术、新工艺、新设备、新材料,不断改善安全生产条件。改进生产经营单位的安全管理,积极采用职业安全健康管理体系认证、风险评估、安全评价、企业安全生产标准化等方法,提高安全生产管理水平。

(3)健康促进策略:20世纪80年代由澳大利亚学者提出的环境与健康的整合策略。比如,针对工作场所的工伤事故现象,就可以采取工作场所健康促进项目。即通过:①把工伤事故预防纳入企业政策;②由雇员和雇主共同讨论建立一个安全的工作环境;③通过岗位培训和职业教育加强劳动者的工伤事故预防能力;④通过投资改善不合理的生产环境;⑤明确雇主和雇员在职业工伤事故预防中的责任;⑥共同参与工伤事故预防活动等,使工作场所的工伤事故得到了有效控制。

2. 二级预防　目的是当工伤事故发生时,减少工伤事故的发生及其严重程度,采取自救互救、院前医护、院内抢救和治疗,最大限度地降低工伤事故的死亡率和致残率。

3. 三级预防　指工伤事故已经发生后,控制工伤事故的结果。其主要任务是使工伤者恢复正常功能,早日康复和残疾人士得到良好的医治和照顾。

(二)企业负责制

我国工伤事故的预防控制方针是"安全第一、预防为主、综合治理"。安全生产管理体制为:"企业全面负责、行业管理、国家监察、群众监督、劳动者遵章守纪"。我国目前的安全生产管理体制把"企业负责"放在第一条,表明企业在安全生产中占的重要地位。企业对安全生产负责的关键是要做到"三个到位",即责任到位、投入到位、措施到位。所谓责任到位,就是企业必须全面落实各级安全生产责任制。安全生产责任制是企业最基本的安全管理制度,是所有安全生产规章制度的核心。企业在制定安全生产领导责任制的同时还应当制定全员安全生产责任制。这样才能保证企业的安全生产管理做到全面覆盖,安全生产责任落实到位。所谓投入到位,就是企业要确保对安全生产的资金投入。企业要推行安全生产目标管理,层层签订安全生产目标责任书,要建立安全激励机制,安全奖励基金要到位;企业对重大事故隐患和职业危害需要治理和整改,安全措施经费要到位;企业要开展安全生产的技术开发、推广和应用,安全科研经费要到位;企业的安全生产宣传教育和培训等都要有一定资金投入予以保证。所谓措施到位,就是企业要严格按照国家关于安全生产的法律法规和方针政策,结合本单位实际制定安全生产规划,并按照规划的内容认真做好落实工作。企业在新建、改建、扩建工程时,劳动安全卫生设施必须与主体工程"三同时"(同时设计、同时施工、同时投入生产使用)。企业必须设置安全生产管理机构,选派责任心强,有一定专业知识的人担任安全管理工作。总之,企业只有认真落实各项安全措施,在安全生产管理中坚持做到责任到位、投入到位、措施到位,企业的安全生产工作才能真正做到落实到位。

（三）安全技术对策

1. 消除危险　要从系统中彻底排除某种危险因素,保证系统的安全性能,一般可通过改革工艺等手段来实现。

2. 降低危险因素　采用这一对策虽然可以提高系统的安全水平,但不能从根本上消除危害因素,只是在一定程度上减轻对作业人员的危害。

3. 引导危险因素　把某些危险因素引导到作业环境以外,避免对作业人员和设备等造成危害。

4. 隔离危险因素　将作业人员与系统中的某种危险因素隔离开,使作业人员不直接接触危险部分,从而避免或减轻危害。如戴安全帽、穿防护服、穿防护背心、戴防护手套等。

5. 坚固防护　以安全为目的,提高设备、建(构)筑物、器具等的结构强度,以保证在规定之使用范围内有足够的安全性能,也就是通常所说的留有足够的"安全系数"。

6. 薄弱环节　与坚固防护相反,这一对策是利用某些弱元件,在系统中人为地设置薄弱环节。当设备、设施的负荷超过额定限度,或系统中有爆炸、火灾等危险时,使危险因素的发展在薄弱环节被切断,从而保护系统的整体安全。

7. 闭锁　以系统中的某种方式(机械、电气)保证某些元件强制发生相互制约,以达到安全目的。

8. 取代操作　当系统中某种危险因素无法消除而又必须在这种条件下操作时,为保证人员的安全健康,可采用自动化手段代替操作人员直接接触危险因素。

9. 距离防护　系统中危险或有害因素的作用往往与距离有关,有的因素随距离的增大而成倍减弱,利用这一性质可进行有效防护。

10. 时间防护　缩短作业人员接触有害因素的实际时间,从而达到防护的目的。

11. 刺激感官　在某些特殊的地点、场合,利用声、光、色、形等信息、信号、标志、仪表刺激人的感官,提醒人们注意,保障安全生产。

（樊晶光）

【思考题】

1. 什么是职业伤害?
2. 常见职业伤害事故类型有哪些?
3. 职业伤害流行病学研究方法有哪些?
4. 职业安全事故三级预防策略是什么?

第十章

职业性有害因素的识别与评价

第一节　职业性有害因素的识别

职业性有害因素识别（identification of occupational hazards）是根据人群证据和实验数据,通过科学方法辨别和认定职业活动中可能对职业人群健康、安全和作业能力造成不良影响的因素或条件。职业性有害因素识别是职业卫生工作的基础,预防和控制作业场所中职业性有害因素的前提是对职业活动中存在的或可能存在的职业性有害因素进行识别。职业性有害因素的识别包括两方面含义,一方面是对职业活动中的各种因素或条件是否具有危害性的识别,发现、确定未知、新的职业性有害因素;另一方面是对职业活动中是否存在职业性有害因素的识别,辨别、找出已知、确认的职业性有害因素。

一、职业性有害因素识别的基本原理

识别和鉴定某一因素是否是职业性有害因素在于判定该因素是否在职业活动中对职业人群健康、安全和作业能力造成不良影响。职业性有害因素是因,健康损害是果。职业性有害因素引发、加重、加速职业危害的发生发展,两者之间存在因果联系,因而判定职业性有害因素的方法原理来自于流行病学研究的因果关系判断。

识别和筛选某一具体的职业环境中是否存在职业性有害因素并明晰其作用特点,其基本原理是利用事物内部或事物之间的规律性、相似性、相关性及系统性等基本特征,以系统观点为指导,利用事物运动和变化中的惯性,认识事物之间联系的必然性,发现事物性质、运动变化规律之间的相似性,明确事物发展过程中各因素之间存在的依存关系和因果关系,采用系统分析方法进行职业性有害因素的识别。事物的规律性是经验筛选职业性有害因素的基本前提,事物的相似性是进行类比推理的依据,事物变化的依存关系是工程分析的理论基础。通常以由生产装置、物料、人员等集合组成的系统为识别对象,找出系统中各要素之间的空间结构、排列顺序、时间顺序、数量关系、环境因素、工艺参数、信息传递、操作工艺及组织形式等相关关系,借鉴历史、同类情况的数据、典型案例等,推测评价职业危害状况,从而科学、准确、全面地将一个具体职业环境的各种职业性有害因素识别和筛选出来。

二、职业性有害因素识别的基本方法

（一）未知职业性有害因素的识别和鉴定方法

判定某一因素是否为职业性有害因素的方法和依据有临床病例观察、实验研究和职业流行病学

研究三个方面。

1. 临床病例观察　从职业人群的特定病例或一系列发病集丛（cluster）中分析找出职业与疾病的联系，作为职业性有害因素识别和判定的起点和线索。最初接触和发现职业病的是临床医生，对职业相关疾病的细致观察和科学分析，是分析和探索职业性有害因素的传统方法。

2. 实验研究　从体内动物实验和体外测试（器官水平、细胞水平、分子水平）阳性结果中寻找线索，是识别和判定职业性有害因素的有效手段。但动物实验在模拟人接触职业性有害因素时，存在种属差异、剂量推导差异以及接触方式、环境差别等局限性，在利用其结果外推及人时应持谨慎态度。

3. 职业流行病学研究　以职业人群为研究对象，运用有关流行病学的理论和方法研究职业与健康的关系，探究职业性有害因素及其对健康影响在人群、时间及空间的分布，分析接触与职业性损害的联系，可提供识别和判定职业性有害因素最有力的证据。

（二）已知职业性有害因素的识别和筛选方法

生产过程中所包含的职业性有害因素繁多而庞杂，且每一种职业性有害因素依其本身危害性大小、在原辅料和成品中的含量以及所采用的生产设备和工艺过程等不同，对人体健康的危害程度也不同。因此，识别和筛选某一具体的职业环境中是否存在职业性有害因素并明晰其作用特点，应遵循全面识别、重点突出、主次分明、定性和定量相结合原则，从了解、掌握职业活动全过程着手，查明各种因素存在的形式和强度，广泛查阅、检索有关的资料和信息后综合分析，才能科学、准确、全面地识别筛选各种职业性有害因素。常用的定性方法有工程分析法、检查表法、经验法；定量方法有类比法、检验检测法等。在实际工作过程中，通常要根据实际情况综合运用。

1. 工程分析法　工程分析法是对生产工艺流程、生产设备布局、化学反应原理、所选原辅材料及其所含有毒杂质的名称、含量等进行分析，推测可能存在的职业危害因素的方法。在应用新技术、新工艺的建设项目，找不到类比对象与类比资料时，通常利用工程分析法来识别职业危害因素。

2. 检查表法　检查表法是一种基础、简单、应用广泛的识别方法。针对工厂、车间、工段或装置、设备以及生产环境和劳动过程中产生的职业危害因素，事先将要检查的内容以提问方式编制成表，随后进行系统检查，识别可能存在职业性有害因素的方法。对于不同行业、不同工艺的项目需要编制不同内容的检查表。

3. 经验法　经验法是依据识别人员实际工作经验和掌握的相关专业知识，借助自身职业卫生工作经验和判断能力对工作场所可能存在的职业性有害因素进行识别的方法。该方法主要适用于一些传统行业中采用成熟工艺的工作场所的识别。优点是简便易行。

4. 类比法　类比法是利用相同或相似作业条件工程的职业卫生调查结果，工作场所职业性有害因素检测、监测数据以及统计资料进行类推的识别方法。采用此法时，应重点关注识别对象与类比对象之间的相似性。主要考虑生产规模、生产工艺、生产设备、工程技术、安全卫生防护设施、环境特征的相似性。

5. 检验检测法　检验检测法是对工作场所可能存在的职业性有害因素进行现场采样，通过仪器设备进行测定分析的方法。有利于职业性有害因素的定量识别。

此外还可结合工作需要采用理论推算法、文献检索、专家论证等方法进行识别。

三、职业性有害因素识别的重点环节

职业环境中可能存在和产生的职业性有害因素主要来源于生产工艺过程、劳动过程和生产环境，最主要的是生产工艺过程中所产生的。因而，识别和筛选职业性有害因素的关键在于对原辅材料、产品副产品和中间产品、生产工艺、生产设备、劳动方式等可能存在和产生职业性有害因素的各个环节进行综合分析，辨识出职业性有害因素的种类、分布、产生的原因和危害程度。

（一）毒物和粉尘的识别

毒物和粉尘是作业环境中最主要的职业性有害因素，分布行业广泛，大多数生产过程都伴随各种有毒有害物质和（或）粉尘的产生。

1. 毒物的识别　生产性毒物主要来源于生产过程中所涉及的各种原料、辅助原料、中间产品（中间体）、成品、副产品、夹杂物或废弃物；有时也可来自加热分解产物及反应产物。因而，毒物的识别关键环节在于生产物料的确认掌握和生产工艺过程的调查分析。

2. 粉尘的识别　生产性粉尘是在生产过程中形成的，且其理化特性不同，对人体的危害性质和程度也不同。因而，粉尘的识别关键环节是通过了解基本生产过程，分析存在或产生粉尘的主要环节，检测作业环境空气中粉尘浓度、分散度及二氧化硅含量等，准确地识别生产性粉尘。

（二）物理性有害因素的识别

作业场所中的物理性有害因素一般有明确的来源，通常与生产设备、辅助装置、公用设施的运行有关，当设备、装置、设施处于工作状态时，其产生的物理因素可能造成健康危害，且危害程度取决于每一种物理因素所具有的特定物理参数，其中主要是物理因素的强度。但是，作业场所空间中物理因素的强度多以发生源为中心向四周播散，随距离的增加呈指数关系衰减。因而，物理性有害因素的识别关键环节是物理因素发生源的识别以及物理参数的分析。

1. 噪声和振动的识别　噪声的识别主要包括对声源、噪声强度、噪声频率分布、噪声暴露时间特性等的识别。识别噪声特性的方法，主要依赖于对噪声的检测以及对现场其他所有信息的综合分析。

振动的识别主要是识别生产过程中接触振动的作业和振动源。接触局部振动常见的作业是使用风动工具铆接和钻孔、清砂、锻压、凿岩、割锯、捣固以及表面加工研磨、抛光等作业；常见的全身振动作业是用汽车、火车、飞机、轮船、摩托车等运输工具从事交通运输工作。

2. 高温作业的识别　高温作业的识别的关键在对生产性热源以及作业场所微小气候辨识和检测。根据作业场所的气象条件特点，一般高温作业分为三种类型：①高温强辐射作业，常发生在冶金工业的炼焦、炼铁、炼钢、轧钢等车间；机械制造工业的铸造、锻造、热处理等车间；建筑材料行业的陶瓷、玻璃、搪瓷、砖瓦等使用工业炉窑的车间和作业场所；火力发电厂和轮船上的锅炉间等场所。②高温高湿作业，常发生在印染、缫丝、造纸等工业中对液体加热或蒸煮时。潮湿的深矿井内气温可达30℃以上，相对湿度也可达到95%以上，如通风不良就形成高温、高湿和低气流的不良气象条件，即湿热环境。③夏季露天作业，也是一类常见高温作业，如农业、建筑、搬运等露天劳动的高温和热

辐射主要来源是太阳辐射及地表被加热后形成的二次热辐射源。

3. 非电离辐射与电离辐射的识别 非电离辐射中紫外线、可见光、红外线、射频辐射、激光都属于电磁辐射谱中的特定波段。紫外线波长范围是100~400nm,凡温度达1200℃以上的物体,都有紫外辐射;红外线波长范围是760nm~1mm,凡是温度在-273℃以上的物体,都有红外线辐射;射频辐射是电磁辐射谱中量子能量最小、波长最长的频段,波长范围是1mm~3km,因而,非电离辐射的识别关键环节在于详细了解生产设备运行时的电磁辐射状况,充分考虑作业工人的接触情况,通过对不同频率、不同波长电磁辐射的辐射强度测定进一步识别非电离辐射。

电离辐射的识别除了明确放射源以外,应进行个人暴露剂量测定、环境电离辐射检测、放射性核素的分析测量等。

(三)未知职业性有害因素识别中的因果判断

通过职业流行病学研究、毒理学试验以及临床职业性病损的病例观察等获得职业活动中某一因素或环境条件与职业危害之间的关联性是判定该因素或条件是否是职业性有害因素的前提,而后,针对该因素或环境条件作为致病因子导致某种疾病或损害的因果关系进行总体判断。

怀疑的职业性有害因素与某种职业损害同时存在,且其相伴存在的偶然机会非常之小,称两者存在统计学联系。如果在随机抽样人群中观察到此怀疑职业性有害因素与职业损害的联系由机会引起的可能性大小,用统计学检验 $P<0.05$,就说明具有统计学显著性意义。在明确怀疑的职业性有害因素与某种职业损害之间存在统计学联系,应该排除这种联系是由于选择偏倚、信息偏倚和混杂偏倚所引起的可能性。

如果排除了上述可能性以后,联系仍然存在,应该依据 Bradford Hill 的标准对各种证据、数据进行逻辑推理,综合分析,判别职业性有害因素。主要包括:①联系的时间顺序(temporality),职业性有害因素必须发现于职业损害之前。对于慢性损害,需注意怀疑的职业性有害因素与职业危害的出现(发现)的时间间隔,如果职业危害出现(发现)的时间短于其理论上的潜伏期,此关联值得质疑。②关联的强度(strength),关联强度通常用相对危险度(relative risk,RR)来衡量,RR增高并达到统计学显著意义时,RR越大,则因果关系的可能性越大。③剂量-反应关系(dose-response relationship),如果观察到随着怀疑的职业性有害因素暴露水平的增加,人群发生某职业损害的危险性增加,因果关联的强度增大,则称该因素与该职业损害之间存在剂量-反应关系。此时该因果关系成立的可能性就较大。当怀疑职业性有害因素减少或去除,引起职业损害的发生率下降,就进一步支持因果关联,此为终止效应(cutout effect)。但应该注意到,有些因素的生物学效应存在剂量反应关系,而有些则表现为"全有"或"全无"的形式。因此,当不存在剂量反应关系时,不能简单化地否认因果关系的存在。④关联的合理性(plausibility),一方面是生物学合理性,即是可以用现有的生物学知识解释怀疑的职业性有害因素与职业损害的因果关系,但现有的知识理论总有其局限性,因此,看似不合理的因果关系也不一定不成立。另一方面是类比合理性,如果已知某种职业性有害因素导致某种职业损害,当发现另一种类似的可疑职业性有害因素与该职业损害有联系时,则两者的关联性可能较大。⑤关联的一致性(coherence),怀疑的职业性有害因素与职业损害的关系,可以用多种方法显示出来,如动物实验、流行病学方法、基础研究等所获得的结论一致;怀疑的职业性有害因素在时间、地区的分布与发生职业危害的分布符合或基本符合。⑥关联的可重复性(consistency),怀疑的职业性因素与某职业损害的关系在不同时间、不同地点、由不同学者用不同的研究方法进行研究均可获得相同的结果。重复出现的次数越多,因果推断越有说服力。⑦关联的特异性(specificity),怀疑的职业性有害因素具有特异的健康损害表现,其特异健康损害见于该职业接触该有害因素人群中。⑧实验证据(experimental evidence),如果有相应的实验证据,则更能加强因果关系的判断。一个可疑的职业性有害因素符合上述标准越多,则确认的可能性越大。

第二节　职业环境监测

一、概述

职业环境监测(occupational environmental monitoring)是对职业从事者作业环境进行有计划、系统的检测,分析作业环境中有毒有害因素的性质、强度及其在时间、空间的分布及消长规律。职业环境监测是职业卫生的重要常规工作,按照《职业病防治法》要求,用人单位应根据职业卫生工作规范,定时地监测作业环境中职业性有害因素。通过职业环境监测,及时发现职业性有害因素、评价作业环境的卫生质量、判断是否符合职业卫生要求、估计作业者的接触水平,为职业危害定性、定量评价提供科学技术依据。

国家在与《职业病防治法》相配套的《职业病危害因素分类目录》已明确规定用人单位需要监测的各种职业性有害因素。凡用人单位存在此目录所列出的职业性有害因素,应向当地安全生产监督管理部门申报危害项目,并建立监测制度。对目录中未列出的因素,特别是对一些用量或产量较大的化学物和一些正常环境不存在或强度较大的物理因素,且作业者接触人数又较多时,用人单位应本着对社会及员工负责的态度,建立自检制度,以避免发生意外。

职业环境监测主要包括化学因素与物理因素两大类监测,但两者监测的原理差别较大。前者涉及用什么仪器方法采集空气样品、如何安排采样、实验室如何分析等系列问题。后者必须应用特别的仪器测量一些物理参数,通常根据其有害因素特点,对车间或工作环境中物理性有害因素的分布或防护设备效果进行测量与评价。

物理因素除振动外,多以场的形式存在于作业场所,如声场、电磁场、热辐射场等,而且除高温外,物理因素的产生和消失与生产设备的启动与关闭是同步的,物理因素的测量均采用便携式仪器设备现场即时直读的方式进行。目前除了监测工作环境中物理性有害因素的强度外,还可以检测作业者在特定环境中作业接受个别物理性因素的累计强度。如作业者佩戴噪声仪,可以监测全天的噪声接触情况,如最高分贝、平均分贝及累计接触时间等。类似的还有辐射计量仪等。为了客观评价作业者接触水平,应当发展、推广使用这类检测设备。

本节重点介绍化学因素的监测,物理因素的监测可参阅实验部分。

二、职业环境监测对象的确定

用人单位在生产过程中,或多或少地会使用毒性大小不同的化学物,劳动者接触化学物的机会是不可避免的。问题的关键是要清楚地知道,接触的是什么化学物,在何种条件或情况下可能产生怎样的危害。要全面地识别生产过程中的各种毒物,不是一件容易的工作,必须要有预测、识别的基础。有的用人单位用料单一、生产过程简单,通过查阅生产工艺过程、检查原料使用清单,了解从材料直到成品之间的所有工艺,核实每一处理或加工步骤,就可知道用人单位内可能存在哪些化学性危害因素。有的用人单位用料繁多、生产工艺复杂,存在多种化学物的反应,则识别需要一定水平的科学判断和一定的过程。从对职业人群健康危害角度而言,关键是要了解化学物是否容易释放,是否有劳动者接触。因此,最基本的识别内容是在熟悉工艺过程的基础上,掌握化学物的品名、种类、数量、反应中间体、最终产物和残留物质,以及它们的物理化学特性和毒性等一系列参数。化学物料安全清单(MSDS)上的内容基本能提供上述信息,但不少厂家以技术保密为由,在产品中化学成分以代号表示或含糊其辞,往往掩盖一些毒性较大的化学物带来的隐患。

不同的作业环境,有毒有害的因素是完全不同的。对一个用人单位而言,并不是他们所使用的全部化学品、生产过程中的中间产物、产品或废弃物都要检测。一些化学品属实际无毒或工作环境中浓度肯定很低不会引起明显的职业健康损害,就不一定要花很大精力探究其在作业环境中的确切浓度。

三、职业环境监测的样本采集与保存

职业环境化学物质在空气中以不同形态存在,它们在空气中的飘浮、扩散的规律各不相同,对监测的样本采集与保管方法也有所不同。

(一)空气样品采集

作业场所空气中的化学物质,大多来源于工业生产过程中逸出的废气和烟尘,一般以气体、蒸气和雾、烟、尘等不同形态存在,有时则以多种形态同时存在于空气中。依据车间空气中有害物存在形式,可以分为气体(蒸气)和颗粒物两类采集方式。如车间空气中两种形式的有害物同时存在时,可以用串联方式,或对采集颗粒物的滤膜进行特别处理,增加其吸附、吸收气体或蒸气中有害物质的功能。

此外,在一些特定情况下,可以对车间中某一个区域表面的污染程度进行分析,如分析残留物、浮灰中某一化学物含量,描述污染源的污染性质和范围,进而评价作业环境质量和劳动者可能接触状况。有时这方法非常实用。

1. 主动采集　通过动力系统,主动收集一定量空气样,富集其中污染物。应用动力系统的主动采集,可以从大量空气样品中,将有害物质吸收、吸附或阻留下来,使原来低浓度的物质得到浓缩,适合于检测空气中含量一般较低的有害物质。由于车间空气中有害物浓度通常都较低,其是一种主要采集方式。

现场空气通过各种收集器将化学物吸收、吸附或阻留下来。采样装置一般由采集器、流量计和采气动力三部分组成。采气动力设备吸引现场空气使之通过采样器,有手抽桶、离心泵、薄膜泵等多种;流量计按采样所需空气流速和采气量选用适当的设备装置,多采用转子流量计,需先校正。不同采样方法主要是采集器不同,有以下一些种类。

(1)液体吸收:用液体吸收、溶解或过滤被测物质,用于气体、蒸气和部分气溶胶采集。因携带不便,主要用于定点采样。用于采集被测物的液体称为吸收液,依被测物的理化性质选择有良好吸收效果的液体,同时适合分析方法的要求。常用的有水、有机溶剂和易与被测物结合、反应的试剂溶液。吸收液被装入吸收管中。

常用的吸收管有气泡吸收管和多孔玻板吸收管两种(图10-1,图10-2)。气泡吸收管只适用于采集气态、蒸气态物质,有大小两型,大型气泡吸收管可盛5~10ml吸收液,采样气体流量一般为0.5L/min。小型气泡吸收管可盛3ml吸收液,采样气体流量一般为0.3L/min。通常将同样两支吸收管串联,保证被测物完全吸收。多孔玻板吸收管是U型吸收管,可用于采集烟雾状气溶胶物质。其粗管底部有一片玻砂烧结的滤板,可盛5~10ml吸收液,采样气体流量一般为0.5L/min。

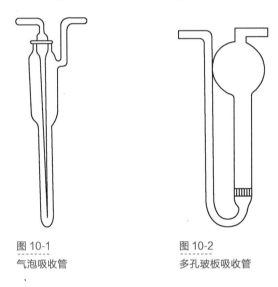

图10-1
气泡吸收管

图10-2
多孔玻板吸收管

(2)固体吸附:将固体吸附物装入一定粗细和长短的玻管中,使现场空气通过玻管时,被测物被吸附阻留,适用于气体、蒸气物质采集。常用的吸附物质有颗粒状吸附剂、纤维状滤料和筛孔状滤料。

颗粒状吸附剂为多孔性物质,不仅有大的外表面积,而且有更大的内表面积,各种颗粒吸附剂由于表面积和极性不同,吸附能力和吸附物质也不同。常用的有硅胶、活性炭和高分子多孔微球。硅胶对极性物质有强吸附作用,因吸附水分后吸附能力降低甚至失去,所以只宜在较干燥的环境中采样,采样时间不宜长。活性炭属非极性吸附剂,用于非极性和弱极性有机气体和蒸气采集,吸附容量大,吸附力强。高分子多孔微球通气阻力较小,有利于用较大采样气体流量采集低浓度、分子较大、沸点较高的有机物,如多环芳烃等。

常用的纤维状滤料有定量滤纸、玻璃纤维滤纸、过氯乙烯滤膜等,装入采样夹中,主要用于烟和粉尘状气溶胶颗粒的采集。

现用的筛孔状滤料包括微孔滤膜和聚氨酯泡沫塑料。微孔滤膜孔径均匀,常用0.8μm孔径的微孔滤膜,适用于采集和分析金属类气溶胶。聚氨酯泡沫塑料表面积大,通气阻力小,适用于较大采气流量采集某些分子量较大的有机化合物,如有机磷农药。

颗粒状吸附剂、筛孔状滤料、纤维状滤料均可涂以某种化学试剂,以提高采样效率。将固体吸附剂管与纤维状滤料采集器串联,可同时采集气体、蒸气和气溶胶,通常称两级采样。

(3)冷冻浓缩:又称冷阱。低沸点、易挥发物质,在常温下不易采集,将采集器置于冷冻剂中,在低温下采样。常用冷冻剂有冰水、干冰、液氮等。

2. 被动采集　被动采集有扩散和渗透两种原理类型。被动采集方法不需抽气泵和流量计,依靠被测气体分子扩散采集到样品,有徽章式和笔式两种(图10-3)。体积小,重量仅几克至30g,可戴于作业人员领口或胸前,适合于个体采样,可以采集一个工作日的样品。

扩散型利用被测物分子扩散作用,达到采样的目的。根据Fick's第一扩散定律,物质分子在空气中沿着浓度梯度运动,由高浓度向低浓度方向扩散,在采样器中,扩散到吸附剂上的总量与物质的浓度梯度、该物质的分子扩散系数以及采样器的开口面积(扩散带开口截面积)和采样时间成正比,与采样器高度(扩散带的长度)成反比。

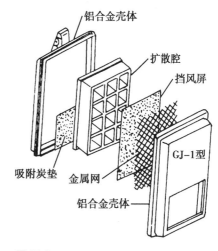

图 10-3
无泵型采样器结构

渗透型利用物质分子的渗透作用达到采样目的。因一种化学物对某一薄膜的渗透常数是单一性的,且只能通过实验求得,因此应用不多。某一种气体渗入某一特定聚合物薄膜的渗透率为一固定值,即渗透常数,气体透过薄膜的总量是空气中该气体浓度和接触时间的函数。将一种吸附剂置于薄膜内侧,则渗入薄膜的气体分子直接转入吸附剂中。采样后测得吸附剂中被测物的量和采样时间、渗透常数有关系。

3. 集气法　当空气中被测物浓度较高,或测定方法的灵敏度较高,或采集不易被吸收液及固体吸附剂吸附的化学物,可采用集气法。集气法是将被测空气收集在一特定容器(如大容量注射器)中带回实验室进行分析。一般用于采集气体或蒸气态物质。可用集气瓶置换或真空采样,也可用大注射器、铝箔袋、球胆和输液袋作采样容器。在实际使用时要注意采样容器内壁的吸附或吸收影响。

4. 直读式检测仪　应用化学和物理学原理制成的各种测定仪器和检测器,可在作业场所直接显示空气中被测化学物浓度,有的还有自动记录浓度变化和报警装置。根据测试原理可分为以下几种:①光学气体检测仪,如CO检测仪;②热化学气体检测仪,如可燃气体甲烷、乙炔、汽油等测爆仪;③电化学气体检测仪,如SO_2检测仪;④检气管和比色试纸,利用空气中被测物与某种化学试剂反应产生颜色的原理制作而成。目前,直读式检测仪应用日益广泛。通常,这些仪器的检测灵敏度低于实验室检测,但已经足够识别能引起任何急性危害的水平,在预防急性中毒方面非常有效。

(二)空气样品保管

工作场所空气样品的保管要遵循《工作场所空气中有害物质监测的采样规范》(GBZ 159—2004)的要求。所有采样的准备工作应在无污染区进行,原则上不应在采样现场灌装吸收液、吸附剂或装滤料,特别是采样时间非常短的时候。在现场采样前,应检查采样用的收集器是否被污染,整套采样装置连接是否漏气以及流量计的流量是否准确。用注射器或采气袋采样时,应先用样品气置换

3~4 次后再采样,至少带 2 个空白样品。注意采样流量不能随意改变,采样过程中注意保持恒定。使用挥发性大的吸收液采样时,应避免吸收液挥发太多(必要时,应加以冷却)。

样品采集后,要妥善保存。样品在运输和保存过程中,应防止样品的污染、变质和损失。滤膜样品应将滤膜的接尘面朝里对折两次,放入清洁纸袋中;含油样品应放入铝箔袋内,再置于塑料袋中;用滤膜盒的则装在盒内保存。采样后的注射器和吸收管密封开口后,直立放在采样架上,防止破损。采样后的固体吸附剂管应密封两端;无泵型采样器则应将吸附炭片取出保存在原小塑料袋中。送交实验室检测时要认真交接,避免差错。

四、职业环境监测方案与策略

为全面了解同一车间内劳动者接触水平或者同一车间内不同工作区域的环境质量,应建立监测体系,拟定详细的监测方案。由于工作场所中存在诸多因素,如建筑布局、自动化程度、操作方式、工作(操作)条件、原材料变化、周围环境条件、运行季节、通风和隔离情况、个人防护措施、劳动者的数量和作业习惯(素质及训练)等,均可影响化学物在工作场所中的浓度变化,所以应在详细了解、观察的基础上,根据检测目的合理确定采样点、采样方式、采样时机、采样时间和监测类型等监测策略。

(一)采样方式

目前,常用的采样方式有个体采样(personal sampling)和定点区域采样(area sampling)两种(图10-4)。

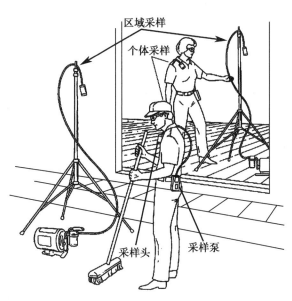

图 10-4
个体采样与区域采样示意图

1. 个体采样　个体采样是将样品采集头置于作业者呼吸带内,可以用采样动力或不用采样动力(被动扩散)。通常采样仪直接佩戴在作业者身上。如果采样仪器由检测人员携带,则应与作业者同行,此方法又名呼吸带跟踪采样(breathing zone sampling)。个体采样以劳动者为焦点,是反映劳动者接触水平的最佳方式。个体采样对采样动力要求较高,需要能长时间工作、且流量要非常稳定的个体采样仪。因采样泵流量有限或被动扩散能力限制,个体采样不适用于采集空气中浓度非常低的化学物。

同一车间若有许多工种,则每一工种的作业者都要监测。作业者即使在同一个班组或工种作业,受其作业习惯、不同作业点停留时间等影响,不同个体间接触水平差异仍然较大。为了能代表一个班组的作业者的接触水平,同一工种若有许多作业者,应随机地选择部分作业者作为采样对象,最好是全部作业者。若班组人数少于 8 人,应每人都要采样。若班组人数多于 8 人,则根据下表确定应采样人数(表 10-1)。如遵照执行,从数理统计角度考虑可保证能检测出最高水平接触。表 10-1 要求较国家颁布的《工作场所空气中有害物质监测的采样规范》更加严格。目前的规范根据实际工作情形,依据简单、可行的原则,要求的采样人数没有如此多。

表 10-1　同一班组(工种)中不同作业者数应监测的作业者数

班组人数	8	9	10	11~12	13~14	15~17	18~20
应采样人数	7	8	9	10	11	12	13
班组人数	21~24	25~29	30~37	38~49	50	50~	
应采样人数	14	15	16	17	18	22	

2. 定点区域采样　定点区域采样是将采样仪固定在车间某一区域,是该区域环境质量的直接反映。由于采样系统固定,未考虑作业者的流动性,定点区域采样一般不能准确反映作业者的真实接触水平。以往经验表明,定点区域采样结果与个体采样结果并不一致,两者之间并无明显的联系。但可以结合工时法,记录作业者在每一采样区域的停留时间,再利用定点区域采样结果,估算作业者接触水平。

一个工作班次内的定点区域采样的监测非常复杂,涉及采样位置、采样时间频段以及采样频度的设计,理论上最好能涵盖劳动者在每一工作岗位上的全部时间,事实上因为技术难以达到和实际工作量非常大,往往会做一些简单化。简单化后的监测策略可以参照《工作场所空气中有害物质监测的采样规范》。

通常监测点应设在有代表性的作业者接触有害物地点,尽可能靠近作业者,又不影响作业者的正常操作。在监测点上设置的采集头应在作业者工作时的呼吸带,一般情况下距地面 1.5m。一般可根据产品的工艺过程、不同操作岗位和工序,凡有待测物质逸散的作业点,都应分别设点。一个车间内若有 1~3 台同类生产设备,设 1 个监测点,4~10 台设 2 个点,10 台以上则至少设 3 个点。仪表控制室和作业者休息室内一般设 1 个点。

定点区域一次采样时间一般为 15~60 分钟。最短采样时间不应小于 5 分钟;一次采样时间不足 5 分钟时,可在 15 分钟内采样 3 次,每次采集所需空气样品体积的三分之一。

在每个监测点上,每个工作班次(8 小时)内,可采样 2 次,每次同时采集 2 个样品。在整个工作班内浓度变化不大的监测点,可在工作开始 1 小时后的任何时间采样 2 次。在浓度变化大的监测点,2 次采样应在浓度较高时进行,其中 1 次在浓度最大时进行。

应用工时法估算作业者接触水平时,除了要记录好作业者在每一岗位(应都是监测点)停留时间外,还要作好该监测点的浓度检测工作,此时上述的简单策略不再合适,最好能全班次监测,取得能代表该岗位(监测点)有害物浓度的数值。

（二）测定方式

采样方式决定后,还要考虑每一工作班次如何测定。目前常用的有 4 种测定方式(图 10-5)。测定方式的选择,应从实际工作条件、样品分析方法等可能性来考虑。

1. 全天一个样品测量,即采样从工作开始至工作结束,采样管只有一个。最好的采样方式是个体采样。

2. 全天连续多个样品测量,在一天内采集多个样品,每一样品的采样时间不一定相同,但采样时间总和应等于作业者 1 天工作时间。

3. 部分时间连续多个样品测量,采样与全天连续多个样品测量相同,但采样总时间未达到整个工作日时数。

4. 瞬(短)时多个样品测量,每一样品采样时间都在 0.5 小时以内。

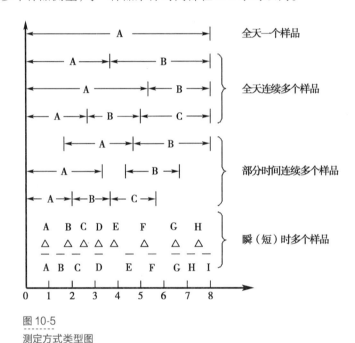

图 10-5
测定方式类型图

从理论上讲,样品数量多,对统计分析有利。全天连续多个样品测量是最佳的测量策略,以此所得的接触水平或浓度变化的估计可信限范围窄。结合实际工作情况,目前最多采用的是全天两个样品。

部分时间连续多个样品测量,主要问题是对未取样的时间怎样处理,严格讲测得的结果仅代表采样时间的浓度水平。尽管可通过统计学方法推断非采样时间的浓度变化,但要保证这一推断恰当合理,采样时间应超过工作时间的 70%~80%,例如每天工作 8 小时,采样至少需 6 小时。

瞬(短)时多个样品测量,在四种测量方式中最差,是测量时间加权平均浓度(TWA)的最低要求。若作业者操作点基本固定,一天至少要采 8~11 个样品,若作业者有多个操作点,则每一操作点要采 8~11 个样品,并记录在此点工作时间;若作业者在某一操作点时间很短,未采到 8~11 个样品,那最长时间的操作点应多采。采样时间应随机地选择，不能带有主观性。

（三）监测类型

国家已经规定了对作业环境进行监测的频度。《工作场所空气中有害物质监测的采样规范》（GBZ 159—2004）将监测分为评价监测、日常监测、监督监测和事故性监测。经常性卫生监督监测，每年至少 1 次。对不符合卫生标准要求的监测点，每 3 个月要复查 1 次，直至车间空气中浓度符合国家标准的要求。对新建、改建和扩建的建设项目进行验收或对劳动卫生防护的效果进行卫生学评价时，要连续监测 3 次。

值得一提的是，生产环境中有毒、有害因素的强度及其在时间、空间的分布，会随着生产工艺过程、劳动过程及外界环境条件的变化而变动，在不同时间环境监测的数据可以变化很大。因此，简单地用一天（个）数据说明问题是不够的，应尽量符合统计学上的最低样本要求。

对于车间空气中有害物浓度数据，根据个体采样或定点区域采样的不同，可以分别计算、比较。个体采样结果可以与时间加权平均容许浓度限值比较，定点区域采样结果可以与最高容许浓度或短时间接触容许浓度比较。总的说来，对于一组长期监测数据，可根据它们的分布特点，用适当的模型描述其集中趋势和离散程度。经验表明，这些数据的分布肯定不符合正态分布，因此简单地用算术均数和标准差表示不合适。若数据不多，可以用中位数和百分位数表示。

对于区域采样数据，不主张不同监测点合并表示。因为监测点的选择至关重要，如浓度低的监测点数据多，会掩盖问题严重性。如浓度高的监测数据多，往往会夸大问题严重性。对每一个监测点可以计算出平均水平和离散程度。进一步可结合工时法估计车间作业者的接触水平，利用相似接触组（similar exposure group）的概念，估算出整个班组每一位作业者接触水平。

随着我国职业病防治工作的不断深入，职业环境监测的范围也在不断延伸，职业环境监测还包括作业者的工作组织、劳动情况以及可能影响健康的人体工效学因素的监测，劳动者接触不利心理因素的监测以及职业事故和重大灾害（包括健康）风险评估等。

第三节　生物监测

监测是研究有害物质动态变化及健康影响的一种方法和手段，在职业卫生服务领域，主要包括环境监测、生物监测和健康监护。生物监测（biological monitoring）是指定期（有计划）地、系统地监测人体生物材料（血、尿和呼出气等）中化学物及其代谢产物的含量或由它们所致的生物效应水平，将测得值与参考值相比较，以评价人体接触化学物质的程度及其对健康产生的潜在影响。

一、生物标志物与生物监测

生物标志物（biomarker）是指反映生物系统与外源性化学物、外源性物理因素和生物因素之间相互作用的任何可测定指标。根据生物标志物代表的意义，又可将生物标志物分为接触性标志物、效应性标志物和易感性标志物，其关系见图 10-6。一般来讲，生物监测的主要内容是经过验证的生物标志物。

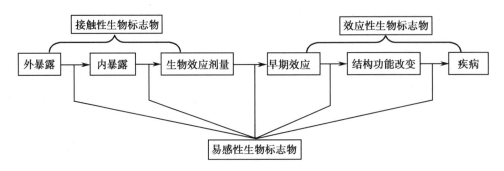

图 10-6

三类生物标志物及环境暴露与疾病之间的关系

（一）接触性生物标志物

接触性生物标志物（biomarker of exposure）反映机体生物材料中外源性化学物或其代谢产物或外源性化学物与某些靶细胞或靶分子相互作用产物的含量。接触性生物标志物如与外剂量相关或与毒作用效应相关，可评价接触水平或建立生物接触限值。接触性生物标志物可以进一步分为反映内剂量（internal dose）和生物效应剂量（biologically effective dose）的两类标志物。内剂量表示吸收到体内的外源性化学物的量，包括细胞、组织、体液或排泄物中（血、尿、粪便、呼出气、唾液、毛发、指甲和盯眝等）外源性化学物原型或者代谢产物的含量。例如，血铅可以反映接触铅的内剂量水平；红细胞内铬的含量可以反映六价铬的接触量。生物效应剂量是指达到机体效应部位（组织、细胞和分子）并与其相互作用的外源性化学物或代谢产物的含量，包括外源性化学物或代谢产物与白蛋白、血红蛋白、DNA 等生物大分子共价结合，或者蛋白与 DNA 交联物的水平。如 DNA 氧化损伤标志物 8-羟基脱氧鸟嘌呤（8-OHdG）、三硝基甲苯（TNT）血红蛋白加合物的水平。由于直接测定效应部位或者靶部位的剂量十分困难，因此，常使用替代生物标志物（surrogate biomarker）水平推测靶部位的剂量，比如用外周血全血铬或红细胞内铬含量，可以间接反映经呼吸道进入肺组织的铬含量或六价铬的含量。

（二）效应性生物标志物

效应性生物标志物（biomarker of effect）指机体中可测出的生化、生理、行为或其他改变的指标。又可进一步分为反映早期生物效应（early biological effect）、结构功能改变（altered structure/function）及疾病（disease）的三类标志物，其中前两类效应性生物标志物在生物监测中对预防工作具有重要意义。早期生物效应一般是指机体接触环境有害因素后，出现的早期反应。例如铅接触，可抑制 δ-氨基-γ-酮戊酸脱水酶活性（δ-amino-γ-levulinate dehydratase，δ-ALAD）和血红素合成酶（heme synthetase）活性，表现为尿 δ-氨基-γ-酮戊酸（δ-amino-γ-levulinic acid，δ-ALA）含量和血中锌原卟啉（zinc protoporphyrin，ZPP）水平增加；接触有机磷农药可对胆碱酯酶活性产生抑制等。疾病标志物为疾病诊断的各种检测指标，例如诊断苯所致再生障碍性贫血和白血病的血液和骨髓检测指标，有机溶剂正己烷所致周围神经改变的神经肌电图生理改变等。

（三）易感性标志物

易感性生物标志物（biomarker of susceptibility）包括反映机体先天遗传性和后天获得性的两类标

志物。参与环境化学物代谢酶的基因多态性会影响酶的活性,属遗传易感性标志物;N-乙酰转移酶如果缺乏,机体对芳香胺化合物及多环芳香烃较敏感,也属遗传易感性标志物;环境因素作为应激原时,机体的神经、内分泌和免疫系统的反应及适应性,亦可反映机体的易感性,属于获得性易感性标志物。在职业卫生领域,易感性生物标志物的主要用途为筛选发现敏感人群,采取针对性的预防和保护措施。此外,易感性生物标志物对于提高危险度评价的准确度和精确度也有重要的意义。

需要指出,将生物标志物进行分类只是为了表述方便和研究应用。从外源性化合物进入体内到产生疾病是一个多阶段的、有机而连续的过程,根据研究目的,同一标志物可以划分为不同的类别。例如,血液中碳氧血红蛋白,在与环境接触水平相联系时,可以用作一氧化碳早期效应和接触性生物标志物;而当与器官损害或者疾病相联系时,则可以被当作一氧化碳内剂量,用于诊断。选择生物标志物时,需要考虑:①关联性,即该指标与研究的生物学现象之间的联系;②灵敏度和特异度,即检测出的相互作用是灵敏和特异的,该指标应尽量能反映早期和低水平接触所引起的轻微改变,以及多次重复低水平接触累加引起的远期效应;③检测方法的标准化和准确性;④适用性,即分析方法简单、取材非创伤、受检对象可接受及成本适宜。

二、生物监测的特点

(一)反映机体总的接触量和负荷

生物监测可反映不同途径(呼吸道、消化道和皮肤等)和不同来源(职业和非职业接触)机体总的接触量和总负荷。在职业卫生服务领域,环境监测多指空气监测,空气监测仅能反映呼吸道吸入的估计量,而劳动者实际接触方式往往是多途径的。据统计,在美国已制定的阈限值(threshold limit value,TLV)中,大约有23%是能经皮肤吸收的。故对经皮吸收的毒物,生物监测就比环境监测更显优越和重要。在生产环境中,毒物浓度常常波动较大。从时间来说,可连续可间断;在生产环境中,所接触的毒物又往往是混合物;同时劳动者接触时,是否使用个人防护用品以及劳动强度和气象条件的差别都会影响毒物吸收。在这种情况下,环境监测就不能全面反映机体接触的真实程度。此外,劳动者除职业性接触外,还有非职业性接触的可能,如评价镉的职业接触时,必须考虑吸烟、饮食等因素的影响。同时,有害因素在体内的代谢及分布,存在个体间的差异,测定生物样品中毒物及其代谢产物的量,可控制个体因素所带来的影响。

因此,生物监测可以提供机体实际接触水平(生物暴露水平),控制了较多的不确定因素,用生物接触水平构建有害因素接触与生物学效应间的剂量反应关系,更具优势。

(二)具有系统性和连续性

生物监测强调定期(有计划)地进行,即指不能将生物监测单纯地看作生物材料中化学物质及其代谢产物或效应的一次性检测。生物监测强调评价人体接触化学物质的程度及可能的健康影响,其目的是为了控制和降低其接触水平。只有定期地对接触者进行监测,才能达到上述目的。若一旦发现超过所规定的接触水平,就应采取相应的控制措施,如降低工作环境空气中化学物质的浓度,缩短接触时间,减少皮肤污染或及时清除和使用个人防护用品等,以提高对职业人群健康的保护水平。

三、生物监测策略

生物监测是一个系统工程,应对生物监测的全面程序有所认识,才能进行正确的生物监测。生物监测包括监测项目和指标的选择,选择的原则应依据被监测物质毒理学特别是中毒机制的研究与毒物代谢动力学规律和监测的目的而定,同时还需要考虑样品的采集和贮存、采样的时间和频率以及检测方法及结果评价等。

(一)毒物代谢动力学

毒物代谢动力学主要研究化学物经机体吸收、分布、生物转化和排泄过程的动态变化规律,需要用数学模型和计算公式来表达毒物在体内的变化,进而揭示毒物在体内存在的部位、含量和时间三者之间的关系。这是外源性化合物与机体相互作用的过程,该过程受多种因素的影响,包括受试者自身因素如遗传背景、身高、体重和营养、健康状况、药物使用以及饮酒和吸烟习惯等;另外,还包括工作负荷,接触化合物的种类等外界因素。这些因素对选择适当的生物学指标(毒物原型还是代谢产物)、生物材料(血或尿或呼出气)、采样时间以及结果解释等,都是至关重要的。

在生物监测中,所参考的毒物代谢模型主要有2种:①简单的毒物代谢动力学模式即线性模式,可获得生物半减期,生物利用率等重要参数;②生理、毒理学模式,包括血流量、肺通气量和代谢清除率等。在动力学研究中,生物半减期的研究尤为重要,半减期的长短是决定采样时间的主要参数,有时一个毒物可能有几个半减期,这与不同器官、不同组织的分布相适应,采样时应遵循其主要的半减期,例如在接触水溶性六价铬化合物的金属电焊工和电镀工中,尿铬排出量与空气铬浓度密切相关,尿铬可用作反映近期铬接触量的指标,尿铬的清除分为三相,第一、二和第三相的半减期分别为7小时、15~30天和3~5年,我国可溶性铬酸盐尿铬接触限值为连续工作一个月、工作周末的班末尿总铬(30μg/g 肌酐)作为长期接触铬酸盐劳动者的生物接触限值。对具有长半减期的毒物,采样时间不十分严格,但对于半减期较短的化合物,则采样时间需严格遵守。半减期与推荐的采样时间关系如表 10-2。

表 10-2　生物半减期与合适的采样时间

半减期(小时)	合适的采样时间
<2	半减期太短,不适用于生物监测
2~10	班末或次日班前
10~100	班末或周末
>100	采样时间不严格

(二)利用统计学方法对生物监测指标进行筛选和描述

生物监测总体来说是用于群体评价的,生物监测工作者在整个生物监测的程序中,均需要使用统计学方法。如检测指标和分析方法被选定后,该指标是否可以作为生物监测指标,尚需进行现场调查验证,获得敏感度、特异度和预测值等信息,然后才能判断该指标的取舍。若单一指标不理想,则需进行多项指标最优组合的选择,这时需用判别分析,计算每个指标的贡献率,并将判别结果用四格表法计算出各组指标敏感度和特异度后,再进行选择。此外,还可使用逐步回归的方法进行选择。参考值和非职业接触水平的建立及对结果的正确评价均需利用统计学知识。

（三）生物监测指标选择的原则

1. 对已制定职业接触生物限值的待测物,应按照其要求选择生物监测指标。

2. 尚未制定职业接触生物限值的有害物质,应根据待测物的理化性质及其在人体内的代谢规律,选择能够真实反映接触有害物质程度或健康危害程度的生物监测指标。

3. 所选择指标的本底值(即非职业接触人群的浓度水平)明显低于接触人群。

4. 所选择的指标应具有一定的特异性、足够的灵敏度,即反映生物接触水平的指标与环境接触水平要有较好的剂量-反应(效应)关系,而在不产生有害效应的暴露水平下仍能维持这种关系。

5. 所选择的指标其监测分析的重复性以及个体生物差异,都应在可接受的范围内。

6. 所选择的指标其毒代动力学参数,特别是清除率和生物半减期的信息有助于采样时间的选择。

7. 所选择的指标要有足够的稳定性,以便于样品的运输、保存和分析。

8. 所选择的指标采样时最好对人体无损伤,能为受试者所接受。

（四）生物监测样品的选择

最常用的生物监测样品有尿、血和呼出气。生物监测样本的选择主要依据被测化学物的毒代动力学特性、样品中被测物的浓度以及分析方法的灵敏度。此外,还包括采样和样品保存的难易程度等因素。

1. 尿样　因为采集尿样无损伤性而易于被受试者接受,故是最常用的生物样品之一。尿样适合于检测有机化学物的水溶性代谢产物以及某些无机化学物。尿中被测物的浓度需用尿比重或尿肌酐来校正。对于尿比重大于1.030或小于1.010和尿肌酐浓度小于0.3g/L或大于3g/L的尿样应慎重使用。尿的测定结果可能受肾功能的影响,对于肾病病人,不宜用尿样进行监测。尿样采集过程还应注意来自环境的污染。如测定尿中微量重金属时,采尿容器等需在使用前,作金属本底值分析和处理。

2. 血样　血液是机体转运外源性化学物的主要载体。大多数无机化合物或有足够生物半减期的有机化合物都可以通过血样来监测。测定血液中的原形化合物比测定其在尿中的代谢物更具有特异性。同时,血液组成成分相对稳定,血中被测物的水平通常可反映化学物的近期接触水平。有蓄积性的毒物(如多氯联苯)血中浓度主要反映机体的负荷。根据监测物质在血液不同组分中的分布规律,可确定采集全血、血清、血浆还是红细胞以及选择合适的抗凝剂。但采血因具损伤性,没有尿样使用得广泛,且血样的储存条件和分析前处理要求较高。

3. 呼出气　呼出气的监测仅限于在血中溶解度低的挥发性有机化合物或在呼出气中以原形呼出的化学物监测。呼出气中挥发性物质的浓度与采样时血液浓度成一定比例,在血中半减期短的化学物其呼出气检测会受到一定限制。采集呼出气时,应注意区别混合呼出气和终末(肺泡)呼出气。混合呼出气指尽力吸气后,尽可能呼出的全部呼出气。终末呼出气指先尽力吸气并平和呼气后,再用最大力量呼出的呼出气。因为混合呼出气包括了呼吸道的无效腔体积(大约150ml),通常在接触期间,混合呼出气中毒物的浓度大于终末(肺泡)呼出气;接触结束后,混合呼出气中浓度小于终末(肺泡)呼出气。选择呼出气的优点是无损伤性,其主要缺点是易污染,波动大。采样时间需非常严格。

4. 其他材料 测定乳汁和脂肪组织可反映亲脂毒物(如有机氯农药等)的负荷,也可用于评价毒物是否能影响新生儿。由于活体检测技术的开发,体内的靶部位原位研究也有了很大发展,如用X荧光方法测定骨铅、中子活化法测定肾皮质及肝脏中的镉,但目前这种方法还难以用于常规检测。

四、生物接触限值

职业卫生工作中生物监测的目的是评价职业人群和(或)劳动者个体接触有害因素的水平和潜在的健康影响。为使生物监测结果有评判的准则,必须同工作场所空气中有害因素监测那样,建立生物接触限值,作为生物监测的卫生标准。

在我国颁布的职业卫生生物监测行业推荐性卫生标准中,职业接触生物限值是指接触有害化学物劳动者生物材料(血、尿、呼出气等)中化学物或其代谢产物或其引起生物反应的限量值。职业接触生物限值主要用于保护绝大多数劳动者健康,但不能保证每个劳动者在该限值下,不产生任何有损害健康的作用。职业接触生物限值与非职业接触化学毒物的健康人群中可检测到一定水平的参比值(或参考值,reference value)不同,也与职业病诊断值不同,不能混淆。

目前 WHO 专家组建议的职业接触生物限值的化学物已包括铅、镉、汞、一氧化碳、三氯乙烯、甲苯、二甲苯、马拉硫磷、甲萘威、林丹和二硝基邻甲酚等,我国颁布的目前已有 15 种(表 10-3)。

表 10-3 我国已颁布的职业接触生物限值

化学物	生物监测指标	职业接触生物限值	采样时间
甲苯	尿马尿酸	1mol/mol 肌酐(1.5g/g 肌酐)或 11mmol/L(2.0g/L)	工作班末
	终末呼出气甲苯	20mg/m³	工作班末
		5mg/m³	工作班前
三氯乙烯	尿三氯乙酸	0.3mmol/L(50mg/L)	工作周末的班末
铅及其化合物	血铅	2.0μmol/L(400μg/L)	接触 3 周后任意时间
镉及其化合物	尿镉	5μmol/mol 肌酐(5μg/g 肌酐)	不作严格规定
	血镉	45nmol/L(5μg/L)	不作严格规定
一氧化碳	血中碳氧血红蛋白	5%Hb	工作班末
有机磷酸酯类农药	全血胆碱酯酶活力校正值	原基础值或参考值的 70%	接触起始后 3 个月内任意时间
	全血胆碱酯酶活力校正值	原基础值或参考值的 50%	持续接触 3 个月后任意时间
二硫化碳	尿 2-硫代噻唑烷-4-羧酸	1.5mmol/肌酐(2.2mg/g 肌酐)	工作班末或接触末
氟及其无机化合物	尿氟	42mmol/肌酐(7mg/g 肌酐)	工作班后
		24mmol/肌酐(4mg/g 肌酐)	工作班前

续表

化学物	生物监测指标	职业接触生物限值	采样时间
苯乙烯	尿中苯乙醇酸加苯乙醛酸	295mmol/肌酐(400mg/g 肌酐)	工作班末
		120mmol/肌酐(160mg/g 肌酐)	下一个工作班前
三硝基甲苯	血中 4-氨基-2,6 二硝基甲苯-血红蛋白加合物	200ng/gHb	持续接触 4 个月后任意时间
正己烷	尿 2,5-己二酮	35.0μmol/L(4.0mg/L)	工作班后
汞	尿总汞	20μmol/mol 肌酐(35μg/g 肌酐)	接触 6 个月后工作班前
可溶性铬盐	尿铬	65μmol/mol 肌酐(30μg/g 肌酐)	接触一个月后工作周末的班末
酚	尿总酚	150mmol/mol 肌酐(125mg/g 肌酐)	工作周末的班末
五氯酚	尿总五氯酚	0.64mmol/mol 肌酐(1.5mg/g 肌酐)	工作周末的班末

五、生物监测结果的解释及局限性

(一)生物监测结果的解释

1. 个体评价 所得的结果与生物接触限值或合适的参考值进行比较。必须注意,由于个体对化学物质的易感性不同,即使生物监测结果低于生物接触限值,也不能保证所有个体均没有健康损害效应发生。某些情况下,考虑到接触个体之间的变异性,可将其接触数据与该个体前期接触数据相比较。

2. 群体评价 生物监测结果可以在群体基础上进行比较,即通过群组数据的统计分析做出评价。对属于正态分布的数据,应给出平均值、标准差和范围。如为对数正态分布,应给出几何均值、几何标准差和范围或中位数、90%和 10%位数和范围。对不属于正态分布(包括几何正态分布)者,可给出中位数、90%和 10%位数和范围。

如果所有人的测得值都在生物监测接触限值以下,可以认为工作环境是符合职业卫生要求的。如果绝大部分人或全部测得值都高于生物接触限值,说明总的接触环境不符合职业卫生要求,必须综合治理。如果大部分人的测得值都在生物接触限值以下,而少数人测得值远高于生物接触限值,可能有两种情况:一种是这少数人的工作岗位,暴露了较高浓度水平的污染物;另外一种如果所有人的环境暴露水平相似,少数人生物监测结果偏高,可能是不卫生的生活习惯,不注意个体劳动保护、或非职业接触因素和个体的遗传易感性所致。

(二)生物监测的局限性

1. 有些化学物不能或难于进行生物监测 对于刺激性卤素、无机酸类、二氧化硫等酸酐、肼等化学活性大,刺激性强的化合物,由于在接触呼吸道黏膜或皮肤时就起反应,急性刺激作用明显,不需做生物监测;有些吸入体内后不易溶解,如石英、碳黑、氧化铁、石棉、玻璃纤维等,沉积在肺组织中,不易在尿液或外周血液中检出;对于外源性化合物代谢产物与正常代谢产物属于一类物质的,一般参比值波动范围大,作为生物监测指标的意义也不大。

2. 生物监测方法学有待完善　生物监测不能反映车间空气中化学物瞬间浓度变化的规律。生物监测对象是人,监测对象依从性的问题值得重视,因此,所用的方法应不给监测对象带来不便和痛苦,更不能损害健康。目前真正有价值、能反映实际接触水平,特别是反映生物效应剂量的监测指标尚不多;确定生物监测指标与外环境接触水平及生物学效应之间关系的指标则更少;某些在理论上可用作生物监测的指标由于采样困难或分析技术的原因,仍不能在实际工作中推广和应用。今后在生物监测领域,除要继续加强化学物代谢动力学和毒效动力学等基础研究、确定已有生物监测指标与接触水平及健康损害之间关系以及研制标准化的分析技术和方法以外,明确血、尿、痰等替代物测定分析结果与到达靶器官或靶组织作用剂量以及效应关系也应列入工作重点,同时还需加速职业接触生物限值卫生标准的研制和推广应用。

3. 生物监测指标个体间差异较大,影响因素较多　由于生物监测综合了个体间接触毒物的差异因素和毒物代谢过程的变异性,个体间的生物多样性必然会影响代谢的各过程。另外,在实际工作中,劳动者往往会接触到不同的职业性有害因素,当劳动者同时接触几种毒物时,一种毒物的代谢过程可能会影响另一种毒物的代谢,例如乙醇的代谢包括两个连续的氧化反应,一是乙醇脱氢酶的催化,二是乙醛脱氢酶的催化,其他有机溶剂如甲醇、三氯乙烯、二甲苯、甲苯等的氧化也需要上述两种酶,当这些化合物随乙醇一起被机体吸收时,彼此的氧化反应就会出现干扰。同时,监测结果还受生物样品采样时间、运输和保存等条件影响,如样品采集、运输和保存过程中的样品水分蒸发、样品分解、沉淀、吸附和污染等;血液样品中脂肪含量、水分以及被测物分布的差异;尿样比重、肌酐浓度和采样时间的影响;通气量以及肺功能对呼出气的影响;机体患有肝、肾疾病对外源化合物代谢的影响,等等。因此,生物监测结果的解释远比环境监测结果的解释复杂。

总体来说,综合生物监测的优点及目前的发展趋势,在职业卫生领域,生物监测的发展前景仍令人展望。

第四节　职业卫生调查

职业卫生调查是以职业环境和职业人群为研究对象,通过周密的调查设计,采用口头询问、资料查阅、环境监测、生物监测等方法,获得职业性有害因素的种类、性质、来源、分布特征,以及职业人群接触状况与健康损害等资料,以了解劳动条件及其对职业人群健康的影响,为职业性有害因素预防控制提供科学依据。职业卫生调查是识别、评价职业性有害因素的必要手段,是实施职业卫生服务和管理的基本方法。

一、职业卫生调查类型

职业卫生服务的有效实施,需要开展各类职业卫生调查。根据调查目的不同,职业卫生调查可分为基本情况调查、专题调查和事故调查。

（一）职业卫生基本情况调查

1. 调查目的　职业卫生基本情况调查是针对用人单位概况、职业危害分布、职业性病损类型、职业卫生防护设施、职业卫生管理、职业卫生服务等基本情况开展的调查研究。其目的是落实法律法规要求，强化职业卫生服务与管理，建立和健全用人单位的职业卫生基础档案。

2. 调查内容　职业卫生基本情况调查内容包括：

（1）用人单位概况：单位名称、注册类型、行业分类、建成（投产）时间、地址、通讯方式、法人代表、分管负责人、现在岗职工总数、男女职工人数、产品种类、有害职业的分布、接触有害因素的人数、职业卫生管理状况、职业卫生组织人员网络概况等。

（2）主要工作场所的劳动条件：单位总平面示意图，主要车间、工段和工种的建筑设计布局是否合理、相邻车间有无相互影响、采光照明、车间微小气候状况是否符合卫生要求等。

（3）主要产品和工艺流程：包括生产工艺流程图、有害因素分布图、原材料清单、技术、工艺清单、产品类型以及工人的操作方式和接触职业危害的机会等。

（4）防护设备及其使用、维修情况：针对职业性有害因素所采用的建筑设计和职业卫生防护设施，如通风、除尘排毒系统、噪声及其他物理因素的防护、高温作业防护、个人防护用品的品种和数量，以及防护设备的使用、维修等情况。

（5）职业性有害因素及其接触人数：包括有毒有害物质清单、作业岗位清单、劳动者名册、接触职业性有害因素人员名单。

（6）作业环境及接触者健康状况：职业性有害因素环境监测点分布及监测数据，接触职业性有害因素职工健康检查记录，职业病、职业有关疾病和工伤的发生频率和分布情况、职业病人员名单、疑似职业病人员名单、职业禁忌证病人名单等。

（7）劳动组织及班次：劳动者与用人单位的关系，工作时间安排、加班加点情况及劳动者在外兼职情况等。

（8）生活福利和医疗卫生服务情况：生活卫生设施中有无浴室、更衣室、休息室、女工卫生室、厕所、医疗室等。

（9）建设项目职业卫生"三同时"情况：建设项目名称、投资规模、项目性质、设计审查、建设时间、竣工验收时间，以及职业危害防护设施的同时设计、同时施工、同时投入使用的情况和职业危害预评价、控制效果评价等。

（10）职业卫生培训情况：培训时间、对象、人数、内容、效果、组织部门等。

（11）职业卫生管理情况：职业卫生管理目标、制度，职业病防治工作计划、职业卫生防治经费预算和使用情况、职业卫生管理年度总结等。

（12）职业卫生工作会议、活动情况：用人单位召集领导、技术人员、劳动者等研究、通报职业卫生工作的会议或活动情况，特别是听取劳动者对职业性有害因素危害身体健康的反映，如对具有刺激性或易于引起急性反应的毒物，可为职业性有害因素防治提供许多有价值的线索。

（二）职业卫生专题调查

1. 调查目的　职业卫生专题调查是针对某种特定的职业性有害因素、特殊的职业危害，以及诸如职业环境监测方法探讨、职业危害评价、卫生标准研制等职业卫生专项工作进行的有计划、有目的的调查研究。目的在于探究职业性有害因素对职业人群健康的影响,解决职业卫生服务的某个专题问题。

2. 调查项目　专题调查的项目可视具体情况加以选择,主要包括:

(1)职业性有害因素接触限值的研制:通过现场流行病学调查,提出制定或修改职业性有害因素的接触限值。

(2)职业相关性疾病调查:调查职业性有害因素导致职业性相关疾病的类型和三间分布特征,探讨职业性有害因素与职业性相关疾病的发病增多和病情加重的相关性和作用机制。

(3)职业性有害因素检测方法研究:确定职业环境特征污染物类型,探讨污染物在职业环境中流体动力学规律,建立科学可行的有害因素采样方案和灵敏、特异、稳定的实验室检测方法。

(4)职业接触生物标志发现和检测方法建立:构建职业性有害因素生物代谢动力学模型,寻找接触、效应和易感标志,建立科学可行的生物样本采集方案和标志物检测方法。

(5)预防措施效果卫生学评价:实施标准化职业卫生预防措施后,调查职业环境和劳动者健康改善状况,评价预防措施效果。

(三)职业卫生事故调查

1. 调查目的　职业卫生事故调查是针对职业性有害因素造成的职业危害事故进行的应急性调查。目的在于尽快掌握事故发生的原因、危害类型和程度,尽快采用切实可行的应急救援措施,减少事故造成的健康危害。

急性职业中毒、放射性物质泄漏、煤矿瓦斯爆炸等职业卫生事故属于突发公共卫生事件,一旦发生,应启动突发公共卫生事件应急预案,及时报告,及时采取救援控制措施,及时组织事故调查,查明事故发生原因,提出抢救和预防对策,防止类似事故再次发生,必要时可采取临时控制措施。对遭受或者可能遭受急性职业病危害的劳动者,用人单位应当及时组织救治、进行健康检查和医学观察。

2. 调查内容　职业卫生事故调查是在应急状态下的现场调查,在确保抢救转运病员、环境有害因素控制和自身安全防护基础上,调查人员要迅速深入事故现场,查明事故发生原因,判断事故危害程度,并提出危害减轻指导方案。主要内容包括:

(1)基本情况调查:重点调查事故发生经过和生产工艺过程,对事故发生的职业环境进行有害因素采样检测,全面了解生产过程、劳动过程和生产环境中可能存在的职业性有害因素,以及职业卫生防护设备运行和安全操作规程执行等情况。

(2)临床资料分析:重点调查事故病人临床表现和可能病因,及时采集病人生物标本进行职业暴露的生物监测,全面了解受害人员的职业性有害因素接触机会、进入途径、病程经过、症状体征,以及事故导致的发病率、死亡率等资料信息。

(3)事故终止总结:事故结束后要总结经验,吸取教训。调查者应尽快将调查过程整理成书面材料,记录好事故处置经过、调查步骤和所采取的控制措施及其效果,并分析此次调查的得失,最后将材料整理成书面报告,或著文发表,以供借鉴。

二、职业卫生调查步骤

除事故调查外,职业卫生调查步骤包括准备、实施和总结三个环节。调查准备环节重点是做好调查设计,确保调查目标明确和调查内容具体;调查实施阶段强调培训调查人员、统一调查方法,保证资料收集的信度和效度;在对调查资料进行整理和分析基础上,要尽快形成调查报告,并将调查报告反馈给用人单位和主管部门,为职业卫生服务和管理提供科学依据。

（一）准备阶段

调查开始前要做好相关准备工作,要了解调查企业基本情况,要拟定调查方案,要校准仪器设备,要培训调查人员,要明确采样地点、数量和方法,要选用和拟定调查体检表格等。调查准备阶段工作千头万绪,但重点是做好调查方案设计,包括调查计划、组织计划、资料整理分析计划和预调查。

1. 制订调查计划

（1）调查目的、项目和指标的确定:职业卫生调查前必须明确调查目的,了解本次调查是用人单位基本情况调查,还是职业卫生专项调查,只有明确调查目的,才能做到有的放矢,才能有针对性地设计调查项目和指标,才能获得预期调查结果。为达到预期调查目的,要设计相应的调查项目,相关项目又由具体的调查指标来体现。如调查目的是了解铅对作业者健康危害,调查项目可能包括有调查对象人口特征、职业史、职业卫生现场情况、临床表现、实验室检验等,其中,临床表现项目的指标又由神经系统、消化系统、血液系统等症状体征组成。

（2）调查对象和观察单位的确定:划清同质范围对象,确定调查对象的总体,调查对象要具体,明确调查对象的时间、地点、人物。调查对象的观察单位是组成总体或样本的个体。在确定调查对象总体基础上,估计样本含量和设计样本抽样方法,抽取调查样本的对象,明确样本单位的纳入与剔除标准。如调查铅作业工人的职业性病损,某地区、某时间段的全部接触铅的工人为调查总体,其中的某个接触铅工人即为观察单位,通过随机抽样方法,抽取一定数量的样本人群为调查对象。

（3）调查方法和资料收集方法的确定:根据时间划分,调查方法包括现况调查、回顾性调查、前瞻性调查;按照调查对象范围划分,调查方法有全面调查、抽样调查、典型调查。职业卫生调查常常采用问卷访谈法、观察法、生物医学测量法、文献法和专家咨询法等资料收集方法。

（4）选定或拟定调查体检表:职业卫生调查体检表可选用专业机构设计的统一专用表和各类专业量表,也可根据调查目的自拟调查体检表。调查体检表的内容主要由表题、前言、调查项目组成,调查项目又由调查指标组成。调查指标包括分析指标和备查指标,分析指标一个也不能少,备查指标不宜过多。

2. 做好组织计划

（1）任务分工与联系:职业卫生调查组织者要根据调查目的要求,及时联系调查企业及主管部门,取得相关单位对调查研究的理解和支持,确保现场工作及时有序。根据调查内容,组织者要明确项目分工,工作任务和要求务必落实到人。

（2）调查员的挑选和培训:无论是问卷访谈还是健康体检,都需要专业人员去完成,因此,在调查研究前必须严格挑选责任心强、专业素质好的调查人员,同时,针对调查目的、内容、指标和技巧、质量控制要求等,组织对调查人员的系统培训,并进行培训考核。

(3)进度安排与经费预算:项目负责人根据工作量和现场实际,合理安排工作进度。职业卫生调查的经费开支包括材料试剂费、资料复印费、劳务费等,项目负责人要依据调查内容,细化经费预算及其预算依据。

(4)调查表印制和仪器设备校准:在预调查和修改完善调查表基础上,提前印制好调查体检所需的各类表格。根据职业卫生现场检测和职业健康监护工作需要,做好各类仪器设备的校准。

3. 组织预调查　在职业卫生调查正式实施前,进行小规模、试验性的实地调查,即预调查。其目的是:

(1)检验调查设计可行性、目标设定的正确性、指标选择的合理性、调查安排的恰当性等,同时,检验调查表的信度、效度,以及组织计划的可行性。

(2)及时发现问卷指标的设计问题和测定仪器的功能状态,了解调查对象的依从性,并及时修改、校正和制定提高调查对象的依从性方案。

(3)锻炼和考核调查人员,积累工作经验,估计不同调查者之间的差异,进一步统一方法,缩小误差,提高工作效率和质量。

4. 设计资料整理与分析计划

(1)调查表核查与接收:职业卫生调查的负责人要安排专职的调查表核查和接收人员,主要针对调查表的完整性、逻辑性进行核查,符合质量要求的调查表,由专人接收为有效调查表,不符合质量要求的调查表,及时补充完善信息或作为无效调查表。

(2)数据编码与数据库建立:设计调查指标编码、赋值规则,提出数据库软件应用和平行双人录入要求,确保调查问卷数据库建立质量。

(3)资料统计分析:依据职业卫生专项调查目的,提出统计软件应用和统计指标选择要求,确保调查资料信息的充分挖掘。还可依据职业病防治法配套的职业卫生标准和技术规范,拟定职业卫生调查评价的计算指标。

(二)实施阶段

在预调查的基础上,全面启动调查工作,即进入职业卫生调查的实施阶段。实施阶段应注意严格执行调查方案设计要求,做好各个环节的质量控制。严格执行职业卫生环境监测的采样方案,按照采样地点、采样方法、采样时间等要求采集样品;严格执行职业性有害因素检测实验室规范,做好样本处理和检测分析质量控制;取得调查企业有关部门密切协作,保证健康体检人员的参与度,控制失访率;严格执行组织计划,做好工作中的分工协作,特别强调工作中的质量监督检查,及时纠正调查中出现的各种偏倚;随时掌握调查进度,及时调整工作方案,确保高质量如期完成调查任务。

(三)总结阶段

调查工作结束后,要及时地整理分析调查结果,撰写提交完整的调查报告。调查报告要求客观、全面、准确描述调查对象、地点、时间和方法,要求充分挖掘和科学分析调查数据,采用规范的统计图表和文字描述、记录调查结果。需要做出评价意见的报告,必须公正、客观地给出评价意见。

三、职业卫生调查示例

（一）汽车制造业的职业卫生基本情况调查

汽车制造业的职业卫生基本情况调查除了企业概况外，着重调查企业的生产过程和职业环境中的有害因素，并据此判断职业人群可能出现的职业性病损。汽车制造业职业卫生基本情况调查的主要内容如下。

1. 生产过程　汽车制造业的基本生产过程：用铸造、锻造方法制成汽车制造过程所需零件的粗坯；经热处理、机械加工等工序，制成零件成品，进行诸如变速器、发动机、驱动桥等部件装配后进入总装配；最后进行车内装潢，成为整车。这些生产过程主要由铸造、锻造、热处理、机械加工、油漆及装配车间完成，每个车间又有各自的工艺过程。掌握这些基本生产过程即可找出各个工序所存在的职业性有害因素。

2. 主要职业性有害因素（以铸造车间为例）

（1）粉尘：型砂原料为硅砂、陶土、黏土、煤粉等，型砂成分均含有一定量的游离二氧化硅，在造型材料配制、铸型、落砂、清理过程中，均可使含游离二氧化硅粉尘飞扬。

（2）高温及热辐射：熔铁炉、砂芯干燥炉、熔融的金属及新浇铸的铸件等都是生产性热源；熔炼和浇铸过程还可产生强烈的热辐射。

（3）有毒化合物：金属熔炼和浇铸过程可产生一氧化碳；制芯和造型中使用的呋喃、酚醛、尿素甲醛、尿烷树脂以及石油树脂等有机黏合物，在混合、吹风、撞击、干燥或者烘烤，以及浇注和清壳处理和热分解时，可产生乙烷、乙烯、苯、甲苯、二甲苯、甲醛、酚、萘、多环芳烃类有毒化合物。

（4）噪声和振动：砂型捣固机、清砂用风动工具、铸造时使用的各种锻锤，以及机械加工中的磨光和抛光等作业，均可产生生产性噪声和手传振动。

（5）其他有害因素：铸造车间尚存在强体力负荷、不良体位等职业危害问题。

3. 职业性病损　在生产工艺分析基础上，确定粉尘、苯、甲苯、二甲苯等有机溶剂、高温、噪声为汽车企业重点职业危害，通过调查询问、环境监测、生物监测、健康监护、职业流行病学调查，识别和评价职业性有害因素作用条件、危害性、接触——反应关系以及危险度。

4. 建立职业卫生档案　采用统一表格，进行职业卫生基本情况调查，建立"工业企业职业卫生档案"。档案表格应全面并动态地反映企业的基本情况、工艺流程、主要有害因素、职工健康及职业卫生防护情况等。我国行政主管部门或专业机构都提出过规范的工业企业职业卫生基本情况调查表，如表10-4。

（二）铅接触早期效应检测指标筛选的专题调查

本专题调查的目的在于研究作业场所接触铅对作业工人健康的影响，筛选敏感、特异、稳定、可行的监测指标。调查研究设计以高浓度（铅中毒病例接触浓度）、中浓度（高于时间加权平均容许浓度）和低浓度（低于时间加权平均容许浓度）的接触者为暴露组，以年龄、性别、文化程度和经济状况相近的非接触者为对照组，调查研究表的项目包括一般情况、职业史及接触水平、目前健康状况、既往病史、健康行为，以及一般健康体检、实验室检查、神经传导速度测定和行为功能测试等项目。将所需调查内容编制为如下"铅作业工人健康检查表（表10-5）"，对调查对象进行调查体检。

表10-4　工业企业职业卫生基本情况调查表

编号：（由调查单位填写）

【一般情况】

单位名称				行政区码	
法人代表		联系电话		单位组织机构代码	
单位地址				邮政编码	
建厂时间		全年总产值	（万元）	全年总利税	（万元）
企业规模	特大型□大型一档□大型二档□中一型□中二型□小型□其他□				
企业注册类型	国有□集体□股份合作□联营□有限责任公司□股份有限公司□ 私营□港、澳、台投资□中外合资□外商独资□其他□				
行业分类				分类代码	
职工总数		女职工数		生产工人总数	生产女工数
企业职业卫生 管理部门名称			部门专职人员（　　）人,兼职人员（　　）人		
			联系电话		

【企业用工情况】

外地流动工人数（本县以外）			本地农民工人数			正式合同工人数		
男	女	合计	男	女	合计	男	女	合计

【作业工人接触职业病危害因素情况】

生产车间	工种 （岗位）	所接触职业病 危害因素名称	工人数		作业方式	是否有卫生 工程防护设施
			总人数	女工数		

【主要产品产量,主要原料、辅料的消耗量,中间产品及副产品的产量】

序号	物料名称	物料类别	产量、消耗量（吨/年）	备注

【职业病卫生工程防护设施】

序号	设施名称及型号	安装地点(车间、岗位)	台(件)数	运转情况

【个人防护用品配置及发放情况】

车间	工种(岗位)	个人防护用品种类、名称	套(件)数	使用情况

【企业已开展的职业卫生工作内容】

(1)对从事有害作业工人进行过何种形式的职业性健康检查?(可多选)

①上岗前检查□　　　②在岗期间定期检查□　　　③离岗时检□　　　④没做过健康检查□

(2)是否建立工人健康监护档案?

①是□　　　②否□

(3)是否对作业场所职业病危害因素进行定期检测?

①是□　　　②否□

(4)对作业场所职业病危害因素实施监测的单位是?

①委托疾病预防控制机构检测□　　　②企业自己检测□　　　③其他□

(5)是否向卫生监督部门进行职业病危害项目申报?

①是□　　　②否□

(6)企业新、改、扩建项目是否进行过建设项目职业病危害预评价?

①是□　　　②否□

(7)新、改、扩建项目建成后是否进行建设项目职业病危害控制效果评价?

①是□　　　②否□

【单位职工职业病患病情况】

姓名	性别	出生日期	工种	总工龄	接触职业病危害因素工龄	职业病病名	诊断时间

【生产工艺流程(请另附纸)】

生产工艺流程以流程图的形式,配以适当的文字描述(用方框标明工艺、装置和设施的名称,用线条标明生产工艺全流程,用文字注明主要职业病危害因素的名称及产生或存在部位)。

填表人:　　　　　　填表单位(盖章):　　　　　　填表日期:　　　年　　月

表 10-5　铅作业工人健康检查表

1. 一般情况 (1)姓名(2)性别(3)实足年龄(4)文化程度: 文盲0,小学1,初中2,中专3,大专以上4 (5)每月家庭人均收入 厂名车间家庭住址 2. 职业史及接触水平	(1)编号□ (2)性别□ (3)年龄□ (4)文化程度□ (5)经济水平□ (6)接触工龄□ (7)目前空气浓度□ (8)时间加权平均浓度□ (9)总接触量□ (10)症状总分□ (11)神经系统□ (12)消化系统□ (13)精神症状□ (14)其他症状□ (15)干扰症状□ (16)目前患病□ (17)门诊次数□ (18)休工天数□ (19)过去患病□ (20)每天吸烟□ (21)吸烟年数□ (22)吸烟总数□ (23)每天饮酒□ (24)饮酒年数□ (25)饮酒总量□ (26)个人卫生□ (27)合作程度□

车间及工种	起迄接触年限	每天接触时数	空气浓度（mg/m³）	接触水平（TWA,mg/m³）	接触量（mg/m³×年）

续表

3. 目前健康状况(自觉症状:无 0,偶有 1,经常有 2) 　　头晕、口中甜味、关节酸痛、气喘□ 　　头痛、血尿、手脚麻木感、震颤□ 　　睡眠障碍、腹隐痛、便血、易疲劳□ 　　寒战、食欲缺乏、手握物易掉、腹胀□ 　　记忆力减退、发热、四肢无力、便秘□ 4. 目前是否患病?　否 0,　是 1, 　　患何种病?　1.　　　2. 5. 最近 1 年门诊次数 6. 最近 1 年因病休工天数 7. 过去曾患疾病:神经系统 1,血液系统 2,其他 3 8. 是否吸烟?　否 0,是 1, 　　平均每天吸支,已吸年,吸烟总数 9. 是否饮酒?　否 0,是 1,平均每天饮: 　　啤酒,黄酒,甜酒,白酒,混合, 　　已饮年,饮酒总量 10. 个人卫生 　　是否在车间吸烟、吃饭或其他食物?　从不 0,偶尔 1,经常 2 　　饭前是否洗手?　从不 2,偶尔 1,经常 0 　　工作时是否戴口罩?　从不 2,偶尔 1,经常 0 　　下班后是否洗澡换衣服?　从不 2,偶尔 1,经常 0 　　对铅毒性的认识:差 2,尚可 1,充分 0 11. 回答本询问表的态度:随便 2,尚可 1,认真 0 调查者 　　　　　　调查日期:　　年　　月　　日	

体检项目	结果	检查医生	备注
血压(kPa)			
心			
肺			
肝			
脾			
面色苍白			
铅线			
腹部压痛			
左手握力(kg)			
右手握力(kg)			
左腕伸肌无力			
右腕伸肌无力			
震颤			
膝反射			

续表

体检项目	结果	检查医生	备注
PbB(μmol/L)			
ZPP(μmol/L)			
FEP(μmol/L)			
ALAD(U)			
PbU(μmol/L)			
ALAU(μmol/L)			
CPU(μmol/L)			
Hb(g/L)			
神经传导速度			
行为功能			
血压(kPa)			

调查结果采用统计学描述性分析、组间比较和相关回归分析,探讨接触水平-效应(反应)关系,并将各指标与公认较可靠的指标(如血铅浓度)比较,分析不同生物效应指标与健康损害的相关性,为筛选敏感性、特异性的铅接触早期生物学检测指标提供科学依据。专题调查结果发现:

(1)血铅浓度(PbB)按对照组、低接触、中等接触和高接触组顺序呈现逐级递增趋势,组间比较差异有显著性。铅干扰卟啉代谢的指标,如红细胞游离原卟啉(FEP)和锌原卟啉(ZPP),除低水平接触组外,其余各组与对照组比较,差异有统计学意义,结果显示,接触组卟啉代谢指标高于对照组。

(2)PbB、FEP 和 ZPP 测定值的频数分布均呈正偏态分布,峰值频数按对照组、低接触组、中等接触组和高接触组的顺序逐步右移。经对数转换后,PbB、FEP 和 ZPP 可在铅接触和铅中毒,低接触和中等接触之间,估算出界限值。

(3)Log FEP(μmol/L)、log ZPP(μmol/L)均与 log PbB(μmol/L)在一定范围内呈正相关关系。当男性 PbB>3.36μmol/L(70μg/dl),女性 PbB>2.88μmol/L(60μg/dl)时,FEP 与 ZPP 随 PbB 的变动变化较小,提示 FEP 与 ZPP 不适用于划分铅中毒的严重程度。

综合考虑铅接触组和铅中毒组 PbB、FEP、ZPP 分布曲线,以及按不同 PbB 和 FEP、ZPP 水平作为划分界限指标时的敏感性、特异性和符合率,提出如下"铅接触早期生物学检测指标的建议值"(表 10-6)。

表 10-6 铅接触早期生物学检测指标的建议值

检测对象	检测指标	参考值上限	可接受上限	铅中毒诊断
男性	PbB(μmol/L)	1.44(30μg/dl)	1.92(40μg/dl)	2.40(50μg/dl)
	FEP(μmol/L)	1.08(60μg/dl)	1.44(80μg/dl)	2.70(150μg/dl)
	ZPP(μmol/L)	1.60(100μg/dl)	1.60(100μg/dl)	2.08(130μg/dl)
女性	PbB(μmol/L)	1.20(25μg/dl)	1.44(30μg/dl)	1.92(40μg/dl)
	FEP(μmol/L)	1.44(80μg/dl)	1.80(100μg/dl)	2.70(150μg/dl)
	ZPP(μmol/L)	1.60(100μg/dl)	1.60(100μg/dl)	2.40(150μg/dl)

（三）急性硫化氢中毒事故调查

某饲料加工厂发生一起急性硫化氢中毒事故，其事故调查如下。

1. 基本情况　近日，该厂要新购买一批原料，安排工人对原料地下储藏室进行清理。1 名工人在进入地下室过程中与外面人员不能联系，2 名人员没戴防护面罩直接进入地下室施救，随后也失去与地上人员的联系。地面上的其他员工立即找来安全绳和防毒面罩，进入地下室，发现 3 名工人已经昏倒，陆续将 3 人拖救上来，立即送往附近医院进行抢救，由于抢救及时没有发生生命危险。

该饲料加工厂的生产原料主要是鱼、虾等海产品，生产成品为水产品饲料，生产工艺为原料粉碎、加料、搅拌、干燥、包装。厂区包括地下原料储藏室、生产车间和饲料堆放室。生产过程、劳动过程和生产环境中可能存在的职业性有害因素是鱼虾等原料储藏后发生腐败可能产生硫化氢气体。调查该企业地下原料储藏室无通风除毒防护设施，配备有个人防护用品，无硫化氢急性毒物警示标识，对员工没有进行急性硫化氢中毒防治教育。事故调查人员于事故后 20 小时对地下储存室进行现场检测，硫化氢浓度为 $30mg/m^3$。

2. 临床资料　3 名中毒人员送到医院时均已中度昏迷，呼吸浅慢，四肢抽搐，口唇、肢端发绀，皮肤湿冷，脉搏细弱。3 名工人均为在无防护措施情况下高浓度接触硫化氢窒息性气体导致的急性中毒。根据临床表现和现场职业卫生调查，诊断为急性重度硫化氢中毒。院方马上给予肾上腺皮质激素和高压氧舱治疗，经过积极治疗后 3 名病人先后苏醒过来，脱离生命危险。

3. 事故报告　根据事故基本情况调查、病人临床表现及硫化氢浓度检测结果分析，可以判断这是一起密闭作业空间高浓度硫化氢引起的职业中毒事故。

此次事故发生主要是该企业的地下原料储藏有硫化氢气体高浓度聚集条件和职业卫生防治责任疏漏所致。生产原料中的鱼虾蛋白质腐败变质可以产生硫化氢，该企业原料储藏室面积 2000 余平方米，储藏大量的鱼虾原料，储藏时间较长，进料出料口处于封闭状态，无通风设备。该企业职业病防治管理责任不明确，调查发现，该厂负责人职业病防治意识不强，未落实职业病防治责任，厂里准备有防毒面罩和安全绳，说明厂方知道本厂地下室存在有毒气体中毒的隐患，但是心存侥幸，没有制定相应的规章制度和安全操作规程，也未对员工进行过职业卫生安全知识培训。员工缺乏硫化氢中毒相关知识，安全意识薄弱，盲目施救，导致多人中毒事故发生。

对于存在类似中毒事故的企业单位应从此次事件中吸取经验教训。彻底打消侥幸心理，严格执行安全操作规程和应急救援预案。在硫化氢的工作场所的安装通风除毒设备，防中毒警示标志，加强场所中毒物监测。为工人配备必要的个人防护用品，加强个人防护用品使用监督管理。加强对企业领导、安全技术人员和工人的职业卫生健康教育，使有关人员熟知什么地方、什么时候有可能接触到硫化氢，发生中毒时如何自救互救，避免酿成一人中毒，多人救援，最后全员中毒甚至死亡的严重事故。

第五节　职业有害因素的评价

《中华人民共和国职业病防治法》明确规定建设项目必须进行职业病危害评价，对可能产生职业病危害的建设项目分为职业病危害一般、职业病危害较重和职业病危害严重三类,实行分类监督管理。建设项目职业病危害评价对于提高建设项目投产后职业病危害防护水平,防患于未然,从而保护劳动者健康及其相关权益,促进经济发展都具有非常重要意义。职业病危害评价包括职业病危害预评价、职业病危害控制效果评价和职业病危害现状评价。这项工作不但具有较复杂的技术性,而且还有很强的政策性。要做好这项工作,评价者必须要有足够的专业知识,必须以建设项目为基础,以国家职业卫生法律、法规、标准、规范为依据,在工作中始终遵循严肃性、严谨性、公正性、可行性的原则。

一、职业病危害预评价

(一)概念

依照国家有关职业卫生方面的法律、法规、标准、规范的要求,在建设项目可行性论证阶段,对其可能产生的职业病危害因素进行识别、分析,并将其对工作场所和劳动者健康的危害程度进行预测,对拟采取的职业病防护设施的预期效果进行评价,对存在的职业卫生问题提出有效的防护对策,最终做出客观、真实的预评价结论。

(二)程序

进行职业病危害预评价时,建设单位应当首先向委托的评价机构提供建设项目的审批文件、可行性研究资料(含职业卫生专篇)、和其他有关资料。评价机构按照准备、评价、报告编制三个阶段进行职业病危害预评价。

(三)内容与方法

主要包括收集资料、制定评价方案、工程分析、实施预评价、编制预评价报告等。

1. 收集资料　应全面收集建设项目的批准文件和技术资料(包括建设单位的总平面布置、工艺流程、设备布局、卫生防护措施、组织管理等),还应严格掌握国家、地方、行业有关职业卫生方面的法律、法规、标准、规范。

2. 制定评价方案　在掌握相应资料的基础上进行初步工程分析,筛选重点评价因子,确定评价单元,编制出预评价方案。

3. 工程分析　应用生产工艺、职业卫生和卫生工程等知识和技术,认真分析和明确预评价项目的工程技术特点。

4. 实施预评价　对建设项目进行预评价的核心内容包括对建设项目选址、可能产生的职业病危害因素对工作场所和劳动者健康的危害程度进行分析和评价;对拟采取的职业病防护设施的预期效果进行评价;对存在的职业卫生问题提出有效的防护对策。

当建设项目可行性研究等技术资料不能满足评价需求时,应当根据建设项目职业病危害的特点,进一步收集有关资料,进行职业卫生类比调查,可采用检查表法、类比法与定量分级法相结合的原则进行定性和定量评价。

(1)收集资料:建设项目的可行性研究报告、立项批复文件、区域位置图、总平面布置图以及相关设计图纸。对扩建、改建和技术改造建设项目应收集扩建、改建和技术改造前运行期间的职业病危害监测、健康监护、职业病危害因素种类等资料。

(2)类比调查:对新建建设项目,应选择同类生产企业进行类比调查,内容包括:同类建设单位自投入使用以来、其选址与国家现行卫生法律、法规的协调情况;同类建设单位工作区、生活区,居住区、废弃物处理、辅助用地的分布,尤其是存在职业病危害因素的场所布置、运行、相互之间的影响情况;同类建设单位职业病危害因素种类、性质,近年来工作场所化学因素、物理因素、生物因素平均浓度(或强度);同类建设单位防毒、防尘、防高温、防寒、防湿、防噪声、防振动、防电离和非电离辐射等各类防护设施配置和运行效果,护耳用品、防护口罩、防护服、急救箱等个人使用的职业病防护用品的配置和使用情况,休息室、卫生间、洗眼器、喷淋装置等卫生设施的配置、使用情况;同类建设单位劳动者职业健康监护和职业病发生的情况,急性职业中毒事故的案例(包括原因、过程、抢救、整改措施);同类建设单位职业卫生管理机构或组织、人员设置及职业病防护设备建设和运行经费投入情况。

(3)职业危害因素定性、定量分析和评价:根据拟评价的建设项目职业病危害特点,采用检查表法、类比法与定量分级法相结合原则,进行定性和定量综合评价。

具体评价内容和指标有:①职业病危害因素识别与评价:根据工程分析和类比调查资料,确定建设项目各评价单元存在的职业病危害因素,描述其理化特性、毒性、对人体危害、工作场所最高容许浓度、接触人数、接触方式,评价劳动者作业危害等级。②选址、总平面布置是否符合国家有关卫生标准的要求。③生产工艺及设备布局:采用无毒、低毒或避免劳动者直接接触职业病危害因素的生产工艺;在生产许可的条件下,隔离含有害作业的区域,使其避免对无害区域或相互之间的污染和干扰;有害物质的发生源,布置在工作地点机械或自然通风的下侧;放散大量热量的厂房,热作业应设在建筑物的最上层;热原应尽可能设置在夏季主导风向的下风侧或有天窗下方。④建筑物卫生学要求:建筑物容积应保证劳动者有足够的新鲜空气量,设计要求参照《工业企业设计卫生标准》。⑤职业病防护设施评价主要包括对以下设施的评价:除尘设施、排毒净化设施、通风换气设施、事故应急设施、噪声控制设施、防暑设施、防湿设施、振动控制设施、非电离辐射防护设施、电离辐射防护设施。⑥应急救援设施、个人使用的职业病防护用品及卫生设施。⑦职业卫生管理及职业卫生经费概算。

5. 预评价报告编制　此阶段完成汇总、分析各类资料、数据;做出评价结论,完成预评价报告。应按照规定格式编写建设项目预评价报告,参照《建设项目职业病危害预评价技术导则》,主要内容包括:职业病危害预评价目的、依据、范围、内容和方法;建设项目概况,包括建设地点、性质、规模、总投资、设计、劳动定员等;对建设项目选址和可能产生的职业病危害因素及其对作业场所、劳动者健康的影响进行分析和评价,主要包括职业病危害因素名称、主要产生环节、对人体的主要职业危害、可能产生的浓度(或强度)及其职业危害程度预测等;对拟采取职业病危害防护措施进行技术分析及评价,主要包括总平面布置、生产工艺及设备布局、建筑物卫生学要求。职业病防护设备、应急救援设施、个人使用的职业病防护用品、卫生设施、职业卫生管理等方面进行分析和评价;对存在的职业卫生问题提出有效的防护对策;评价结论,对评价内容进行归纳,指出存在的问题以及改进措施的建议,确定职业病危害类别,建设项目是否可行。

二、职业病危害控制效果评价

（一）概念

依照国家职业卫生方面的法律、法规、标准、规范的要求,在竣工验收阶段对建设项目产生的职业病危害因素进行分析及确定,并将其对工作场所、劳动者健康的危害程度及职业病防护设施的控制效果进行评价,最终作出客观、真实的验收评价结论。

（二）评价程序

职业病危害控制效果评价的程序与预评价的程序相类似。

（三）评价方法

主要包括收集资料、制定控制效果评价方案、工程分析、实施控制效果评价、编制控制效果评价报告等。

1. 收集资料 应全面收集建设项目的批准文件和技术资料(包括职业病危害预评价的报告等),还应熟悉、严格掌握国家、地方、行业有关职业卫生方面的法律、法规、标准、规范。

2. 制定评价方案 评价单位依据建设项目可行性论证预评价报告内容和工程建设及试运行情况,编制竣工验收前职业病危害控制效果评价方案。

3. 工程分析 应用生产工艺、职业卫生和卫生工程等知识和技术,认真分析和明确预评价项目的工程技术特点,主要内容:①建设项目概况,包括建设地点、性质、规模、设计能力、劳动定员、总投资、职业病危害防护设施专项经费投资;②总平面布置;③生产过程拟使用的原料、辅料、中间品、产品名称、用量或产量;④主要生产工艺、生产设备及其布局;⑤主要生产工艺、生产设备产生的职业病危害因素种类、部位及其存在的形态;⑥采取的职业病危害防护措施。

4. 实施控制效果评价 是对建设项目生产或使用过程中产生的职业病危害因素对工作场所和劳动者健康的危害程度进行分析和评价;对采取的职业病防护设施的控制效果进行评价;对存在的职业卫生问题提出有效的防护对策。实施过程中,评价机构必须对建设项目进行职业卫生现场调查和现场监测,在可能的条件下进行职业性健康检查。

（1）现场调查:评价单位在接受评价委托后进行职业卫生学现场调查,主要包括以下方面:①生产过程的卫生学调查,了解生产工艺的全过程和确定生产中存在的职业病危害因素名称、生产和使用数量、理化特性、劳动者接触方式和接触时间;②作业环境卫生学调查,包括总平面布置、生产工艺及设备布局、建筑学卫生要求、职业病防护设备、应急救援设施、个人使用的职业病防护用品、卫生设施等方面的卫生防护措施的落实情况;③调查建设项目是否严格按现行《工业企业设计卫生标准》规定进行施工、是否落实各阶段设计审查时提出的职业卫生审查意见;④职业卫生管理调查,了解职业卫生管理机构设置情况、职业卫生规章制度和操作规程的完善情况、职业健康教育状况、职业病危害因素测定结果、健康监护情况、职业卫生资料归档情况。

（2）现场监测:深入现场测定工作场所职业病危害因素浓度(或强度)。依照国家有关职业卫生标准规定的测试方法和要求,按设计满负荷生产状况对工作场所职业性有害因素进行监测。根据生产工艺、职业危害因素的种类、性质、变化情况以及危害程度分类,采样按相应国家职业卫生标准执行。

（3）职业性健康检查：对可能接触职业病危害的劳动者，应当进行职业健康检查。根据接触职业性危害因素情况，确定职业性健康检查项目，依据职业健康检查的结果评价职业危害控制效果。

（4）具体评价内容和指标：①评价选址、总平面布置是否符合国家规定要求；②工程防护设施及其效果；③计算职业病危害因素每个测试点浓度（或强度）的均值，其中粉尘浓度的测试数据计算几何平均数，毒物浓度计算算术平均数或几何平均数（其测试数据如为正态分布计算算术平均数，如为偏态分布则计算几何平均数），噪声测试数据不计算均值。每个测试点职业病危害因素浓度（或强度）未超过标准的为合格，超过标准的为不合格。需注意根据职业病危害因素的检测结果，正确运用时间加权平均容许浓度（PC-TWA）、短时间接触容许浓度（PC-STEL）和最高容许浓度（MAC）及分级标准，进行危害程度评价；④依据上述计算结果，评价各项职业卫生工程防护设施的控制效果，包括因生产工艺或设备技术水平限制，导致一些职业病危害因素超标的岗位所采取职业卫生防护补救措施效果；⑤评价个人卫生防护用品、应急救援设施、警示标识配置情况；⑥评价建设项目职业卫生管理机构、人员、规章制度执行落实情况。

5. 控制效果评价报告书编制　职业病危害评价目的、依据、范围、内容和方法；建设项目及其试运行概况；职业病防护措施的实施情况，包括总平面布置、生产工艺及设备布局，建筑物卫生学要求、卫生工程防护设施、应急、救援措施、个人防护设施、卫生辅助用室、职业卫生管理措施的落实情况；职业病危害防护设施效果评价；评价结论及建议。

三、职业病危害现状评价

（一）概念

依照国家职业卫生方面的法律、法规、标准、规范的要求，对存在职业病危害的用人单位，在正常生产运行阶段，存在和（或）产生的主要职业病危害因素及其危害程度、对劳动者健康的影响、职业病危害防护措施及效果等进行综合的阶段性分析和评价，指出存在的主要职业卫生问题，提出改进措施和建议，为用人单位职业病防治和职业病危害申报工作提供依据。

（二）评价程序

一般包括前期准备、评价实施、报告书编制、报告书评审四个阶段。

（三）评价内容

存在职业病危害的用人单位，一般每3年至少进行1次职业病危害现状评价；使用或产生高毒物质的作业场所应按照《使用有毒物品作业场所劳动保护条例》要求，每年至少进行1次职业病危害现状评价。评价范围应包括用人单位参与生产的全部工程内容，主要针对正常生产期间劳动者的职业病危害暴露情况和接触水平，用人单位采取的职业病危害防护措施及效果，职业健康监护及管理等情况进行评价。主要包括用人单位在生产经营过程中产生的职业病危害因素种类及分布，对劳动者健康的影响程度，采取的职业病危害防护措施及效果，职业健康监护及管理情况等。

（四）评价方法

通过对作业现场进行职业健康调查，检测职业病危害因素浓度（或强度），收集相关数据和资料,对劳动者职业病危害接触水平及职业健康影响程度进行分析,运用检查表、定性或定量的方法对作业场所职业病危害现状进行全面评价。

(五)评价报告书

编制作业场所职业病危害现状评价报告书应用语规范、内容针对性强、重点突出、条理清楚、结论明确、建议可行。评价报告书应当包括以下主要内容。总论:评价目的、评价依据、评价范围、评价内容、评价单元、评价方法、评价程序、质量控制。用人单位概况:概述用人单位及作业场所的基本情况,包括用人单位基本情况介绍、地理位置及主要自然环境概况、总体布局、生产工艺和设备布局、原、辅材料及年用量、主要中间品、主要产品、副产品及产量、劳动定员、生产工作制度、个人防护用品、辅助用室、职业健康管理,以及职业病危害控制效果评价建议落实情况等。

职业病危害因素对人体健康的影响:作业场所职业病危害因素检测:①明确职业病危害因素的检测方法、仪器、频次、检测点设置、气象条件等内容;②现场检测要严格依照《工作场所空气中有害物质监测的采样规范》执行;检测点覆盖率要达到60%以上。

作业场所职业病危害因素检测结果与评价:用简洁的文字、图表等对检测结果进行合理表述,分析职业病危害因素产生原因,并结合岗位设置、生产工作制度、个人防护用品佩戴或使用情况,以及既往职业病危害因素检测结果等对劳动者职业病危害接触水平进行综合评价。被评价用人单位所辖作业场所区域内外包(委)工程也应作为评价内容之一,其劳动者接触的职业病危害因素应同时进行检测和评价,并应对承包单位是否具有职业病防护条件或能力进行调查。

职业病危害防护设施调查与评价:①明确防护设施的设置及运行状况;②对重点区域或岗位防护设施的防护效果进行检测,以更好地分析职业病危害因素浓度(或强度)超过国家规定的职业接触限值的原因;③调查防护设施的维护、检修情况;④结合职业病危害因素检测结果,综合分析职业病危害防护设施的合理性与有效性。

职业健康监护情况分析与评价:应包括职业健康监护管理情况,职业健康检查情况,以及职业禁忌证、疑似职业病和职业病病人的处置情况。对于职业健康检查不符合相关规定的用人单位,评价机构应指导其根据报告书内容尽快组织存在职业病危害暴露的岗位劳动者到具有职业健康检查资质的机构有针对性地进行职业健康检查。

现状评价的结论:在全面总结评价工作的基础上,归纳评价对象存在和(或)产生的职业病危害因素种类,采取的职业病危害防护措施,对该作业场所职业病危害控制效果现状作出综合评价,并指出存在的主要问题。

现状评价的建议:针对综合评价中存在的主要问题提出相应的对策措施;针对用人单位在生产过程中容易产生职业病危害的部位或环节,有针对性地提出合理的、可行的建议。

四、职业性有害因素接触评估与危险度评价

(一)职业性有害因素接触评估

1. 接触评估的概念　接触(exposure)是指职业人群接触某种或某几种职业性有害因素的过程。接触评估(exposure assessment)与效应评定相对应,是根据研究对象的职业史,结合相关资料,通过

询问调查、环境监测、生物监测等方法,定性或定量估算通过各种方式接触一种或多种职业性有害因素的程度或强度的过程,是职业流行病学的重要组成部分。接触评估是研究职业人群健康效应的基础,其主要目的是估测社会总体人群或不同亚群(如接触某化学的职业人群),接触有害因素的程度或可能程度,为职业性有害因素的评价和危险度评价提供可靠的接触数据和接触情况。接触评估的内容包括:①接触人群特征分析。包括接触人群的数量、性别、年龄分布等;②接触途径、方式等接触条件评估。如认定有害因素进入机体的主要途径及接触的时间分布;③接触水平的估测。除了采用作业环境监测和生物监测的资料来估算接触水平外,还应注意所研究人群通过如食物、饮水、及生活环境等其他方式的接触。接触评估研究应该以严格的科学态度和方法,得出正确、可靠的结果,为保护工人安全和健康、预防职业损害服务。接触评估的主要作用是为评价接触-反应(效应)关系及危险度分析提供数据。

通常,可分别通过对车间空气中有害物质的浓度(外剂量)定点采样检测和接触人群的个体流动性采样检测,初步反映接触水平,但这种测定未考虑皮肤污染及毒物吸收率等因素的影响。因此,测定有害物质实际被机体组织吸收的量(内剂量)更能准确的反映接触水平。事实上真正对机体发生作用的是进入靶组织、靶器官、靶细胞或靶作用部位有害物质和(或)其代谢产物的浓度(生物效应剂量)。所以,接触评估时除环境监测外还需进行生物监测(测定内剂量或生物效应剂量)。在生物效应剂量的作用下,机体出现早期生物学效应,进一步发展可出现功能或结构改变,甚至引起职业性病损。

2. 接触评估的方法

(1)询问调查:询问调查不仅可为分析接触人群的特征提供依据,而且询问调查获得的有关健康效应的信息是接触评估的重要依据,有时甚至是唯一可行的方法。例如在进行某些刺激性气体急性中毒的接触评估时,询问调查对于做出定性评估是必不可少且简便易行的方法。询问调查的内容包括职业史、接触人群特征、接触方式、接触途径、接触时间等。

接触评估应以正确可靠的职业史为基础。职业史调查是接触评估工作的常规组成部分,包括其生产的产品或提供的服务、工种、工作任务及其时间分配等。为了充分利用职业史,在 1980 年代,职业流行病领域建立了工种-接触矩阵(job-exposure matrices,JEMs)评价方法。JEMs 的一条轴是大量的职业或(和)行业列表,另一条轴上是可能接触的大量物质的列表,矩阵的值是接触与否、接触的强度、接触的频度、接触的概率。JEMs 大多是通过利用测定资料数据库、参考公开发表的文章、走访有代表性的工作现场、模拟现场测试、根据专家的判断甚至主观估计系数等方式建立。有时,日期也可以作为这个矩阵的第 3 条轴,所以 JEMs 的数据量比较庞大。将接触者个体的职业史与 JEMs 链接起来,就能高效快速地计算出每个接触者的累积接触水平。目前 JEMs 的灵敏度与特异度相对较低,一致性也不高,有待进一步发展和完善。

(2)环境监测:职业性有害因素存在的特点:工作场所中职业性有害因素的种类繁多且在同一环境中可同时存在多种有害同素;职业性有害因素的强度及其在时间、空间的分布随着生产工艺过程、劳动过程及外界环境条件的变化而变动。此外,劳动组织和劳动制度的实际状况,如轮班工作、工间休息等,导致职业人群多呈断续性、多变性接触。可见,工作场所中有害因素具有多样性、变动性、接触的间断性等特点。因此,必须深入现场详细了解、实际观察有害因素的种类、来源、存在的形式、形态和浓度(或强度)等,仔细观察并记录作业者的操作过程、活动范围、接触途径及接触时间等,以便分清主次、确定评估对象。

1)确定监测对象和拟订监测方案:应在初步了解职业环境中存在哪些职业性有害因素的基础上,结合查阅有关文献资料和比照其他单位的经验确定监测的主要对象。重点参考以下4个方面的信息:①用人单位领导、生产工艺(工程)技术人员和从业劳动者的反映;②医务人员的临床观察:应特别注意出现临床表现与接触有害因素的时间顺序;③毒理学资料:通过查阅毒理学资料,了解毒性大小、毒作用特点等,确定重点监测对象,如危害性较大的农药和某些重金属、有机化合物等应重点监测;④流行病学调查资料:对以往调查表明存在接触水平-反应(或效应)关系的有害因素应特别重视。

2)确定监测对象后则应着手建立监测体系、拟订监测方案:包括确定监测地点、监测时间、监测周期及监测记录表。由于工作场所还存在大量影响接触的因素,如建筑布局、自动化程度、操作方式、操作条件、工作条件、原材料变化、周围环境条件、工作的天数和季节、通风和隔离情况、个体防护措施、从业劳动者的数量和素质及训练等,所以应在详尽了解、观察的基础上合理确定采样点、采样方式、采样时机和采样时间等监测策略。

3)接触水平的估计:工作场所中职业性有害因素接触水平的估计,是接触评估的重要环节。以化学因素为例,目前多采用区域定点采样所测得的空气中有害物质浓度的平均值及其波动范围作为评价指标,平均值的计算与表达随测定值的分布特征而异。如果测定值的分布较集中、呈正态或近似正态分布时可用算术均数表示;在工作场所中有害物质浓度的测定值呈倍数关系或对数正态分布时则不宜用算术均数,应以几何均数表示;如大多数测定值较集中,只有少数分散于一侧,或一侧测定值只有大于或小于多少表示,而无确切数据,则宜用中位数表示;若生产操作过程不连续而是间断的,或作业者在一个工作班内要参加多种操作过程,估算接触水平时要采用时间加权平均浓度(TWA)。由于工作场所有害因素监测资料往往不呈正态分布,采用平均值结合可信限或用相应的最大似然法(maximum likelihood)估计值表示接触水平可能更为合理。

从区域定点采样所获作业环境空气中有害物质浓度,只能反映一段时间内工作场所该有害物质的平均浓度,并不代表作业者的实际接触水平,更不能反映实际进入机体剂量。接触水平的估测还可借助于个体采样器采样分析,估算日平均接触水平,但不能反映某一或某些特定工作点的有害物质对接触人群的危害强度或水平。另外,对于实际进入机体剂量的估计,不仅取决于空气中有害物质的浓度和接触时间,还与吸入空气的量及有害物质的吸收系数有关。不同化学物质的理化特性不同,其吸收系数亦有差异,波动范围为0~1;吸入空气量则受劳动强度、气象条件等多种因素影响,波动范围更大。在实际工作中,通常将吸收系数假定为1,而一个工作班8小时中吸入的空气量按10m³计。作出经呼吸道进入机体剂量的粗略估计,但不能反映其他接触途径接受有害物质的剂量。

4)工作场所环境监测资料的整理与保管:应根据卫生标准和法规并参考有关文献资料,将环境监测所得资料及时整理分析,对所观察的有害因素进行评价,分析作业环境中有害因素的浓度或强度在不同车间、工种和不同时间的分布,作为采取控制措施的依据,并供动态观察和前后对比之用。

《生产环境有害物质浓度测定年报表》规定常用统计指标有：测定点合格率、尘毒浓度测定点超标倍数、测定率。

有时监测资料分析表明有害因素并未超过卫生标准的规定，但通过健康监护或职业流行病学分析发现作业者中已有健康损害迹象。这可能是由于监测或调查中发生误差所致，应再认真复查或选用其他方法验证；也可能是卫生标准不够合理，则应作进一步系统监测，为修订卫生标准积累资料。

按照《中华人民共和国职业病防治法》的规定，工作场所职业病危害因素监测及评价是一项经常性工作，应建立定期监测和登记制度，并根据监测结果提出改善措施。职业卫生监督机构和用人单位都要建立和健全卫生档案制度，对工作场所职业性有害因素、接触人数、安全防护措施、历次监测及其评价结果等认真登记建档，并按有关规定定期上报。

（3）生物监测：生物监测用于接触评估，可较好地反映内剂量或生物效应剂量，能弥补环境监测不足之处，而且兼具效应评估功能。直接测定生物样品中的生物标志物，是相对简单有效的评估方法。如果接触效应的潜伏期很短，这可以合理代表其在潜伏期内的接触情况；如果外源物的生物半减期较长，且其生物负荷不受疾病或治疗的影响，那么测定靶组织中外源物的浓度，也能提供有关信息。

（二）职业性有害因素的危险度评价

危险度或危险性（risk）是指一定时期内从事某种活动引起有害作用（如造成机体损伤、产生疾病或死亡）的概率。人类的各种活动都会伴随有一定的危险度存在，职业性有害因素的危险度即有害因素在一定的接触条件下对人体造成损害的预期的或实际的发生概率（probability）。

职业性化学有害因素的健康危险度评价（health risk assessment）是通过对毒理学研究、作业环境监测、健康监护和职业流行病学调查的研究资料进行综合分析。目的是确定可接受的危险度，为管理部门正确的做出卫生和环保决策、制定相应的卫生标准提供科学依据，从而最大限度的保障广大人民群众的身体健康。危险度评价的作用有：①估测职业性有害因素可能引起健康损害的类型和特征；②估计健康损害发生的概率；③估算和推断职业性有害因素在多大剂量（浓度或强度）和何种条件下可能造成损害；④提出可接受浓度（强度）的建议；⑤有针对性地提出预防对策的重点。危险度评价的目的在于寻求社会可接受的危险度（social acceptable risk）水平，最大限度地降低职业性有害因素的不良作用，也为预测职业性有害因素的远期效应、制定安全接触限制及相应的预防对策提供依据。

1. 危险度评价的内容　包括定性评价和定量评价，其方法包括危害性鉴定、剂量-反应关系评价、接触评估和危险度的特征分析4个步骤。在危险度评价过程中，选择健康损害效应的观察或测量指标是极其重要的环节。近年来，生物标志物、尤其是众多分子生物标志物的发展和应用，为危险度评价提供了新的发展前景。应用灵敏、特异性的生物标志物能准确地表述从接触危险因素至发病的连续过程中的暴露水平、生物学效应和遗传易感性，在危害性鉴定中有助于快速、客观地鉴别环境有害因素，在剂量-反应关系评价中对于定量化地精确函数关系起重要作用，在接触评估中对于降低外暴露评价产生的不确定因素和其他影响因素方面具有独特的优势。将生物标志物应用于危险度评价，可使危险度评价的准确度和精确性显著增加。

（1）危害性鉴定（hazard identification）：是危险度评价的第一阶段，主要内容是危险度的定性评价（qualitative risk assessment），有时亦含有定量评价的成分。危害性鉴定的主要任务是要确定需要评价的职业性有害因素对接触人群能否引起职业性损害及其发生的条件；接触与职业性损害之间是否存在因果联系；对职业性损害进行分类并估计其危害的程度，以确定对该职业性有害因素进行危险度评价的必要性和可能性。

开展危害性鉴定，要掌握足够的科学研究资料作为鉴定依据。主要依据有：①职业流行病学资料：可直接反映出职业人群接触有害因素后所引起职业性损害的特征，是危害性鉴定中最有价值的依据；②动物实验：利用最敏感的实验动物进行试验可获得较理想的结果，实验条件明确，易得出剂量-反应（或效应）关系。由于动物与人存在种属间差异，鉴定时要考虑动物实验结果外推到人的不确定性；③体外试验：在危害性鉴定中所依据的体外试验一般为短期的过筛试验，特别是对职业性有害因素的致癌、致突变性进行鉴定时，短期过筛试验为不可缺少的辅助资料；④有害因素的自身特性：如待鉴定的有害因素为化学物，应了解其化学结构、理化特性，用定量结构-活性关系研究构效关系等理论分析，帮助确定化学物的危害性；如为物理因素则要了解该物理因素各个参数及其卫生学意义。

在许多情况下，危害性鉴定不仅是作出有无危害及危害性质的判断，而且要对危害作用进行分级，如对于致癌物可按 IARC 的分级方案进行分级。

（2）剂量-反应关系评价（dose-response assessment）：剂量-反应关系评价是危险度评价的核心，属于危险度的定量评价（quantitative risk assessment）。目的是通过对职业流行病学资料和动物定量研究资料进行分析，阐明不同接触水平所致效应的强度和频率，确定剂量-反应关系。所谓反应（response）是指接触某定量危害因素所致特定强度的效应（effect）在接触人群中所占的百分率。可用于危险度评价的人类资料往往很有限，常要用到动物试验的资料。因为危险度评价最为关心的是处于低剂量接触的人群，这一接触水平往往要低于动物试验观察的范围，所以需要有从高剂量向低剂量外推及从动物毒性资料向人的危险性外推的方法，这也构成了剂量-反应关系评价的主要方面。根据外源化学物毒作用类型不同，剂量-反应关系评价可分为有阈化学物的剂量-反应关系评价及无阈化学物的剂量-反应关系评价。

1）有阈化学物的剂量-反应关系的评价方法：以往常用的有阈化学物的剂量-反应关系的评价步骤为：①选择适宜的健康效应指标，即关键效应（critical effect）指标；②通过职业流行病学调查或动物实验，获得观察到有害效应的最低剂量（lowest observed adverse effect level，LOAEL）和未观察到有害效应的剂量水平（no observed adverse effect level，NOAEL）。后者即为通过实验或观察得到的，在一定的接触条件下，对靶机体未引起任何可检查出的有害变化的最高剂量水平；③确定种属间该有害因素所致损害效应的不确定因素（uncertainties），即确认不确定系数（uncertainty factor，UF）的取值；④明确剂量-反应关系，可用如下公式计算参考剂量（reference dose，RfD）：RfD = NOAEL 或 LOAEL/UF。

上述方法也存在不足之处，如 NOAEL 只强调没有观察到有害作用的一个试验剂量而忽略了剂量-反应关系曲线的形状，高度依赖于试验剂量的设计、样本量的大小，不能确定一定剂量尤其是高于 RfD 所产生的风险等。因此,越来越多的职业卫生机构在危险度评价中采用剂量-反应关系数学模拟的方法,来估计有效剂量以取代 NOAEL 作为参考剂量的起点值。

目前使用最广泛的数学模型模拟方法是基准剂量(benchmark dose,BMD)法。BMD 为某种物质引起机体不良效应的反应率升高到某一特定水平(如1%、5%或10%的反应率)时相应的剂量,是通过对观察资料进行数学模型拟合后估算得到的。通常以 BMD 的统计学可信区间(90%或95%)下限(lower confidence limit on the benchmark dose,BMDL)代替 NOAEL 或 LOAEL 作为计算参考剂量的起点。BMD 是根据整个剂量-反应曲线,而不是仅仅根据单个剂量(如 NOAEL 或 LOAEL)推导所得的,可以反映剂量-反应曲线的斜率;用于估计观测数据范围内的剂量-反应关系能避免低于实验剂量的数据外推;在相当程度上解决了对模型的依赖性,可在具体毒性作用机制不明的情况下,推导出有用的信息。基准剂量法常受所报道资料的限制,计算较为复杂,当剂量间隔设置不合理以致所有的资料无法提供任何剂量-反应关系的曲线形状信息时受到很大限制,只能在所得资料适用于数学模拟的情况下使用。因此,它不能完全替代 NOAEL 法,而应被考虑作为又一种具有某些特殊优点的危险度评价的方法来使用。

分类回归(categorical regression)的方法也可用于计算 NOAEL 的相应替代值。分类回归是一种使用了 Meta-analysis 的特殊剂量-反应模拟方法。它不仅包含了反应率随剂量的增加而变化的信息,也包含了反应的严重程度随剂量或暴露时间的增加而变化的信息,还可以用于将不同研究资料或不同效应终点资料进行合并和分析。分类回归法的关键在于对反应严重性的进行分类,然后估计某一反应情况(如10%的严重反应率)下的浓度-时间联合作用。其缺点在于分类并进行模型拟合需要花费较多的时间;用于推断持续暴露时间的可信度随着原有暴露持续时间的观察资料的缺少而降低。此外,决定哪些研究可以被包括在模型中,尤其是存在相当数目的模棱两可的研究资料时,依赖于大量的科学判断。

2)无阈化学物的剂量-反应关系的评价方法:

无阈化学物主要指具有遗传毒性的致癌物及致突变物。现在发展了多种有关致癌物的剂量-反应关系评价的数学外推模型,主要有两类:一类是概率分布模型(probability distribution models)或称统计学模型(statistical models);另一类是机制模型(mechanistic models)。用数学外推模型进行评定时,可分为两个步骤:首先对在观察接触剂量范围内的资料选用一定的数学模型进行剂量—反应关系的表达;其次对观察范围之下的情况进行外推。也有一些学者认为,在化学物危险度评价中,对于所有化学物(包括致癌物)都应使用 NOAEL/安全系数或不确定性系数的方法,因为该方法简单、明了,而且用该方法提出的安全性或危险度的概念易于被大众所理解及接受。

(3)接触评估(exposure assessment):要确定人体通过不同的途径接触外源化学物的量及接触条件,是危险度评价中很重要的部分。没有确切的接触资料,就无法对人群的可能危险性做出评价,所以接触评估也是危险度评价中最为不确定的部分。接触评估的资料最好是直接来自足够数量的测定,但常限于人力、物力而难以办到。一般多通过接触估测(exposure estimation)来实现,常常是从被评定的总体人群中随机抽取一定数量的有代表性的样本,作有限数量的分析,估算出总体人群或某些亚群的接触水平及有关的状况。

接触评估首先要确定化学物在各种环境介质中的浓度及人群的可能接触途径,然后估算出每种途径的接触量,再得出总的接触量。对于接触量的估算既要有一般人群,也要有特殊人群(高危人群),对于不同接触情况的人群经常需要分别进行评估。在缺少足够的监测资料时,需要通过有效的数学模型进行估计。人体生物监测的资料(接触生物标志物),可用于人群过去及现在接触情况的评价。

(4)危险度特征分析(risk characterization):是危险度评价的最后阶段,目的是通过对前 3 个阶段评价结果进行综合、分析和判断,获得接触人群的反应率,即该人群由于接触某种有害因素可能导致某种健康后果的危险度。主要内容是根据所提供资料与数据的性质、可靠程度、所存在的不确定因素,以及在推导和估计中所作各种假设进行分析和权衡。分析时应注意各阶段结果是否一致,如实验动物资料与职业流行病学调查资料是否有联系、各临界指标间是否有矛盾之处;指出并讨论各阶段的不确定因素,区分其主次,说明它们对最终评价结果的定量影响。资料的充足与否关系到危险度特征分析结果的可靠性,如只有实验动物的资料而没有人的资料,或职业流行病学调查资料在某些方面不充足,都会影响到危险度特征分析的可信度。一项完整的高质量的危险度特征分析,所要求的资料必须包括来自职业流行病学调查和动物实验两方面的结果。

2. 危险度评价中的不确定因素　公共卫生决策越来越多地依赖于定量的危险度评价,其基础是充分而可靠的实验数据、正确的假设(assumptions)、合理的推导模式和足够的人群流行病学资料。限于认识水平和技术手段,以及某些资料的不足,往往难以对职业性有害因素可能对人类造成的损害及其危险度给出确切的结论,这就成为危险度评价中的不确定因素。如动物实验资料的外推就存在如下不确定因素:①实验动物与人类的种属差异及其个体差异;②从动物实验的大剂量作用外推到人的小剂量接触;③短期较小样本的动物实验结果外推到人群的长期接触。

在危险度评价过程中,要尽量将不确定因素缩小到最低限度,对仍然存在的不确定因素应明确提出,为制订安全接触限值及相应的预防对策提供一个最适当的取舍尺度。近年来,出现了侧重于使用"基于数据的不确定系数(data-derived uncertainty factor)"来进行不确定系数选择的方法。"基于数据的不确定系数"试图通过种系内和种系间毒代动力学和毒效动力学的资料,来改善不确定系数的选择。此外,"概率参考剂量法"也被开发用于估计不确定系数的可信区间,以及计算 RfD 数值的可信区间。

3. 危险度管理　危险度管理(risk management)是根据危险度评价结果综合考虑社会发展的实际需要、经济和技术水平,对危险度进行利弊权衡和决策分析,提出可接受水平和相应的控制、管理措施。这些措施包括制订和执行人的"安全接触限值",即卫生标准;环境监测,生物监测,健康监护,危险度控制技术措施;限制或禁止接触的法规、条例和管理办法等。

从危险度评价到危险度管理,是把科学研究结果转化为科学对策的决策过程,既要坚持科学原则,又要考虑社会经济、技术水平及公共卫生的可行性。因此,决策过程要十分严谨、慎重。人类的活动无一不存在"风险",绝对安全的"零危险度"境界在实际工作中难以实现。因此,在对职业性有害因素,特别是致癌物质进行危险度评价,并据此做出危险度管理的决策时,也应有"风险意识"。

(范广勤　周志俊　何作顺　贾　光　朱长才　吴永会)

【思考题】

1. 如何确定职业环境监测对象?

2. 试述职业环境空气样本的采集方法。

3. 如何拟定职业环境监测的采样方式和测定方式?

4. 简述生物标志物的定义与分类。

5. 生物监测指标选择的原则有哪些?

第十一章

职业性有害因素的预防与控制

第一节 职业卫生与职业安全的监督与管理

一、概述

从维护劳动者的安全、健康和保障生产发展来说,职业安全和职业卫生是同一目标中的两个方面。职业安全(occupational safety),是指在生产过程中,为避免人身或设备事故,创建安全、健康的生产和操作环境而采取的各项措施及相应的活动,最终促进经济发展,提高职业生命质量。

目前美国、澳大利亚、日本等发达国家将"职业安全"与"职业卫生"合二为一,形成"职业安全与卫生"的综合概念。如在美国,既有隶属于卫生部门的"国家职业安全与卫生研究所",又有劳工部所属的"职业安全与卫生管理署"(Occupational Safety and Health Administration,OSHA),其研究和管理内容均涵盖职业卫生和职业安全两部分工作。

我国的职业安全和职业卫生工作,自新中国成立以来一直分属国务院不同部门管辖。由国家安全生产监督管理部门、卫生行政部门与职业病防治机构、医疗康复机构和工会等部门,彼此独立又相互沟通与合作,共同做好职业卫生与职业安全监督管理工作。

我国职业安全的指导原则是"生产必须安全,安全促进生产",即用人单位法人在"管生产"的同时,必须"管安全",生产和安全两者是统一的,不能有所偏废。新中国成立以来,我国陆续制订并颁布了一系列劳动保护和技术安全的法律、法规、规章和标准,特别是近年相继颁布的《职业病防治法》《安全生产法》《劳动法》《工伤保险条例》,保障了"职业安全与卫生"任务的顺利执行。

二、职业卫生法规与监督

(一)职业病防治法

2001年10月27日公布的《中华人民共和国职业病防治法》是21世纪我国颁布的第一部卫生单行法律,于2011年12月31日人大常委会通过修订并公布,于2016年7月2日人大常委会通过第2次修订并实施。它以保护广大劳动者健康权益为宗旨,规定了我国在预防、控制和消除职业病危害、防治职业病中的各种法律制度。

《职业病防治法》确立了我国职业病防治工作坚持预防为主、防治结合的原则,建立用人单位负责、行政机关监管、行业自律、职工参与和社会监督的机制,实行分类管理、综合治理,明确了用人单位在职业病防治中的职责和义务,突出了劳动者健康权益的法律保护,规定了政府行政部门在职业病防治监管中的职责,以及职业卫生技术服务机构的职能和各法律关系主体违反《职业病防治法》的法律责任,并规定:"工会组织依法对职业病防治工作进行监督,维护劳动者的合法权益。"

《职业病防治法》明确了我国职业病防治的六项基本法律制度,分别为:职业卫生监督制度;用人单位职业病防治责任制度;按职业病目录和职业卫生标准管理制度;劳动者职业卫生权利受到保护制度;职业病患者保障制度;职业卫生技术服务、职业病事故应急救援、职业病事故调查处理、职业病事故责任追究制度。

2016 年新修订的《职业病防治法》共七章 88 条,分总则、前期预防、劳动过程中的防护与管理、职业病诊断与职业病患者保障、监督检查、法律责任、附则。

第一章总则,共 13 条,明确了《职业病防治法》的立法宗旨、适用范围,职业病防治策略,劳动者依法享有的职业卫生保护的权利,用人单位对本单位产生的职业病危害承担的责任和国家实行职业卫生监督制度等;明确了职业卫生执法主体为县级以上地方人民政府安全生产监督管理部门、卫生行政部门、劳动保障行政部门,依据各自职责,负责本行政区域内职业病防治的监督管理工作。

第二章前期预防,共 6 条,规定用人单位应当依照法律、法规要求,严格遵守国家职业卫生标准,落实职业病预防措施,从源头上控制和消除职业病危害,包括工作场所职业卫生要求,职业病危害项目申报,建设项目(含医疗机构放射性职业病危害建设项目)职业病危害预评价,职业病防护设施经费预算以及医疗机构放射性职业病危害严重的建设项目防护设施设计的审查等。

第三章劳动过程中的防护与管理,共 23 条。本章明确了用人单位应当采取的职业病防治管理措施;必须采用的职业病防护设施和必须提供的个人防护用品;应当优先采用有利于防治职业病和保护劳动者健康的新技术、新工艺、新材料等。对产生职业病危害的用人单位,应当在醒目位置设置公告栏,公布有关职业病防治的规章制度、操作规程、职业病危害事故应急救援措施和工作场所职业病危害因素检测结果等。职业卫生技术服务机构依法从事职业病危害因素检测、评价工作,接受安全生产监督管理部门的监督检查。

劳动者依法享有的职业卫生保护权利有:①接受职业卫生教育培训权;②获得健康检查、职业病诊疗、康复等职业卫生服务权;③知情权;④请求用人单位提供职业病防护设施和防护用品,改善操作条件权;⑤依法拒绝职业危害作业权;⑥检举、控告权;⑦职业病防治工作建议权等。用人单位的职业病防治责任有:①建立健全职业病防治责任制;②履行保护劳动者健康义务;③建立健全职业卫生管理制度和操作规程;④落实职业病患者保障;⑤保证职业病防治经费投入;⑥及时消除职业病事故隐患;⑦制定职业病事故应急救援预案;⑧及时报告职业病及职业病事故;⑨落实职业卫生监督的整改措施等。

第四章职业病诊断与职业病患者保障,共 19 条。本章对职业病诊断与职业病患者保障等问题做出了明确的规定,包括诊断机构、职业病诊断与鉴定、职业病患者享受待遇、安置、赔偿等。

第五章监督检查,共 7 条。本章明确了县级以上人民政府职业卫生监督管理部门依照职业病防治法律、法规、国家职业卫生标准和卫生要求,依据职责划分,对职业病防治工作进行监督检查。

第六章法律责任,共 16 条。本章明确了违反《职业病防治法》行为应追究的法律责任,包括:①行政责任,即对用人单位和职业卫生技术服务机构、职业病诊断机构及其主管或直接责任人的行政处罚和行政处分;②刑事责任,即对违反《职业病防治法》造成严重后果,构成犯罪的,依法追究刑事责任;③民事责任,即职业病患者除依法享有工伤保险外,依照民法,有权向用人单位提出赔偿要求。

第七章附则共4条,规定了本法的执行范围以及相关用语的含义,强调医疗机构放射性职业病危害控制的监督管理,由卫生行政部门依照本法的规定实施。

(二)相关配套法规与规章

1. 工作场所职业卫生监督管理规定　2012年4月27日国家安全生产监督管理总局根据《职业病防治法》等法律、行政法规,制定了《工作场所职业卫生监督管理规定》(简称《规定》),旨在加强职业卫生监督管理工作,强化用人单位职业病防治的主体责任,预防、控制职业病危害,保障劳动者健康和相关权益。《规定》分总则、用人单位的职责、监督管理、法律责任、附则5章61条,自2012年6月1日起施行。

《规定》按照新修订的《职业病防治法》的内容,细化了用人单位的职业卫生管理责任,理清了安全监管部门的职业卫生监管法定职责、主要内容和相关措施。

2. 职业病危害项目申报办法　该办法对职业病危害项目申报的主要内容、用人单位在何种情况下应申报职业病危害项目、受理申报的安全生产监督管理部门如何对用人单位的申报回应和监督管理等做出了规定。该办法规定,存在或者产生职业病危害项目的用人单位,应当按照《职业病防治法》及本办法的规定申报职业病危害项目,项目按《职业病危害因素分类目录》确定。煤矿职业病危害项目申报办法另行规定。

3. 用人单位职业健康监护监督管理办法　该办法对用人单位所承担的劳动者健康监护和职业健康监护档案管理的法定义务和劳动者享有的健康监护权益做出了明确规定,并明确了用人单位、医疗卫生机构违反《职业病防治法》及本办法规定时应承担的法律责任。

该办法规定职业健康检查包括:上岗前、在岗期间、离岗时和应急健康检查;职业健康监护档案内容应包括:职业史、既往史、职业病危害接触史,相应作业场所职业病危害因素监测结果,职业健康检查结果及处理情况和职业病诊疗等劳动者健康资料。

该办法规定劳动者有权查阅、复印其本人职业健康监护档案,在离开用人单位时,有权索取本人健康监护档案复印件,用人单位应当如实、无偿提供,并在所提供的复印件上签章。

4. 职业病诊断与鉴定管理办法　该办法明确规定了职业病诊断和鉴定应当遵循"科学、公正、公开、公平、及时和便民"的原则。依照《职业病防治法》,职业病的诊断应按该管理办法和国家职业病诊断标准进行,并符合法定程序方有法律效力。

该办法对职业病诊断机构、职业病诊断医师的条件,职业病诊断基本原则及出具职业病诊断证明书以及职业病鉴定都有具体要求。该办法还对职业病诊断机构批准证书的复核、换发,职业病诊断机构的监督考核,用人单位和医疗卫生机构违反本办法的处罚做了详细规定。

三、职业安全法规与监督

(一)安全生产法

《中华人民共和国安全生产法》2002年6月29日公布,并于同年11月1日实施。该法已于

2009 年 8 月 27 日人大常委会通过修订并公布,又于 2014 年 8 月 31 日人大常委会通过第 2 次修订,并于同年 12 月 1 日起施行。该法旨在加强安全生产工作,防止和减少生产安全事故,保障人民群众生命和财产安全,促进经济社会持续健康发展。

《安全生产法》共七章九十七条,从立法的目的意义、生产经营单位的安全生产保障、从业人员的权利和义务到安全生产的监督管理、生产安全事故的应急救援与调查处理及法律责任都做出了明确的规定。

"安全第一、预防为主、综合治理"作为我国安全生产管理的方针,为政府和企业的生产安全管理提供了宏观的策略导向。《安全生产法》中明确规定:①生产经营单位的主要负责人对本单位的安全生产工作全面负责;②生产经营单位的从业人员有依法获得安全生产保障的权利,并应当依法履行安全生产方面的义务;③工会依法组织职工参加本单位安全生产工作的民主管理和民主监督,维护职工在安全生产方面的合法权益;④国务院和地方各级人民政府应当加强对安全生产工作的领导,支持、督促各有关部门依法履行安全生产监督管理职责。

在这一方针指导下,各生产经营单位逐步形成了"企业负责,政府监察,行业管理,群众监督"的职业安全工作体制。其中,最为重要的是企业负责的机制,内容包括:①行政责任,指企业法人代表为安全生产的第一责任人,生产管理各级领导和职能部门负相应行政责任,倡导"安全生产,人人有责";②技术责任,指安全设施与生产设施同时设计、同时施工、同时投产的实施与监督;③组织支持责任,指在安全人员配备、组织机构设置、经费预算等工作的落实到位。

在《安全生产法》的总则中,规定了保障安全生产的国家总体运行机制,包括如下五个方面:政府监管与指导(通过立法、执法、监管等手段);企业实施与保障(落实预防、应急救援和事后处理等措施);员工权益与自律(8 项权益和 3 项义务);社会监督与参与(公民、工会、有关协会组织、舆论和社区监督);为安全生产提供技术、管理服务的机构的支持与服务(通过技术、管理支持和咨询服务等方式)。

《安全生产法》确定了我国安全生产的七项基本法律制度,分别为:安全生产监督管理制度;生产经营单位安全保障制度;从业人员安全生产权利义务制度;生产经营单位负责人安全责任制度;为安全生产提供技术、管理服务的机构服务制度;安全生产责任追究制度;事故应急救援和处理制度。

（二）劳动法

《中华人民共和国劳动法》于 1994 年 7 月 5 日公布,1995 年 5 月 1 日起施行。劳动法是调整劳动关系以及与劳动关系密切联系的其他关系的法律规范,内容主要包括:劳动者的主要权利和义务;劳动就业方针政策及录用职工的规定;劳动合同的订立、变更与解除程序的规定;集体合同的签订与执行办法;工作时间与休息时间制度;劳动报酬制度;劳动卫生和安全技术规程等。《劳动法》共 107 条,分总则、促进就业、劳动合同和集体合同、工作时间、工资、劳动安全卫生、女职工和未成年工特殊保护、职业培训、社会保险和福利、劳动争议、监督检查、法律责任、附则。

1. 用人单位在职业健康方面的职责 《劳动法》第五十二条规定:用人单位必须建立、健全职业安全卫生制度,严格执行国家职业安全卫生规程和标准,对劳动者进行职业安全卫生教育,防止劳动过程中的事故,减少职业危害。

2. 劳动者在职业健康方面的权利和责任　根据《劳动法》第五十六条规定,劳动者在劳动生产过程中对职业健康方面有以下的权利和责任。

(1)劳动者在职业健康方面的权利:劳动者对用人单位管理人员违章指挥、强令冒险作业,有权拒绝执行;劳动者对用人单位的管理人员做出的危害生命安全和身体健康的行为,有权提出批评、检举和控告。

(2)劳动者在职业健康方面的职责:劳动者在劳动过程中,必须严格遵守安全操作规程。若是由于不服从管理,违反规章制度,违章冒险作业,导致重大事故发生造成严重后果的,必须承担相应的法律责任。

(三)危险化学品安全管理条例

国务院于 2002 年 1 月 26 日颁布了《危险化学品安全管理条例》,并于同年 2002 年 3 月 15 日起施行。该条例于 2011 年 2 月 16 日国务院常务会议通过修订,自 2011 年 12 月 1 日起施行。

《条例》分为总则、生产、储存安全、使用安全、经营安全、运输安全、危险化学品登记与事故应急救援、法律责任、附则等九部分。条例对生产、储存、使用、经营、运输危险化学品单位、主要负责人、从业人员以及卫生主管部门做好安全管理提出了要求。

危险化学品单位应当具备法律、行政法规规定和国家标准、行业标准要求的安全条件,建立、健全安全管理规章制度和岗位安全责任制度,对从业人员进行安全教育、法制教育和岗位技术培训。生产、储存、使用、经营、运输危险化学品的单位的主要负责人对本单位的危险化学品安全管理工作全面负责。从业人员应当接受教育和培训,考核合格后上岗作业;对有资格要求的岗位,应当配备依法取得相应资格的人员。卫生主管部门负责危险化学品毒性鉴定的管理,负责组织、协调危险化学品事故受伤人员的医疗卫生救援工作。危险化学品生产企业进行生产前,应当依照《安全生产许可证条例》的规定,取得危险化学品安全生产许可证。

(四)生产安全事故报告和调查处理条例

国务院于 2007 年 3 月 28 日颁布了《生产安全事故报告和调查处理条例》,并于同年 6 月 1 日起施行。制定该条例的目的是为了规范生产安全事故的报告和调查处理,落实生产安全事故责任追究制度,防止和减少生产安全事故。条例对生产安全事故的报告及如何组织调查处理作了明确的规定,对安全生产监督管理工作具有积极的现实意义。

四、职业卫生标准及应用

职业卫生标准是以保护劳动者健康为目的,对劳动条件各种卫生要求所做出的技术规定,可视作技术的尺度。它可被政府采用,成为实施职业卫生法规的技术规范,卫生监督和管理的法定依据。国家职业卫生标准包括:职业卫生专业基础标准、工作场所作业条件卫生标准、工业毒物、生产性粉尘、物理因素职业接触限值、职业病诊断标准、职业照射放射防护标准、职业防护用品卫生标准、职业危害防护导则、劳动生理卫生、工效学标准,以及职业病危害因素检测、检验方法等。卫生计生委主管国家职业卫生标准工作,聘请有关技术专家组成全国卫生标准技术委员会,负责国家职业卫生标准审核工作,委托办事机构承担相关日常管理工作。

国家职业卫生标准分强制性和推荐性标准两大类,强制性标准又分为全文强制和条文强制两种形式。强制性标准的代号为"GBZ",推荐性标准代号为"GBZ/T"。

我国目前与职业卫生有关的标准包括《工业企业设计卫生标准》和《工作场所有害因素职业接触限值》。《工业企业设计卫生标准》规定了设计应考虑的一般卫生要求,主要包括物理性有害因素的限值。《工作场所有害因素职业接触限值》则重点规定了化学物的接触限值。

以下就工作场所有害因素接触限值、生物接触限值和职业卫生标准应用三个方面进行简要阐述。

（一）工作场所有害因素职业接触限值

1. 职业接触限值的定义　职业接触限值是为保护作业人员健康而规定的工作场所有害因素的接触限量值,它属于卫生标准的一个主要组成部分。不同国家、机构或团体所采用的职业接触限值其名称与含义不尽相同。我国的职业接触限值由国家职业卫生标准委员会制订。

职业接触限值(occupational exposure limit,OEL)是我国职业卫生标准中对于限值的一个总称。指劳动者在职业活动过程中长期反复接触某种有害因素,对绝大多数人的健康不引起有害作用的容许接触浓度(permissible concentration,PC)或接触水平。职业接触限值包括三个具体限值,分别为:①时间加权平均容许浓度(permissible concentration-time weighted average,PC-TWA),指以时间为权数规定的8小时工作日的平均容许接触水平。②最高容许浓度(maximum allowable concentration,MAC),指一个工作日内,任何时间均不应超过的有毒化学物质的浓度。③短时间接触容许浓度(permissible concentration-short term exposure limit,PC-STEL),指一个工作日内,任何一次接触不得超过的15分钟时间加权平均的容许接触水平。

2. 制订依据　我国职业接触限值一般是以下列资料为依据制订的:①有害物质的物理和化学特性资料;②动物实验和人体毒理学资料;③现场职业卫生学调查资料;④流行病学调查资料。制订有害物质的接触限值,应在充分复习文献资料的基础上进行。一般先从毒理实验着手,由于职业接触的特点,最好采用吸入染毒。按一般规律,毒物的毒作用取决于剂量。制订接触限值,更是强调剂量-反应(效应)关系,应努力寻找所谓的未观察到有害作用水平(no-observed adverse effect level,NO-AEL)。在确定NOAEL后,再选择一定的安全系数,提出相应的接触限值,有害物质的接触限值一般应比NOAEL低。接触限值并非一成不变,而是根据现场职业卫生调查和健康状况动态观察的结果对其安全性和可行性加以验证,甚至修订。

由于工业的发展,新的有害物质不断出现,往往没有现场和职业健康资料可供利用。此时可根据有害物质的理化特性,进行必要的毒性和动物实验研究,以确定其初步的毒作用,据此提出接触限值的建议,先行试用。对于已经生产和使用较久的化学物质,则应主要根据已有的毒理学和流行病学调查资料制订接触限值。一般认为,现场职业卫生和流行病学调查资料比动物实验资料更为重要,它是制订接触限值的主要依据。

研究空气中有害物质接触限值,其核心就是从质和量两个方面深入研究该有害物质与机体之间的相互关系,最终目的是确定一个合理而安全的界限。换言之,就是在充分掌握有害物质作用性质的基础上,阐明其作用量与机体反应性质、程度和受损害个体在特定群体中所占比例之间的关系,即接触-反应关系(exposure-response relationship)。因此,在进行现场职业卫生调查与流行病学调查时,必须紧紧抓住接触-反应关系这一环节,才能使得到的资料为制订接触限值提供有力的依据。需要注意的是,在相当长的历史时期内,由于技术和经济水平的原因,有害物质接触限值并不能保护所有(100%)的接触者,即只能提供一定的(虽然是最大程度的)保护水平,也就是"容许"存在损害健康的一定程度危险度。

(二)生物接触限值

生物接触限值(biological exposure limit,BEL)是对接触者生物材料中有毒物质或其代谢、效应产物等规定的最高容许量。它是衡量有毒物质接触程度或健康效应的一个尺度,当属卫生标准范畴。

目前世界上只有为数不多的国家公布了生物接触限值,以美国 ACGIH 和德国 DFG 公布的数量最多,前者的称为生物接触指数(biologic exposure indices,BEI),后者称工业物质生物耐受限值(德文为 biologische arbeitsstoff toleranzwerte,BAT)。按照 ACGIH 的解释,BEI 代表工人经呼吸道吸入处在阈限值浓度的毒物,其体内可监测到的内剂量水平,它并不表示有害与无害接触的界限。德国 BAT 指接触者体内某化学物或其代谢产物的最高容许量,或偏离正常指标的最大容许值;该容许值一般可保证工人长期反复地接触,健康不受损害。BAT 既考虑化学物的健康效应,又考虑了适宜的安全界限,而制订健康个体的上限值,制订 BAT 的目的在于保护健康。总之,生物接触限值是依据生物材料检测值与工作环境空气中毒物浓度相关关系以及生物材料中毒物或其代谢产物含量与生物效应的相关关系而提出的。

研制生物接触限值与研制车间空气中有害物质接触限值一样,除了要考虑其科学性外,也要兼顾其可行性。从保护水平看,生物接触限值也是为了保护绝大多数工人的健康不受损害,不能保证每个个体不出现有损于健康的反应。

生产环境中可能接触到的有毒物质并非都能制订生物接触限值,而需具备下述条件:有毒物质本身或其代谢产物可出现在生物材料中;可使某些机体组成成分在种类和数量上发生变动;能使生物学上有重要意义的酶的活性发生变动;能使容易定量测定的某些生理功能发生变动。我国在生物监测方面已取得不少成就和经验,已颁布了 15 种毒物的生物接触限值。

(三)职业卫生标准的应用

制订、颁布、实施职业卫生标准,是改善作业环境,促进工人健康的重要保证。职业接触限值是专业人员在控制工作场所有害因素实际工作中使用的技术尺度,是实施卫生监督的依据之一。但它不是安全与有害的绝对界限(fine lines),只是判断化学物在一定浓度其安全性的基本依据(guidelines)。某化学物质是否损害了健康必须以医学检查结果为基础结合实际案例的接触情况来判定。因此,即使符合卫生标准,也还有必要对接触人员进行健康检查。此外,它只是一种限量标准,应当尽量降低空气中有害物质的浓度,而不应以达到卫生标准为满足。它又有别于立即危及生命或健康的浓度(immediately dangerous to life or health,IDLH),认为空气中毒物浓度超过接触限值就应发出警报,采取紧急措施,疏散工作人员是不现实的,也是没有根据的。职业接触是否超过卫生限值也不能作为职业病诊断的依据。此外,空气中同时存在数种毒物时,要依据它们之间联合作用的特点,采用不同的评价方法。我国已颁布的接触限值数量还很有限,不能满足实际工作的需要。借用国外职业接触限值作为参考标准,对于实施职业卫生监督、监测工作大有好处。

五、职业卫生突发事件应急处理

(一)职业卫生突发事件的发生及其特征

职业卫生突发事件是指在特定条件下由于职业性有害因素在短时间内高强度(浓度)地作用于职业人群,而导致的群体性健康损害甚至死亡事件。常见的有:设备泄漏和爆炸导致的群体急性化学性中毒、大型生产事故、核电装置泄漏、煤矿瓦斯中毒、瓦斯爆炸、煤尘爆炸等。职业卫生突发事件可在较短时间内造成大量人员职业性损伤、中毒甚至死亡;职业卫生突发性事件也可酿成突发性公共卫生事件,危及周围居民生命财产安全和生态破坏,例如油气田井喷、化学危险品运输过程的泄漏事故等,造成严重社会后果。

职业卫生突发性事件按其引起的原因和性质,又可分为化学性职业卫生突发事件、物理性职业卫生突发事件、放射性职业卫生突发事件。当然,如果职业卫生突发事件特别严重,或者上述几种同时存在,造成非常大量的人员伤亡,也可将其称为"灾害性职业卫生突发事件"。

职业卫生突发事件具有以下特征:

1. 一般带有偶然性和突发性,甚至事先没有任何征兆,难以预测。

2. 后果严重,波及范围广,受害人员多,病情严重或死亡率高,给处理和救治带来很多困难。

3. 具有不同的时效性,包括即时性、延迟性和潜在再现性。三种性质的危害既可以独立产生,也可以同时存在。一般化学性职业卫生突发事件发生时三种时效的危害都有,物理性职业卫生突发事件主要表现为即时性危害,但放射性职业卫生突发事件却表现为延迟性危害,灾害性职业卫生突发事件不但三种时效的危害都有,而且更表现出危害滞后性的特点。

4. 事件的原因一般是明确的、可预防的。

5. 严重突发事件波及范围大,受害人群广,可酿成"公共卫生突发事件"。

6. 除了职业卫生监督监测和卫生部门外,职业卫生突发事件的应急处理往往需要政府和社会多部门和行业的通力合作,如生产部门、交通部门、公安部门、环保部门等。

(二)职业卫生突发事件的应急处理

1. 职业卫生突发事件调查处理的基本原则

(1)迅速采取保护人群免受侵害的措施,抢救和治疗病人及受侵害者,包括撤离现场、封存可疑危险物品,佩戴防护用具,进行化学和药物性保护等。

(2)控制职业卫生突发事件进一步蔓延,阻止危害进一步延伸。根据事件性质,迅速划出不同的控制分区和隔离带,明确设立红线、黄线、绿线隔离区,即污染区、半污染区、清洁区,提出人群撤离和隔离控制标准。

(3)迅速查清职业卫生突发事件原因、动因和危害。

2. 职业卫生突发事件调查处理步骤

(1)初步调查,提出问题:①迅速进入现场,尽快确定突发事件的性质和类别,确定调查处理的方向;②开展调查和检查,迅速掌握受累人群和发病、伤害人数;③果断采取措施,保证受累人群脱离伤害区,并设立警戒防护,控制伤害源;④迅速采取针对性措施,对症、对因治疗病人,并有效隔离危害源;⑤了解卫生防病资源损失情况。

(2)调查采样,确定原因:①开展现场职业卫生学调查和流行病学调查,查找事件原因和危险因素;②根据流行病学危险因素调查线索,进行现场检测,并采集环境样品和病人生物样本;③及时进行理化、生物或其他类型有害因素的实验室检验分析和分离鉴定。

(3)控制处理:①根据职业卫生突发事件的性质,设立不同功能的卫生防护分区,包括保护区、隔离区、污染区、缓冲区、净化区等;②对不同区域实施不同的现场处理,包括清除能产生污染伤害的垃圾物品、污染源,中和有毒有害物质,屏蔽物理创伤源;③开展健康教育工作,改善个人防护知识,提高群众自身保护能力。

综上所述,职业卫生突发事件的应急处理步骤如图 11-1 所示。

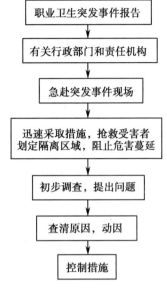

图 11-1
职业卫生突发事件应急处理

第二节　职业卫生工程技术

职业卫生工程技术包括工业通风、工业除尘、空气调节与净化、采光与照明、工业噪声与振动控制等,是从根本上消除、减少或控制职业性有害因素对人的作用和损害的工程技术措施。工业噪声与振动控制见本书有关章节。

一、工业通风

(一)概述

工作场所通风(ventilation of industrial workplaces)的作用包括通风、除尘、排毒、防暑降温等,一方面捕集生产设备产生的粉尘、有害气体(连同运载粉尘的气体)及高温和余湿,阻止其影响室内空气和环境;另一方面还要净化含粉尘、有害气体的空气,使其符合排放标准后再排入大气环境。工业工作场所通风设计应符合《工业建筑供暖通风与空气调节设计规范》(GB 50019—2015)。

(二)通风方法的分类

1. 按通风系统的工作动力分类　可分为自然通风和机械通风两种类型。

(1)自然通风(natural ventilation):自然通风是依靠室外风力造成的风压与室内外空气的温差而使空气流动所形成的一种通风方式,是完全依靠自然形成的动力来实现工作场所内外空气的交换。当工作场所有害气体、粉尘浓度相对较低或者温、湿度较高时,可以得到既经济又有效的通风效果。通常用于有余热的房间,要求进风空气中有害物质浓度不超过工作地点空气中有害物质最高容许浓度的30%。自然通风广泛应用于冶炼、轧钢、铸造、锻压、机械制造、金属热处理等工作环境,具有较好的效果。当工艺要求进风需经过滤等处理时,或进风能引起雾或凝结水时,不得采用自然通风。

（2）机械通风（mechanical ventilation）：机械通风是利用通风机产生的压力，使气流克服沿程的流体阻力，沿风道的主、支网管流动，从而使新鲜空气进入工作场所，污浊空气从工作场所排出的通风方式。机械通风可根据不同要求提供动力，能对不同成分的空气进行加热、冷却、加湿、净化处理，并将相应设备通过风道网管连接起来组成完整的机械通风系统。

利用机械通风可将室外新鲜空气按工作场所工艺布置特点分送到各个特定地点，并可按需分配空气量，对排出工作场所的废气可进行粉尘或有害气体的净化、回收，减少对大气环境的污染。

2. 按工作场所实施的换气原则分类　可分为全面通风、局部通风和混合通风。

（1）全面通风（general ventilation）：全面通风是指在一个工作场所内全面地进行通风换气，用新鲜空气稀释或全部替换工作场所内污浊空气，以使整个工作场所内的空气环境符合卫生标准。全面通风用于工作场所内有害物质的扩散无法控制在一定范围或有害物质散发的位置不能固定时。实际应用中，往往需要在工作环境设置全面送风、排风系统。全面通风又分为全面自然通风和全面机械通风。

（2）局部通风（local ventilation）：局部通风是指在作业环境某些局部区域建立良好空气环境，或在有害因素扩散前将其从发生源排出，以防其沿整个工作场所扩散的通风系统。这是一种经典的控制方法。在工作场所中，局部通风所需的设备资金比全面通风少，取得的效果亦比全面通风好。

二、工业除尘

除尘是将含尘气体引入具有一种或几种力作用的除尘器，使颗粒物相对于其运载气流产生一定的位移，并从气流中分离出来，最终沉积到捕集体表面。除尘通常与环境保护相关，经常用于燃煤锅炉烟气、水泥窑炉尾气、钢铁冶炼烟尘、装卸与粉碎工艺颗粒物捕集与去除。

根据除尘机制不同，目前常用的除尘器可分为以下几类：

1. 重力除尘　如重力沉降室，是通过重力作用使尘粒从气流中分离，其结构简单且投资少、压力损失小、维修管理容易，但往往体积大、效率低。通常作为高效除尘器的预除尘装置，适用于除去 $50\mu m$ 以上的粉尘，压力损失一般为 $50 \sim 130Pa$。

2. 惯性除尘　如惯性除尘器，是在气流中设置各种形式的挡板，利用尘粒的惯性作用使其和挡板发生碰撞而被分离。惯性除尘器主要用于净化密度和粒径较大的金属或矿物性粉尘，具有较高除尘率，一般用于多级除尘中的第一级除尘，用以捕集 $20\mu m$ 以上的粗尘粒，压力损失一般为 $100 \sim 1000Pa$。

3. 离心力除尘　如旋风除尘器，是利用气流旋转过程中作用在尘粒上的惯性离心力，使尘粒从气流中分离。旋风除尘器结构简单、体积小，维护方便，对于 $10 \sim 20\mu m$ 的粉尘净化效率为90%左右。

4. 湿式除尘　如喷淋塔、旋风水膜除尘器等，是通过含尘气体与液滴或液膜的接触使尘粒从气流中分离的装置。它结构简单、投资低、占地面积小，具有能同时进行有害气体的净化、含尘气体的冷却和加湿等优点，适用于处理有爆炸危险或同时含有多种有害物的气体。缺点是有用物料不能干法回收，泥浆处理比较困难。为了避免水系污染，有时需设置专门的废水处理设备。高温烟气洗涤后，温度下降，会影响烟气在大气中扩散。

5. 静电除尘　如电除尘器，是利用高压放电，使气体电离，粉尘荷电后向收尘极板移动而从气流中分离出来,从而达到净化烟气的目的。静电除尘的优点是效率高、阻力小、设备运行可靠,但对粉尘的比电阻有一定的要求。

6. 过滤除尘   如袋式除尘器,是使含尘气体通过过滤材料将粉尘分离捕集的装置,属于过滤除尘。它以织物为过滤材料,利用滤料表面所粘附的粉尘层作为过滤层捕集粉尘。袋式除尘器是一种高效的干式除尘器,对 1μm 的粉尘,除尘效率可达 99% 以上。净化效率高,结构简单、操作方便灵活,适应性强,可以捕集不同性质的粉尘。袋式除尘器对高比电阻粉尘更为优越,工作性能稳定可靠,捕集的干尘便于回收,没有污泥处理、腐蚀等问题,维护简单。实践证明,袋式除尘器是目前控制粉尘、尤其是微细粒子最有效的设备。

重力除尘、惯性除尘和离心力除尘常常作为预除尘措施,湿式除尘用于高温烟气、工艺不稳、条件特殊的场所,静电除尘和过滤除尘则是目前工业上应用广泛的主流除尘器。随着环保标准的提高,袋式除尘器的应用范围将更加扩大,是颗粒物捕集技术的发展方向。

三、空气调节与净化

空气调节和净化是指利用人工手段对工作场所内的温度、湿度、气流速度、洁净度进行控制,并为室内提供足够的室外新鲜空气,人为地创造和维持人们工作所需的环境,来创造合适的室内气候环境。

空气调节设备一般包括进风和滤尘装置、通风机、管道、消毒设备、出风装置以及处理空气温度和湿度的设备(如喷雾室、洗涤室等)。对要求恒温、恒湿的系统,常装有自动控制和调节的设备。工作场所空气调节设计应符合《工业建筑供暖通风与空气调节设计规范》(GB 50019—2015)。

(一)空气调节

1. 空气调节系统的组成   空气调节系统是对空气环境调节和控制,即进行加热、冷却、加湿、减湿、过滤、输送等各种处理的设备装置,由冷热原系统、空气处理系统、能量输送系统和自动控制系统等 4 个子系统组成。

空气处理系统和能量输送分配系统负责完成对空气的各种处理和输送,在风机产生的风压作用下,室外空气从新风管进入系统,与从回风管引入的部分室内空气混合,经空气过滤器进行过滤处理,再经空气冷却器、空气加热器等进行空气的冷却和加热处理,然后经喷水室进行加湿或减湿处理,最后经送风管道输送到空调房间,从而实现对工作场所空气环境的调节和控制;冷热源系统属于空调系统的附属系统,负责提供空气处理过程中所需的冷量和热量;自动控制系统对室内空气湿度、温度及所需的冷热原能量供给进行自动控制。

2. 空调系统的分类   空调系统按照空气处理方式分类,可分为集中式(中央)空调系统、半集中式空调系统和局部式空调系统。按照负担室内热湿负荷的所用介质进行分类,可分为全空气系统、全水系统、空气-水系统和制冷剂系统。按照制冷量分为大、中、小型空调机组,大型空调机组可分为卧式组装淋水式、表冷式空调机组,中型空调机组如冷水机组和柜式空调机等,小型空调机组应用于小车间、机房等。按照送风速度分类,可分为高速系统(民用建筑主风管风速高于 10m/s,工业建筑主风管风速高于 15m/s)和低速系统(民用建筑主风管风速低于 10m/s,工业建筑主风管风速低于

15m/s)。

（二）空气净化

空气净化是以创造洁净空气为主要目的的空气调节措施。根据生产工艺要求不同,空气净化可分为工业洁净和生物洁净两类。工业洁净系指除去空气中悬浮的尘埃,生物洁净系指不仅除去空气中的尘埃,而且除去细菌等以创造空气洁净的环境。空气净化技术是一项综合性措施,应该从建筑、室内布局、空调系统等方面采取相应的措施。空气净化的方式从净化原理来看分物理吸附和化学分解两种。

1. 物理净化方式

(1)吸附性过滤——活性炭:是一种多孔性的含炭物质,它具有高度发达的孔隙构造,活性炭的多孔结构为其提供了大量的表面积,能与气体(杂质)充分接触,从而赋予了活性炭所特有的吸附性能,使其非常容易达到吸收收集杂质的目的。缺点是普通活性炭并不能吸附所有的有毒气体,效率较低、易脱附。

(2)机械性过滤——HEPA 网(high efficiency particulate air filter):为高效空气过滤器,特点是空气可以通过,但细小的微粒却无法通过。HEPA 过滤网由一叠连续前后折叠的亚玻璃纤维膜构成,形成波浪状垫片用来放置和支撑过滤介质。

(3)静电式净化方式:工作原理是静电除尘器钨丝连续释放高压静电,使随空气进来的灰尘和细菌都带上正电荷,然后被负电极板吸附。能过滤比细胞还小的粉尘、烟雾。优点是使用简单,使用1~2周后,可以清洗出黑水,减少二次污染,不需更换价格高昂的耗材,并且可以静电灭菌。静电钨丝释放 6000V 高压静电,可瞬间杀灭细菌、病毒及破坏花粉。

2. 化学式净化方式

(1)光催化法:工作原理是空气通过光催化空气净化装置时,光触媒在光的照射下自身不起变化,却可以促进化学反应的物质,空气中的有害物质如甲醛、苯等在光催化的作用下发生降解,生成无毒无害的物质,而空气中的细菌也被紫外线除掉,空气因此得到净化。光催化法可广谱灭菌但需要空气流速较低,净化速度比较慢并且对人体有一定的辐射,在欧美是被淘汰的净化方式。

(2)甲醛清除剂:工作原理是采用化学物质和甲醛进行化学反应,达到清除甲醛的目的。缺点一是化学反应后生成的物质很可能带来二次污染,二是在不改变化学成分的基础上吸收的甲醛容易再次释放出来。

(3)药剂、催化法——冷触媒精华:冷触媒,又称自然触媒,是继光触媒除臭空气净化材料之后的又一种新型空气净化材料。能在常温条件下起催化反应,在常温常压下使多种有害有味气体分解成无害无味物质,由单纯的物理吸附转变为化学吸附。边吸附边分解,祛除甲醛、苯、二甲苯、甲苯、TVOV 等有害气体,生成水和二氧化碳。在催化反应过程中,冷触媒本身并不直接参与反应,反应后冷触媒不变化不丢失,长期发挥作用。冷触媒本身无毒、无腐蚀性、不燃烧,反应生成物为水和二氧化碳,不产生二次污染,大大延长了吸附材料的使用寿命。

(4)紫外线灭菌式:紫外线灭菌式空气净化消毒器是同样采用强迫室内空气流动的方式,使空气经过不直接照射人体的,装有紫外线消毒灯的隔离容器,达到杀灭室内空气中各类细菌、病毒和真菌的目的。紫外线分为 A 波、B 波、C 波和真空紫外线,其中消毒灭菌使用的紫外线是 C 波段,其波长范围是 200~275nm,杀菌作用最强的波段是 250~275nm。用于杀灭细菌、病毒和真菌的紫外线消毒灯的照射剂量应达到 20 000μW. s/cm² 以上。

(5)综合式:综合式空气净化器是将单体式空气净化的方式进行组合,以达到净化多种室内空气污染物的目的。常见的综合式空气净化器有:①静电集尘+普通滤芯史式;②静电集尘+电子集尘式;③负离子+电子集尘+普通滤芯式;④负离子+ HEPA 滤芯;⑤普通滤芯+ HEPA 滤芯+活性碳;⑥普通滤芯+ HEPA 滤芯+活性碳+紫外线灭菌等。

四、采光与照明

照明是利用各种光源照亮工作和生活场所或个别物体的措施,其目的是创造良好的可见度和舒适愉快的环境,包括自然照明和人工照明。利用太阳和天空的自然光称"自然照明",亦称"天然采光"(natural lighting),简称采光(daylighting);利用人工光源的称"人工照明",简称照明(lighting,illumination)。

(一)采光

工业采光(industrial daylighting)是以天然光为光源来解决工业建筑的室内光照问题,可节约能源。

工业采光形式常用顶部采光或侧面采光,顶部采光常用矩型天窗、平天窗和锯齿型天窗,厂房中间部分照度较大,向边缘逐渐降低。侧面采光即在厂房一侧或两侧开窗,照度随厂房进深很快衰减,只能保证有限的进深照度。同时利用侧窗和天窗的采光形式即为混合采光可增加厂房中间部分和离侧窗较远区域的照度,使光照更为均匀。采光设计应符合《建筑采光设计标准》(GB 50033—2013)。

(二)照明

照明指在无天然光(如夜班,矿井、隧道、地下室)或天然光不足以及作业需要高照度时,为从事正常生产活动和保证作业安全而采用人工光源的形式。照明可依据作业的具体需要加以调节、改变,应用十分方便。工作环境照明应符合《建筑照明设计标准》(GB 50034—2013)。

1. 照明方式　按照明系统可分 4 种:

(1)一般照明(general lighting):又称全面照明(full lighting),指不考虑特殊局部需要、在整个作业场所安置若干照明器,使各工作面普遍达到所规定视觉条件的照明方式。对光线投射方向没有特殊要求,工作点不固定且较密集的作业场所,且受作业技术条件限制不适合装设局部照明或不必要采用混合照明时,宜采用一般照明。其优点是作业点的视觉条件较好,视野亮度基本相同。缺点是耗电量大。

(2)局部照明(local lighting):指在某工作面安置照明器,使其达到规定视觉条件的照明方式。优点是耗电量少且可获得高的照度。缺点是直接眩光和使周围视野变暗对作业者造成不利影响。在一个工作场所内不应只装设局部照明。

(3)混合照明(mixed lighting):由一般照明和局部照明共同组成的照明方式。适用于照明要求高、有一定的投光方向以及固定工作点分布密度不大,且单独装设一般照明不合理的场所。其优点是集一般照明和局部照明的优点为一体,成为一种较为经济的照明方案。一般照明与局部照明的比例以1:5为好,对于较小的作业场所一般照明的比例可以适当提高。

(4)特殊照明(special lighting):系指应用于特殊用途或需有特殊效果的各种照明方式。如细微对象检查照明,不可见光照明、色彩检查照明、运动对象检查照明和透过照明等。

2. 照明种类 照明按用途可分为正常照明、应急照明、值班照明、警卫照明和障碍照明。其中应急照明是在正常照明系统因电源发生故障无法使用的情况下,供人员疏散、保障安全或继续工作的照明,包括备用照明、安全照明和疏散照明。

第三节 个人防护用品

个人防护用品(personal protective equipment,PPE)是指作业者在工作过程中为免遭或减轻事故伤害和职业危害,个人随身穿(佩)戴的用品;作用原理是使用一定的屏蔽体、过滤体,采取阻隔、封闭、吸收等手段,保护人员免受外来因素的侵害。在工作环境中尚不能消除或有效减轻职业有害因素和事故因素时,这是主要的防护措施,属于预防职业性有害因素综合措施中的第一级预防。因此,个人防护用品的设计和制作应严格遵守四项原则:①便于操作、穿戴舒适,不影响工作效率;②符合国家或地方规定的技术(产品)标准,选用优质的原材料制作,保证质量,经济耐用;③不应对佩戴者产生任何损害作用,包括远期损害效应;④在满足防护功能的前提下,尽量美观大方。

个人防护用品的种类很多,可分为安全防护用品和职业卫生专用防护用品2大类。安全防护用品是为了防止工伤事故的,有防坠落用品(安全带、安全网等),防冲击用品(安全帽、安全防砸马甲、防冲击护目镜等),防电用品、防机械外伤用品(防刺、绞、割、碾、磨损及脏污等的服装、手套、鞋等),防酸、防碱和防油用品、防水用品、涉水作业用品、高空作业用品等。职业卫生专用防护用品是用来预防职业病的,有防尘用品(防尘、防微粒口罩等)、防毒用品(防毒面具、防毒衣等)、防高温用品、防寒用品、防噪声用品、防放射用品、防辐射用品等。但这种分类是相对的,多种防护用品同时具备防止工伤和预防职业病的用途。

一般根据个人防护用品所防护人体器官或部位,分为9大类:①头部防护类:如安全帽、防寒帽等;②呼吸器官防护类:如防毒口罩、防尘口罩、滤毒护具等;③防护服类:如防机械外伤服、防静电服、防酸碱服、阻燃服、防寒服;④听觉器官防护类:如耳塞、耳罩;⑤眼、面防护类:如防护眼镜、焊接护目镜及面罩、炉窑护目镜及面罩等;⑥手防护类:如绝缘手套、防酸碱手套、防寒手套;⑦足防护类:绝缘鞋、防酸碱鞋、防寒鞋、防砸鞋等;⑧防坠落类:如安全带、安全绳;⑨护肤用品类:如护肤膏、防护霜。近年来,随着科学技术的发展,一些具有高科技含量的多功能防护用品业已问世,如同时具备头盔、面罩、耳罩和呼吸器作用的综合防护头盔。

防护品应正确选择性能符合要求的用品,绝不能选错或将就使用,特别是绝不能以过滤式呼吸防护器代替隔离式呼吸防护器,以防止发生事故。按2000年颁布的《劳动防护用品配备标准(试行)》《劳动防护用品选用规则》(GB 11651—2008)的要求进行选择,并且按照每种防护用品的使用要求,规范使用。在使用时,必须在整个接触时间内认真充分佩戴。工厂车间内专人负责管理分发、收集和按规定维护保养防护用品,以延长防护用品的使用期限,并保证其防护效果。

一、防护头盔、眼镜、面罩、防护服和防护鞋

(一)防护头盔(安全帽)

在生产现场,为防止意外重物坠落击伤、生产中不慎撞伤头部,工人应佩戴安全防护头盔,俗称安全帽。防护头盔多用合成树脂类制成。我国国家标准 GB 2811—2007 对安全头盔的形式、颜色、耐冲击、耐燃烧、耐低温、绝缘性、佩戴尺寸等技术性能有专门规定。标准中明确规定:垂直间距是指安全帽在佩戴时,头顶最高点与帽壳内表之间的轴向距离(不包括顶筋的空间),要求是 25~50mm。水平间距是指帽箍与帽壳之间在水平面上的径向距离,要求 5~20mm。佩戴高度是指安全帽侧面帽箍底边至头顶最高点的轴向距离,要求是 80~90mm。标准还要求在保证安全性能的前提下,安全帽的重量越轻越好(可以减少作业人员长时间佩戴引起的颈部疲劳)。普通安全帽的重量不超过 430g。

根据用途,防护头盔可分为单纯式和组合式两类。单纯式有一般建筑工人、煤矿工人佩戴的帽盔,用于防重物坠落砸伤头部。组合式的有:①电焊工安全防护帽,防护帽和电焊工用面罩连为一体,起到保护头部和眼睛的作用(图 11-2);②矿用安全防尘帽,由滤尘帽盔和口鼻罩及其附件组成(图 11-3)。防尘帽盔包括外盔、内帽和帽衬,外盔和内帽间为间距 4~14mm 的夹层空间,其中安置有半球状高效过滤层,将夹层空间分隔为过滤外腔和过滤内腔。帽盔前端设进气孔,连通外腔,内腔设出气孔,于帽盔两侧与橡胶导气管连接,再通往口鼻罩。口鼻罩按一般人面型设计,接面严密,并设呼气阀。每当吸气时,含尘空气通过外盔上的进气孔进入过滤外腔,透过高效过滤层净化后进入过滤内腔,净化后的空气再经出气孔橡胶导气管、口鼻罩进入呼吸道,呼出气由呼气阀排出;③防尘防噪声安全帽(图 11-4),为安全防尘帽上加上防噪声耳罩。

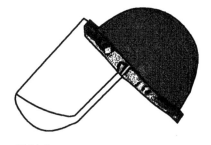

图 11-2
电焊工安全帽

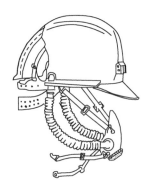

图 11-3
矿用安全防尘帽

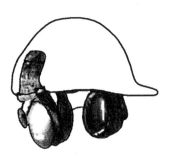

图 11-4
防噪声安全帽

在防护头盔使用过程中应注意以下几个问题：

1. 使用前应检查外观是否有碰伤裂痕、磨损，帽衬结构是否正常，如存在影响其性能应及时报废，以免影响防护作用。

2. 不得随意损伤、拆卸安全帽或添加附件、碰撞安全帽和调节帽衬的尺寸和将其当板凳坐，以免影响其强度和安全防护性能。

3. 佩戴者在使用时一定要系紧下颚带，将安全帽戴正、戴牢，不能晃动。

4. 安全帽不能在有酸、碱或化学试剂污染的环境以及高温、日晒或潮湿的场所中存放，以防止其老化变质。

5. 经受过一次冲击或做过试验的安全帽应作废，不能再次使用。

6. 应注意在有效期内使用安全帽，超过有效期的安全帽应报废。

（二）防护眼镜和防护面罩

1. 防护眼镜　一般用于各种焊接、切割、炉前工、微波、激光工作人员防御有害辐射线的危害。防护眼镜（图11-5）可根据作用原理将防护镜片分为两类：

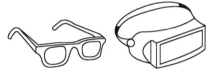

图 11-5
防护眼镜和眼罩

（1）反射性防护镜片：在玻璃镜片上涂布光亮的金属薄膜，如铬、镍、银等，在一般情况下，可反射的辐射线范围较宽（包括红外线、紫外线、微波等），反射率可达95%，适用于多种非电离辐射作业。另外还有一种涂布二氧化亚锡薄膜的防微波镜片，反射微波效果良好。

（2）吸收性防护镜片：根据选择吸收光线的原理，用带有色泽的玻璃制成，例如接触红外辐射应佩戴绿色镜片，接触紫外辐射佩戴深绿色镜片，还有一种加入氧化亚铁的镜片能较全面地吸收辐射线。此外，防激光镜片有其特殊性，多用高分子合成材料制成，针对不同波长的激光，采用不同的镜片，镜片具有不同的颜色，并注明所防激光的光密度值和波长，不得错用。使用一定时间后，须交有关检测机构校验，不能长期一直戴用。

（3）复合性防护镜片：将一种或多种染料加到基体中，再在其上蒸镀多层介质反射膜层。由于这种防护镜将吸收性防护镜和反射性防护镜的优点结合在一起，在一定程度上改善了防护效果。

还有一种防冲击镜片（防冲击眼护具），主要用以防止异物对眼部的冲击伤害。镜片用高强度的CR-39光学塑料或强化玻璃片制成。防冲击眼护具的各项指标，尤其是镜片、镜架的抗冲击性能及强度应符合《防冲击眼护具》（GB 5890—86）的要求，使之具有可靠的防护作用。

2. 防护面罩（图11-6）

（1）防固体屑末和化学溶液面罩：用轻质透明塑料或聚碳酸酯塑料制作，面罩两侧和下端分别向两耳和下颌下端及颈部延伸，使面罩能全面地覆盖面部，增强防护效果。

（2）防热面罩：除与铝箔防热服相配套的铝箔面罩外，还有用镀铬或镍的双层金属网制成，反射热和隔热作用良好，并能防微波

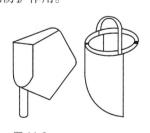

图 11-6
手持式面罩和头戴式面罩

辐射。

（3）电焊工用面罩：用制作电焊工防护眼镜的深绿色玻璃，周边配以厚硬纸纤维制成的面罩，防热效果较好，并具有一定电绝缘性。

（三）防护服

防护服（protective clothing）系指用于防止或减轻热辐射、微波辐射、X-射线以及化学物污染人体而为作业者配备的职业安全防护用品。防护服由帽、衣、裤、围裙、套袖、手套、套裤、鞋（靴）、罩等组成。常见的防护服有：防毒服、防尘服、防机械外伤服、防静电服、带电作业服、防酸碱服、阻燃耐高温服、防水服、水上救生服、潜水服、放射性防护服、防微波服、防寒服及高温工作服等。

1. 防热服

防热服应具有隔热、阻燃、牢固的性能，但又应透气，穿着舒适，便于穿脱；可分为非调节和空气调节式两种。

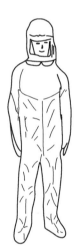

（1）非调节防热服：①阻燃防热服（flame-retardant protective clothing）：用经阻燃剂处理的棉布制成，不仅保持了天然棉布的舒适、耐用和耐洗性，而且不会聚集静电，在直接接触火焰或炽热物体后，能延缓火焰蔓延，使衣物炭化形成隔离层，不仅有隔热作用，而且不致由于衣料燃烧或暗燃而产生继发性灾害，适用于有明火、散发火花或在熔融金属附近操作以及在易燃物质并有发火危险的场所工作时穿着。②铝箔防热服：能反射绝大部分热辐射而起到隔热作用，缺点是透气性差。可在防热服内穿一件由细小竹段或芦苇编制的帘子背心，以利通风透气和增强汗液蒸发（图11-7）。③白帆布防热服：经济耐用，但防热辐射作用远比不上前两种。④新型热防护服：由新型高技术耐热纤维如 Nomex、PBI、Kermel、P84、预氧化 Pan 纤维、以及经防火后整理的棉和混纺纤维制成。

图 11-7
铝箔防热服

（2）空气调节防热服：可分为通风服和制冷服两种。①通风服：将冷却空气用空气压缩机压入防热服内，吸收热量后从排气阀排出。通风服需很长的风管，只适于固定的作业。还有一种装有微型风扇的通风服，直接向服装间层送风，增加其透气性而起到隔热作用。②制冷服：又可分为液体制冷服、干冰降温服和冷冻服，基本原理一致，不同处是防热服内分别装有低温无毒盐溶液、干冰、冰块的袋子或容器。最实用者为装有冰袋的冷冻服，在一般情况下，这种冷冻服装有5kg左右的冰块可连续工作3小时左右，用后冷冻服可在制冷环境中重新结冰备用。

2. 化学防护服　一般有两类：一类是用涂有对所防化学物不渗透或渗透率小的聚合物化纤和天然织物做成，并经某种助剂浸轧或防水涂层处理，以提高其抗透过能力，如喷洒农药人员防护服；另一类是以丙纶、涤纶或氯纶等织物制作，用以防酸碱。对这些防护服，国家有一定的透气、透湿、防油拒水、防酸碱及防特定毒物透过的标准。根据防护程度的不同分成 A 到 D 级，A 级提供最高的防护，整体密封，内含呼吸装备以防化学气体和蒸气；B 级类似于 A 级，用于防有毒的化学品的喷溅，但不是全密封的；C 级提供防化学品喷溅防护，可能不用呼吸器；D 级只提供较少的防护。

3. 辐射防护服

（1）微波屏蔽服：有两类：①金属丝布微波屏蔽服：是用柞蚕丝铜丝（直径0.05mm）拼捻而制成，具有反射屏蔽作用。②镀金属布微波屏蔽服：以化学镀铜（镍）导电布为屏蔽层，衣服外层为有一定介电绝缘性能的涤棉布，内层为真丝薄绸衬里。这种屏蔽服具有镀层不易脱落、比较柔软舒适、重量轻等特点，是目前较新，效果较好的一种防微波屏蔽服。

（2）射线防护服：射线的防护需要特殊的共聚物涂层，如用在核工厂、高压电线或电子设备以及X射线的环境中常用的聚乙烯涂层高密度聚乙烯合成纸（Tyvek）。防氚防护服是在涤纶材料的两面涂以CEP/EVA/PVDC/EVA共聚物。日本采用聚乙烯涂层硼纤维来生产射线防护服，也可以在纤维中加入铅芯提高防护水平，用于X射线防护。

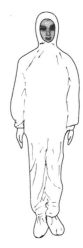

4. 防尘服　一般用较致密的棉布、麻布或帆布制作。需具有良好的透气性和防尘性，式样有连身式和分身式两种，袖口、裤口均须扎紧，用双层扣，即扣外再缝上盖布加扣，以防粉尘进入。

5. 医用防护服　主要用于防止细菌/病毒向医务人员传播。复合共聚物涂层的机织物和非织造织物防护材料可用作医务人员、急救人员和警务人员等防护服面料。还有材料可用于血液病菌的防护，也可在织物上喷涂杀菌剂，杀菌剂主要是硅酸盐，当外界潮湿时就会发挥作用。国内采用纯涤纶织物经抗菌防臭处理剂JAM-YI进行处理，棉织物采用抗菌剂XL-2000处理具有明显的抗菌、消炎、防臭、防霉、止痒、收敛作用，经检测对金黄色葡萄球菌、铜绿假单胞菌、大肠杆菌、白色念珠菌的初始抑菌率大于95%，洗涤50次后抑菌率仍大于90%。（图11-8）

图11-8
医用防护服

（四）防护鞋（靴）

防护鞋（靴）（protective shoes）用于防止劳动过程中足部、小腿部受各种因素伤害的防护用品。主要有下述品种。

1. 防静电鞋和导电鞋　防静电鞋和导电鞋用于防止人体带静电而可能引起事故的场所，其中，导电鞋只能用于电击危险性不大的场所，为保证消除人体静电的效果，鞋的底部不得粘有绝缘性杂质，且不宜穿高绝缘的袜子。

2. 绝缘鞋（靴）　用于电气作业人员的保护，防止在一定电压范围内的触电事故；在保证电气线路的绝缘性的前提下，绝缘鞋只能作为辅助安全防护用品，机械性能要求良好。

3. 防砸鞋　主要功能是防坠落物砸伤脚部，鞋的前包头由抗冲击材料制成，常用薄钢板。

4. 防酸碱鞋（靴）　用于地面有酸碱及其他腐蚀液、或有酸碱液飞溅的作业场所，防酸碱鞋（靴）的底和面料应有良好的耐酸碱性能和抗渗透性能。

5. 炼钢鞋　能抗一定静压力和耐高温、不易燃，主要功能是防烧烫、耐刺割。

6. 雷电防护鞋　由纳米改性橡胶做成的雷电防护皮鞋，根据被保护物电阻愈大，雷击概率就愈小，电阻愈小，雷击概率愈大的原理，利用纳米改性橡胶高电阻性能制成。人体穿上这种雷电防护鞋，能大大减少由于电流流入大地后形成的跨步电压的伤害。常用于野外施工人员。

二、呼吸防护器

呼吸防护用品（respiratory protection equipments）是指为了防止生产过程中的粉尘、毒物、有害气体和缺氧空气进入呼吸器官对人体造成伤害，而制作的职业安全防护用品。包括防尘、防毒、供氧口罩和（或）面具三种。按呼吸防护器的作用原理，可将其分为过滤式（净化式）和隔离式（供气式）两大类。

（一）过滤式呼吸防护器

是以佩戴者自身呼吸为动力，将空气中有害物质予以过滤净化。适用于空气中有害物质浓度不很高，且空气中含氧量不低于18%的场所，有机械过滤式和化学过滤式两种。

1. 机械过滤式　主要为防御各种粉尘和烟雾等质点较大的固体有害物质的防尘口罩。其过滤净化全靠多孔性滤料的机械式阻挡作用。又可分为简式和复式两种，简式直接将滤料做成口鼻罩，结构简单，但效果较差，如一般纱布口罩。复式将吸气与呼气分为两个通路，分别由两个阀门控制（图11-9）。性能好的滤料能滤掉细尘，通气性好，阻力小。呼气阀门气密性好，防止含尘空气进入。在使用一段时间后，因粉尘阻塞滤料孔隙，吸气阻力增大，应更换滤料或将滤料处理后再用。我国国家标准 GB 2626—2006 将自吸过滤式防尘口罩的阻尘率（过滤效率）规定为：半面罩 90%、95%、99.97%，全面罩 95%、99.97%，并规定了其适用范围。

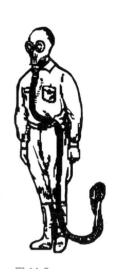

图 11-9
机械过滤式防尘面罩

2. 化学过滤式　即一般所说的防毒面具，由薄橡皮制的面罩、短皮管、药罐三部分组成（图11-10），或在面罩上直接连接一个或两个药盒。如某些有害物质并不刺激皮肤或黏膜，就不用面罩，只用一个连储药盒的口罩（也称半面罩）（图 11-11）。无论面罩或口罩，其吸入和呼出通路是分开的。面罩或口罩与面部之间的空隙不应太大，以免其中 CO_2 太多，影响吸气成分。防毒面罩（口罩）应达以下卫生要求：①滤毒性能好，滤料的种类依毒物的性质、浓度和防护时间而定（表 11-1）；我国现产的滤毒罐，各种型号涂有不同颜色，并有适用范围和滤料的有效期；一定要避免使用滤料失效的呼吸防护器；②面罩和呼气阀的气密性好；③呼吸阻力小；④不妨碍视野，重量轻。

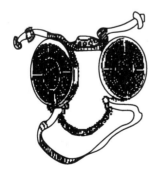

图 11-10
化学过滤式防毒面具

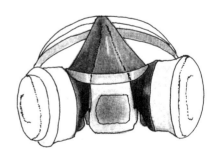

图 11-11
防毒防尘口罩

3. 复合式　现在也有将以上两种做在一起,其滤料即能阻挡粉尘颗粒,又能阻挡有毒物质,称为防毒防尘口罩。

表 11-1　常用防毒滤料及其防护对象

防护对象	滤料名称
有机化合物蒸气	活性炭
酸雾	钠碳
氨	硫酸铜
一氧化碳	"霍布卡"
汞	含碘活性炭

（二）隔离（供气）式呼吸防护器

经此类呼吸防护器吸入的空气并非经净化的现场空气,而是另行供给。按其供气方式又可分为自带式与外界输入式两类。

1. 自带式　由面罩、短导气管、供气调节阀和供气罐组成。供气罐应耐压,固定于工人背部或前胸,其呼吸通路与外界隔绝。

有两种供气形式:①罐内盛压缩氧气（空气）供吸入,呼出的二氧化碳由呼吸通路中的滤料（钠石灰等）除去,再循环吸入,例如常用的两小时氧气呼吸器（AHG-2 型）;②罐中盛过氧化物（如过氧化钠、过氧化钾）及小量铜盐作触媒,借呼出的水蒸气及二氧化碳发生化学反应,产生氧气供吸入。此类防护器可维持 30 分钟至 2 小时,主要用于意外事故时或密不通风且有害物质浓度极高而又缺氧的工作环境。但使用过氧化物作为供气源时,要注意防止其供气罐损漏而引起事故。现国产氧气呼吸防护器装有应急补给装置,当发现氧供应量不足时,用手指猛按应急装置按钮,可放出氧气供 2~3 分钟内应急使用,便于佩戴者立即脱离现场。

2. 输入式　常用的有两种:①蛇管面具:由面罩和面罩相接的长蛇管组成,蛇管固置于皮腰带上的供气调节阀上,蛇管末端接一油水尘屑分离器,其后再接输气的压缩空气机或鼓风机,冬季还需在分离器前加空气预热器,用鼓风机蛇管长度不宜超过 50 米,用压缩空气时蛇管可长达 100~200 米;还有一种将蛇管末端置于空气清洁处,靠使用者自身吸气时输入空气,长度不宜超过 8 米;②送气口罩和头盔:送气口罩为一吸入与呼出通道分开的口罩,连一段短蛇管,管尾接于皮带上的供气阀,送气头盔为能罩住头部并伸延至肩部的特殊头罩,以小橡皮管一端伸入盔内供气,另一端也固定于皮腰带上的供气阀,送气口罩和头盔所需供呼吸的空气,可经由安装在附近墙上的空气管路,通过小橡皮管输入。

三、防噪声用具

（一）耳塞

为插入外耳道内或置于外耳道口的一种栓,常用材料为塑料和橡胶。按结构外形和材料分为圆锥形塑料耳塞、蘑菇形橡胶耳塞、伞形提篮形塑料耳塞、圆柱形泡沫塑料耳塞、可塑性变形塑料耳塞和硅橡胶成型耳塞、外包多孔塑料纸的超细纤维玻璃棉耳塞、棉纱耳塞。对耳塞的要求为:应有不同规格以适合于各人外耳道的构型,隔声性能好、佩戴舒适、易佩戴和取出,又不易滑脱,易清洗、消毒、不变形等。目前我国有防止噪声耳塞产品的国家标准 GB 5893.1—86。

(二)耳罩

常以塑料制成呈矩形杯碗状,内具泡沫或海绵垫层,覆盖于双耳,两杯碗间连以富有弹性的头架适度紧夹于头部,可调节,无明显压痛,舒适。要求其隔音性能好,耳罩壳体的低限共振率愈低,防声效果愈好。目前防噪声耳罩的产品国家标准为 GB 5893.2—86。

(三)防噪声帽盔

能覆盖大部分头部,以防强烈噪声经骨传导而达内耳,有软式和硬式两种。软式质轻,导热系数小,声衰减量为 24dB。缺点是不通风。硬式为塑料硬壳,声衰减量可达 30~50dB。

对防噪声用具的选用,应考虑作业环境中噪声的强度和性质,以及各种防噪声用具衰减噪声的性能。各种防噪声用具都有适用范围,选用时应认真按照说明书使用,以达到最佳防护效果。

四、皮肤防护用品

主要指防护手和前臂皮肤污染的手套和膏膜。

(一)防护手套

品种繁多,对不同有害物质防护效果各异,可根据所接触的有害物质种类和作业情况选用。现国内质量较好的一种采用新型橡胶体聚氨酯甲酸酯塑料浸塑而成,不仅能防苯类溶剂,且耐多种油类、漆类和有机溶剂,并具有良好的耐热、耐寒性能。我国目前防护手套产品的国家标准为 GB/T 29512—2013,不同作业类别的防护手套还有各自的标准。常见的防护手套如下述。

1. 耐酸碱手套　一般应具有耐酸碱腐蚀、防酸碱渗透、耐老化作用并具有一定强力性能。用于手接触酸碱液的防护。常用的有:①橡胶耐酸碱手套:用耐酸碱橡胶模压硫化成型,分透明和不透明 2 种,应符合《橡胶耐酸碱手套》(HG 4-397-66)中规定指标;②乳胶耐酸碱手套:用天然胶乳添加酸稳定剂浸模固化成型;③塑料耐酸碱手套:用聚乙烯浸模成型,分纯塑料和针织布胎浸塑 2 种。

2. 电焊工手套　多采用猪(牛)绒面革制成,配以防火布长袖,用以防止弧光贴身和飞溅金属溶渣对手的伤害。

3. 防寒手套　有棉、皮毛、电热等几类。外形分为连指、分指、长筒、短筒等。

4. 机械危害防护手套　防切割、摩擦、穿刺等机械危害。

(二)防护油膏

在戴手套感到妨碍操作的情况下,常用膏膜防护皮肤污染。干酪素防护膏可对有机溶剂、油漆和染料等有良好的防护作用。对酸碱等水溶液可用由聚甲基丙烯酸丁酯制成的胶状膜液,涂布后即形成防护膜,唯洗脱时需用乙酸乙酯等溶剂。防护膏膜不适于有较强摩擦力的操作。

五、复合防护用品

对于有些全身都暴露于有害因素,尤其是放射性物质的职业,例如介入手术医生,应佩戴能防护全身的由铅胶板制作的复合防护用品。考虑到医生工作的特殊性,防护用品不仅要有可靠的防护效果,还要轻便、舒适、方便使用。这种防护用品由防护帽、防护颈套、防护眼镜、全身整体防护服或分体防护服组成,对于眼晶体、甲状腺、女性乳腺、性腺等敏感部位,铅胶板厚度应加大。

第四节　职业卫生服务

职业卫生服务(occupational health service,OHS)是整个卫生服务体系的重要组成部分,是以职业人群和工作环境为对象的针对性卫生服务,是世界卫生组织"人人享有卫生保健"全人类卫生服务目标在职业人群中的具体体现。

职业卫生服务的概念 1959 年由 ILO 提出,1985 年 ILO 对 OHS 的定义进行了修改,2002 年由 WHO/EURO 职业卫生合作中心提出"到 2015 年世界所有劳动者都享有基本职业卫生服务(BOHS)",其中一项重要任务就是劳动者的健康监护。我国卫生部于 2006 年提出适合我国不同经济发展区域开展基本职业卫生服务的模式、监督管理模式和保障机制,并承诺 2014 年在全国范围内推行 BOHS 政策。可见保护劳动者的健康及相关权益,已经成为全球职业卫生工作者关注的问题。

职业卫生服务包括 7 个方面的内容:①工作场所的健康需求评估;②职业人群健康监护;③职业危险健康风险评估;④工作场所危害告知、健康教育和健康促进;⑤职业病和工伤的诊断、治疗和康复服务;⑥实施与作业者健康有关的其他初级卫生保健服务;⑦工作场所突发公共卫生事件的应急处理。其中职业健康监护是职业卫生服务的重要内容。

职业健康监护(occupational health surveillance,OHS)是以预防为目的,对职业人群进行各种检查,连续性地监测职业从事者的健康状况,以便早期发现职业从事者健康损害征象的一种健康监控方法和过程。结合生产环境监测和职业流行病学资料的分析,可以监视职业病及工作有关疾病在人群中的发生、发展规律,以及疾病的发病率在不同工业及不同地区之间随时间的变化;掌握职业危害对健康的影响程度;鉴定新的职业性有害因素和可能受危害的人群,并进行目标干预;评价防护和干预措施效果,为制订、修订卫生标准及采取进一步的控制措施提供科学依据,达到一级预防的目的。

传统的健康监护是指医学监护(medical surveillance),它是以健康检查为主要手段,包括检出新病例、鉴定疾病等。而职业性病损的病因是职业性有害因素,因此,仅仅发现职业病病人并不能达到控制病因和消除职业性疾病的目的。所以,职业健康监护的内容应包括接触控制、医学监护和信息管理三个方面。

一、医学监护

医学监护即是对职业人群有目的地、系统地、连续性地开展职业健康检查,以便及时发现职业性有害因素对职业从事者的健康损害,及时处理。

职业健康检查是通过医学手段和方法,针对职业从事者所接触的职业病危害因素可能产生的健康影响和健康损害进行临床医学检查,了解受检者健康状况,早期发现职业病、职业禁忌证和可能的其他疾病和健康损害的医疗行为。医学检查包括上岗前、在岗期间、离岗或转岗时、应急的健康检查和职业病的健康筛检。由省级以上人民政府卫生行政部门批准的医疗卫生机构承担。用人单位应当按照《职业病防治法》及其配套法规的要求组织职业健康检查,并将检查结果书面告知职业从事者。

(一)上岗前健康检查

上岗前健康检查又称就业前健康检查(pre-employment health examination),是指用人单位对准备从事某种作业人员在参加工作以前进行的健康检查。目的在于掌握其作业人员就业前的健康状况及有关健康的基础资料,发现职业禁忌证(occupational contraindication)。为强制性职业健康检查,应在开始从事有害作业前完成。我国《职业健康监护技术规范》(GBZ 188—2014)中,明确规定了有毒有害工种的职业禁忌证,举例见表 11-2。

表 11-2 某些职业性有害因素作业的职业禁忌证

有害因素名称	职业禁忌证
铅	中度贫血;卟啉病;多发性周围神经病
汞	中枢神经系统器质性疾病;已确诊并仍需要医学监护的精神障碍性疾病;慢性肾脏疾病
锰	中枢神经系统器质性疾病;已确诊并仍需要医学监护的精神障碍性疾病
砷	慢性肝病;多发性周围神经病;严重慢性皮肤疾病。
苯	血象检查白细胞低于 $4×10^9/L$ 或中性粒细胞低于 $2×10^9/L$ 或血小板低于 $8×10^{10}/L$;造血系统疾病
氯气	慢性阻塞性肺病;支气管哮喘;慢性间质性肺病
一氧化碳	中枢神经系统器质性疾病
硫化氢	中枢神经系统器质性疾病
氰化氢	中枢神经系统器质性疾病
苯的氨基、硝基化合物	慢性肝病
三硝基甲苯	慢性肝病;白内障
有机磷农药	全血胆碱酯酶活性明显低于正常者;严重的皮肤疾病
粉尘	活动性肺结核病;慢性阻塞性肺病;慢性间质性肺病;伴肺功能损害的疾病
噪声	各种原因引起永久性感音神经性听力损失;高频段 3000Hz、4000Hz、6000Hz 双耳平均听阈≥40dB;任一耳传导性耳聋,平均语频听力损失≥41dB
高温	未控制的高血压;慢性肾炎;未控制的甲状腺功能亢进症;未控制的糖尿病;全身瘢痕面积≥20%;癫痫
振动	多发性周围神经病;雷诺病

(二)在岗期间健康检查

在岗期间健康检查又称定期健康检查(periodical health examination),是指用人单位按一定时间间隔对已从事某种作业的职业从事者的健康状况进行检查。其目的是及时发现职业性有害因素对职业从事者健康的早期损害或可疑征象,及时发现有职业禁忌的职业从事者,为识别职业性有害因素及防护措施效果评价提供依据。健康检查的内容及检查周期应根据国家颁布的《职业健康监护技术规范》(GBZ 188—2014)中的有关规定执行。职业性有害因素所致职业病的特殊体检项目见表11-3。

表 11-3 职业性有害因素所致职业病的特殊体检项目

职业性有害因素	体检特殊项目
铅	尿铅或血铅、尿 δ-氨基-γ-酮戊酸(δ-ALA)、红细胞游离原卟啉(FEP)或红细胞锌原卟啉(ZPP)测定,神经-肌电图
锰	神经科,尿锰或发锰测定
铍	皮肤科,X 线胸片,肝功能、肺功能、心电图检查
镉	尿镉、尿 β_2 微球蛋白测定,X 线胸片,肺功能
铬	耳鼻咽喉科、皮肤科检查,心电图,肝功能,X 线胸片等
苯	血常规、尿常规、心电图、肝功能、肝脾 B 超检查,必要时骨髓象检查等
苯的氨基、硝基化合物	血常规、尿常规、心电图、肝功能
三硝基甲苯	眼科常规检查及眼晶状体、玻璃体和眼底检查,肝功能、心电图、肝脾 B 超等
氟	口腔科、骨科检查,心电图、肝功能,骨骼 X 线摄片
有机磷农药	全血或红细胞胆碱酯酶(ChE)活性检查
氯乙烯	骨科检查,肝功能、肝脾 B 超、手部 X 射线摄片
二硫化碳	神经科、眼科(包括视力、视野、角膜知觉和眼底)检查;血糖、血脂、血常规、尿常规
四氯化碳	血常规、尿常规、心电图、肝功能、肝脾 B 超
三氯乙烯	神经系统、皮肤科检查,肝功能、血常规、尿常规、心电图、肝脾 B 超
粉尘	后前位 X 射线高仟伏胸片或数字化摄影胸片、心电图、肺功能等
噪声	纯音气导听阈测试,心电图,纯音骨导听阈测试,声导抗等
振动	血常规,压指试验,冷水复温试验,神经-肌电图、指端振动觉、指端温度觉检查

(三)离岗或转岗时的健康检查

离岗或转岗时健康检查是指职业从事者调离当前工作岗位时或改换为当前工作岗位前所进行的检查,也是健康监护的一个重要内容。其目的是为了掌握职业从事者在停止接触职业性有害因素时的健康状况。为离岗从事新工作的职业从事者和接受新职业从事者的业主提供健康与否的基础资料。

(四)应急健康检查

是当发生急性职业病危害事故时,对遭受或可能遭受急性职业病危害的职业从事者,及时组织的健康检查。依据检查结果和现场劳动卫生学调查,确定危害因素,为急救和治疗提供依据,控制职业病危害的继续蔓延和发展。应在事故发生后立即开始。

从事可能产生职业性传染病的职业从事者,在疫情流行期或近期密切接触传染源者,应及时开展应急健康检查,随时监测疫情动态。

（五）职业病的健康筛检

职业病筛检是在接触职业性有害因素的人群中所进行的健康检查,可以是全面普查,也可以在一定范围内进行,属于二级预防措施。其目的是早期发现病人,早期采取干预措施或治疗措施;评价职业危害控制措施和其他初级预防措施的效果;根据毒理学和其他研究的结果,发现过去没有认识的可疑健康危害,并建议进一步进行确诊性检查。

二、职业健康监护信息管理

职业健康监护工作是一项覆盖职业健康检查、接触控制和信息管理的系统工程,科学性、技术性很强,具有综合性功能,有一定的系统性。因而,要求对职业健康监护工作从组织实施、体检报告的形成到筛检职业病病人等操作程序化、规范化和信息化,对所有资料均应进行信息化管理。利用计算机网络技术,开发和建设职业健康监护信息管理系统,可有效提高资料的完整性、连续性和可靠性。

（一）健康监护档案

职业健康监护档案是职业健康监护全过程的客观记录资料,是系统地观察职业从事者健康状况的变化,评价个体和群体健康损害的依据,其特征是资料的完整性和连续性,其内容包括生产环境监测和健康检查两方面资料。健康监护档案包括个人健康档案和企业健康档案两种,个人健康档案内容包括:职业从事者的基本信息、职业史和既往病史、接触职业性有害因素名称及其监测结果、职业防护措施、家族史（尤其应注意遗传性疾病史）、基础健康资料、其他如生活方式、生活水平和日常嗜好等、职业健康检查结果及处理情况、职业病诊疗资料等信息。企业的健康监护档案内容包括:用人单位的基本情况、有害因素的来源及其浓度（强度）的测定结果、主要有害因素接触情况、接触有害因素职工健康监护及职业病情况、职业健康检查异常职业从事者名单等信息。

（二）健康状况分析

对职业从事者的健康监护资料应及时加以整理、分析、评价并反馈,使之成为开展和做好职业卫生工作的科学依据。评价方法分为个体评价和群体评价。个体评价主要反映个体接触量及其对健康的影响,群体评价包括作业环境中有害因素的强度范围、接触水平与机体的效应等。在分析和评价时,涉及的常用于反映职业性危害情况的指标有发病率、患病率等。

1. 发病率（检出率、受检率）　发病率是指一定时期（年、季、月）内,特定人群中发生某种职业病新病例的频率。

$$发病率（\%）=\frac{某个时期内发新病例数}{该时期的平均工人数}\times100\%$$

$$检出率（\%）=\frac{检查时新发现的病例数}{受检工人数}\times100\%$$

$$受检率（\%）=\frac{实际受检工人数}{应受检工人数}\times100\%$$

发病率可以反映该作业的发病情况,还可以说明已采取预防措施后的效果。发病率可以按厂矿计算,也可以按车间、工种或工龄分组计算。但在计算发病率时应注意:①发病率以新发病例来计算,要明确该病例的发病时间,而对于某些慢性病或发病时间难以确定的疾病如尘肺等要确定哪些人是新发病例比较困难,这时就采用确诊的时间来计算;②计算发病率(检出率)时该作业职业从事者数不包括该时期以前已确诊为该疾病的人数;③计算慢性病如尘肺的检出率时,被检职业从事者数是指从事该作业一年以上的职业从事者数;④受检率达到90%以上时,计算发病率或患病率才有意义。

2. 患病率　计算患病率可以一般地了解历年来累积的病人数、发病概况和防治措施的实际效果,但不能具体说明某个时期内疾病发生和疾病严重程度的情况。在应用患病率进行分析对比时,还应考虑到不同人群中性别、年龄和工龄等因素的差异。

$$患病率(\%)=\frac{检查时发现的新旧病例数}{从事该作业的受检人数}\times100\%$$

3. 疾病构成比　指各种不同疾病或某种严重程度不同(轻度、中度、重度)职业病的分布情况。例如要了解矽肺在所有尘肺中所占比例或Ⅰ期矽肺在各期矽肺中所占比例。

$$矽肺例数与尘肺总例数之比=\frac{矽肺病例数}{尘肺总例数}\times100\%$$

$$Ⅰ期矽肺例数与矽肺总例数之比=\frac{Ⅰ期矽肺病例数}{矽肺总例数}\times100\%$$

4. 平均发病工龄　是指职业从事者从开始从事某种作业(如矽尘作业)起到确诊为该作业有关的职业病(矽肺)时所经历的时间。

$$矽肺平均发病工龄=\frac{确诊为Ⅰ期矽肺时矽尘作业工龄总和}{Ⅰ期矽肺病例数}\times100\%$$

5. 平均病程期限　为了反映某些职业病(如尘肺)进展的速度和防治措施的效果,就需要计算平均病程期限。

$$平均病程期限=\frac{某时期内某病由确诊到死亡的时间总和}{该时期死于该病的例数}$$

6. 其他指标

$$病死率(\%)=\frac{某个时期内死于某病例数}{该时期内患该病的例数}\times100\%$$

$$病伤缺勤率(\%)=\frac{某个时期内因病伤缺日数}{该时期内应出勤工作日数}\times100\%$$

通过统计分析,可以发现对职业从事者健康和出勤率影响较大的疾病及其所在部门与工种,从而深入探索其原因,采取相应的防护策略。

对于一些作用比较明确的职业性有害因素,可利用某项主要指标进行动态观察和分析。如苯作业职业从事者健康监护可用白细胞计数作为指标,将逐年检查结果登记于记录表或以曲线图标明,一旦发现白细胞计数降低到正常值下限,即应查明原因,并作为重点监护对象,缩短定期检查间隔期,密切观察。若再继续下降,则应立即脱离接触,给予早期治疗。运用这种分析方法可以控制慢性职业病。但对于作用尚不清楚,不能采用个体分析方法的有害因素,则应改用流行病学方法进行分析,探索职业接触与症状或疾病的关系及致病条件,并为进一步监护提供新的检测项目。

(三)职业健康监护档案管理

健康监护档案管理是一项非常重要的工作,管理得好可以起到事半功倍的效果。职业健康监护工作过程中,要求有一支具有一定经验、精通本专业知识、熟悉相关学科知识的相对高学历人员组成的专业技术人员队伍。同时应由指定机构依照法规进行专门监督、指导,并制定一套完整的切实可行的管理模式。用人单位应设立专门机构或专人管理职业健康监护工作,将职业健康监护工作由专门机构或专人依照法律、法规的要求确定监督对象、管理范围和监督职责。

三、职业从事者工伤与职业病致残程度鉴定

(一)概述

劳动条件中存在的各种职业性有害因素在一定条件下可对职业从事者的健康产生不良影响,严重者可导致各种职业性病损,甚而导致伤残,危及职业从事者生命。我国目前的职业病和工伤事故仍较严重。

工伤保险是社会保险制度的重要组成部分,具体实施时必须以对职业性伤残病人进行科学的劳动能力鉴定为基础,做出适当的工作安排、妥善的安置管理和合理的经济补偿。因此,对职业性伤残病人的劳动能力鉴定是一项严肃、重要的任务,鉴定结果是用人单位实施工伤与职业病致残保险的医学依据。其目的是为了保障职业从事者在工作中遭受事故伤害和患职业病后获得医疗救治、康复和经济补偿的权利。

职业病和工伤病人的劳动能力状况如何、是否致残以及怎样评价等涉及对病人功能能力大小的认识。功能能力(functional capacity)是指完成有目的、有意义、有用的、有始有终、有可测量结果的任务的能力。国外将功能能力评价分为五种:①损伤康复评价;②伤残等级评价;③工作适应性评价;④职业适应性评价;⑤工作能力评价。

在我国,工伤与职业病致残程度鉴定是指法定机构对职业从事者在职业活动中因公负伤或患职业病后,根据国家工伤保险法规规定,在评定伤残等级时通过医学检查对劳动功能障碍程度(伤残程度)和生活自理障碍程度做出的技术性鉴定结论。1996年我国首次颁布了职工工伤与职业病致残程度标准,2014年进行了修订。由于工伤和职业病可累及各个系统和器官,因此该标准根据器官损伤、功能障碍、医疗依赖及生活自理者障碍的程度四方面进行鉴定。

(二)工伤与职业病致残程度鉴定

1. 鉴定内容　对于职业病病人的评残,应注意与职业病的分级诊断取得一致性。职业病内科要在确诊患有国家卫生计生委四部委联合颁布的职业病分类和目录中的各种职业病导致的肺脏、心脏、肝脏、血液或肾脏损害,于经治疗停工留薪期满时需评定其致残程度。伤残标准以器官损伤、功能障碍、对医疗与日常生活护理的依赖程度为主要依据,适当考虑由于伤残引起的社会心理因素影响,进行综合评定。

2. 分级原则 根据器官缺失、功能障碍、医疗依赖和生活自理障碍的程度进行分级(表 11-4)。

表 11-4 职业从事者工伤与职业病致残程度鉴定分级

级别	器官缺失	功能障碍	医疗依赖	生活自理
一级	器官缺失、其他器官不能代偿	功能完全丧失	存在特殊医疗依赖	完全或大部分或部分生活自理障碍
二级	器官严重缺损或畸形	有严重功能障碍或并发症	存在特殊医疗依赖	大部分或部分生活自理障碍
三级	器官严重缺损或畸形	有严重功能障碍或并发症	存在特殊医疗依赖	部分生活自理障碍
四级	器官严重缺损或畸形	有严重功能障碍或并发症	存在特殊医疗依赖	部分或无生活自理障碍
五级	器官大部缺损或明显畸形	有较重功能障碍或并发症	存在一般医疗依赖	无生活自理障碍
六级	器官大部缺损或明显畸形	有中等功能障碍或并发症	存在一般医疗依赖	无生活自理障碍
七级	器官大部缺损或畸形	有轻度功能障碍或并发症	存在一般医疗依赖	无生活自理障碍
八级	器官部分缺损,形态异常	轻度功能障碍	存在一般医疗依赖	无生活自理障碍
九级	器官部分缺损,形态异常	轻度功能障碍	无医疗依赖或存在一般医疗依赖	无生活自理障碍
十级	器官部分缺损,形态异常	无功能障碍或轻度功能障碍	无医疗依赖或存在一般医疗依赖	无生活自理障碍

根据分级原则将工伤、职业病伤残程度分为五个门类十级共 530 个条目。五门即①神经内科、神经外科、精神科门;②骨科、整形外科、烧伤科门;③眼科、耳鼻咽喉科、口腔科门;④普外科、胸外科、泌尿生殖科门;⑤职业病内科门。根据条目划分原则以及工伤致残程度,综合考虑各门类间的平衡,将残情级别分为一至十级。最重为第一级,最轻为第十级。

3. 工伤与职业病的认定 国务院于 2003 年颁布了《工伤保险条例》(简称"条例"),2010 年进行了修订,确定了我国工伤事故保险责任处理的基本原则和具体方法。2003 年劳动和社会保障部通过了《工伤认定办法》(简称"办法"),并于 2010 年进行了修订,规范了工伤认定程序和办法,使工伤认定有了法律依据。

根据《条例》的规定,将工伤认定工作分为:应认定为工伤、视同工伤和不得认定工伤或视同工伤三种情况。

职业从事者有下列情形之一的,应认定为工伤:①在工作时间和工作场所内,因工作原因受到事故伤害的;②工作时间前后在工作场所内,从事与工作有关的预备性或者收尾性工作受到事故伤害的;③在工作时间和工作场所内,因履行工作职责受到暴力等意外伤害的;④患职业病的;⑤因工外出期间,由于工作原因受到伤害或者发生事故下落不明的;⑥在上下班途中,受到非本人主要责任的交通事故或城市轨道交通、客运轮渡、火车事故伤害的;⑦法律、行政法规规定应当认定为工伤的其他情形。

职业从事者有下列情形之一的应视同工伤：①在工作时间和工作岗位，突发疾病死亡或者在 48 小时之内经抢救无效死亡的；②在抢险救灾的维护国家利益、公共利益活动中受到伤害的；③职工原在军队服役，因战、因公负伤致残，已取得革命伤残军人证，到用人单位后旧伤复发的。职业从事者有上述第①项、第②项情形的，按照《条例》的有关规定享受工伤保险待遇；有第③项情形的，享受除一次性伤残补助金以外的工伤保险待遇。

职业从事者有下列情形之一的，不得认定为工伤或者视同工伤：①故意犯罪的；②醉酒或者吸毒的；③自残或者自杀的。

工伤的认定由统筹地区社会保险行政部门依据用人单位出具的工伤认定材料依法做出是否工伤的结论。用人单位未在规定的时限内提出工伤认定申请的，受伤害职工或者其近亲属、工会组织在事故伤害发生之日或者被诊断、鉴定为职业病之日起 1 年内，可以直接按照"办法"的规定提出工伤认定申请。提出工伤认定申请应当填写《工伤认定申请表》，并提交：①劳动、聘用合同文本复印件或者与用人单位存在劳动关系（包括事实劳动关系）、人事关系的其他证明材料；②医疗机构出具的受伤后诊断证明书或者职业病诊断证明书（或者职业病诊断鉴定书）。认定机构在接受工伤认定申请之后，社会保险行政部门有权进行调查核实。用人单位、职业从事者、工会组织、医疗机构以及有关部门应当予以协助。社会保险行政部门应按照"规定"有关要求，将《认定工伤决定书》或者《不予认定工伤决定书》送达受伤害职工（或者其近亲属）和用人单位，并抄送社会保险经办机构。

4. 劳动能力鉴定步骤　劳动能力鉴定由用人单位、工伤职业从事者或者其直系亲属向设区的市级劳动能力鉴定委员会提出劳动能力鉴定申请。劳动能力鉴定委员会应当视伤情程度等从医疗卫生专家库中随机抽取 3 名或者 5 名与工伤职工伤情相关科别的专家组成专家组进行鉴定，由专家组提出鉴定意见。鉴定意见应在收到劳动能力鉴定申请之日起 60 日内作出劳动能力鉴定结论。对伤情复杂、涉及医疗卫生专业较多的，作出劳动能力鉴定结论的期限可以延长 30 日。劳动能力鉴定结论应当自作出鉴定结论之日起 20 日内及时送达工伤职工及其用人单位，并抄送社会保险经办机构。

申请鉴定的用人单位或者个人对市级劳动能力鉴定委员会做出的鉴定结论不服的，可以在收到该鉴定结论之日起 15 日内向省、自治区、直辖市劳动能力鉴定委员会申请再次鉴定。省、自治区、直辖市劳动能力鉴定委员会做出的劳动能力鉴定结论为最终结论，不能再要求重新鉴定。

自劳动能力鉴定结论作出之日起 1 年后，工伤职工、用人单位或者社会保险经办机构认为伤残情况发生变化的，可以向设区的市级劳动能力鉴定委员会申请劳动能力复查鉴定。

由于工伤和职业病所致伤残的种类繁多错综复杂，必须依靠专科医生进行具体的医疗检查和残情评定。若被鉴定人同时具有多项伤残（如骨折、烧伤或患有尘肺）时，可由专科医生完成单项伤残等级的鉴定，然后交当地劳动能力鉴定委员会进行综合评定。

5. 晋级原则　对于同一器官或系统多处损伤，或一个以上器官不同部位同时受到损伤者，应对单项伤残程度进行鉴定。如果几项伤残等级不同，以重者定级；如果两项及以上等级相同，最多晋升一级。

四、早期职业性损害的发现与干预

职业性有害因素大都主要经呼吸道和(或)皮肤进入人体,直接和(或)代谢后,引起一系列反应,主要包括氧化应激、炎性反应和免疫应答反应,这些反应是机体积极的、重要的防御反应;然而如果有害因素作用过强或机体产生过低或过强的反应,就可能产生不利的影响,导致早期健康损害程度的增加,常见的反应有遗传损伤水平增加、肺功能下降、动脉粥样硬化加剧、心率变异性下降等,这些指标是提示多种疾病发生的重要早期事件。职业性有害因素所导致的早期健康损害可发展成两种完全相反的结局:健康或疾病。若能采用积极的、正确的职业健康监护等预防措施,其早期健康损害则多恢复为健康,反之,则发展为疾病。因此,对职业性有害因素所导致早期健康损害进行定期检测并制定合理有效的科学干预措施,对早期保护劳动者健康、预防职业病发生和促进经济快速可持续发展等方面具有前瞻性和战略意义。

(一)早期职业性健康损害的表现类型

1. 早期生物学效应

早期生物效应一般是机体接触环境有害因素后出现的早期反应,主要是指职业性有害因素对机体的生物大分子(如 DNA、蛋白质等)的影响,是导致健康损害的早期效应。常见的早期生物效应有:

(1)炎性反应和氧化应激水平提高:长期接触生产环境中有害因素,如生产性粉尘、辐射、化学物质类等,可提高机体的炎症反应和氧化应激水平,引起炎症因子和活性氧类物质在细胞内堆积,在启动组织损伤、炎性反应以及纤维化发展过程中发挥重要作用。如刺激性气体臭氧、二氧化氮可直接或通过自由基氧化,导致细胞膜氧化损伤,导致呼吸道黏膜及皮肤不同程度的炎性病理反应;生产性粉尘通过呼吸道吸入后,诱发一系列细胞因子(如 Th1/Th2 类细胞因子、生长转化因子、多种细胞黏附分子等)表达水平增加,触发肺部炎症反应过程;一些金属如铁、铜等可通过 Fenton-type 和 Haber-Weiss 等多重人体化学反应诱导活性氧自由基类(ROS)的产生,后者可与生物大分子(蛋白质、脂质和核酸等)进一步结合,影响生物大分子的正常结构和生物学功能。如大量的 ROS 在体内堆积可以导致脂质过氧化程度提高,对细胞膜、脂蛋白以及其他含脂质结构产生严重的损害,造成细胞膜的流动性和渗透性发生改变、损伤 DNA 以及蛋白质,进而影响细胞正常功能。已有研究发现,脂质过氧化作用对于多种疾病如冠心病、血管硬化、衰老、肿瘤等的发生发挥着重要作用。活性氧自由基等还可直接攻击遗传物质 DNA,引起氧化性 DNA 损伤,诱导 DNA 突变,最终导致癌症的发生。8-异前列腺素(8-isoPG)和 8-羟基脱氧鸟嘌呤(8-OhdG)是常用的分别反映机体脂质过氧化和氧化性 DNA 损伤程度的重要指标。

(2)早期遗传损伤水平增加:多数致癌物具有基因毒性和致突变性。机体接触致癌性物质(如致癌性多环芳烃类、氯乙烯、放射性损伤)后,可引起遗传物质损伤,造成基因突变、抑癌基因沉默和癌基因的激活,促使正常细胞朝着肿瘤细胞转化,并获得无限增殖能力以及遗传的可塑性,逃避免疫系统的杀伤,这些潜在的分子机制,是癌变启动阶段的重要步骤。因此,遗传损伤是肿瘤发生的重要早期生物学事件。已有研究表明,基因异常表达、染色体损伤等所致的基因扩增和染色体移位是肿瘤形成的早期关键。如苯或致癌性多环芳烃代谢过程中可产生大量的活性氧自由基,除对 DNA 造成氧化性损伤外,其活性代谢物还可与 DNA 共价结合形成加合物,造成大片段 DNA 损伤,导致染色体断裂,最终导致肿瘤(如白血病、肺癌等)的发生。目前较为成熟的基因毒性检验方法包括 Ames 和免疫荧光原位杂交实验(FISH)。细胞阻滞微核试验(CBMN)可有效检测染色体损伤,反映机体暴露所导致的早期遗传损伤。

2. 早期形态学改变　毒物低剂量或早期侵入机体时,机体处于应激反应状态,表现为各类代谢酶或解毒酶被诱导激活或合成增加,如果机体产生过低或过强的反应,会导致细胞发生代谢障碍,包括蛋白质代谢障碍、脂肪代谢障碍、糖代谢障碍、矿物质代谢障碍和色素代谢障碍等,致使细胞或组织内出现过多或异常的物质。中毒靶器官的基本病变表现为:细胞损伤、血液循环障碍、炎症、纤维化和硬化等。如四氯化碳、硝基苯、DDT 等引起肝小叶中心性脂肪变性;粉尘可引起肺组织的弥漫性纤维化。在临床检查上可表现为代谢功能紊乱,出现血压、血脂和血糖的不良改变。

3. 早期器官功能障碍

(1)神经系统:职业性毒物或不良作业环境常见的金属、有机溶剂、高温高湿环境可导致神经系统损害。在早期多有类神经症,甚至精神障碍表现,但脱离接触后可逐渐恢复。如有机溶剂(如有机磷农药、正己烷等)长期接触可导致周围神经性损害,如能早期开展神经肌电检查,即可探知正己烷职业接触工人的早期神经肌电改变,通过检查血液中胆碱酯酶活性也有助于有机磷农药中毒的严重程度判断。

(2)呼吸系统:对呼吸系统产生损伤多归因于气态毒物。刺激性气体如氯气、氮氧化物等可有上呼吸道刺激性炎症,表现为咽喉炎、气管炎、支气管炎和肺炎。粉尘进入的部位积聚大量的巨噬细胞,可导致炎症反应、肺沉积和纤维化,还常引起肺通气功能改变,表现为阻塞性肺病,进而引起肺功能下降。对粉尘接触作业者定期进行肺功能指标的监测有助于早期发现形态学上尚不能判别的肺部疾病。

(3)血液系统:许多毒物如苯可损害造血系统,导致白细胞减少甚至全血细胞减少症;苯的氨基和硝基化合物可导致高铁血红蛋白血症。电离辐射作用于人体主要引起骨髓等造血系统损伤,表现为白细胞数减少和感染性出血。铅接触可抑制 δ-氨基-γ-酮戊酸脱水酶活性(δ-amino-γ-levulinate dehydratase,δ-ALAD)和血红素合成酶(heme synthetase)活性。

(4)泌尿系统:多种溶剂或混合溶剂可致肾小管性功能不全,出现蛋白尿、尿酶尿,还可能与原发性肾小球肾炎有关。进行肾功能(如肌酐清除率、肾小球滤过率)和尿常规分析可以一定程度反映早期肾功能损伤情况,例如镉最常见的是肾损害,表现为肾小管重吸收功能下降,镉致肾小管损伤可测定尿低分子蛋白(β_2-微球蛋白)进行监测。

(5)循环系统:血管内皮细胞(vascular endothelial cell,VEC)是循环血液与血管壁之间的机械屏障,也是人体最大、最重要的内分泌器官之一,容易受到各种化学性和物理性有害因素的损伤。血管内皮损伤,引起血管内皮功能障碍,与高血压、动脉粥样硬化、心力衰竭、糖尿病等心脑血管疾病的发生发展密切相关;内皮受损所致的内皮功能障碍也是代谢综合征的重要的组成成分之一。血浆内皮素-1、血栓调节蛋白、血管性假性血友病因子都是常用的可以用来反映内皮损伤的循环标志物。毒物引起的心血管系统损害可变现为对心脏节律的影响,表现为心律失常、房室传导阻滞等。正己烷可致心律不齐,特别是心室颤动,心肌细胞受损。长期接触二硫化碳可有冠状动脉粥样硬化、冠心病或心肌梗死发病率升高。心血管疾病发生和心律失常性事件的一个重要早期指标为心率变异性(heart rate variability,HRV)的降低。

(6)其他:如噪声可引起暂时性听阈位移、高频听力下降,进行听力监测可以反映早期听觉功能损伤。

(二)早期职业性健康损害的干预

早期职业性健康损害若得不到有效控制通常可以发展为更严重和高致残的结局,但在两个方面显示早期职业性健康损害是可以得到有效预防的。第一,职业性损害的危险因素是可以识别、测量和控制的;第二,职业性的高危人群是易于辨别、定期的监督治疗的。此外,早期的职业性损害如果得到及时治疗,通常是可逆的,这意味着开展早期职业性健康损伤的预防工作非常重要。遵循"三级预防"原则,推行"清洁生产",重点做好前期预防。具体措施可概括为以下几个方面:

1. 根除或减少毒物接触 更新和改善生产工艺流程,优先采用有利于防治职业性危害和保护劳动者健康的新技术、新工艺和无毒或低毒生产原料替代有毒或高毒物质。例如采用二甲苯替代苯作为溶剂或稀释剂等。若必须使用高毒原料时,应当尽量密闭生产减少逸散,尽可能遥控或程序控制减少人员接触机会。当采用通风排毒措施时,应当根据工艺流程和毒物理化性质的特点选择合适的排毒装置,如可采用局部抽出式通风并净化后排出。工作场所毒物浓度应达到规定的职业接触限值。

2. 做好个体防护和健康教育 企业为职工提供必需的卫生措施(如更衣室、淋浴室、清洗液等)和个人防护用品(防护服、防护帽、防护镜、呼吸防护器以及个人皮肤防护品等),使员工正确掌握其使用方法,并经常保持良好的维护。针对作业场所存在的职业危害因素可能造成的健康损害,对工人进行有关预防和控制职业危害因素、预防职业病和事故、保持身体健康相关的职业卫生知识教育,加强员工对职业危害的认知,提高员工的自我保护意识。职业卫生工作人员应当履行职责,对工作场所的空气中毒物浓度进行定期或不定期的监测和监督。无论是企业管理者还是劳动者都应当严格遵守职业病防治的法律、法规、规章和操作规程,双方共同参与职业危害的控制和预防。

3. 进行早期职业性健康体检和治疗 预防早期职业性健康损伤的关键是定期开展职业健康监护工作。对接触职业性有害因素的人群实施健康监护,认真做好就业前和就业时健康检查,排除职业禁忌证,发现早期职业性健康损害,并及时采取有效的预防措施。医学监护应注重皮肤、呼吸道以及肝、肾、血液和神经系统等功能改变,选择有效的特异性诊断指标,做好早期监测,尽早发现职业损害。更为重要的是,还应该鼓励在现有的健康监护体系中加入反映早期健康损伤效应的重要指标,有助于早期发现疾病高危人群以便开展精准预防。如心率变异性可反映自主神经系统活性和定量评估心脏交感神经与迷走神经张力及其平衡性,是预测心脏性猝死和心律失常性事件的一个有价值的指标,因此进行早期开展 HRV 检查可以用判断心血管疾病的发生风险。此外,对个体染色体损伤水平的监测目前已作为一个重要指标应用于电离辐射、环境化学致癌物等职业暴露人群的早期健康监护体系。

五、工作场所健康促进

(一)健康促进的概念

健康促进(health promotion)是指促使人们提高、维护和改善他们自身健康的过程。在实际实施的过程中,健康促进采取了包括健康教育在内一系列措施和行动,促进人们行为改变和社会环境改变,以达到努力改变人群不健康行为,改善预防性卫生服务和创造良好的社会与自然环境的目的。健康促进具有三个特征:首先,健康促进是一个过程,是实现目标的方法和手段;其次,健康促进强调增加能力,其实现过程是通过人们主动的参与,而不是以强加于人的方式;第三,健康促进的方向是增强对健康决定因素的控制。

(二)工作场所健康促进的意义

工作场所健康促进(workplace health promotion,WHP)系指从企业管理的各项策略、支持性环境、职工群体参与、健康教育以及卫生服务等方面,采取综合性干预措施,以期改善作业条件、改变职工不健康生活方式、控制健康危险因素、降低病伤及缺勤率,从而达到促进职工健康、提高职业生命质量和推动经济可持续发展的目的。

2007 年 WHO 世界卫生大会通过了《工人健康:全球行动计划》(Workers' health:global plan of action,GPA),对在全球范围内推行建立健康工作场所,实现人人享有职业卫生提供了路径与原则。"全球行动计划"确立了 5 个目标:①制定和实施有关健康的政策文件;②保护和促进工作场所健康;③促进职业卫生服务并提高其可及性;④为行动与实践提供和交流所需的证据;⑤将工人健康融入其他政策。

WHP 越来越成为人们关注的重点,从企业的自身利益来考虑,成功推行 WHP 的企业可以提高自身竞争力和吸引力,由此降低人员不稳定相关的成本开支,也能够减少健康、安全事故造成的经济损失,并可长期提高生产率与服务质量。从更广泛的角度上说,推行 WHP 是企业在道德与法律层面需要面对的问题,安全健康的工作环境是一项基本人权,保护工人健康安全是企业必须遵守的道德原则。随着全球化的发展,越来越多的国家和地方通过立法要求企业应努力保护劳动者免受工作场所中可能导致伤害或疾病的有害因素的危害,并增强了职业卫生法律法规的执法力度。

(三)工作场所健康促进的内容

WHP 与面向社会群体的健康促进最主要的不同之处在于目标人群不同,工作场所健康促进所面对的是职业人群,尽管职业群体是社会群体的重要组成部分,但职业群体在社会特征上有其特殊性,特别是他们除了面临与普通人群相似的公众健康问题以外,比如肥胖、吸烟等,同时还面临职业有害因素的威胁。因此在规划职业人群健康促进计划时,应该充分考虑到他们的特殊性。

全面的工作场所健康促进内容,包括职业危害与安全、行为与生活方式、政策与服务、健康管理四个方面,表 11-5 列出了不同类型的一些具体内容。

工作场所健康促进主要采取健康教育为主要手段,同时结合组织建设、政策开发、环境营造、社区动员、促进参与、能力建设等综合措施。健康促进的具体内容应该建立在形势分析的基础上,即充分评估目标群体面临的健康风险与威胁,根据资源和人力情况,确定优先领域和内容,实事求是地制定健康促进计划。

表 11-5　工作场所健康促进的内容

类别	内容
职业危害与安全	生产环境中的有害因素(包括化学性、物理性、生物性因素)
	职业紧张(生理紧张、心理紧张)
	职业安全
行为与生活方式	工作场所控烟
	预防酒精及药物滥用
	运动与健身
	合理营养
	体重控制
政策与服务	职业卫生法规、卫生标准、管理制度
	健康政策
	卫生服务利用
健康管理	健康危险因素评价
	健康体检
	自我保健
	心理健康咨询
	心血管系统疾病、糖尿病、艾滋病等

下面是工作场所健康促进的一些典型内容:

1. 职业卫生与职业安全　劳动者直接接触的生产环境和劳动过程在很大程度上存在有害因素,这些有害因素在一定条件下可导致职业性病损或职业病。如果控制病因或作用条件,强化工矿企业管理者和作业者的防护意识,可以收到预防职业性病损或职业病的效果,因此,工作场所健康促进也应贯彻"预防为主"的原则,重视职业人群的参与和"知情权"。

2. 职业场所烟草控制　吸烟对职业人群造成的危害不容忽视。因为职业性与非职业性有害因素同时对职业人群健康的影响,可以表现为相加或相乘的协同作用。目前已经证实吸烟可增加接触铬、镍、石棉、铀作业者诱发肺癌的风险,暴露于这些职业有害因素的吸烟者,发生肺癌的危险性明显高于单纯吸烟和单纯的职业接触者,提示两因素间存在的协同作用。过去,在职业性肺癌的研究中,往往只强调化学物的致癌作用而忽视了吸烟的协同作用,现在应做观念上的转变。此外,还应重视作业场所被动吸烟对非吸烟者构成的威胁。

3. 控制饮酒量　职业人群的过量饮酒常常可以导致工伤或意外事故。据 WHO 报告资料,在某些工业化国家,50%的车祸、55%的谋杀、28%的婚姻暴力、40%的自杀、18%的烧伤及 23%的意外伤害事故都与酗酒有关。我国交通部门报告酒后驾车交通事故率比平时高 5~6 倍,职业接触者经常过量饮酒与某些工业毒物如卤代烃类有协同作用,已证实可加剧该类毒物对肝脏的损伤乃至诱发中毒性肝病、肝硬化、肝癌。因此,无论是从职业安全还是职业卫生角度出发,在作业场所的健康促进中进行节制或控制饮酒量的教育是至关重要的。

4. 合理膳食营养　科学合理的膳食营养对机体健康、提高劳动生产率是十分重要的。同时,控制肥胖、减轻机体负荷,可使血压及血脂水平降低,从而可降低心脑血管疾病、糖尿病等的发病率,使职业人群保持旺盛的活力,出勤率及劳动生产率得以提高,即创造支持性环境。

5. 职业紧张控制　随着社会经济的快速发展,工作对劳动者技能要求越来越高,职业竞争的日趋激烈,工作场所不良社会心理因素造成的心理疾患日益突出,职业紧张已经成为全球性职业卫生问题。据估计,目前全世界约有 15 亿人处于心理不健康状态,而受到重视的仅占 1%,这是造成缺勤或劳动力素质低下的重要因素之一。因此,对职业人群而言,如何有效的管理和控制紧张,亦是工作场所健康促进的重要内容。

（四）工作场所健康促进的实施

创建成功的工作场所健康促进实践,既要重视健康促进的内容,也要重视实施健康促进的过程,两者同等重要。要本着持续改进的思想,在实施过程中不断改进完善健康促进项目,尽可能保证卫生、安全和健康项目满足各方需求并持续发展下去。

1. 基本情况调查　工作场所健康促进的基本出发点就是针对所存在的影响健康的行为危险因素(亦包括环境中的危险因素),通过各种途径的健康教育和其他的干预措施,矫正不健康行为,建立良好的生活习惯和工作方式,以促进自身和他人的健康。实施健康促进的前提是充分评估职业人群面临的主要健康问题及需求,以确定在该群体中开展健康促进的目标,设计健康促进方案、干预实施和效果评价的途径,即构成一项完整的"系统工程"(图 11-12)。

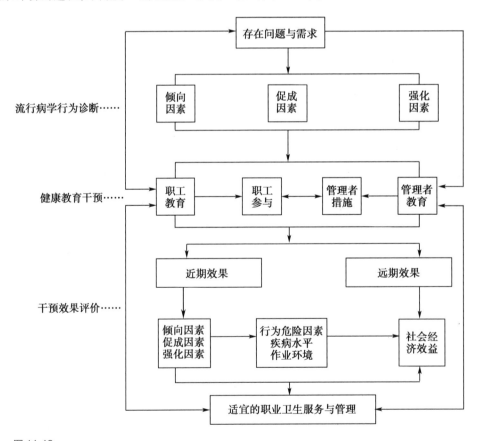

图 11-12

健康促进"系统工程"模式

2. 干预实施　实施职业健康促进通常需要诸多部门协作,亦属于多方参与、共同协作的综合性项目。1990 年 WHO 关于在发展中国家实施健康促进规划中提出了三条基本原则,即政府政策倡导、社会环境支持、授权公众参与,构成了健康促进的核心。1992—1995 年在我国实施的上海工厂健康促进示范项目,实施中的重要内容包括政策导向、环境支持、规划实施、实施过程监测、目标人群健康意识、参与素质等方面变化的信息收集。

3. 效果评价　为了保证工作场所健康促进项目运行质量,需要对项目实施的效果进行分析评价,以总结、反馈,不断修正、完善。监测评价可分为过程评价、近期或中期效果评价以及远期或结局评价三个阶段。过程评价主要是分析项目活动的进展情况及存在的问题;近期效果着重评价影响行为的“三大因素”是否有所改变,中期效果评价由关注行为危险因素是否有所降低,常见病、多发病是否呈现控制趋势以及作业环境是否有所改善等构成;远期评价则关注最终目标的实现程度,包括发病率、工伤率、医疗卫生服务的有效性与可及性以及社会和经济效益等。

（五）工作场所健康促进面临的问题

近年来 WHP 活动日益成为人们关注的重点,特别是受到那些通过健康保险项目减少医疗费用支出和员工工伤补偿而获得经济利益的企业和组织的重视。但总体来说,全球 WHP 活动开展无论数量还是质量方面都还不尽如人意,计划和组织实施过程中还存在着诸多问题。

1. 覆盖面问题　目前健康促进项目大多由大型企业或工作组织提供,而为数众多的中小型企业因为资金、人力和时间等限制,很难将健康促进活动纳入其常规工作中,这意味着大多数劳动者没有接受到健康促进服务;

2. 设计问题　很多工作场所健康促进的设计不够规范,不少项目的健康活动是孤立开展的,缺乏整合的健康促进策略。目前的项目仍然主要关注劳动者个体的健康,而不是工作组织的健康需求;

3. 持续性问题　许多工作场所的健康促进实施的周期短,不能够长期维持,难以产生持久效果和远期影响;

4. 实施范围问题　传统工作场所健康促进项目适合于一组集中人群、大部分时间都在同一场所中工作的情形。然而,今天的工作方式发生了很大变化,工作场所危害因素构成随之变化,工作场所与生活场所间的相互影响更加明显。有效的健康促进项目需要充分考虑并适应这些新的情况;

5. 人才问题　理想的工作场所健康促进应该是全面的、综合的。然而目前人们对综合性的健康促进项目的认识还很有限,大部分职业健康专业人员来自单学科背景,可能不熟悉健康促进所需要的多学科、参与式的研究方法。将具备多学科复合知识的人才引入项目,对开展综合性健康促进项目的是至关重要的。

（牛　侨　何作顺　姚　武　姚三巧　赖纯米　兰亚佳）

【思考题】

1. 简述制定职业接触限值的主要依据。

2. 职业健康监护如何体现三级预防的策略？

3. 个人防护用品设计和制作应遵守的四项原则。

4. 按防护部位可将个人防护用品分为哪几类，每类试举几例。

5. 影响生产性毒物对机体毒作用的因素有哪些？

第十二章

主要行业的职业卫生

第一节 概述

职业性有害因素的全面正确识别是评价、预测和控制的基础。由于不同行业的生产工艺流程特点不同,所接触的职业性有害因素各异,职业有害因素的关键控制点和控制措施也各不相同。只有掌握主要行业的职业卫生特点,才能正确识别出每个行业的职业性有害因素,继而进一步评价、预测和控制该行业的相关职业性有害因素,采取综合治理与重点控制相结合的措施有效地预防职业病发生。

一、传统行业

传统的行业有很多,例如矿山开采、冶炼、建筑、机器制造、化工等。

矿山开采、钢铁冶炼、建筑行业和机器制造行业一直是我国尘肺病、噪声聋和高温中暑、职业中毒的高发行业。2014 年全国新报 26873 例尘肺(较 2013 年增加 3721 例),以煤工尘肺(13846 例,51.5%)和矽肺(11471 例,42.7%)为主。从行业分布看,煤炭开采和洗选业、有色金属矿采选业和开采辅助活动行业的职业病病例数较多,分别为 11396 例、4408 例和 2935 例,共占当年报告职业病总数的 62.5%。

矿山开采行业除了接触严重的粉尘、噪声和振动可导致尘肺、噪声聋和手臂振动病外,不同矿石中的化学成分对劳动者的健康也可产生不一样的危害,如矿石中的铅、汞、砷、铬、镉可导致铅中毒、汞中毒、砷中毒、铬中毒、镉中毒等。另外由于矿井通风差,爆破产生的一氧化碳、氮氧化物、二氧化硫等多种有毒气体亦可对人体产生毒作用。煤矿开采过程中产生煤尘、一氧化碳、甲烷等毒气及井下使用柴油动力机也会排出废气(主要为氮氧化物、一氧化碳、醛类、油烟等)而损害劳动者健康。有些矿中含有放射性氡及其子体,与粉尘结合形成放射性气溶胶,吸入呼吸系统,对矿工健康造成损害。

钢铁冶炼行业的主要职业危害因素有粉尘、噪声、一氧化碳、高温等,如不注意防护,会严重影响工人身体健康,引发尘肺、噪声聋、一氧化碳中毒、高温中暑等。职业性有害因素的控制措施应侧重于防尘(通风除尘)、防暑和防噪声(消声、吸声和隔振)上。

建筑行业包括土木建筑工程、建筑安装和装饰,普遍多见的是暴露粉尘(矽尘、水泥尘、石棉尘、电焊烟尘)、毒物、高温、低温、噪声和振动。建筑装饰业还可暴露多种有机溶剂,均可引起相应的职业病。高空坠落、肌肉骨骼损伤也是建筑业常见的职业性损害。

机器制造行业常暴露高浓度粉尘、高强度噪声、振动、高温、热辐射及一氧化碳、二氧化碳、二氧化硫、氮氧化物等有害气体。粉尘的种类除了矽尘、金属尘、混合尘、煤尘和炉渣尘外,还有机械装配中的电焊烟尘。

化学化工行业工艺复杂,暴露的职业性有害因素主要是各种毒物,它们可能来源于原料、产品、中间产品、副产品以及"三废"等,其存在状态可能是有毒粉尘、毒气或有毒液体。有时一个车间可同时暴露十几种甚至几十种有害毒物,在对毒物进行识别时,既要找出正常生产过程中低浓度长时间暴露的毒物,又要善于识别在意外(冒顶、泄漏、爆炸等)状态下高浓度短时间暴露的毒物,在对工人健康危害评价时应注意毒物的联合作用。

二、新兴产业

新兴产业(如航天航空、信息产业、新型材料生产和使用以及固体废弃物处理与再利用)的职业卫生工作也是现代职业卫生面临的新挑战。在新兴的产业里除了可以暴露传统的职业性有害因素,还可能暴露许多新型的或罕见的职业性有害因素(稀有金属、特殊有机溶剂等)、新技术和新工艺的使用、特殊的工作状态(如航天作业的失重状态和寂寞)、高难度高负荷工作造成的高度心理紧张等。对于这些复杂性新型职业性有害因素或特殊工作状态,无论是职业卫生管理者、服务者还是暴露者均对此缺乏充分的识别、评价和防护,并对相关救治知识没有全面的掌握,使得新兴产业职业病的防治工作面临更加严峻复杂的形势。

航空航天飞行的工作环境与地面工作环境截然不同。航空环境的最普遍职业性有害因素就是高空缺氧、强噪声和全身振动。高空缺氧导致工作效率低、易疲劳,严重时会导致意识丧失、抽搐、痉挛、瘫痪等。强噪声严重影响听觉系统功能,全身振动会导致晕动病和易疲劳。此外,快速飞行至8千米以上还会患高空减压病。100千米以上的航天飞行环境是极为恶劣的,特别是空间电离辐射会对人体 DNA 造成损伤,产生致癌、致畸、致突变等遗传损伤效应。此外航天失重可导致心肌萎缩、骨骼肌萎缩、免疫功能下降等。

信息产业包括设备硬件生产和软件应用。与传统的高粉尘、高噪声工业生产相比,微电子工业曾被认为是"清洁生产"的典范产业,但现实问题是硬件生产面临着超净工作车间内数百种有毒物质的低水平暴露,如醚、醇、酯、酮及苯系有机溶剂,金属化合物(如锑、锗、砷、硼、磷),以及氟化物(氟化氢)、硅化物(如三氯氢硅)等。尽管单项毒物的浓度可能没有超过职业接触限值,但多种化学毒物的联合作用不容忽视。信息服务业从业人员多为白领,从事着非工业生产的复杂的脑力劳动,越来越多的白领职员抱怨他们颈部和腰部不适,感觉肩背腕疼痛、抽筋、肌肉紧张或无力,有的还有头晕、头痛、记忆力下降、焦虑、失眠、紧张、免疫力降低等症状。白领阶层的职业紧张和职业相关疾病问题不容忽视。

纳米材料制造过程中暴露的超细颗粒被认为存在潜在的健康问题。由于纳米微粒十分微小因而可以无孔不入,有可能进入人体中那些大颗粒材料所不易抵达的区域,如健康细胞。纳米材料可经呼吸道、皮肤、消化道等多种途径迅速进入人体内部,并易通过血脑、睾丸、胚胎等生物屏障分布到全身各组织之中。加之纳米材料比表面积大,易于参与理化反应,往往比相同剂量、相同组分的微米级颗粒物更易导致组织炎症和氧化损伤。

固体废弃物（solid waste）主要包括固体颗粒、垃圾、炉渣、污泥、废弃的制品、破损器皿、残次品、动物尸体、变质食品、人畜粪便等。我国固体废弃物年产生量巨大，其中废弃电子产品产生量已列全球第一。固体废弃物处理与再生利用已经成为我国生态保护与循环经济重要行业，然而，固体废弃物处置与再生利用的从业人员职业卫生问题却形势严峻。

第二节　矿山及冶炼行业的职业卫生

矿山开采（mining）是指用人工或机械对有利用价值的天然矿物资源的开采。矿山开采包括煤炭开采、铁矿石开采、有色金属矿石开采、非金属矿石开采、石料开采等。根据矿床埋藏深度的不同和技术经济合理性的要求，矿山开采分为露天开采和地下开采两种方式，接近地表和埋藏较浅的部分采用露天开采，深部采用地下开采。在矿山开采过程中粉尘、毒物、异常物理因素等职业危害普遍存在，不良工作体位、不合理的轮班制度等职业性有害因素对矿山作业人员健康也产生有害作用。

冶炼（smelting）是用焙烧、熔炼、电解以及使用化学药剂等方法把矿石中的金属提取出来；减少金属中所含的杂质或增加金属中某种成分，炼成所需要的金属。冶炼行业包括黑色金属冶炼和有色金属冶炼。在不同金属冶炼过程中可能产生的职业性有害因素各有不同，有高温、噪声等物理因素，粉尘、毒物等化学因素，同时还包括劳动过程和生产环境中的有害因素。

一、矿山开采行业职业卫生

下面以铁矿石开采过程中产生的主要职业性有害因素为例介绍矿山开采过程中职业卫生，主要生产工艺如图12-1所示。各工段产生的主要职业病危害因素如下。

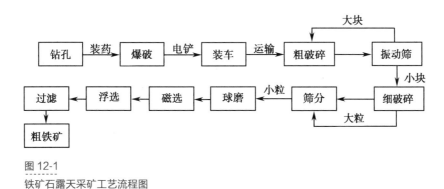

图 12-1
铁矿石露天采矿工艺流程图

（一）采矿工段

采用露天开采，用汽车运输至选矿工段。在钻孔、爆破、电铲、装车运输过程中均可产生大量的粉尘，同时可产生机械性噪声。钻孔、铲车运行等产生机械性振动。夏季时露天采场，工作场所存在高温和热辐射。

（二）选矿工段

从粗破、筛分、中细碎到矿石经皮带运输过程中均可产生大量的粉尘和机械性噪声,主厂房内球磨机、磁选机、过滤机,循环水泵及矿浆泵等运行时产生机械性噪声,振动筛在筛分矿石的过程中产生振动。浮选时在矿中加入氢氧化钠、氧化钙作为调整剂、活化剂。

除了以上主要职业性有害因素之外,不同矿石开采还可能产生不同的职业危害。例如铅矿、铜矿、镉矿、铬矿、汞矿、金矿等重金属矿山的开采过程中有重金属毒物对人体健康造成损害。爆破过程中产生的炮烟中含有一氧化碳、氮氧化物、二氧化硫等多种有毒气体对人体产生毒性作用。砷、磷、硒、硼等类金属矿山开采过程中产生类金属毒物职业性有害因素。煤矿开采过程中产生煤尘、一氧化碳、甲烷等。有的矿井使用柴油动力的铲运机,排出的废气中含有氮氧化物、一氧化碳、醛类、油烟等有害气体。井下开采硫矿的矿井里,由于矿物水解产生硫化氢,矿物缓慢氧化、自燃等产生二氧化硫。有的矿井还存在放射线的危害。有些磷矿、硫铁矿、钍、铀等放射性元素在衰变过程中不断产生放射性氡及其子体,氡及其子体不断从矿石表面及岩石裂隙中析出并进入巷道空气中。氡子体有电荷性,有很强的吸附性,能够与粉尘结合形成放射性气溶胶,能够被人体吸入。氡及其子体能够发出 α、β、γ 射线,对人体健康造成损害。

井下作业尚存在不良气象条件和不良体位。井下的气象条件的特点是气温高、气湿大、温差大。巷道每深入地下 100 米,流入的空气因压缩而升高 1℃;在煤矿中每下深 30~35 米,岩层温度可增高 1℃,水不断渗出和蒸发,井下相对湿度一般 70%~90%。在井下 1000 米处,气温可与井口处相差 25~30℃左右。因此矿工易患感冒、上呼吸道炎症及风湿性疾病。在薄煤层或工作环境狭窄的地方,用肘支撑着匍匐爬行,肘部和膝部滑囊长期受到摩擦、压迫和碰撞等导致膑前滑囊炎和鹰嘴滑囊炎。

二、黑色金属冶炼行业主要职业危害

黑色金属包括铁、铬、锰等。冶炼分为火法冶炼、湿法提取或电化学沉积。火法冶炼又称为干式冶金,把矿石和必要的添加物一起在炉中加热至高温,熔化为液体,生成所需的化学反应,从而分离出粗金属,然后再将粗金属精炼。湿法冶金法是用酸、碱、盐类的水溶液,以化学方法从矿石中提取所需金属组分,然后用水溶液电解等各种方法制取金属。电化学沉积法是利用某种溶剂,借助化学反应(包括氧化、还原、中和、水解及络合等反应),对原料中的金属进行提取和分离的冶金过程。目前在钢铁冶炼生产过程中多采用火法冶炼,而在有色金属冶炼生产过程中多采用湿法冶炼或者电化学沉积。火法冶炼工艺流程见图 12-2~图 12-4。各个生产环节的主要职业性有害因素如下。

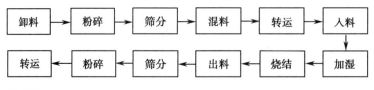

图 12-2
烧结工艺流程图

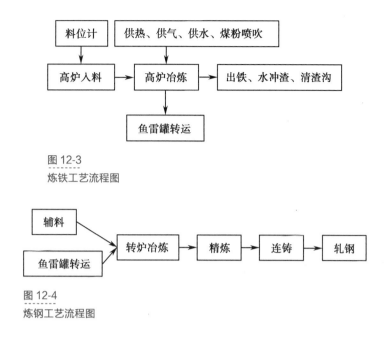

图 12-3
炼铁工艺流程图

图 12-4
炼钢工艺流程图

（一）烧结环节

冶金原料配备工序中的卸料、粉碎、筛分、除尘、混料、转运、机械维修工段可能产生噪声、粉尘、电离辐射等职业危害。烧结工序的入料、加湿、烧结、出料、筛分、除尘、粉碎、转运、维修等工段可能产生一氧化碳、粉尘、噪声、高温、电离辐射等职业性有害因素。烧结矿粉碎工序的粉碎、除尘、转运工段可能产生噪声、粉尘等职业性有害因素。

（二）炼铁环节

高炉入料准备工序的入料、维修工段可能产生噪声、粉尘、高温、电离辐射等职业危害因素。高炉冶炼工序的入料、冶炼、维修工段可能产生高温、噪声、电离辐射、紫外辐射、一氧化碳、粉尘等职业性有害因素。出炉工序的出铁、水冲渣、清渣沟、维修工段可能产生高温、噪声、粉尘、电离辐射等职业性有害因素。冶炼煤气循环工序的除尘、储存、维修工段可能产生一氧化碳、粉尘、噪声等职业性有害因素。冶炼供水的泵房、维修工段可能产生噪声、高温等职业性有害因素。除尘工序可能产生噪声、粉尘等职业性有害因素。煤粉喷吹工序的卸载、粉碎、筛分、喷吹、除尘维修工段可能产生粉尘、噪声、电离辐射等职业性有害因素。热风供给工序的锅炉、轮机、热风供给、维修工段可能产生一氧化碳、粉尘、高温、噪声等职业危害因素。

（三）炼钢环节

辅料准备工序的筛分、转运、维修工段可能产生粉尘、噪声、电离辐射等职业危害因素。入炉前的鱼雷罐转运、铁水预处理、维修工段可能产生粉尘、噪声、高温、电离辐射等职业危害因素。顶底复吹转炉冶炼工序的冶炼、辅料添加、扒渣、维修工段可能产生一氧化碳、氮氧化物、二氧化硫、硫化氢、粉尘、高温、噪声、电离辐射等职业性有害因素。精炼工序的转炉、冶炼、辅料添加、扒渣、维修工段可能产生一氧化碳、氮氧化物、二氧化硫、硫化氢、粉尘、高温、噪声等职业危害因素。连铸工序的连铸、维修工段可能产生一氧化碳、氮氧化物、二氧化硫、硫化氢、粉尘、高温、噪声、电离辐射等职业性有害因素。轧钢工序的加热炉、精整、轧钢、维修工段可能产生一氧化碳、氮氧化物、二氧化硫、硫化氢、粉尘、高温、噪声、电离辐射等职业性有害因素。成品库的整装可能产生噪声、粉尘等职业危害因素。锅炉房、机修、空压机房等其他工段可能产生粉尘、噪声、高温等等职业性有害因素。

此外，烧结、炼铁和炼钢等钢铁冶炼，可能因铁矿石中混有铅、镉等金属，而在其生产过程中可能含有铅、镉及其氧化物的存在；合金钢生产过程可能产生其他有害的金属化合物。冶金炉（包括高炉、转炉、电炉、加热炉、混铁炉、精炼炉等）、铁水罐、钢水包、渣罐等的检修、维修过程存在矽尘、高温、一氧化碳、噪声等职业危害因素。电焊过程产生的主要职业危害因素有电焊烟尘、锰及其无机化合物、高温、一氧化碳、氮氧化物、臭氧、紫外辐射；气割过程产生的职业病危害因素有金属烟尘、高温、一氧化碳、氮氧化物、臭氧。密闭、半密闭空间作业，氮气突发泄漏等引起的缺氧。胶带粘接过程存在有苯、甲苯、二甲苯等有机溶剂。还存在工效学因素、露天作业、低温作业等。其中工效学因素包括：不良作业姿势、单调及重复性操作、视屏作业、工器具或设备使用不当、过重体力劳动如手工搬运、提举大的和（或）笨重的物料等、长期加班加点工作。

三、有色金属冶炼行业主要职业危害

有色金属包括除黑色金属以外的所有金属，分为：重金属（铜、铅、锌、镍、钴、锡、锑、汞、镉、铋等）、轻金属（铝、镁、钠、钾、钙、锶、钡等）、贵金属（金、银和铂、铱、锇、钌、铑等铂族元素）、稀有金属（锂、钛、锆、钒、钨、钼、镓、铟等）、半金属（硼、硅、砷、碲等）。以铜冶炼为例说明有色金属冶炼的主要工艺及职业危害，铜的冶炼方法包括火法炼铜和湿法炼铜。

（一）火法冶炼

火法冶炼一般是先将含铜百分之几或千分之几的原矿石，通过选矿提高到 20%～30%，作为铜精矿，在密闭鼓风炉、反射炉、电炉或闪速炉进行造锍熔炼，产出的熔锍（冰铜）接着送入转炉进行吹炼成粗铜，再在另一种反射炉内经过氧化精炼脱杂，或铸成阳极板进行电解，获得品位高达 99.9% 的电解铜。该流程简短、适应性强，铜的回收率可达 95%，但因矿石中的硫在造锍和吹炼两阶段作为二氧化硫废气排出，不易回收，易造成污染。近年来出现如白银法、诺兰达法等熔池熔炼以及日本的三菱法等、火法冶炼逐渐向连续化、自动化发展。硫化铜矿火法冶炼铜的工艺流程图见图 12-5。

造锍熔炼环节可能产生粉尘、噪声、高温、紫外线、一氧化碳、二氧化硫、氮氧化物等职业性有害因素。另外，铜矿石中的一些伴生重金属也可能是其职业危害因素。烟气处理环节可能产生粉尘、噪声、硫酸、一氧化碳、二氧化硫和一些半生重金属等职业性有害因素。炉渣贫化环节可能产生粉尘、噪声等职业危害因素。铜锍吹炼环节可能产生粉尘、噪声、高温、一氧化碳、二氧化硫、氮氧化物等职业性有害因素。火法精炼环节可能产生粉尘、噪声、高温、一氧化碳、二氧化硫、氮氧化物等职业性有害因素。电解精炼环节可能产生噪声、高温、高湿、硫酸雾等职业性有害因素。

（二）湿法冶炼

现代湿法冶炼有硫酸化焙烧-浸出-电积，浸出-萃取-电积，细菌浸出等法，适于低品位复杂矿、氧化铜矿、含铜废矿石的堆浸、槽浸选用或就地浸出。湿法冶炼技术正在逐步推广，预计本世纪末可达总产量的 20%，湿法冶炼的推出使铜的冶炼成本大大降低。氧化铜矿湿法冶炼铜的工艺流程图见图 12-6。

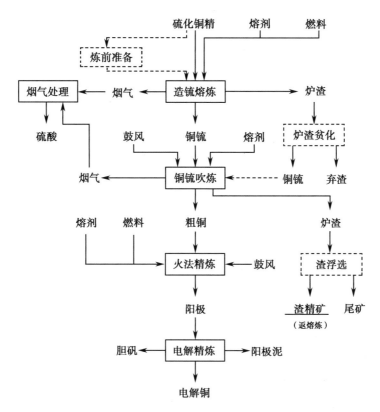

图 12-5
硫化铜矿火法炼铜工艺流程图

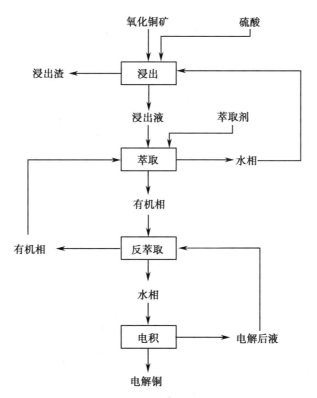

图 12-6
氧化铜矿湿法冶炼工艺流程图

在浸出前准备阶段的矿石粉碎过程中可能产生粉尘、噪声等职业性有害因素。浸出过程常用溶剂：硫酸、氨、硫酸高铁溶液等。选择溶剂除考虑铜矿物的成分和性质以外，还要考虑脉石的性质。对含二氧化硅高的矿石采用酸性浸出，对含铁和碳酸钙（镁）高的矿石采用碱性溶剂，对含硫化物的混合矿石则宜采用硫酸高铁酸性浸出。所以浸出环节选用的浸出液不同，可能产生的职业性有害因素有硫酸雾、氨、高湿等。萃取、反萃取、电积等生产环节可能产生硫酸雾、氨、高湿等职业性有害因素。

此外，烧结、焙烧、冶炼中产生大量的含有各种毒物的混合性烟尘，每生产1吨铅排放烟尘量约为0.6吨，每生产1吨锌排放烟尘可达0.11~35.8吨。铍冶炼中产生铍蒸气、烟尘；铜锌冶炼时产生大量的锌蒸气；锡、锑冶炼过程中产生锡、锑烟尘。这些烟尘防护不当可导致金属烟热。

第三节　建筑行业职业卫生

建筑业（construction industry）是指生产对象为建筑产品的物质生产部门，是从事建筑生产经营活动的行业。《2015年建筑业发展统计分析》显示，2015年底建筑业从业人数5003.4万人，占全社会就业人员总数的6.46%。建筑业工作场所中普遍存在粉尘、毒物、异常物理因素等危害因素，同时，该行业的工作性质也决定了作业人员工作时长期处于不良的工作体位、有不合理的轮班制度等，这些职业危害因素也都会影响作业人员健康。建筑工人在不同的作业场所工作，接触的职业危害因素也各有不同，但都会使作业者身体健康受到各种威胁。相关研究表明，我国1995—2010年按不同指标的建筑业安全形势评价显示每年死亡率均较高，这使得建筑业成为最危险的行业之一。

建筑业职业卫生（occupational health of construction industry）主要包括房屋和土木工程建筑业的职业卫生、建筑安装业的职业卫生、建筑装饰业的职业卫生和其他建筑业（工程准备、提供施工设备服务、其他未列明的工程建筑活动）的职业卫生四类。

一、房屋和土木工程建筑业的职业卫生

房屋和土木工程建筑业的职业卫生是指对工业、民用与公共建筑（建筑物、构筑物）等各类工程设施在建造过程中产生的职业危害进行识别和预防。

（一）职业性有害因素

房屋和土木工程建筑业存在多种职业有害因素，包括各种粉尘、毒物，以及噪声、高温和高湿等异常物理因素。具体来说，随着作业人员工种的不同，其所暴露的职业有害因素的类型和水平也不一样（表12-1）。

（二）健康损害

房屋和土木工程建筑业的工作场所一般都在户外，作业人员经常工作在高温、寒冷、潮湿等恶劣环境中，容易导致作业人员出现中暑、冻伤，甚至诱发关节炎、风湿病等。建筑工人在施工现场还能接触到多种粉尘，主要包含游离二氧化硅的粉尘、水泥尘（硅酸盐）、石棉尘、电焊烟尘和木尘等；但是，不同工种作业接触到的粉尘性质不一样。当吸入肺部的粉尘达到一定数量后，就可能危害肺组

表 12-1　建筑业不同工种的职业性有害因素

职业/工种	职业性有害因素
砌砖工/泥水匠	粉尘,黏合剂,强迫体位,工作压力
石匠	粉尘,振动,强迫体位,工作压力
木匠	木尘,工作压力,重复性动作
干式墙壁安装工	石膏灰,登高行走,工作压力,强迫体位
电工	焊烟重金属,强迫体位,工作压力,石棉尘
电源安装与维修工	焊烟重金属,工作压力,石棉尘
油漆工	溶剂挥发物,颜料中毒性金属,涂料添加剂
裱糊工	胶挥发物,强迫体位
抹灰泥工	黏合剂,粉尘,强迫体位
水管工	铅烟和颗粒物,焊烟
管道安装工	铅烟和颗粒物,焊烟,石棉尘
铺地毯工	膝外伤,强迫体位,胶和胶挥发物
瓷砖安装工	黏合剂挥发物,粉尘,强迫体位
混凝土和磨石子地工	粉尘,强迫体位
玻璃工	强迫体位,锐器划伤
保温/隔热工	石棉,合成纤维,强迫体位
铺平夯实地面设备操作工	沥青散发物,汽油,柴油机尾气,高温
铁路和公路铺设设备操作工	矽尘,高温
盖屋顶的工人	焦油,高温,高处作业,强迫体位
结构金属安装工	强迫体位,工作压力,高处作业,噪声
焊接工	焊烟,铅,镉
打孔工	矽尘,全射振动,噪声
气锤操作工	噪声,全身振动,矽尘
打桩机操作工	噪声,全身振动
绞重机操作工	噪声,润滑油
起重机和塔吊操作工	紧张,高温,高处作业,高空坠物,机器倾翻
挖掘及装载机械操作工	矽尘,全身振动,热胁迫,噪声
铲土机、推土机和搅拌机驾驶员	矽尘,全身振动,高温,噪声
公路和街道建筑工	沥青挥发物,高温,柴油机尾气
卡车和拖拉机驾驶员	全身振动,柴油尾气
拆建工	石棉,铅,灰尘,噪声,高处作业

织,甚至逐渐发生纤维化,呼吸功能减退,诱发尘肺病。建筑工人接触到施工现场产生的各种生产性毒物,常见的有铅、镉、苯、二甲苯、聚氯乙烯、一氧化碳、二氧化碳、亚硝酸盐等,可引起人体的急、慢性中毒反应,不仅如此,施工场所产生的有毒有害物质,还可使大气、水、土壤和食物等环境受到污染,危害其他人群的身体健康。建筑施工过程及构件生产加工过程中,产生多种不同性质的噪声,主要来源于搅拌机、空压机、电动机、打桩机等,但噪声的声压值通常在95~100dB(要求85dB(A)以下)。长期在这种噪声环境中工作,不仅会危害听力系统和精神心理,造成听力损失和噪声聋;而且还可能诱发高血压、心脏病、神经衰弱综合征,导致胃肠功能紊乱等。振动是建筑现场常见的健康有害因素,常与噪声一起共同用于人体。常见于打桩机、推土机、挖掘机、混凝土搅动棒及风钻的操作工。使这些建筑工人出现手指麻木、无力、胀痛、振动性白指甚至指端坏死等。除以上所述外,我国建筑业施工安全事故高居不下。作业场所出现的致死性伤害主要表现为作业人员因高空坠落或被高空坠物击中致伤而死,非致死性伤害如作业人员在作业过程中滑倒和跌倒造成的肌肉骨骼损伤等事件的发生屡见不鲜。

（三）预防措施

充分认识建筑业职业卫生问题,减少和预防建筑业职业伤害和职业病,最关键的措施是建立和完善建筑业职业安全健康管理体系、广泛开展职业卫生与安全方面的教育培训。提高作业人员的安全意识,加强个人防护意识。确保作业人员在作业过程中能正确的佩戴工作帽,穿工作服,防护靴,并对个人防护用品进行定期的检查维护,确保防护用品的完好。建立定期健康体检制度,尽早发现健康问题,及时防治,确保从业人员身心健康。

二、建筑安装业职业卫生

建筑安装业职业卫生是指对建筑物内的各种设备安装过程中产生的职业危害进行识别和预防。按照我国国民经济行业分类,建筑安装业是指建筑物主体工程竣工后,建筑物装修装饰,建筑物内的各种线路、管道和设备的安装。包括建筑物主体施工中的敷设线路、管道的安装,以及铁路、机场、港口、隧道、地铁的照明和信号系统的安装;不包括工程收尾的装饰,如对墙面、地板、天花板、门窗等处理。

（一）职业性有害因素

1. 粉尘

矽尘作业:包括筛沙、沙子运输、混料、爆破、碎石装运等,以及墙壁等应用钻孔机打洞穿孔。

水泥尘作业:包括水泥运输、使用。

电焊尘作业:包括设备固定、金属焊接中的电焊作业。

石棉尘作业:包括部分管道的保温、防腐,线路绝缘等作业可接触到石棉。

其他粉尘作业:包括木材加工接触的木粉尘,钢筋等金属切割产生的金属尘等。

2. 物理有害因素

噪声:钻孔机打洞穿孔、钢筋等金属切割产生的噪声。

高温:部分建筑活动存在夏季露天作业会接触高温。

振动:建筑安装中较多涉及手工操作,振动主要产生于手动工具,如电钻打洞穿孔、电锤的使用。

3. 有毒有害化学物质　管道防腐涂漆、聚氯乙烯(PVC)电路管连接使用的黏合剂、PVC水管熔融连接等都会产生苯系物、四氯化碳、汽油等蒸气;采用沥青进行地下管道防腐作业,会产生沥青烟。电焊作业会接触到电焊气溶胶的各种成分,包括固态的各种金属铁、锰、铝、铬、铅、镍等,气相部分有氧化锰、氟化氢、氮氧化物和臭氧等气体。空调安装会接触到的制冷剂氟利昂以及溴化锂。

4. 其他　电焊作业中接触的高温电弧光产生的紫外线、红外线等,高处作业,静力作业,重复作业,强迫体位等。

（二）健康损害

粉尘可引起尘肺病:如矽肺、其他尘肺、电焊工尘肺;噪声可引起职业性耳聋;手传振动可引起职业性手臂振动病、振动性白指;强烈的全身振动可导致内脏器官的损伤或位移,周围神经和血管功能的改变、腰椎损伤等。诸多职业病危害因素可导致多种相应的职业中毒。接触油漆、防腐作业等可引起苯中毒、甲苯中毒、二甲苯中毒等;煤焦油沥青挥发物以烟和粉尘的形式经呼吸道和污染皮肤而引起中毒,发生皮肤损害、视力模糊、眼结膜炎、胸闷、腹痛、心悸、头痛等症状,也可引起接触人群肿瘤发病率增高。电焊作业接触紫外线可发生电光性眼炎。繁重体力劳动,易引起腰肌劳损,下肢静脉曲张或由强迫体位和局部紧张导致急、慢性劳损等工作有关疾病。

（三）预防措施

建筑安装业职业病危害因素较多,应采取防尘、降噪声、防毒的综合措施。加强职业卫生管理,设置职业卫生及职业病防治管理机构,制订切实可行的职业卫生管理制度和严格的规章制度;按规定按时发放和使用职业病防护用品,定期进行作业场所有害因素监测和作业人员职业健康体检,及时发现职业禁忌证病人和疑似病人,减少职业病的发生。具体来说包括:

1. 选择不产生或少产生有害气体的建筑材料、施工设备使工作场所有害气体的浓度(或强度)达到职业卫生标准的要求。施工设施应进行经常性的维护、检修,确保其处于正常状态。

2. 配备有效的个人防护用品　个人防护用品必须保证选型正确,维护得当。建立、健全个人防护用品的采购、验收、保管、发放、使用、更换、报废等管理制度,并建立发放台账。

3. 制定合理的劳动制度　加强施工过程职业卫生管理和教育培训。可能产生急性健康损害的施工现场设置检测报警装置、警示标识、紧急撤离通道和泄险区域等。

4. 加强防尘和净化　采取湿式作业,钻孔机湿式打洞或配置捕尘器;设置局部防尘设施和净化排放装置,焊机配置带有小型排气罩烟气净化装置。

5. 其他　防腐涂漆或焊接过程应有特殊防护服、防护手套和防护眼镜;注意通风。配制挥发性涂料、试剂时尽量在露天环境中。手动工具安装防振手柄、劳动者戴防振手套。减少强迫体位,减轻静力作业。

三、建筑装饰业职业卫生

建筑装饰业职业卫生是指对建筑工程后期的装饰、装修和清理活动,以及对居室的装修活动产生的职业危害进行识别和预防。建筑装饰业涉及门窗、玻璃、防护门窗、防护栏、防盗栏的安装;地面、地板处理;墙面、墙板处理、粉刷;天花板的处理、粉刷;涂漆;室内其他木工、金属制作服务;工程完成后室内装修与保养;房屋的一般维修、装修和保养;以及其他竣工活动。

由于装饰所用的材料种类和数量繁多,涉及范围很广,并且装修和清理的要求随建筑的用途差异非常大,使得作业人员接触有害因素的可能性较高。用于装饰装修的材料主要有塑料、橡胶、有机涂料、化学黏合剂、金属材料、陶瓷制品以及花岗岩、大理石等石质材料,不同装饰材料所含有害物质不尽相同(参见 GB 18581—2009)。因此,装饰工人在施工过程中通常会接触多种常见的职业性危害因素。

（一）职业有害因素

粉尘:主要包括矽尘、水泥尘、电焊尘、石棉尘等粉尘。多见于窗户、护栏、地板的安装铺设过程。

有机溶剂:主要包括油漆和黏合胶中的苯、甲苯、异丁烯苯、壬烷、甲醛等。多见于粉刷油漆工序和家具的释放。

高分子材料:主要包括氯乙烯、聚氯乙烯、聚四氟乙烯等。多来源于装饰中所用的塑料、橡胶、涂料、黏合胶等。

放射性物质:如大理石、花岗岩、瓷砖中的放射性氡及其子体。主要见于地板、墙壁、台面等的安装铺设过程。

物理有害因素:主要是施工过程中存在的高温或低温、噪声、振动、紫外线等。

其他:高处作业(GB/T 3608—2008 分级)、静力作业、重复作业、强迫体位等。

（二）健康损害

粉尘可引起尘肺病,如矽肺、其他尘肺、电焊工尘肺;噪声可引起职业性耳聋;手传振动可引起振动性白指;油漆工、粉刷工接触有机材料散发不良气体引起的中毒;接触油漆等可引起苯中毒、甲苯中毒、二甲苯中毒、汽油中毒等;电焊作业接触紫外线可发生电光性眼炎。长期超时、超强度地工作,精神长期过度紧张可造成相应职业病;繁重体力劳动,易引起腰肌劳损,下肢静脉曲张或由强迫体位和局部紧张可引起致急、慢性劳损等工作有关疾病。

（三）预防措施

1. 加强职业卫生管理,认真贯彻《中华人民共和国职业病防治法》(2016 年 7 月 2 日起实施)等有关法律法规;建立健全职业卫生管理机构和制度,按照职工比例设置职业卫生人员。

2. 使用不产生职业危害的装饰材料。尽量选择无害或毒害低的绿色产品,包括壁纸、涂料、地毯、复合地板等,如无苯油漆、低甲醛合成板等。

3. 采取湿式作业,钻孔机湿式打洞;设置局部防尘设施和净化排放装置,焊机配置带有小型排气罩烟气净化装置,钻孔机设捕尘器。

4. 涂漆或焊接过程应有防护服、防护手套和防护眼镜;注意通风。配制挥发性涂料、试剂时尽量在露天环境中。在进行局限空间油漆作业过程中要佩戴防毒面具以减少有害物质吸入。

第四节　机械制造行业职业卫生

机械制造行业涉及范围广泛,我国机械行业的主要产品就有 12 大类,包括农业机械、矿山机械、工程机械、汽车、军民品等。机械制造从生产工艺角度划分,主要包括铸造、锻压、热处理、机械加工和机器装配等。其中,铸造、锻压和热处理是以材料成形为核心。本节重点阐述铸造、锻压、热处理、机械加工和机器装配工序的职业性有害因素、健康危害及其防护措施。

一、铸造职业卫生

铸造(foundry)是指制造铸型,并将熔融金属浇入铸型,凝固后获得一定形状、尺寸、成分、组织和性能铸件的成形方法。

用于铸造的金属统称为铸造合金,常用的有铸铁、铸钢和有色金属,其中铸铁,特别是灰口铸铁应用最普遍。用于铸造的造型方法有普通砂型铸造和特种铸造两种类型,其中普通砂型铸造是最基本的方法,又称砂铸。铸造用砂中,石英砂是应用最广、用量最大的。随着人工合成和天然矿石改性技术的应用,铸造用砂的品种越来越多,电容刚玉、铝硅酸盐、铬铁矿砂也是常用的铸砂品种。

砂型铸造除了用砂以外,还需要黏结剂。按照性质分为无机黏结剂和有机黏结剂两类。例如,黏土、水泥、硅酸盐、磷酸盐等无机黏结剂和桐油、树脂等有机黏结剂。

铸造的基本生产工序包括造型、烘干、金属熔炼、浇注和清砂等。

(一)工艺过程及职业性有害因素

1. 造型和造芯　制造砂型的工艺过程叫做造型,制造砂芯的工艺过程叫做造芯。造型和造芯是铸造生产中最重要的工艺过程之一。按照机械化程度可将造型(芯)分为手工造型(芯)和机器造型(芯)两大类。

手工造型(芯)是指通过手工完成紧砂、起模、修型、下芯及合箱等主要操作的制造过程。手工造型(芯)劳动强度大,直接接触粉尘等有害物质,职业危害大。

机器造型(芯)是用机器全部完成或至少完成紧砂操作的造型方法。相比手工造型,其生产效率高,质量稳定,劳动强度低,劳动者接触粉尘等有害物质的机会少,职业危害相对较小。

造型和造芯生产工艺过程中存在的主要职业性有害因素为粉尘,另外还有震实、压实等机械设备可产生噪声与振动,其中气压造型法产生高强度的脉冲噪声。

2. 砂型与砂芯的烘干　造型完成的砂型和砂芯均需烘干,目的是去除水分,提高强度和透气性,减少发气量,使铸件不易产生气孔、砂眼等缺陷。该工序的主要的职业性有害因素为烘干设备产生的高温与热辐射;燃料燃烧副产物,如用煤和煤气作燃料会产生一氧化碳、二氧化碳、二氧化硫和氮氧化物等废气;如采用高频感应炉或微波炉加热,则存在高频电磁场和微波辐射。

3. 合箱　合箱是把砂型和砂芯按要求组合在一起成为铸型的过程。主要的职业性有害因素为合箱过程产生的型砂尘。

4. 熔炼和浇注　熔炼是把被铸金属从固态转化为液态的过程。主要的职业性有害因素包括:熔炼炉产生的高温与热辐射;燃烧产生的一氧化碳、二氧化碳、氮氧化物、金属烟雾等。

经熔炼的金属用机械或人工的方法将其注入铸型箱内的过程称为浇注。浇注过程中熔融的金属与空气接触,产生大量的金属氧化物粉尘;型砂中的有机黏合剂部分发生氧化分解。主要的职业性有害因素包括:高温与热辐射;金属氧化物粉尘;在用脲醛树脂做型芯黏合剂时,能产生甲醛和氨;

塑料气化模熔化、燃烧产生的烟尘以及一氧化碳、氮氧化物及二氧化硫等有害气体。

5. 铸件的落砂和清理　浇注完毕,待铸件凝固冷却到一定温度后,把铸件从砂箱中取出,去掉铸件表面及内腔中的型砂和砂芯的过程称为落砂。清理包括去除铸件内外表面的粘砂、毛刺、浇冒口痕迹等。通常落砂有人工落砂和机械落砂两种。主要的职业性有害因素包括:落砂与清理过程中产生大量的型砂尘、噪声与振动。

（二）健康损害

1. 生产性粉尘的危害　铸造生产中长期接触粉尘所引起的尘肺统称为铸工尘肺。其中铸钢清砂工患病率为最高,型砂配制次之,砂型制造工最低。铸工尘肺发病工龄通常为 20 年~30 年,可并发肺气肿,肺功能可不同程度损伤。

2. 噪声与振动的危害　铸造生产过程中的造型、造芯、落砂和表面清理工序都有噪声和振动产生。长期接触噪声不仅影响听觉系统,引起听觉敏感度下降、阈值升高、语言接收和信号辨别能力差,甚至可导致噪声性耳聋,而且还会对非听觉系统造成影响。

3. 高温及热辐射的危害　高温和热辐射主要存在于砂型与砂芯的烘干、金属的熔炼和浇注工序中。高温和强热辐射作业时,人体可出现一系列生理功能改变,主要为体温调节、水盐代谢、循环系统等方面的适应性变化,但超过生理调节范围,则对循环系统、消化系统、泌尿系统和神经系统产生不良影响,引起中暑,甚至死亡。在高温及热辐射作用下,动作的准确性、协调性、反应速度及注意力也会降低。

4. 有害气体的危害　有害气体主要来自于熔炼和浇注过程,甲醛、氨、一氧化碳、氮氧化物及二氧化硫等有害气体均能引起作业工人的急性中毒及慢性危害。

（三）防护措施

1. 厂房车间的设计布局应符合 GBZ 1—2010《工业企业设计卫生标准》,防止各工序、工种之间的职业性有害因素的交叉污染。积极应用清洁化生产。加强职业卫生监督管理,车间空气质量符合相关标准的要求。对某些易产生高浓度有毒有害气体的工作场所,应制定急性职业中毒应急救援预案,设置警示标识,有关作业人员作业时要佩戴防毒面具或防毒口罩等。

2. 应选用低游离二氧化硅含量的型砂,并减少手工造型和清砂作业,清砂应采用水爆清砂和水力清砂。安装大功率的通风除尘系统,实行喷雾湿式作业,以降低作业场所空气中的粉尘浓度,工人要佩戴符合国家标准的防尘口罩。

3. 高强度噪声源可采取集中布置的防噪声措施,并设置隔声屏蔽。作业人员进入噪声强度超过 85dB(A)的工作场所,应佩戴防噪声耳塞或耳罩。对型砂捣固机、落砂、清砂等振动设备,应对设备采取减振措施或对作业人员实行轮换操作。

4. 预防高温作业人员中暑。采取合理布置与控制热源、供应防暑降温饮料、轮换作业,以及采取在集中控制室和操作室设置空调等一系列综合性预防措施,做好预防工作。

二、锻压职业卫生

锻压(forging and pressing)是指利用机械对坯料施加外力,使其产生塑性变形,改变尺寸、形状及性能,用以制造毛坯、机械零件的成形加工方法,是锻造与冲压的总称。锻压主要用于加工金属制件,其坯料主要是各种成分的碳素钢和合金钢,其次是铝、镁、铜、钛等及其合金。冲压的坯料主要是钢板和钢带。

锻压的主要生产工艺为:胚料→加热→锻锤→成形→冷却→产品;板料→冲压→产品。

锻压常用的设备:①加热设备:主要有反射炉、燃烧炉和电炉三类;②锻压设备:主要有空气锤、压力机、冲床、剪床等。

(一)职业有害因素

1. 噪声与振动 噪声是锻压工序中危害最大的有害因素。锻锤(空气锤和压力锤)可产生高强度噪声和振动,一般为脉冲式噪声,其强度多在 100dB(A)以上。冲床、剪床也可产生高强度噪声,但其强度比一般锻锤小。

2. 高温与热辐射 加热炉温度高达 1200℃,锻件温度也在 500~800℃ 之间。在生产过程中可使工作场所产生高温与强热辐射。当投入或取出锻件而打开炉门时,炉子附近的气温可达 35~45℃,热辐射也很强。

3. 生产性粉尘 锻造炉、锻锤工序中加料、出炉、锻造可产生金属粉尘、煤尘和炉渣尘等,尤以燃煤工业窑炉污染较为严重。

4. 有害气体 燃烧锻炉可产生一氧化碳、二氧化硫、氮氧化物等有害气体。

(二)健康损害

1. 噪声与振动的危害 锻压工序中可产生强烈的噪声和振动。长期接触噪声和振动不仅可引起噪声性耳聋和手部感觉、运动神经功能异常,而且会对人体心血管系统、神经系统、消化系统、骨关节和肌肉等产生不良影响。

2. 高温及热辐射的危害 在高温及热辐射作用下,动作的准确性、协调性、反应速度及注意力降低。长时间高温和强热辐射作业可对人体体温调节、水盐代谢、循环系统、消化系统、泌尿系统和神经系统等产生不良影响,引起中暑,甚至死亡。

3. 生产性粉尘的危害 锻造和冲压过程存在金属粉尘、煤尘和炉渣尘等。金属粉尘的危害取决于金属的性质,例如金属铅或铬的烟尘可引起中毒,铝尘可引起铝尘肺。煤尘可引起碳尘肺,但加热炉的煤尘往往混合其他含游离二氧化硅粉尘,引起混合型尘肺。

4. 有害气体的危害 燃烧锻炉可产生一氧化碳、二氧化硫、氮氧化物等有害气体,均可能引起作业工人的急性中毒和慢性危害。

(三)防护措施

锻压生产过程中职业性有害因素的防护措施与铸造行业防护措施基本相同。重视锻造用气锤、空压机等高强度噪声设备和铆接、锻压机等振动设备的治理。

三、热处理职业卫生

热处理(heat treatment)是对固态金属或合金采用适当方式加热、保温和冷却,以获得所需要的金相结构与性能的加工方法。其实质是金属在不改变外形的条件下,改变金属的性质,例如硬度、韧度、导电性等,以达到相应性能要求,提高产品质量。热处理的工艺很多,一般可分为普通热处理、表面热处理和特殊热处理等。

普通热处理包括淬火、退火、回火等基本过程。淬火是将零件放到 1300℃ 的加热炉或高频电炉中加热,然后取出再放到水槽或油槽内迅速冷却,以达到使金属零件硬度增加的方法。回火是将淬火后的零件放到盛有硝酸钾、熔融钡盐、植物油、矿物油的槽内慢慢加热到 250~350℃,然后使其慢慢冷却的方法。回火的目的是增加金属的弹性。如锻造加工的金属零件内部结构发生改变,如结晶分布不均,则需要退火,即将零件放到炉内加热 2~3 小时,温度 800~900℃,然后慢慢冷却。

表面热处理只对工件的表面或部分表面进行热处理,改变的是零件表层的性能。表面处热理包括表面淬火和化学热处理法。表面淬火的加热方法又有火焰加热、电接触加热和电解液加热等,该法热处理周期短、成本低,易于实现机械化和自动化。化学热处理是将工件置于一定温度的活性介质中保温,使一种或几种元素渗入它的表层,以改变其化学成分、组织和性能的热处理工艺。化学渗剂是含有被渗元素的物质。化学热处理的方法繁多,多以渗入元素或形成的化合物来命名,例如渗碳、渗氮、渗硼、渗硫、渗铝、渗铬、碳氮共渗等。该法生产周期长,工艺复杂,不便于实现机械化和自动化。

（一）职业有害因素

热处理生产过程和生产环境中存在主要的职业性有害因素为:

1. 热处理辅助材料散发出有害气体、蒸气、粉尘　零部件的淬火、退火、渗碳等热处理工艺都要用到品种繁多的辅助材料,辅助材料大多具有高腐蚀性和毒性。氯化钡做加热介质,会有大量氯化钡蒸气排放;氮化工艺有大量氨气排放;固体渗碳、渗铬产生粉尘;渗碳、氰化等工艺使用氰化盐(亚铁氢化钾等),会产生氰化物;等温、分级淬火和回火等低温盐浴产生氮氧化物,淬火、回火用油油烟中有碳氢化合物等有害气体。此外,热处理还经常使用甲醇、甲苯、乙烷、丙烷、丙酮、汽油等有机溶剂。

2. 高温与热辐射　零部件的淬火、回火、退火、渗碳等工序都是在高温下进行的,车间内各种加热炉、盐浴槽和工件等都产生高温和热辐射。

3. 噪声与振动　各种电机、风机、工业泵和机械运转设备均可产生,但多数情况下噪声强度不大,超标情况较少见。

4. 高频电磁场　利用高频电磁炉进行热处理时,可产生高频电磁场。

（二）健康损害

1. 有害气体、蒸气和粉尘的危害　在高温条件下,热处理过程有有害气体、蒸气、气溶胶逸散到空气中,对职业人员造成急慢性损害。如氯化钡做加热介质,温度达 1300℃,氯化钡大量蒸发污染车间空气,经灼烧的皮肤吸收后,可引起中毒,严重者会瘫痪;氨气对皮肤、眼睛、呼吸道黏膜具有强烈刺激作用,可造成皮肤灼伤、角膜溃疡、喉头水肿肺水肿,甚至继发急性呼吸窒迫综合征。吸入氰化物可引起缺氧症状,工作人员出现头晕、头痛、呼吸速率加快、发绀和昏迷,甚至引起死亡;如经皮肤接触,会有溃烂、皮肤刺激及红斑;眼睛接触后会有刺激、烧伤、视力模糊。甲醇、甲苯、乙烷、丙烷、丙酮、汽油等有机溶剂的使用可造成急慢性毒作用。固体渗碳、渗铬产生的粉尘可引起尘肺或中毒。

2. 高温及热辐射的危害　在高温及热辐射作用下,作业人员的动作准确性、协调性、反应速度及注意力降低。长时间高温和强热辐射作业可对人体体温调节、水盐代谢、循环系统、消化系统、泌尿系统和神经系统等产生不良影响,引起中暑,甚至死亡。

3. 噪声与振动的危害　该工序噪声与振动的危害较小。

4. 高频电磁场的危害　高频电磁场有热效应和非致热效应。热效应可能引起组织的传热能力产生混乱,导致组织破坏和死亡。非致热效应可能引起中枢神经系统、内分泌系统和生殖功能的改变。

（三）防护措施

热处理行业职业病危害防护措施与铸造行业防护措施基本相同。重视对热处理过程中有害气体的防护,要采取密闭措施或安装局部通风排毒装置,制定急性职业中毒应急救援预案,设置警示标识,有关作业人员作业时要佩戴防毒面具或防毒口罩等。

四、机械加工和机器装配职业卫生

机械加工(machining)是指用加工机械对工件的外形尺寸或性能进行改变的过程。包括一般机械加工和特种机械加工。一般机械加工指利用各种机床对金属零件进行的车、刨、钻、磨、铣等加工过程。常用的机床有车床、铣床、刨床、磨床、钻床等。它们都需要钨钴类或钨钛钴类刀具。切削等过程中还要使用乳化液和切削油辅助。乳化液以冷却作用为主,由矿物油、萘酸或油酸及碱(苛性钠)等所组成,用以降低切削温度,提高刀具耐用度。切削油以润滑作用为主,有矿物油、植物油和复合油等。特种机械加工是指利用电能、光能、化学能、电化学能、声能等进行加工的方法。典型的特种加工方法有电火花加工、电解加工、超声波加工和激光加工。

机器装配(assembly)是根据产品设计技术要求,将零部件配合连接,使之成为半成品或机器成品的过程。机器装配是机器制造过程中的最后一个环节,包括装配、调整、检验和试验等工序。不同机器产品的装配生产工艺相差甚远。常用的装配工艺有:清洗、平衡、刮削、螺纹联接、过盈配合联接、胶接、校正等。简单的装配以组装、调整和检验为主。复杂的产品装配工序繁琐,可能用到各类焊接、黏胶剂和涂装等。

（一）职业有害因素

在一般机械加工生产过程中存在的主要职业性有害因素为乳化液和粉尘。在粗磨和精磨等过程中,还会有金属颗粒和砂轮磨料粉尘产生。人造磨石(如钢玉、金刚砂)中二氧化硅含量极少,而天然磨石含有大量游离二氧化硅。特种机械加工产生的有害因素主要与加工工具有关。如电火花加工存在金属烟尘、紫外辐射;激光加工存在激光照射、金属烟尘、高温和紫外辐射等。此外,生产环境中还存在设备运转产生的噪声与振动。

简单的机器装配职业性危害因素少,主要是刮削过程产生的金属粉尘。复杂的产品装配主要与特殊装配工艺有关。如需要焊接作业、电镀及喷漆涂装作业时,可产生高浓度的电焊粉尘、氰化物、各种酸雾、苯、甲苯、二甲苯等有害物质。此外,还存在设备运转产生的噪声与振动。

（二）健康损害

1. 生产性粉尘的危害 金属粉尘的危害取决于金属的性质,可能引起中毒或金属尘肺。电焊粉尘可引起电焊工尘肺。此外,刮削过程产生的较大金属粉尘还可能引起眼及呼吸道的机械损伤。

2. 有害气体及液体的危害 氰化物、各种酸雾、苯、甲苯、二甲苯等有害物质均能引起作业工人的急慢性中毒。各种切削液、冷却液、润滑液和溶剂对作业者的皮肤都有刺激作用,经常接触可能引起毛囊炎、粉刺、皮疹或感染。

3. 噪声与振动的危害 机械加工和装配有噪声和振动产生,长期接触噪声及振动不仅可能引起噪声性耳聋和手部感觉、运动神经功能异常,而且会对人体心血管系统、神经系统、消化系统、骨关节和肌肉等产生不良影响。

4. 非电离辐射的危害 电焊工人接触的电弧光紫外辐射可引起电光性眼炎。激光照射可能对人体的眼睛和皮肤造成损害,也可能对神经系统、女性生殖系统和心血管系统产生不良影响。

此外,生产过程引起的职业性伤害也不容忽视。受到物体的撞击或绊跌在物体上引起的青肿和挫伤、肢体轧压入机器等都是较为普遍的伤害。

（三）防护措施

职业性有害因素防护措施与铸造行业防护措施基本相同。注意积极防止意外伤害,佩戴防护眼镜、面罩等,积极宣传,加强工人防护意识。

随着流水线制造、机器人辅助等智能化技术的不断发展,以及制造空间密闭化、绿色发展等措施的使用,将大幅减少工人接触职业性有害因素的机会,从而有效降低职业性健康损害的发生频率。同时,我们也应该注意到,伴随超高速切削、精密加工技术、超塑加工技术、纳米技术等新技术新材料的应用,现代先进机械制造很可能带来一些新的职业卫生问题,应该引起足够重视。

第五节 化学化工行业职业卫生

化学原料及化学制品制造业简称化工行业,根据《国民经济行业分类》(GB/T 4754—2011)对化学原料及化学制品制造业的描述,具体可分为:基础化学原料制造、肥料制造、农药制造、涂料、油墨、颜料及类似产品制造、合成材料制造、专用化学产品制造、日用化学产品制造、炸药、火工及焰火产品制造等众多与民众生活息息相关的产业。数据显示,2010 年我国化学工业产值约为 5.23 万亿元,超过了美国(7340 亿美元),化工经济总量居世界第一。2011 年末全国化学工业规模以上企业 24129家,累计总产值 6.62 万亿元人民币,比上年增长 33.90%,占全行业总产值的 58.64%。其中,化学原料及化学制品制造业在我国化学工业中占主导地位。因此,化学化工行业职业卫生也越来越受重视。

一、基础化学原料制造业职业卫生

基础化学原料制造业主要包括三酸一碱,即硫酸、硝酸、盐酸和氢氧化钠的化学原料制造工业。基础化学原料制造业职业卫生(occupational health of basic chemicals industry)主要是指各种在进行三酸一碱等化学原料生产过程中存在的职业性有害因素及其对人体造成的健康损害进行识别和预防。基础化学工业的职业卫生特点是:①生产过程复杂,每一工段都有其特有的生产工艺过程和化学反应,从原料、中间产物、成品、副产品、夹杂物以及废弃物都有可能是有害物质;②易燃易爆物品多,可燃气体、液体和固体物质分散到空气中达到一定浓度时都会引起爆炸;③"三废"(即废气、废水、废渣)多,既存在职业卫生问题又有环境污染问题。

（一）生产工艺过程

1. 硫酸　生产硫酸的方法有接触法和硝化法,还有磷石膏制硫酸新工艺等。接触法的三个阶段是造气、接触氧化和三氧化硫的吸收,主要分为破碎含硫矿石、焙烧、净化 SO_2、转化、溶解吸收,制成98%浓硫酸或含20%游离三氧化硫的发烟硫酸。硝化法是利用硝石或硝酸所产生的氮氧化物的作用,使二氧化硫转换成三氧化硫,制成65%或76%的硫酸。

2. 硝酸　大多采用合成氨为原料,经触媒氧化成一氧化氮,再与空气经加压或以98%硫酸氧化即可转化成二氧化氮,用水吸收而制得不同浓度的硝酸及发烟硝酸。小规模生产用硝石(硝酸钠)与硫酸反应制得硝酸和副产品硫酸钠。

3. 氢氧化钠（烧碱）和盐酸　主要采用电解食盐法生产。在电解过程中,这两个产品同时产生,用饱和食盐溶液经直流电电解制得烧碱、氯气和氢气。在氯化氢工段采用电解产品氯气和氢气直接合成盐酸。

（二）职业性有害因素

1. 硫酸　生产中主要危害工人健康的是有害气体、粉尘及高温。逸出的有害气体主要是二氧化硫,在焙烧、净化设备的缝隙及清除炉渣时逸出。在矿石粉碎、传送、过筛和焙烧炉的投料出料口及除尘器周围都有大量粉尘飞扬。焙烧炉在正常操作情况下,炉温控制在800～1100℃,由炉壁、炉口、烟道散发的热量很大。

2. 硝酸　生产过程全部在密闭容器和管道内进行。主要在密闭不良的情况下,特别是在出料装罐时有一氧化氮及二氧化氮外逸。

3. 氢氧化钠（烧碱）和盐酸　烧碱有腐蚀和刺激作用。

（三）健康损害

1. 呼吸系统刺激和损伤　当发生 SO_2 或氯气、氯化氢等刺激性气体泄漏,吸入高浓度气体引起中毒性咽喉炎和肺泡内及肺间质过量的体液潴留为特征的中毒性肺水肿(toxic pulmonary edema),最终可导致急性呼吸功能衰竭。高浓度氯吸入可出现"电击样死亡"。

2. 眼、皮肤的刺激和灼伤　在工艺过程中,从业人员暴露于盐酸或氢氧化钠、或硫酸和硝酸时,有可能发生化学灼伤事故,主要是眼睛和皮肤的化学性损伤。高浓度盐酸对鼻黏膜和结膜有刺激作用,另外盐酸雾可导致眼睑部皮肤剧烈疼痛。

二、化学制品制造业职业卫生

目前主要的化学制品制造业包括石油加工行业、合成材料制造业、塑料制品业,涂料、油墨、颜料及类似产品制造业、炸药、火工及焰火产品制造等。

（一）石油加工行业职业卫生

石油加工业主要指对石油进行炼制或以石油为原料进行化学生产形成化工产品的行业。石油加工过程中产生多种化学毒物和物理性职业病危害因素，属危害较严重的化工行业之一。

1. 职业性有害因素　石油加工行业职业病危害因素种类众多，化学毒物存在于石油炼制工作场所的每个角落，主要有非甲烷总烃、硫化氢、苯、甲苯、二甲苯、氨、甲醇、乙醇、丙酮、汽油、柴油、氮氧化物、一氧化碳、噪声、高温、工频电场等。

（1）化学因素：硫化氢主要发生于原油电脱盐、分馏过程中。苯系化合物主要为苯、甲苯、二甲苯等芳香烃化合物，以催化重整中产生最高，加氢精制、原油蒸馏、延迟裂化等产生汽油馏分的装置都可产生。氨主要存在于原油蒸馏、催化原料加氢、加氢裂化及氨制冷系统中。延迟焦化过程中加热炉会产生一氧化碳；液化气脱硫醇工段存在氢氧化钠。

（2）物理因素：石油化工噪声是该行业的主要职业病危害因素之一，贯穿于整个工艺流程，其各种工业泵、压缩机均产生高强度噪声。一般噪声强度在 80~100dB（A）之间。且多数装置配备有加热炉或反应塔，在生产过程中产生一定强度的高温和热辐射。此外，石油炼制所配备大功率送变电装置可产生低频电磁场。

2. 健康危害　经常暴露于上述职业性有害因素可以引起机体健康损害，甚至导致职业病，包括一氧化碳中毒、甲苯中毒、二甲苯中毒、苯中毒和硫化氢中毒等。

吸入工业气体是作业人员发生职业中毒的常见原因。如①一氧化碳中毒导致窒息甚至死亡。②氢氧化钠刺激眼和呼吸道，腐蚀鼻中隔，直接接触可引起灼伤；误服可造成消化道灼伤，黏膜糜烂、出血和休克。③轻度吸入氨中毒表现有鼻炎、咽炎、喉痛、发音嘶哑。氨进入气管、支气管会引起咳嗽、咳痰、痰内有血。严重时可出现咯血及肺水肿，呼吸困难、咯白色或血性泡沫痰，双肺布满大、中水泡音。病人有咽灼痛、咳嗽、咳痰或咯血、胸闷和胸骨后疼痛等。④苯、甲苯、二甲苯可引起中毒，苯还可导致白血病。⑤硫化氢中毒。硫化氢是一种神经毒物，它通过呼吸系统进入人体，能与人体细胞色素氧化酶中的三价铁离子作用，而且对人体中的各种酶均能起作用，使代谢作用降低。硫化氢在空气中浓度不大时，即能使人眩晕、心悸、恶心，当空气中硫化氢浓度达到 0.1% 以上时，可立即发生昏迷和呼吸麻痹而呈"电击样"死亡。⑥正己烷对眼和上呼吸道有刺激性。吸入高浓度正己烷会出现头痛、头晕、恶心、共济失调等；长期接触可致周围神经炎，四肢远端逐渐发展成感觉异常，麻木，触痛，震动和位置等感觉减退，甚至进一步发展为下肢无力，肌肉疼痛，肌肉萎缩及运动障碍。

噪声聋主要是噪声对听觉系统的特异性影响（听力损伤、噪声聋）和听觉系统外的非特异性影响。

（二）合成材料制造业职业卫生

合成材料制造业是指通过人工方法，将低分子化合物加工聚合形成高聚物的工业。合成材料目前已应用于日常生活、农业、工业和国防等各个领域，这对其生产提出了新的挑战。然而，由于合成材料加工生产流程中容易释放多种化学毒物和物理有害因素，使该行业成为危害较严重的化工行业之一。

1. 职业性有害因素　合成材料的生产过程中，作业人员暴露于各种职业病危害因素，包括：氨氧化物、一氧化碳、臭氧、锰及其无机化合物、电焊烟尘、氧化锌、其他粉尘、盐酸、硫酸、氢氟酸、铬酸、可溶性镍化物、氨、硝酸、磷酸、硼酸、氰化物、甲苯、二甲苯、三氯乙烯、环己酮、丙酮、乙酸丁酯、氢氧化钠、碳酸钠、噪声、高温、紫外线等。

2. 健康损害　作业人员经常暴露于上述职业病危害因素可引发各种健康损害,出现神经系统、呼吸系统、消化系统等多系统症状。

(1)呼吸系统损伤:如二异氰酸酯在工作场所以气态或蒸气态存在,主要经呼吸道皮肤吸收;暴露于低浓度的二异氰酸酯,会引起呼吸系统的过敏反应和呼吸功能的衰退,长时间暴露可引起哮喘,过敏性肺炎,并加速肺功能衰退;高浓度下对黏膜有强烈的刺激作用,可以导致支气管炎,支气管肺炎,甚至肺水肿。有机溶剂对呼吸道的刺激作用,如长时间接触高浓度的醇类、醛类会导致慢性支气管炎。

(2)神经系统损伤:接触有机溶剂导致的急性中毒的病人出现中枢神经系统抑制症状,有机溶剂的慢性接触可导致慢性神经行为障碍。作业人员长期处于含有正己烷蒸气熏蒸的环境下容易诱发多发性神经炎。十二烷硫醇会影响中枢神经系统,同时刺激皮肤和眼睛。氯丁二烯在高浓度下会引起中枢神经系统抑制和肺、肝、肾的损伤。

(3)其他:作业人员还易受到合成材料制造作业环境中的噪声危害,造成听觉、心血管、神经等多系统的功能失调,严重者甚至出现职业性噪声聋。

(三)塑料制品业职业卫生

塑料制品业是指以合成树脂为主要原料,经采用挤塑、注塑、吹塑、压延、等工艺加工成型的各种制品的生产,以及利用回收的废旧塑料加工再生产塑料制品的产业,是轻工业之中最重要的产业之一。

1. 职业性有害因素　塑料制品业中职业病危害因素种类繁多,如有毒气体(氯乙烯、乙烯、硫化氢以及有毒液体的挥发气体等)、有毒液体(苯、甲苯、二甲苯、二异氰酸酯、甲醛、丙酮、糠醛、苯酚、甲酚、汽油、柴油等)、高分子化合物单体、粉尘(塑料粉尘、铅尘)、物理危害(噪声、高温等)。

2. 健康损害　塑料行业中出现的职业性病损主要与塑料生产所使用的原料有关,生产过程中所用原料、单体、助剂绝大多数具有一定毒性、变应原性和致癌性,这些危险因素都可以导致机体皮肤、呼吸、消化、精神、神经症状的多系统、多脏器的健康损害。由于许多化工原料具有腐蚀性强、易燃、易爆、易挥发等特性,极容易造成突发事故和急、慢性中毒。如原料中的苯、甲苯、二甲苯、单体氯乙烯、丙烯腈等可引起急慢性职业中毒。助剂氯化汞、无机铅盐、磷酸三甲苯酯、二月桂酸丁二锡也可引起急慢性职业中毒;有些助燃剂如有机铝、有机硅等有强烈的刺激作用。有机溶剂可导致皮肤腐蚀作用、变应原反应;有毒气体如氯乙烯、硫化氢、苯、甲醛等可导致呼吸道损伤;其中氯乙烯(致肝血管肉瘤)、苯(致白血病)、丙烯腈(人类可疑致癌物)等甚至有严重致癌作用。

(四)涂料、油墨、颜料及类似产品制造业

涂料、油墨、颜料及类似产品制造业是我国化学工业的一个重要组成部分。它所涉及的涂料生产、油墨生产、颜料生产等的生产流程和所用原料有很大的相似性,并且其生产过程中都存在很多潜在的职业性危险因素。

1. 职业性有害因素　涂料、油墨、颜料及类似产品制造业中的危害因素主要来自于原料和生产环境。

（1）易燃或易爆物质：生产中使用的许多溶剂均系易燃或易爆物质，因而火灾危险始终存在。如易燃的载色剂或溶剂在使用时存在严重的起火和爆炸危险，从贮藏阶段直至废物处理都必须把安全问题放在首位。

（2）有毒有害配料：涂料、油墨、颜料及类似产品制造业中的原料通常极易挥发或呈微粒状态，易被吸入，发生中毒的危险，大量粉尘的长期吸入也容易诱发尘肺。生产过程中危险物料包括氯代烃、酸、抗氧化剂、丙烯酸酯、光引发剂、偶氮染料以及许多腐蚀性添加剂。

（3）物理因素：作业环境中常年存在的潮湿、低温或高温及噪声环境也会对作业人员健康产生影响。

2. 健康损害　该行业中常涉及很多易燃易爆品的加工处理，如操作不当可导致火灾或爆炸等重大事故，造成人员伤亡。同时职业病危害因素种类繁多，作业人员长期接触众多有害物质可引起各种职业性病损，视所涉及的化学物而定。有的能危及工人的全身，对呼吸、皮肤和神经系统的影响尤大；有的则危及特定的器官，如眼睛。吸入这些行业生产过程中危险物料的蒸气或直接接触这些材料会引起刺激，导致结膜炎，鼻炎，皮炎，头晕和头痛。高浓度芳香烃具有急性麻醉作用，剂量很大时能使人在几分钟内立即死亡。长期暴露于氯代烃气体中会在肝肾和其他气管内产生毒性反应。

三、化学医药制造业职业卫生

（一）化学药品原药制造业职业卫生

化学药品原药（chemical medicine materials）是指供进一步加工药品制剂所需的原料药，如抗生素、内分泌品、基本维生素、磺胺类药物、水杨酸盐、水杨酸酯、葡萄糖和生物碱等原料药，特别注意与生物制品（biological product）原料相区别，后者为各种微生物、细胞、动物、人源组织和液体等生物材料。化学药品原药制造业职业卫生主要是指各类化学药品原药在其制造、生产加工等过程中存在的职业性有害因素及其对人体造成的健康损害。

1. 职业性有害因素　化学药品原药制造工作场所有害因素主要包括粉尘、有毒化学物质、噪声、高温、微波等。其中粉尘及有毒化学物质的职业危害较大，有毒化学物质主要有苯、甲醛、丙酮、醋酸乙酯、吡啶、乙酸、三氯甲烷、氨、二甲基甲酰胺和盐酸等。由于原药生产工艺步骤繁多、生产周期长等特殊性，各工序均属间断生产，反应时间长短不一。而且，在其主要的生产工艺流程中均可接触，如原材料的磨碎、配料、混合、制粒、干燥、筛选、包装和成品等。

生产过程中作业人员接触有毒化学物质的机会主要是因为设备和管道密闭不严、锈蚀渗漏；另外，源自上道工序的材料、检验分析取样及出料、废弃物料排出，清洗或检修设备及管道中残存的有毒化学物质有可能污染作业环境。有毒化学物质可经过呼吸道和皮肤吸收。因为在生产过程中，原料药有大量的有害气体或蒸气逸出，操作工人接触液态、蒸气态有毒物质时间较长，所以呼吸道是其主要的吸入途径，其次是经皮肤吸收。

2. 健康损害

（1）噪声的危害：噪声对神经系统的影响主要表现为神经衰弱综合征，有调查显示，暴露在化学药品原药制造工作场所噪声中的作业人员,其耳鸣、失眠、头痛和记忆力下降等自觉症状较对照组更高;作业环境中的噪声还对心血管系统有影响,主要是引起自主神经功能紊乱,从而导致心律失常、高血压等心血管系统异常。

(2)有毒化学物的危害:工艺过程中,甩干物料含有盐酸时,有可能发生化学灼伤事故,主要是眼睛和皮肤的化学性损伤。当发生吡啶、氨气等刺激性气体泄漏,吸入高浓度气体引起中毒性咽喉炎和肺泡内及肺间质过量的体液潴留为特征的中毒性肺水肿(toxic pulmonary edema),最终可导致急性呼吸功能衰竭。

(二)化学药品制剂制造业职业卫生

化学药品制剂(chemical medicine preparation)是指凡根据药典、药品标准或其他适当处方,将原料药物按某种剂制成具有一定规格的药剂,即制成的药物生物制剂。化学药品制剂制造业职业卫生主要是指各类直接用于人体疾病防治、诊断的化学药品制剂在其制造、生产加工等过程中存在的职业性有害因素及其对人体造成的健康损害。

1. 职业性有害因素 化学药品制剂制造业主要的有害职业因素不仅包括金属类(如锰、铬等)、有机溶剂(如苯及苯系化合物、氯仿等)、刺激性气体(如氯、硫酸二甲酯等)、窒息性气体(如氰化氢、一氧化碳等)、高分子化合物等化学物,还包括粉尘,高温、噪声、振动等物理因素和劳动时间安排不合理,劳动强度过大,强迫体位以及其他因素,都不同程度地存在于化学药品制剂制造业。

2. 健康损害

(1)职业中毒:以刺激性气体中毒和各种有机溶剂中毒最常见。前者多因事故所致,呈急性中毒过程;后者多为慢性中毒,其中慢性中毒主要表现为呼吸系统和神经系统症状。对于所加辅料的危害,有研究显示,其具有一定的毒性或者刺激性,如苯甲酸和苯甲酸钠的过敏反应和风疹样反应,羟苯甲酯、羟苯丙酯的刺激性和过敏反应,焦亚硫酸钠等亚硫酸盐的过敏反应和可能引起的支气管痉挛等反应。

(2)职业性皮肤病:除原料、中间品可引起皮肤损害外,原药、成品也是引起职业性皮肤病的常见原因。常见者为接触性皮炎和过敏性皮炎;此外小面积化学性烧伤亦不少见。

(3)其他:尘肺、噪声聋,在某些制药行业中偶有发生。化学性眼病多见于制药操作工,如接触氯喹的工人可引起眼球色素沉着等。生产激素的工人易引起激素综合征。各种原药、成品的粉尘和蒸气长期少量进入体内,可因药物本身的药理作用而引起相应的症状或体征。

(三)生化制品制造业职业卫生

生化制品制造业职业卫生主要是指各类利用生物技术生产生物、生化制品的生产活动、加工制造等过程中存在的职业性有害因素及其对人体造成的健康损害。

1. 职业性有害因素 生化制品的制造业常见的职业病危害因素参考"化学药品制剂制造业职业卫生"。

2. 健康损害 生化制品的制造业的常见职业病为职业性变态反应性肺泡炎、噪声聋、高温中暑、体温过低与冻伤、职业中毒等。在生化制品制造业的工人中,除了上述常见的职业病外,还因为接触生产原料和生产环境中存在的致病微生物、寄生虫及动植物、昆虫及其所产生的生物活性物质而发生的哮喘、外源性过敏性肺泡炎和职业皮肤病等。

四、其他化学产品制造业职业卫生

（一）肥料制造业职业卫生

肥料可分为单元肥料和复合肥料，前者指仅含有一种养分元素的肥料，包括氮肥、磷肥、钾肥及微量元素肥料；后者指含两种或两种以上养分元素的肥料，包括氮磷、氮钾和磷钾的二元复合肥以及氮磷钾三元复合肥等。

1. 工艺过程与职业性有害因素　化肥生产过程的主要特点包括高温、高压、易燃、易爆、易中毒、强腐蚀、高转速、高度连续性等，生产环境中存在煤尘、噪声、一氧化碳、氨、硫化氢及放射线等多种危害因素，严重威胁化肥生产工人的健康。尿素是应用最广泛的化学肥料，农业需求大，产量大，工业规模大，生产技术先进，因此，以尿素化肥厂为例叙述其生产工艺过程及其存在的职业有害因素。

（1）粉尘：肥料制造业的粉尘主要有煤尘、石灰石尘、矽尘、焊尘等。煤尘和石灰石尘主要在原料焦炭运输、装载、振动筛选煤、破碎时产生；矽尘主要在静电除尘器出灰时、造气炉出灰除渣时产生；焊尘主要是在维修时产生。

（2）噪声及振动：肥料制造业中噪声和振动主要是在各个生产设备如引风机、鼓风机、给水水泵、压缩机、空压机、贫液泵、溶液泵、半贫液泵等运转时产生。

（3）高温：肥料制造业中高温主要来源于固定床气化炉、余热锅炉、燃烧炉等高温设备和管道。

（4）化学毒物：肥料制造业的生产过程中会产生许多对工人健康危害很大的化学毒物，常以气体或蒸气形式存在，种类及其产生环节分述如下：一氧化碳、二氧化碳、一氧化氮、二氧化氮、二氧化硫等主要在固定床气化炉造气和锅炉用煤燃烧时产生；苯并芘、苯酚、硫氧化碳、二硫化碳、硫化氢等主要在固定床气化炉造气时产生；氨在氨合成、尿素生产过程中产生；甲醇、甲醛等主要在醇烃化过程中产生；碳酸钠主要在甲醇精馏时使用。

（5）电离辐射：氨合成冷冻单元使用钴60氨液位仪，工人可能会接触电离辐射。

2. 健康损害

（1）噪声聋：对人体健康的危害主要是噪声对听觉系统的特异性影响（噪声聋）和听觉系统外的非特异性影响。

（2）职业中毒：化学毒物可以引起各种职业中毒。如：①一氧化碳导中毒致窒息甚至死亡；②盐酸主要对皮肤、眼及呼吸道黏膜产生腐蚀和刺激作用，高浓度可引起严重的灼伤；③二氧化硫中毒；④二氧化氮属高毒类，不易溶解于水，对眼黏膜和上呼吸道作用较小，到达深呼吸道后形成硝酸及亚硝酸，对肺组织产生剧烈的刺激和腐蚀作用，导致肺水肿；⑤其他化学物导致的相关疾病。

（二）日用化学品生产职业卫生

日用化学品制造业，也称日用化学工业，简称日用化工，指生产那些在日常生活中所需要的精细化学产品的工业。日用化工产品也称日用化学品，主要有合成洗涤剂、肥皂、香精、香料、化妆品、牙膏、油墨、火柴、干电池、烷基苯、五钠、三胶（骨胶、明胶、皮胶）、甘油、硬脂酸、感光材料（感光胶片、感光纸)等。根据国民经济统计分类,日用化学品行业(简称日化行业)分为肥皂及合成洗涤剂、化妆品、口腔清洁护理用品、香料香精以及家用其他化工制品5个子行业。从产品的生产工艺上看,除表面活性剂和合成香料等品种的生产多为原始的化学反应合成,其他大量日化产品主要的加工工艺是采用各种化学原料按确定的配方混合调配制得。

1. 职业性有害因素　日用化学品生产行业职业病危害因素种类繁多,如粉尘、放射性物质、化学毒物、生物性因素等。由于日用化学品制造业属于技术密集型产业,所以工效学方面的危害相对较少;不容忽视的是特殊体位暴露,常见于产品的包装和灌注流程,如包装工人的长期站立体位。化学物的接触是这个行业主要的职业危害因素,由于日用化学品的种类繁多,因此接触的化学物品种类繁多,其中大部分都是对人体有毒有害的物质。常见的化学物品大致可以分为重金属、酸碱、有毒有害气体、有机化学物等。

2. 健康损害

(1)呼吸系统:在接触有毒有害气体和粉尘的行业中多见。在火柴和墨水制造中,接触煤烟尘或炭黑尘,可导致职业性尘肺。除此之外还可引起慢性鼻炎、咽炎、慢性支气管炎、支气管哮喘等。接触氯气、氨气和二氧化硫可能导致职业性中毒,以及呼吸道的灼伤。

(2)皮肤黏膜:主要是由于强酸强碱和有机溶剂导致的损伤,主要是局部的组织红肿、炎症以及溃烂。长期接触有机溶剂,如苯、汽油、正己烷等,会损伤皮肤的角质层,引发各种各样的皮炎。香精提取中的四氯化碳,长期接触,皮肤因脱脂而干燥、脱屑和皲裂,可引起接触性皮炎。硫酸二甲酯可以引发过敏性皮炎,导致皮肤红肿和出疹。对黏膜有刺激作用,眼接触引起暂时性的刺激感,不引起严重损害,但中毒病人可有视觉损害。

(3)腱鞘炎:见于产品包装工人,由于长时间单纯反复性的包装动作,可引起腱鞘炎。

五、化学化工行业职业有害因素预防措施

化学化工行业职业人群暴露的职业有害因素种类多范围广,虽然各具体行业的职业有害因素存在各自特点,但是预防措施总体类似,即重点是控制工人职业有害因素的暴露机会和暴露水平,加强职业卫生管理和个人防护,在防止慢性中毒的同时,尤其要预防突发事故所致的急性中毒以及其他职业性伤害的发生。

1. 改革工艺　提高生产工艺机械化、自动化、密闭化水平,尽量选择低危害或无害的生产工艺,选择自动化程度高、设备密闭程度好的生产设备。

2. 加强通风、排毒及除尘　加强作业场所通风,应依据生产工艺和有害因素的种类和性质,采取不同形式的通风。在工艺流程中有尘、毒逸出工段设置必要的通风、排毒、排尘装置。

3. 合理布局生产流程　将职业危害重的工艺与其他工艺进行分隔,使污染严重的设施远离非污染的区域,以及在生产车间与生活设施之间设置卫生防护绿化隔离带等。

4. 加强卫生保健　加强职业健康监护,建立职工健康档案,对接触职业危害工人应进行上岗前、定期和离岗职业健康检查,发现急慢性职业病和职业禁忌证者,应及时调离。

5. 加强个人防护　加强工人正确合理的使用个人防护用品和其他安全防护器材的培训。在接

触对皮肤和眼睛有刺激性的毒物车间,设置卫生洗涤与洗眼设施。要根据有毒化学物质的化学性质,为作业人员配备符合要求的工作服、靴、手套、口罩和防护眼镜等。

6. 定期对产生职业危害的车间进行环境监测   加强生产设备以及通风、除尘设施维修,防止跑、冒、滴、漏。及对毒物浓度超标的作业点及时进行技术改造。

7. 加强职业安全与卫生管理   定期对员工进行职业安全与卫生培训,提高作业人员职业安全与卫生意识,杜绝违章操作。保证作业场所有畅通无阻的安全出口与通道,火灾报警装置、灭火器等完好。

第六节 新兴产业职业卫生

一、航天航空行业职业卫生

人类在二十世纪终于真正开启了航空与航天的时代,并且快速发展。航空一般指的是在大气层内飞行的飞行器,如飞机、直升机等,而航天则指在大气层外飞行的飞行器,如人造地球卫星、空间站、载人飞船等(图 12-7)。由于航天与航空存在的职业性有害因素有所不同,下面将分别介绍其职业危害。

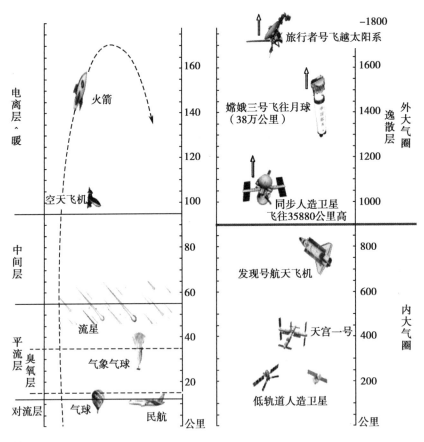

图 12-7
不同人造物体可达高度

（一）航空行业的职业卫生

现代航空飞机分为民用飞机、军用飞机和研究性飞行器。航空飞机在促进经济发展、服务于各行各业、应急救援及国防建设等方面起着重要的作用。由于航空飞行环境中的气压变化，所引起的航空性中耳炎、航空性鼻窦炎、变压性眩晕、高空减压病、肺气压伤五种疾病属于我国法定的职业性航空病（GBZ 93—2010）。

1. 高空缺氧（altitude hypoxia）　在航空活动中，飞行人员若因暴露于高空低气压环境中，吸入气体的氧分压降低，机体组织和器官的氧含量减少，导致组织器官功能障碍，称为高空缺氧。高空缺氧根据严重程度、发展速度、暴露时间分为三类，即暴发性缺氧、急性高空缺氧和慢性高空缺氧。缺氧与飞行的高度密切相关，高度越高，空气越稀薄，氧分压越低，缺氧越严重；暴露时间越长，缺氧越严重，尤其是缺氧的后遗症状与暴露的时间有密切的关系。缺氧是高空飞行的主要职业危害因素之一。

缺氧的症状多种多样，缺氧初期会出现气喘、呼吸加深加快等代偿反应，随着缺氧程度的加重，当超过机体代偿能力时，会出现各种各样的机能障碍，严重时会导致意识丧失、抽搐、痉挛、瘫痪等。由于机体各组织器官对缺氧的敏感性不一样，在缺氧时出现的功能障碍的先后顺序也不一样。一般认为，缺氧的阈限高度是1200米，超过此高度，最早的缺氧症状就会表现出来。

视觉对缺氧最敏感，尤其是夜间视觉受影响最严重；飞机上升到5 000米左右高度，高频部分听力开始下降，6000米左右的高度，中频和低频部分的听力也开始下降；急性高空缺氧时，人的智能和体能都在降低，会影响飞行员正常的理解、分析和判断能力，导致飞行员低估其危险性，甚至忽视危险的存在，丧失采取应急措施的时机，造成飞行事故。

2. 高空减压病（altitude decompression sickness）　高空减压病是飞机在上升过程中乘员可能发生的一种特殊综合征，其主要症状表现为关节炎、肌肉疼痛，并可伴有皮肤瘙痒以及咳嗽和胸痛等，严重是还可引起自主神经功能障碍和脑损害的症状，甚至发生休克。高空减压病的发生有一定阈限高度，绝大多数人都是飞机上升到8000米以上高空，并停留一段时间以后才发病，飞行高度越高，停留时间越长，发病率也越高，降至8000米以下，症状一般都会消失。高空减压病的发生与飞机上升速度也有一定的关系，上升速度越快，人体内过剩的氮来不及排出体外而在体液、组织中气化，减压病发病率愈高。24小时内重复暴露于低气压环境容易发病。寒冷的温度条件，能增加本病的发病率。

3. 航空性中耳炎（aero-otitis media）　在飞机上升过程中，舱内气压下降，鼓室内气压相对增高，形成正压，此时鼓膜有略向外膨隆的现象，耳内也有轻度的胀满感。当鼓室内、外压差达到10~20mmHg（1.33~2.67kPa）时，咽鼓管被冲开，部分气体自鼓室内排出，鼓室内、外压力基本恢复平衡。在飞机继续上升的过程中，舱内气压继续降低，咽鼓管可再次开放。此过程不断重复，除非咽鼓管有严重的阻塞，一般不会引起气压性损伤。

在飞机下降过程中，舱内气压不断增高，鼓室内形成负压，鼓膜向内凹陷，于是产生耳压感和听力减退，此时，咽鼓管不能自行开放，必须主动做咽鼓管通气动作才能使之开放，让外界气体进入鼓室，使鼓室内、外压力恢复平衡，鼓膜复位，耳压感及听力减退现象消失。但当中耳腔内负压增大到一定程度时,即使再做主动通气动作也难以使咽鼓管开放,鼓室内负压不断增加,耳痛等症状也不断加重,最终导致鼓膜破裂,即为航空性中耳炎。

航空性中耳炎主要表现为耳内不适、闷胀或胀痛;听力下降;眩晕、恶心呕吐,重者甚至会出现休克。影响发病的因素与飞行高度和飞机的下滑率有关,飞机的下滑率是指单位时间内飞机下降的高度,下滑率越大,鼓室内、外压差也越大,发生航空性中耳炎的概率越大;不同高度的大气层密度不同,越接近地面,密度越大。故当下滑率相同时,越接近地面,气压增加率越大。一般来说,中耳气压性损伤多发生在4000米以下,以1000~2000米高度发生为多。另外,上呼吸道感染常引起咽鼓管咽口周围黏膜组织充血、水肿,从而影响咽鼓管的开放,易导致中耳气压性损伤。

4. 航空性鼻窦炎(aerosinusitis) 鼻窦是与鼻腔相通的含气空腔,左右对称,共有四对。正常情况下,无论在飞机上升减压或下降增压过程中,鼻窦向鼻腔的开口都可保证空气自由进入,使鼻腔内、外气压保持平衡。如果因为窦腔黏膜发炎肿胀或有赘生物存在而造成阻塞,在飞机上升减压时,窦腔内形成正压,一般能冲开阻塞,使部分气体逸出,从而使窦腔内、外压力基本保持平衡,极少发生气压性损伤;当飞机下降增压时,窦腔内形成负压,窦口附近的阻塞物被吸附于窦口而发生阻塞,这时阻塞物起活瓣作用,外界气体不能进入窦腔内,会引起窦腔黏膜充血、水肿、液体渗出、黏膜剥离、甚至出血等,并产生疼痛,此即航空性鼻窦炎。航空性鼻窦炎一般多见于额窦,因为额窦含气量多,且与鼻腔相通的鼻额管细而长。上额窦的含气量虽然比额窦还要多,但它与鼻腔的开口比额窦要多,而且呈短管型,所以很少发生损伤。筛窦和蝶窦的含气量少而开口多,故它们均不易发生损伤。与航空性中耳炎相比,本病的发病率要低得多。

5. 航空性牙痛(aerodontalgia) 龋齿病人多发生航空性牙痛,有的虽然经过填充治疗,但牙齿内残留有小空腔,或龋齿中有小气泡,或填充不严密,在高空气压变化时,可因为混有气泡的唾液进入其中而发病。

6. 高空胃肠胀气(barometeorism) 人体胃肠道内通常约含1000ml气体。在温度恒定的条件下,气体的体积与压强成反比,如当压力降低1/2时,其体积就膨胀为原来的2倍。胃肠道受到膨胀气体的扩张刺激而引起的腹胀、腹痛等,即为高空胃肠胀气的主要表现。其严重程度受胃肠道内原来含有气体量、胃肠道功能状态、气体膨胀速率(即上升的高度及速度)等因素的影响。

7. 航空振动环境 所有飞机均存在一定的振动,来源于飞机外部振动源和内部振动源。常见的外部振动源有跑道的不平坦、空气紊流等。空气紊流引起的振动频率主要位于0.1~10Hz,最大峰值往往在0.1~1.0Hz,这种1Hz以下的振动可以引起人体严重的不良反应。飞机内部振动源振动的特点随机型而异。活塞式飞机的振动较剧烈,它的主要频带在10~1000Hz,其中100Hz附近的振动强度最高可达2~3g,对飞行人员的工作能力影响很大,是造成飞行疲劳的重要因素。喷气式飞机振动强度较低,对作业人员影响较小。旋翼飞机产生的是低频高强度振动,主要频带位于10~40Hz,对视觉影响比较突出。大型客机主要引起的是10Hz以下的振动,对飞行人员和乘客可造成一定的影响。航空振动环境主要导致的是全身效应,即全身振动(参见有关章节)。

8. 航空噪声环境 航空环境中的噪声主要是由飞机动力系统和空气紊流所产生。不同类型飞机产生的噪声强度和频谱有很大的差别。飞机舱内噪声性质和强度是影响飞行员和乘客产生疲劳、降低工作效率以及干扰语言通信的重要因素。喷气式飞机在地面发动时,产生的噪声强度最大,舱外噪声总声级可达134~140dB,舱内可达96dB。大型喷气式客机在空中飞行时,舱内噪声强度为72~85dB。螺旋桨飞机和直升机舱内噪声强度远高于喷气式飞机,可达115~119dB,舱内外噪声相差不大。飞机噪声为稳态宽频噪声,其性质与工业噪声无本质区别,对健康的影响及防护措施请参见相关章节。

(二)航天行业的职业卫生

航天(spaceflight)通常指航天器离地球表面100公里以上的飞行,又称空间飞行、太空飞行、宇宙航行或航天飞行。有的科学家曾把航天器在太阳系内的航行活动称为航天,航天器在太阳系外的航行活动称为航宇,现在则把航天器在太阳系内和太阳系外的航行活动统称为航天。宇宙环境是极为恶劣的,航天器在太空中运行时遇到真空、太阳电磁辐射、高能粒子辐射、等离子体、微流星体、行星大气和磁场等空间环境,均会对航天器和人的健康、安全产生显著影响。

在空间辐射环境中,空间电离辐射对载人航天的安全影响最大,可导致染色体DNA损伤,产生致癌效应和遗传效应;研究发现航天失重可导致心肌萎缩、心脏的收缩和舒张功能降低;航天员在飞行后均出现不同程度的立位耐力降低;航天飞行可导致骨质脱钙快,在脱钙的基础上容易导致骨折、软组织钙化、肾结石及血管粥样硬化等病理变化;失重可以导致骨骼肌萎缩;血液系统也可发生变化,主要表现为血浆容量减少、红细胞质量下降、异形红细胞增多等;可导致免疫功能下降,尤其是细胞免疫功能下降;作业环境中的应激原对心理健康的影响远远超出一般作业环境中的应激原。目前研究的资料主要来自于模拟航天环境的动物实验和少部分宇航员,模拟环境有一定的局限性,真实暴露后的近、远期效应,需要进一步积累研究资料。

二、信息产业的职业卫生

信息产业是现代化产业,是以计算机和通讯设备行业为主体的产业。是高新技术、劳动力高度密集性产业。发达国家中半数以上的劳动者从事以信息为主的工作。信息产业按结构分为信息技术设备制造(硬件)业和信息服务(软件)业两大部分。由于这两部分的工作性质不同,其职业卫生特点也不同。

(一)信息技术和设备制造业的职业卫生

信息技术和设备制造主要涉及微电子工业生产,支柱产业是以生产集成电路(integrated circuit)为主的半导体工业。以集成电路生产为例说明信息产业设备制造的职业卫生特点。

集成电路的生产是采用半导体平面工艺的方法,通过氧化或化学气相沉积的技术,在衬底硅片(硅抛光片或外延片)表面上形成阻挡或隔离层薄膜,由光刻技术形成掺杂孔,采用离子注入或高温扩散掺杂形成器件PN结(PN junction),最后通过溅射镀膜形成互联引线,最终形成电路图形的生产过程。大型集成电路芯片制造流程复杂,各步骤反复进行,主要工序如下(图12-8)。

集成电路制造中接触的职业性有害因素包括化学性和物理性的两大类。化学性的包括一般化学毒物和特殊材料有毒气体。

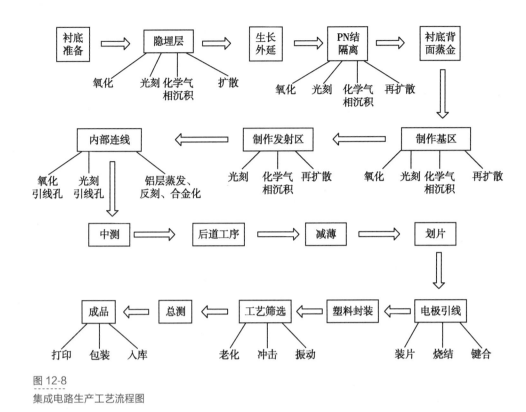

图 12-8

集成电路生产工艺流程图

1. 一般化学物质　数量多达近百种,在重复使用的清洗、氧化、扩散、光刻、化学气相沉积工序中均大量使用。

(1)清洗:在集成电路生产中需要对芯片反复用不同的清洗液对油污、金属离子、杂质进行去除。清洗液含有氢氟酸、氨水、硫酸、盐酸、磷酸、过氧化氢、异丙醇、丙酮、三氯乙烯等有机溶剂和酸碱物质。

(2)氧化扩散:氧化扩散是首先在高温条件下在硅片表面形成二氧化硅掩蔽膜的过程,再通过掩蔽膜上刻出的窗口掺杂硼、磷、锑和砷等杂质而形成低电阻路径,此过程除接触掺杂剂外,还可能接触三氯乙烷、盐酸、三氯氧磷、乙硼酸、硫酸、过氧化氢、氢氟酸、氨水等。

(3)化学气相沉积:是通过混合气体的化学反应在衬底表面生成一层所需固体膜的工艺。可接触金属卤化物、有机金属、碳氢化合物等。

(4)光刻(photoetching):是通过一系列生产步骤将晶圆表面薄膜的特定部分除去的工艺。在此之后晶圆表面会留下带有微图形结构的薄膜。在光刻工序中涂覆强化剂、光阻液、负光阻液、去光阻液、显影液、缓冲液、蚀刻物等都含有很多类的有机溶剂和酸碱物质,如正己烷、甲苯、二甲苯、正庚烷、乙苯、乙醇、戊烷、氨水、氢氟酸、硫酸、硝酸、盐酸、磷酸、溴化氰、六氟化硫等。

另外焊接等其他工艺还会暴露锡及其化合物、甲酸乙酯、异丙醇、丙酮、邻苯二酚、羟铵、酚醛树脂、乙二醇乙醚、丙二醇单甲基醚、乙酸丁酯、乙烯酮、丙二醇单甲基醚乙酸酯、氢氧化四甲基铵、环戊酮、己二硅甲基氨烷、乙醇、双氧水、氟化铵等。

2. 特殊材料有毒气体　是生产过程中使用的气体、蒸气、烟雾,种类多、量少,但毒性较强。有些气体为集成电路芯片制造过程中制造材料的一部分,它的某些元素以扩散和植入的方式与硅片紧密结合,这类气体称为特殊材料气体。这些气体中有高毒性气体(砷化氢、磷烷、硼烷和一氧化碳)、刺激性气体(溴化氢、氯化氢、氨和氯气)、单纯性窒息性气体(氮气、甲烷)和易燃性气体(硅烷、氢气)以及其他气体(六氢化硼、三氟化硼、三氯化硼、三氯氧磷、六氟化钨、氯化硅、二氯二氢硅、四氟化碳、六氟化碳、三氟甲烷、二氧化碳、一氧化二氮、三氟化氮)等。

3. 物理因素　包括噪声、非电离辐射、电离辐射和微小环境因素,其中的某些因素是作为工艺方法使用。

(1)噪声:主要来源于洁净车间和支持区的新风机组、各类真空泵等,以及公用设施的鼓风机、发电机、空压机、冷冻机和水泵等,均属于机械气流、连续稳态噪声。

(2)辐射:

1)激光:激光设备较多,主要在光掩膜制作、扩散、光刻、化学气相沉积中用来在芯片上刻号标记、对准校正、测量检验以及光掩膜的制作。

2)红外线:在扩散和化学气相沉积中对硅片进行刻号和测量薄膜厚度等,以及在化学机械研磨中进行窄沟槽隔离以控制制作终点。

3)紫外线:在光刻和刻蚀中,采用紫外线对感光材料进行照射感光,照射后感光材料发生化学反应,容易被清洗去除,另外在化学气相沉积中测量薄膜厚度和掺杂浓度等。

4)微波:在干法刻蚀中用来消除感光材料。

5)高频:在干法蚀刻工序中,反应气体在高频电场的作用下与硅片发生反应以消除某些物质;在化学气相沉积和离子植入中产生等离子进行腔体清洗或引发化学反应,达到沉积薄膜的作用。

6)电离辐射:离子植入作业及测量检测用的 X 射线机在运转过程中,均会产生 X 射线。

4. 其他微小环境因素及工效学问题　洁净车间微小环境包括温湿度、正负离子、新风量和微生物等也会影响人体健康。在流水线装配操作过程中,多属小零件的精细操作,由于长时间重复单调操作,如果操作台或座椅缺乏工效学设计,过多的强迫固定体位、静态紧张,易造成颈、肩、腕等功能障碍、视觉疲劳等。流水线装配和中央控制室监视工作的过分单调刻板,容易导致倦怠、无聊的单调状态。

以上化学性、物理性因素、工效学问题、心理紧张等可导致不同程度的职业病或工作有关疾病。

（二）信息服务业职业卫生

信息服务业从业人员多为白领,从事着非工业生产的复杂的脑力劳动,其主要的职业卫生问题是视屏终端作业、人体工效学问题和心理紧张等问题导致白领职业相关疾病。

1."病态建筑综合征"　在电脑、地毯、空调、装修密封良好或超净工作环境的工作场所里,空气过分干燥、新鲜空气的补充量不够、空气负离子减少等,加上电脑、打印机、复印机、工作人员密集造成的环境污染(过多的臭氧、氮氧化物、二氧化碳、病原微生物)会导致"病态建筑综合征",呼吸道黏膜受到感染或刺激,造成炎症或过敏反应。常见有慢性咽喉炎、支气管炎及咳嗽、流鼻涕、头昏脑胀、四肢酸痛、疲乏无力等症状,常被误认为感冒。

2."电脑眼"　长期从事电脑操作的人员,由于眼睛紧盯屏幕,眨眼次数减少,约为平时的1/3,因而减少了眼内润滑剂和酶的分泌,眼睛干涩发痒、灼热、疼痛和畏光。电脑操作者眼睛在视屏、文件和键盘之间频繁移动,双眼不断地在各视点及视距间频繁调节,加上视屏的闪烁、反光和眩目,工作时间久了容易产生眼睛疲劳、视觉模糊、视力下降等不适感觉。

3. 肌肉骨骼系统疾患　计算机操作人员需要持续、快速敲击键盘或是长时间使用鼠标,加之桌椅缺乏工效学设计、姿势不当或固定姿势维持太久,会对肌腱、肌肉、神经和其他软组织造成危害,易患颈背痛、鼠标肘、腕管综合征(carpal tunnel syndrome)。腕管综合征早期表现为手指、双手、手腕、前臂、手肘或肩膀的僵硬、易疲劳,随着病情加重出现手、手指、腕部刺痛、无感觉,手臂无力或不能支配手运作,睡觉时常因手或手臂疼痛而醒来,严重者最终导致手臂致残。

4. 身心疾病　软件工作人员,如编程人员和程序调试人员的高难度、高效率、超时工作、白昼颠倒、人际关系单一、界限分明的格子间、与计算机交流多于人际交流等都容易导致过度紧张、工作倦怠、社交困难、性格异常等。心理上表现为对工作丧失热情,情绪烦躁、焦虑,甚至愤怒,觉得丧失生活乐趣,社交恐惧等。而生理上也可能随之出现头疼、胸痛、腹胀、内分泌失调、睡眠障碍等情形。

5. "过劳死"　是长时间过度劳累而造成的突然死亡。近年来,"过劳死"在35~45岁的年轻IT精英时有发生。这些高学历的精英们,面临社会和家庭的双重高压,事业心强、期望值高、工作紧张,经常熬夜,有时甚至通宵达旦地连轴加班,忽视休息和放松,最终引发心理疲劳、抑郁症、高血压、脑出血或心肌梗死等。

6. "久坐病"　长期坐位工作,导致盆腔静脉回流受阻,继发痔疮、前列腺炎、颈椎病等,女性会出现痛经、月经不调。

三、纳米材料及纳米技术

新技术新材料的发展,为职业卫生带来新的研究方向。纳米技术和纳米材料与信息技术和生物技术一起,被科学界称为21世纪科技发展的三大支柱。纳米材料是指在三维空间中至少有一维处于纳米尺度范围(1~100nm)或由它们作为基本单元构成的材料,这大约相当于10~100个原子紧密排列在一起的尺度。纳米技术的广义范围可包括纳米材料技术及纳米加工技术、纳米测量技术和纳米应用技术等方面。其中纳米材料技术着重于纳米功能性材料的生产(超微粉、镀膜、纳米改性材料等)以及用于纳米材料性能检测的技术开发(化学组成、微结构、表面形态、物理、化学、电、磁、热及光学等性能)。由于物质在纳米尺度下的特殊功能如小尺寸效应、量子效应和巨大比表面积等,纳米技术及产品几乎涵盖了国民经济的各个领域。纳米材料在生产和使用过程中,可能会带来生产环境及生活环境的污染,比如生产纳米粉体,粉体的泄漏,可能会带来工作环境空气的污染。纳米材料的毒性数据及暴露评价是评估纳米材料对工人健康风险必不可少的重要组成部分。

(一)纳米材料安全性评价的挑战及意义

人造纳米材料,如同其他新化学物质,在生产和使用之前,我们应该清楚其可能的健康危害,这是制定职业卫生标准及健康监护体系的主要依据。最近十年来,纳米材料毒理学研究取得了一定进展,但也有很多问题值得特别关注。

目前已有数据表明,除了纳米材料的质量浓度和元素组成外,其大小、形状、表面积、表面活性、团聚及其表面电荷及功能基团修饰等因素均会影响纳米材料在生物体内的分布及可能的毒性。对于常规物质的毒性评价,我们经常用质量浓度作为毒理学剂量评价参数,但是对于相同化学组成而几何结构不同的纳米材料,在明确纳米材料的结构和尺寸与其生物毒性之间的关系后,需要确定究竟什么参数(质量浓度、粒径大小、比表面积、表面反应活性以及数浓度等)才是决定其毒性的关键参数,这是职业场所卫生标准制定所必需的理论依据。另外,用于评价常规化学物质的毒理学方法,在对纳米材料进行评价时,也遇到了挑战,比如常规用于细胞毒性评价的噻唑蓝还原比色法,由于纳米材料巨大的表面积及较强的吸附性,其对噻唑蓝的吸附会干扰细胞对噻唑蓝的利用,最终可使比色过程产生误差。要进行纳米材料毒理学评价,首先需要发展、建立适合纳米材料的检测方法及技术手段,这是当今进行纳米材料毒理学及安全性评价迫切需要解决的问题。

迄今为止,对纳米材料的毒性评价尚有争议。实验室的多项研究都表明其相比微米材料具有更高的生物活性,很多毒理学实验也显示相同质量浓度下纳米材料可能比微米材料具有更高的毒性,但目前还缺乏人群流行病学尤其是职业人群流行病学研究的确切证据。对于大多数纳米材料,人们尚不清楚它们如何在体内运输、分布、代谢、蓄积和排泄;人们还不清楚环境中纳米材料与其他污染物相互作用及其降解产物对于人类健康和生态环境的潜在影响。

(二)纳米材料职业环境暴露评价的挑战及意义

对生产环境空气中纳米颗粒暴露的精确评价,是进行其健康影响研究的基础,也是评价纳米材料生产环境卫生状况、判断安全卫生控制措施有效性的主要依据。监测的前提要明确测量的物质以及测量方法。

生产和使用纳米材料的工作场所可能暴露于纳米材料的环节主要包括:①未封闭环境下生产和使用纳米材料;②没有使用适当个人防护措施(如合适的手套)接触液体中的纳米材料;③在倾倒或混合、或大幅度的搅拌纳米材料时,吸入产生的气溶胶;④纳米材料生产设备的维护以及废弃材料的清理过程中;⑤纳米材料粉尘收集系统的清扫过程;⑥含有纳米材料的加工、打磨、穿孔或其他机械性粉碎过程。最近,人工混合碳纳米纤维和树脂颗粒的相关研究证实了上述过程潜在的职业暴露。

人们对于纳米材料特别是人工的纳米材料在大气中的环境行为仍缺乏认识。纳米材料体积小、质量轻,能够长时间停留在大气中;释放到大气后,很快会被周围大气稀释而迅速扩散;纳米材料可能遵循基本的扩散法则,粒径为5nm的纳米材料每纳秒内可发生820万次碰撞,每次碰撞都可能发生凝结和团聚,导致粒径变大,比如碳纳米管会团聚形成直径为20~50nm的纳米束或纳米线。到底哪些因素会影响纳米材料在工作场所的产生、扩散、团聚和参与再循环,我们所熟悉的总悬浮颗粒物、细颗粒物和超细颗粒物的研究结果能否简单地外推到纳米材料,这些都值得深入研究。

纳米材料的理化表征是揭开纳米材料健康效应的前提条件。我们目前已经拥有一定的表征手段,如观察颗粒形貌的扫描电镜,透射电镜等,但这些设备远没有普及和完善。在进行职业环境纳米材料暴露评价时,颗粒物的收集及颗粒物计数都要考虑到纳米尺寸这一参数,针对微米颗粒的呼吸性粉尘采样器显然需要更新。

车间环境监测的结果,通常需要与职业接触限值相比较而进行判断和解释。对于纳米颗粒物,如何使用职业接触限值是首先要解决的问题。同种材料针对微米颗粒的职业接触限值不一定适用于纳米颗粒。例如,美国职业安全与健康研究所(national institution of occupational safety and health,NIOSH)对超细二氧化钛颗粒(≤100nm)和细二氧化钛颗粒(>100nm)的职业接触限值进行了分类规定,分别为0.3mg/m³和2.4mg/m³。同为碳元素组成的石墨,其职业接触限值(允许接触剂量为5mg/

m³)并不适用于纳米碳管的接触评价,因为纳米碳管相对于石墨显现出更强的毒性作用,可以导致实验大鼠肺的肉芽肿;纳米碳管因与石棉相似,而被高度怀疑可能具有石棉样作用,有研究表明其致肺纤维化能力甚至强于石棉,并有一定遗传毒性。在同一质量水平,相对于微米颗粒,纳米颗粒的颗粒数及表面积均增多、增大,若以质量为度量单位,纳米颗粒的接触限值可能要大大地降低。为了建立纳米颗粒的职业接触限值,我们需要明确它的基本毒性和接触水平,人群流行病学的接触剂量反应规律,以及明确所识别的风险需要被控制的程度。而这些都需要进一步研究才能解决。

纳米材料的风险管理,应该作为生产或使用纳米材料的工厂或企业职业安全和健康方案中必不可少的一部分。工厂或企业应采取有效措施,防患于未然,注意纳米材料操作的密闭化和正确使用个人防护用品,尽量减少职业人群暴露。风险管理需要我们对存在的风险进行动态观察,系统地收集信息以及评价工人与潜在危险因素相互作用的健康效应。同时,也需要我们加强与公众的风险交流。另外,还需要加强多学科合作,加深对纳米材料毒性的认识,加快研发纳米材料暴露评价技术及健康监护技术方案,包括健康监护指标和体检周期以及个人防护用品的选择等。

四、固体废弃物处理及再生利用行业职业卫生

固体废弃物(solid waste)是指在人们生产、生活和其他活动中产生的丧失原有利用价值或者虽未丧失利用价值但被抛弃或者放弃的固态、半固态和置于容器中的气态的物品、物质以及法律、行政法规规定纳入固体废物管理的物品、物质。其主要包括固体颗粒、垃圾、炉渣、污泥、废弃的制品、破损器皿、残次品、动物尸体、变质食品、人畜粪便等。固体废弃物处理与再生利用已经成为我国生态保护与循环经济主要课题,国家为此颁布了一系列法律法规和技术标准。然而,固体废弃物处置与再生利用的从业人员职业卫生问题却形势严峻。

(一)我国固体废弃物处理处置及再生利用方法

固体废弃物中蕴藏着大量的潜在资源,合理地处理与利用可创造巨大的财富。我国目前固体废弃物处理及回收利用常用方法及工艺如下:

1. 填埋法 垃圾填埋仍然是我国大多数城市解决生活固体废弃物的最主要方法。截至2015年,全国卫生填埋场数量1820座,其中城市620座,县1200座。预计2020年,中国卫生填埋场总数将达到峰值2400座左右。

2. 焚烧法 焚烧是固体废弃物经高温分解和深度氧化的综合处理过程,可使大量有害的废料分解,主要处理纸张、破布、竹木、皮革、塑料和动植物残余物等可燃性废弃物。垃圾焚烧烟气中除了含有颗粒物外,还含有CO、SO_2、NO_x、重金属氧化物以及二噁英等有害物质。

3. 堆肥法 堆肥法处理是利用微生物对垃圾中的有机物进行分解,在发酵高温下对有机固体废弃物进行无害化处理,并能产生有机肥料。主要处理对象是城市生活废弃物、人畜粪便、农业废弃物、食品加工业废弃物和污水处理厂污泥等。

4. 拆解法 固体废弃物拆解业近年来发展迅速,其主要通过拆解废旧电器及废旧五金等电子废物实现铜、铁、铝、金、银等金属资源回收再利用。2013年全国再生资源回收企业达10多万家,从业人员有1800万人,八大品类废弃物的回收总量约为1.6亿吨,回收总值4817.1亿元,其中家电等

电子废弃物占有较大比例。我国电子废弃物处理产业经过十多年的发展,正走出传统家庭小作坊式的生产模式,向园区化、规模化的方向发展。自 2004 年国内首家电子废弃物专业拆解公司开工以来,目前全国已有 200 多家成规模的电子废弃物处理企业。然而,目前我国电子固废拆解企业总体技术水偏低,其造成的环境污染和职业危害隐患不容忽视。

5. 其他　在固体废弃物处理方法中,还有固化法、热解法、生化处理法等。

（二）固体废弃物处理及再生利用行业主要职业卫生问题

当前,我国从事固体废弃物处理处置及再生利用行业的从业人员数量巨大,职业健康与安全保护水平不高,职业病危害因素及其健康危害问题突出。

1. 卫生填埋业的职业卫生　卫生填埋作业主要的工艺流程如图 12-9 所示 ,一般将固体废弃物从收集点用翻斗车、集装箱、专用垃圾船或铁路专用车箱运送到填埋场,经计量和质量判定后进入场内。在指定的单元作业点卸车,垃圾卸车后用推土机摊平,再用压实机碾压。分层压实到规定高度,再在上面覆盖粘土层,同样摊平、压实。一般以一日一层作业量为一个单元,每日一覆盖。单元厚度达到设计厚度后,即进行临时封场,在其上面覆盖厚的粘土,并均匀压实,最终封场覆土厚度应大于1m。并进行封场监测,防火防爆。

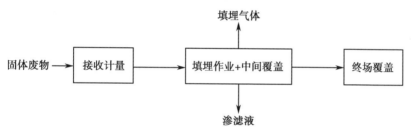

图 12-9
填埋工艺流程图

在以上工艺过程中,工作场所存在的职业病危害因素有:硫化氢、氨、甲烷、粉尘;推土机产生的噪声、全身振动以及夏季时露天作业的高温和热辐射;细菌等病原体等。职业卫生工作重点是预防有害气体中毒、夏季中暑以及噪声性听力损害等。

2. 固体废弃物焚烧作业的职业卫生　固废焚烧作业主要的工艺流程如图 12-10 所示,一般将生活或医疗固体废弃物用密闭式垃圾运输车送至垃圾焚烧厂,经称重后由运输车运送至垃圾储存坑内,经过 5~7 天发酵作用后,由垃圾抓斗和起重机投放到垃圾处理进料斗,固体废弃物在炉内依次通过炉排的干燥段、燃烧段和燃烬段,使其得到充分的燃烧。固体废弃物焚烧产生的高温烟气从炉膛进入余热锅炉,余热锅炉吸收热量产生过热蒸气,输送至汽轮机做功发电。在垃圾燃烧过程中,需向炉内喷射还原剂氨水,以控制炉内烟气 NOx 产生浓度;余热锅炉排出的烟气要从半干式脱酸反应塔顶部切向进入,利用碱性吸收剂将烟气中的酸性气体(如 HCl、SO_2 等)吸收去除;从反应塔出来的烟气进入后续烟道,该烟道中设有活性炭喷射系统,可将烟气中的二噁英、重金属吸附;烟气再进入布袋除尘器,将逸散反应物及烟气中的烟尘颗粒拦截;从布袋除尘器排出的烟气进入洗涤塔,通过氢氧化钠溶液喷淋进一步脱除烟气中的 HCl 及 SOx 等酸性气体;从洗涤塔出来的烟气还要经过加热后进入 SCR(selective catalytic reduction,SCR)反应器,进一步去除烟气中的 NOx 浓度;从 SCR 反应器出来的烟气经引风机引至烟囱高空排放。

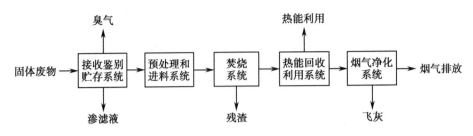

图 12-10
固废焚烧工艺流程图

固废焚烧作业工作场所存在的职业病危害因素有:氨、氯化氢、氟化氰、氰化氢、甲硫醇、一氧化碳、二氧化碳、二氧化硫、氮氧化物、硫化氢、氢氧化钠、六氟化硫及其分解产物、各种重金属(汞、铅、镉、锡)、二噁英、臭氧;粉尘(氢氧化钙粉尘、活性炭粉尘、其他粉尘);物理因素(噪声、高温、工频辐射)和病原微生物等,固废焚烧作业工作场所属于职业病危害因素严重的行业,需加强职业卫生防护和监管。

3. 固体废弃物回收业的职业卫生　目前,全国从事固体废弃物收集和回收业务的企业超过了6万家。包括微小型企业以及个人在内从业人员 1000 万左右。在固体废弃物回收过程中,作业场所通常存在粉尘、夏季露天高温作业、固废切割产生的噪声和局部振动、铅等化学毒物,以及病原微生物等职业病危害因素。此外,在废旧金属回收过程中,作业人员还有可能回收到意外丢失的放射源,从而造成意外的电离辐射伤害,此类案例也时有报道。

4. 电子废弃物拆解业的职业卫生　电子废弃物拆解工艺流程如图 12-11 所示,电子废弃物拆解工艺通常有:收集、运输、贮存、拆解、回收、破碎、分离、残余物处置等。在电子废弃物拆解过程中,作业场所通常存在粉尘、酸雾、铅等重金属、有毒有害气体、噪声、振动、高温等职业病危害因素。

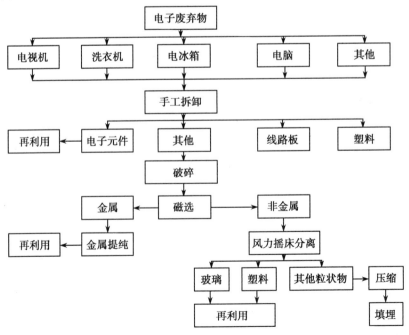

图 12-11
电子废弃物拆解工艺流程图

目前,我国电子废弃物处理企业生产工艺良莠并存。规模企业在拆解、破碎、分离等流水线工艺上装有负压吸尘等安全防护措施,从业人员也配有相应的劳动防护用品,例如眼镜、防尘口罩、手套和耳塞等。但是,家庭作坊式等非正规企业的工艺流程极为简单落后,厂房通风设施不全或缺如,甚至没有厂房,从业人员在没有防护设施露天的环境中,使用简单工具(如改锥、钳子等)采用手工拆解电气电子产品。有的甚至采用简单酸溶,或露天焚烧等落后方式回收金属,生产环境职业卫生条件恶劣,且没有有效的职业卫生防护措施,因此职业危害严重。

（于素芳　姚三巧　林忠宁　倪春辉　贾　光　朱启星）

【思考题】

1. 主要的传统行业有哪些? 常见职业病有哪些?

2. 为什么说对新兴行业的职业性有害因素的识别和控制是我们面临的新挑战?

3. 举例说明房屋和土木工程建筑业的主要职业有害因素。

4. 试述某以铝锭为主要原料的发动机铸造车间可能存在的职业性有害因素。

5. 请结合生活实际,谈谈固体废弃物的主要类别及来源。

推荐阅读

［1］金泰廙.职业卫生与职业医学.5 版.北京:人民卫生出版社,2003.

［2］金泰廙.职业卫生与职业医学.6 版.北京:人民卫生出版社,2007.

［3］张杉杉.劳动心理学.北京:中国劳动社会保障出版社,2010.

［4］金泰廙,王生,邬堂春,等.现代职业卫生与职业医学.北京:人民卫生出版社,2011.

［5］孙贵范.职业卫生与职业医学.7 版.北京:人民卫生出版社,2012.

［6］王心如.毒理学基础.6 版.北京:人民卫生出版社,2012.

［7］牛侨,张勤丽.职业卫生与职业医学.3 版.北京:中国协和医科大学出版社,2015.

［8］Bernard J. Healey, Kenneth T. Walker. Introduction to Occupational Health in Public Health Practice.New York:Jossey-Bass,2009.

［9］Chen W,Liu Y,Wang H,Hnizdo E,Sun Y,Su L,Zhang X,Weng S,Bochmann F,Hearl FJ,Chen J,Wu T.Long-term exposure to silica dust and risk of total and cause-specific mortality in Chinese workers:a cohort study.PLoS Med,2012,9(4):e1001206.

［10］Franks PW,Pearson E,Florez JC.Gene-environment and gene-treatment interactions in type 2 diabetes:progress, pitfalls, and prospects. Diabetes Care, 2013, 36（5）: 1413-1421.

中英文名词对照索引